U0908984

手足外科典型病例

主编 韩清銮 张 磊 栗 威 张 波 范洪进

上海科学技术文献出版社

图书在版编目(CIP)数据

手足外科典型病例 / 韩清銮等主编 . -- 上海 : 上海科学技术文献出版社 , 2024. -- ISBN 978-7-5439-9125-5

Ⅰ . R658

中国国家版本馆 CIP 数据核字第 2024TD5253 号

责任编辑：王　珺

手足外科典型病例
SHOUZUWAIKE DIANXING BINGLI
韩清銮　张　磊　栗　威　张　波　范洪进　主编
出版发行：上海科学技术文献出版社
地　　址：上海市长乐路 746 号
邮政编码：200040
经　　销：全国新华书店
印　　刷：三河市铭诚印务有限公司
开　　本：787*1092　1/16
印　　张：25.25
字　　数：60.6 万字
版　　次：2024 年 8 月第 1 版　2024 年 8 月第 1 次印刷
书　　号：ISBN 978-7-5439-9125-5
定　　价：200.00 元
http: //www.sstlp.com

编委会

主编简介

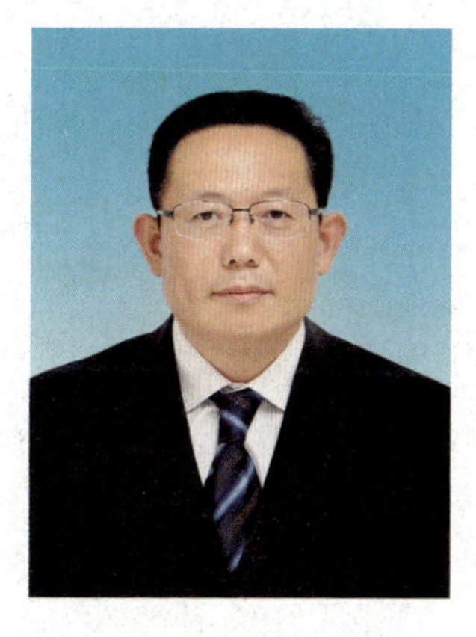

韩清銮　济宁医学院附属医院手外科、足踝外科科主任，主任医师，教授。现任中国糖尿病足联盟常务委员，SICOT（国际矫形与创伤外科学会）中国足踝外科学会委员；中国康复医学会足踝专委会委员；山东省医师协会手足外科分会副主任委员；山东省医学会手外科学会委员；山东省医师协会足踝外科学组委员；山东省医学会骨科分会足踝外科学组委员；山东省医学会出生缺陷防控多学科联合委员会委员；济宁市手外科学会副主任委员，济宁市骨科学会足踝外科学组组长。

主要荣誉：2007年荣获济宁市首届“济宁名医”，2008年度获医院特殊贡献奖，2015年获得济宁市卫计委和济宁市人社局联合颁发的“济宁市卫生计生工作先进个人”，2016年6月被授予“济宁市首批知名专家”，2017年6月被山东省医师协会授予“山东省十佳医师”。2017年12月受聘“青海省高端创新人才计划（引进拔尖人才）”。2023年8月被济宁市卫健委、济宁市委宣传部、济宁市网信办授予“济宁好医生”。

科研成果：2014年，山东省自然科学基金资助科研项目（ZR2009CL010）；《用异体骨预制骨皮瓣的实验研究》第一位；省市级科研项目5项，获国家专利2项。荣获山东省教育厅自然科学三等奖一项。发表学术论文10余篇，参编著作3部。

序言一

千里之行，始于足下。

随着老龄化社会的发展及人们对生活品质要求的提高，足踝部疾病的患者急剧增加。同时，交通事故和运动受伤所致的足踝部损伤发病率也越来越高，由此社会对足踝外科的需求亦大幅度增加。近年来，国内的足踝外科发展迅速，取得了较大进步。当然，距离国外先进水平还有一定的差距，全国各地发展也不平衡，提高和普及足踝外科的诊疗技术迫在眉睫。

济宁医学院附属医院手足外科成立于2004年，为山东省较早成立的专业治疗手足部疾病的三级综合性医院，门诊量及手术量均较大，科室积累了丰富的临床经验和大量的病例资料。为了更好地推动手、足疾病的诊治水平，科室医务人员利用业余休息时间，整理编写了这本《手足外科典型病例》一书，分享他们的临床经验和研究成果。

我自2016年被聘为济宁医学院附属医院足踝外科特聘教授以来，亲眼目睹了该科室足踝外科的发展和进步，由最初的治疗不规范、不完善，逐渐过渡到规范、完善。疾病谱由最初的足踝创伤为主，逐渐开展了足病、足部畸形、运动损伤及关节置换等大量高难度手术，取得了难能可贵的成绩。

该书每个病例从病史到诊断及治疗，在文字叙述的同时，加入了大量的图片进行说明，最后作者根据自己的临床工作经验，总结出相关的诊疗经验和体会。该书图文并茂，简单明了，通俗易懂，重点突出，实用性强，我相信本书的出版对足踝外科医师的学习和进步，具有重要的参考和借鉴作用。

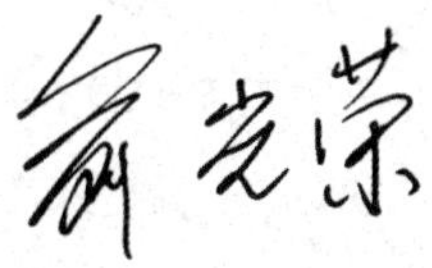

2023年8月于上海同济大学附属同济医院

序言二

济宁医学院附属医院手足外科是国内成立较早的以治疗手、足外伤及其疾病为主的专业科室，也是山东省手足外科专业的骨干科室之一。他们在20年的发展过程中，完成了大量国际先进水平的手术，挽救了成千上万名患者的肢体，造福了一方百姓。

“温故而知新，可以为师矣”。将科室多年的手术病例进行总结整理出版，非常有意义，本科室的医生、护士看到书中的这么多高水平手术病例，会有一种成就感，一种成功的愉悦；国内外同行阅读后也会从中受益，临床治疗水平也会得到提高。我手捧书稿也感慨良多，有一种“忽见千帆隐映来”的感觉。

书中所收集的病例，涵盖了手足外伤、骨关节、手足肿瘤、四肢神经伤病、先天畸形、手功能重建等多个亚专业，实为一本很有特色的手足外科手术图谱，很多病例设计构思巧妙、手术技术高超、治疗效果极好，看似“镂冰雕朽“，实为“化腐朽为神奇”。

“梅花香自苦寒来，宝剑锋从磨砺出”。通过一个个病例，仿佛看到了韩清銮主任团队20年来的精诚团结、不懈努力、勇攀一个个医学高峰的路程，让我心生敬佩。

祝愿济医附院手足外科明天更美好！

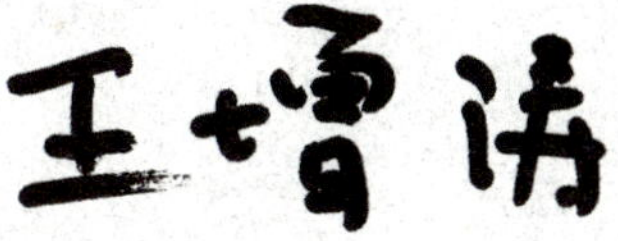

2023年秋于济南

前　言

济宁医学院附属医院手足外科成立于2004年7月19日，是省内成立较早的手足外科之一。以治疗腕、手、踝、足外伤及其并发症、肢体畸形矫形、创伤修复重建等为主。

科室成立20年来，治愈和抢救了大量的患者，也逐渐形成了我们科室自己的专业特色和科室文化。历年来科室医生精心收集、整理、随访和保存的各种常见病、典型病例以及一些少见病例已达数万例。在临床病例讨论中起到了很好的借鉴作用，遇到类似病例，在与患者及家属沟通时，拿出原来的图片资料进行讲述起到了事半功倍的作用。加之近年来科室年轻医师较多，对科室发展过程和科室手术文化了解不够，有必要将科室自己20年来的经典手术病例和一些可遇不可求的少见病例加以整理汇总，便于年轻医师系统地了解科室手术历程和本地域疾病谱，尽快提升他们的医学救治能力。

本书稿以手术图片为主，分为手外科部分、足踝外科部分和皮瓣修复部分，有简要的病情和手术步骤介绍，有编者自己的手术心得和经验体会，病例和手术图片全部来自于科室自己的手术病例，科室所有医生在繁忙的工作之余加班加点编著而成。限于篇幅要求，本书稿只是收录整理我们认为比较有普遍性、共性的常见病例以及特殊的疑难病例，希望起到抛砖引玉的作用，也为手外科、足踝外科、创伤骨科青年医师在临床上提供实用性参考。

在书稿编写过程中得到了全国著名足踝外科专家俞光荣教授和全国著名显微外科、手外科、解剖学专家王增涛教授的指导、鼓励、支持和肯定，再次表示衷心地感谢。

尽管做了很多努力，但由于编写时间仓促，加之我们的认识、临床经验与水平所限，深信书中定会存在不少缺点与不足，遗漏和错误之处在所难免，敬请专家与同道批评指正。

2023年8月于山东济宁

目　录

病例一　掌指骨骨折

一、病历摘要

患者男，18 岁，2 小时前被人打伤左手，伤后左手肿胀、疼痛、活动受限，急来我院就诊。专科查体：左手肿胀明显，各手指活动受限，指端感觉减退，血运可。左手正斜位片见左手二、三、四掌骨骨折，示指中指近节指骨骨折（病例 1–1 图示）。

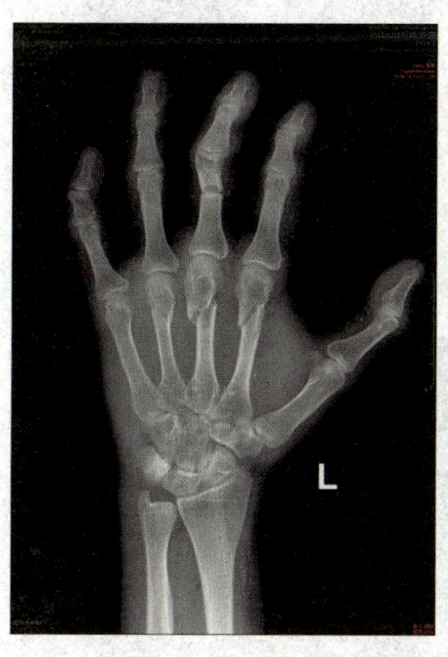

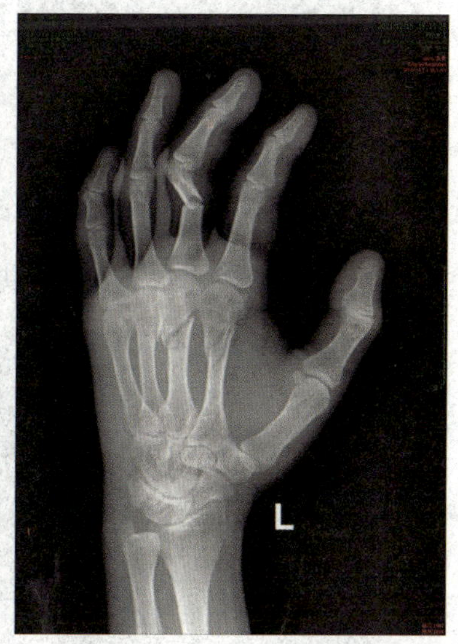

病例 1–1　左手正斜位片见左手第二、三、四掌骨骨折，示中指近节指骨骨折

二、入院诊断

左手多发掌指骨骨折。

三、诊疗经过

1. 入院检查

入院后完善常规术前检查，排除禁忌症。

2. 治疗情况

在臂丛麻醉下行左手第二、三、四掌骨、中指近节指骨骨折切开复位内固定，示指近节指骨骨折闭合复位内固定术，术后给予抗感染等对症治疗。术后复查左手正斜位片见全部骨折处均复位满意，内固定物位置良好（病例 1–2 图示）。

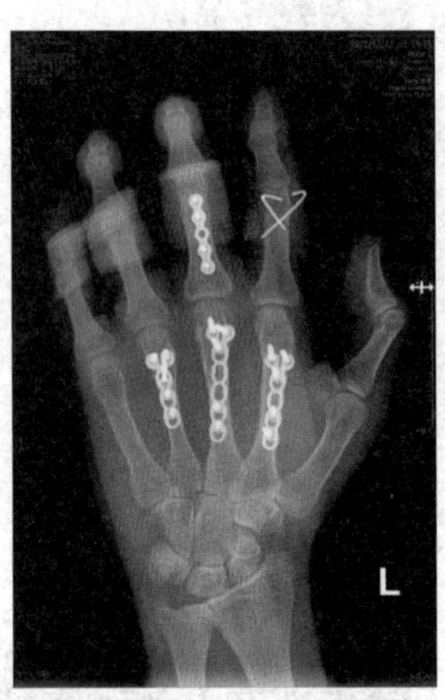

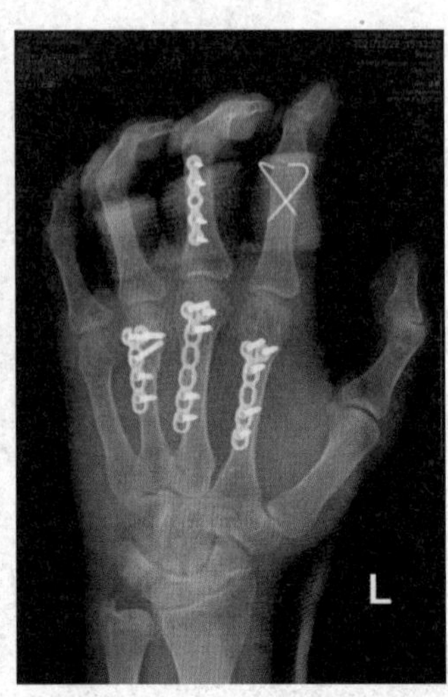

病例 1–2　术后复查左手正斜位片见骨折复位满意，内固定物位置良好

3. 随访情况

术后即刻行手指屈伸功能锻炼，随访 1 月拔除食指克氏针，继续随访 1 年，拍片见骨折愈合良好（病例 1–3 图示），手指屈伸活动正常，再次手术内固定物取出。

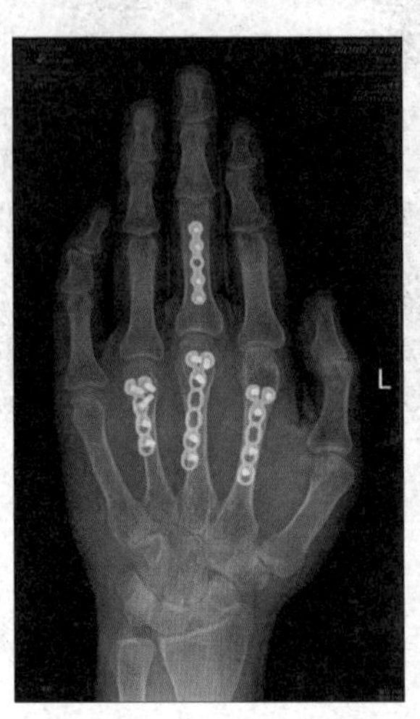

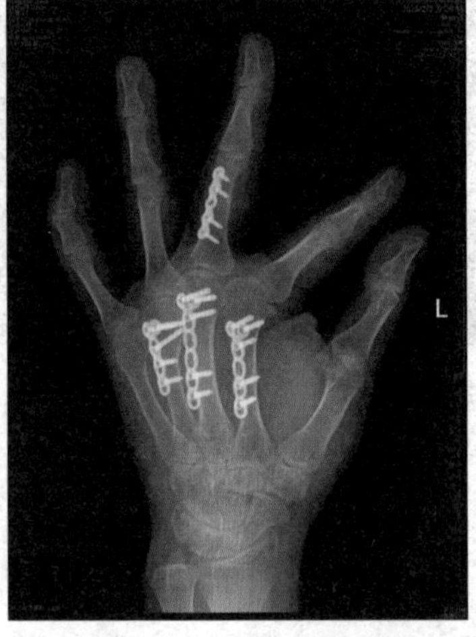

病例 1–3　术后 1 年左手正斜位片见左手骨折愈合良好

四、诊疗经验

1. 闭合掌指骨骨折伤后 8 小时内尚未肿胀严重时可急诊手术，如已出现明显肿胀，

术前应先行消肿治疗，若同时存在皮肤挫伤，应待肿胀明显减轻，皮肤条件明显改善后再行手术治疗。

2. 对于闭合性掌指骨骨折，应优先选用钢板、螺钉等坚强内固定，术后可不需石膏固定，早期功能锻炼，术后手指功能明显优于克氏针内固定。

3. 若行克氏针固定，应定期随访，观察骨折愈合情况，一般在术后 1 月即可拔除克氏针，以便早期功能锻炼。

4. 对于开放性掌指骨骨折的患者，尤其污染较重的不适合于一期钢板内固定，多使用克氏针内固定（病例 1–4 图示），若同时伴有皮肤软组织缺损，应给予全厚皮片移植或皮瓣移植，为后期手术提供良好的软组织条件。

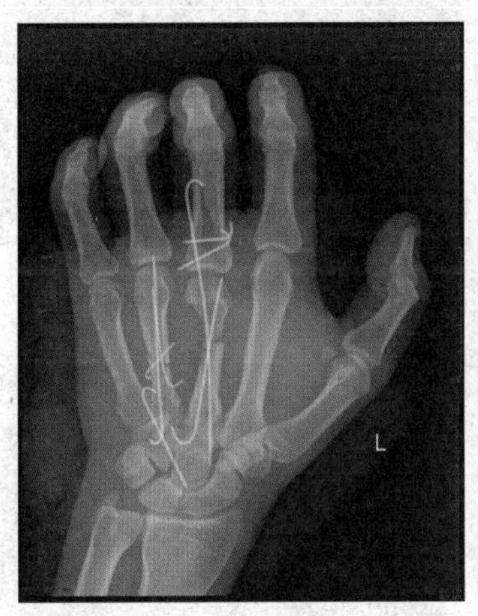

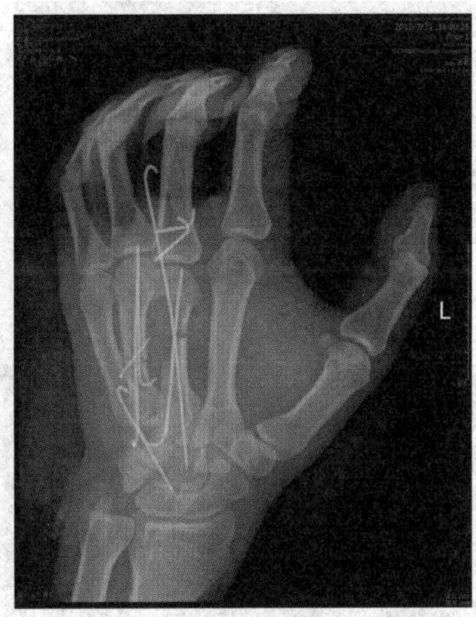

病例 1–4　左手第三、四掌骨开放性骨折，一期行克氏针固定

5. 若后期出现骨折愈合不良（病例 1–5 图示），可能需要二期植骨并更换坚强内固定物（病例 1–6 图示），待骨折愈合良好后再次取出内固定物（病例 1–7 图示）。

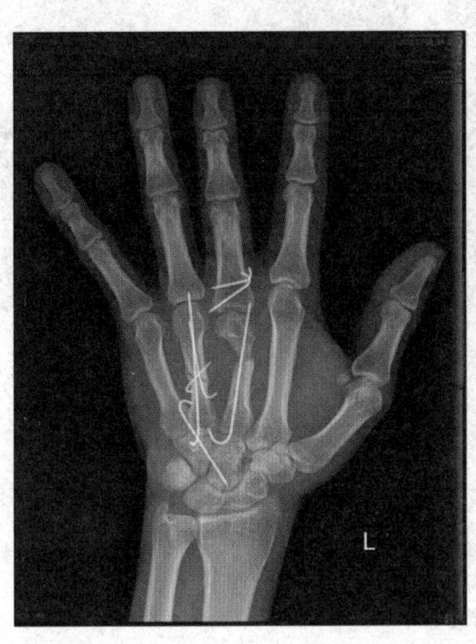

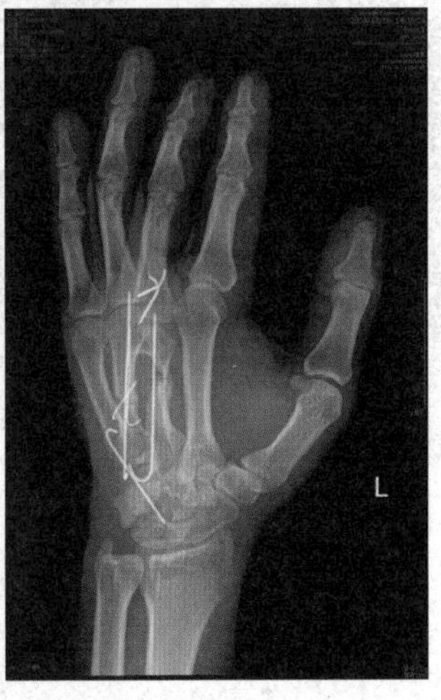

病例 1–5　伤后 3 个月骨折端硬化、愈合不良

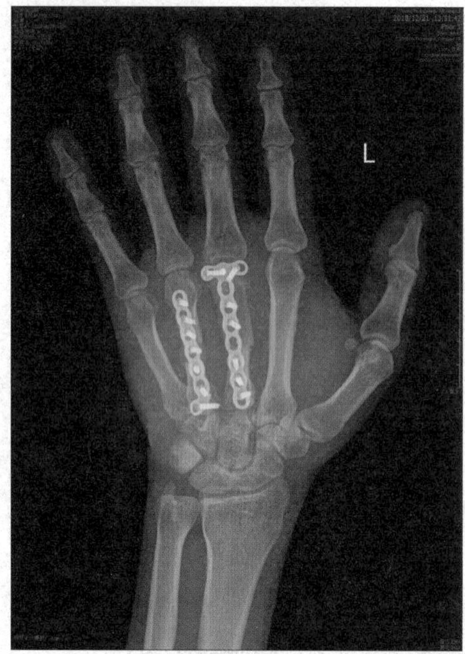

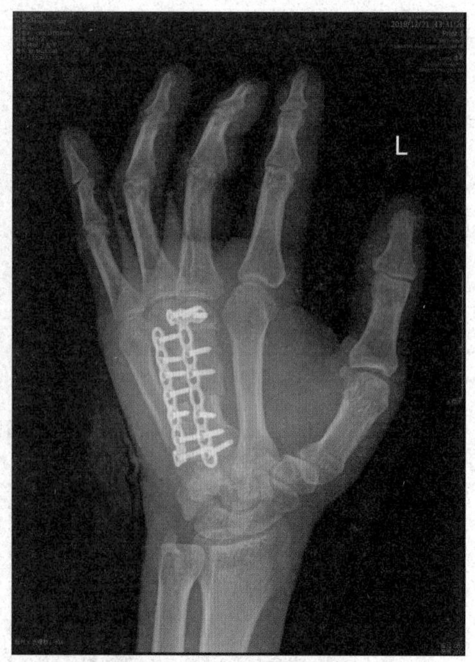

病例 1–6　左手第三、四掌骨行取髂骨植骨、钢板内固定术

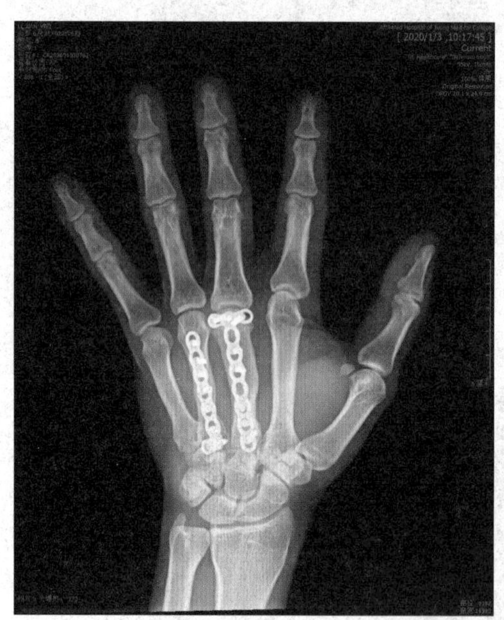

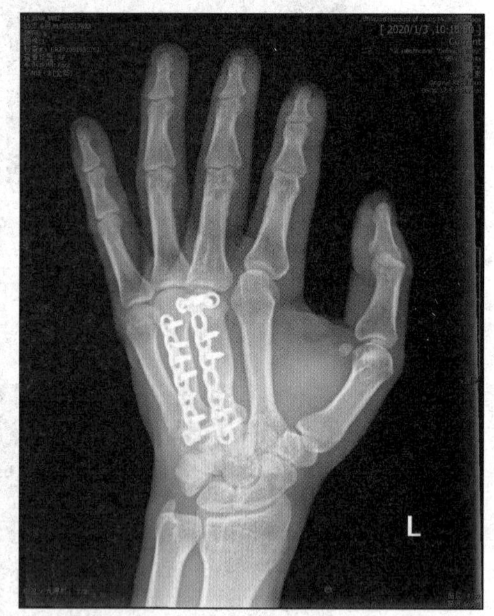

病例 1–7　术后 1 年复查见左手第三、四掌骨骨折愈合良好

6. 对于第一掌骨基底骨折包括关节内的 Bennett 骨折（病例 1–8、病例 1–9 图示）、Rolando 骨折（病例 1–10、病例 1–11 图示），骨折端应尽可能解剖复位，恢复关节面平整；术后 3 周拆除石膏，逐渐行拇指功能锻炼，术后 1 个月拔除固定掌大关节克氏针，术后 1 个半月拔除剩余克氏针，继续功能锻炼。

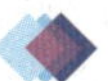

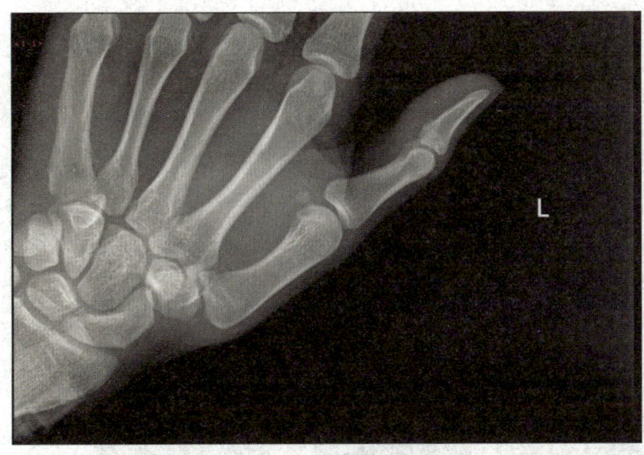

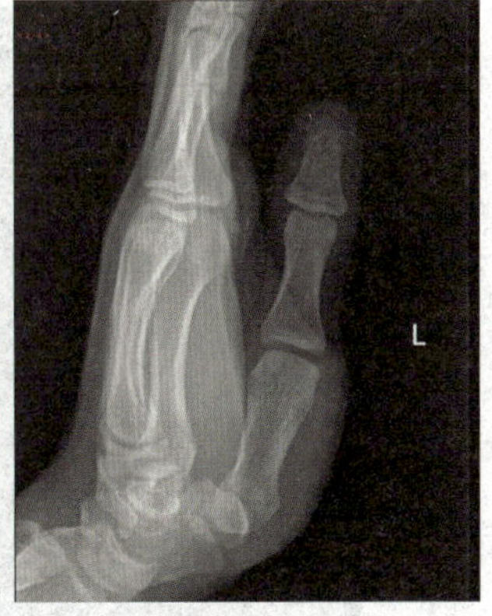

病例 1–8　左手第一掌骨基底部骨折，骨折端向桡背侧脱位

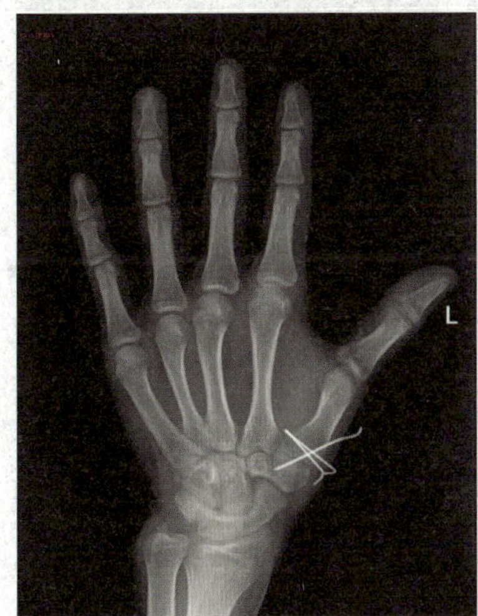

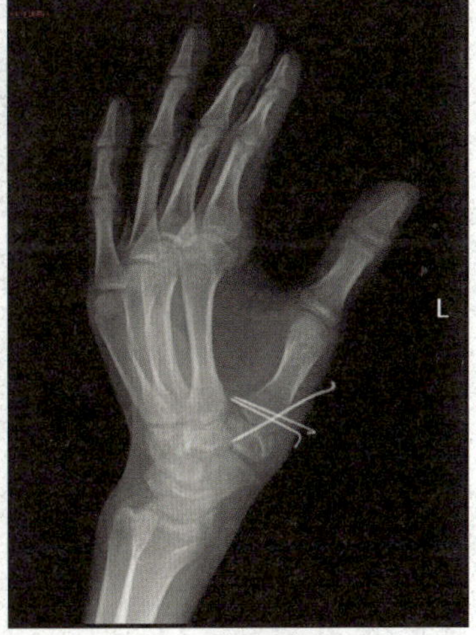

病例 1–9　术后骨折端愈合良好，掌大关节位置良好

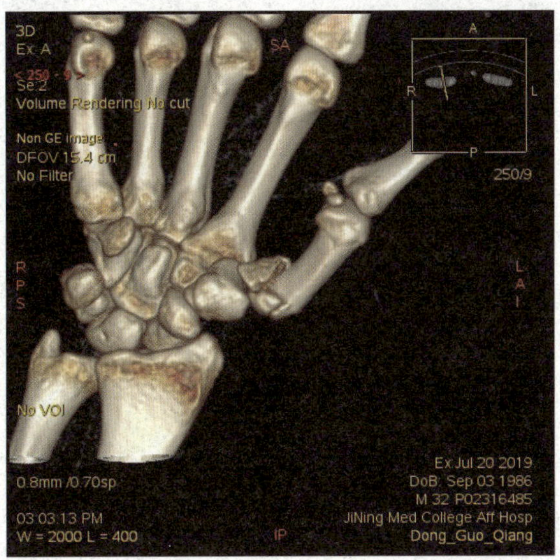

病例 1–10　右手第一掌骨近端粉碎性骨折累及关节面

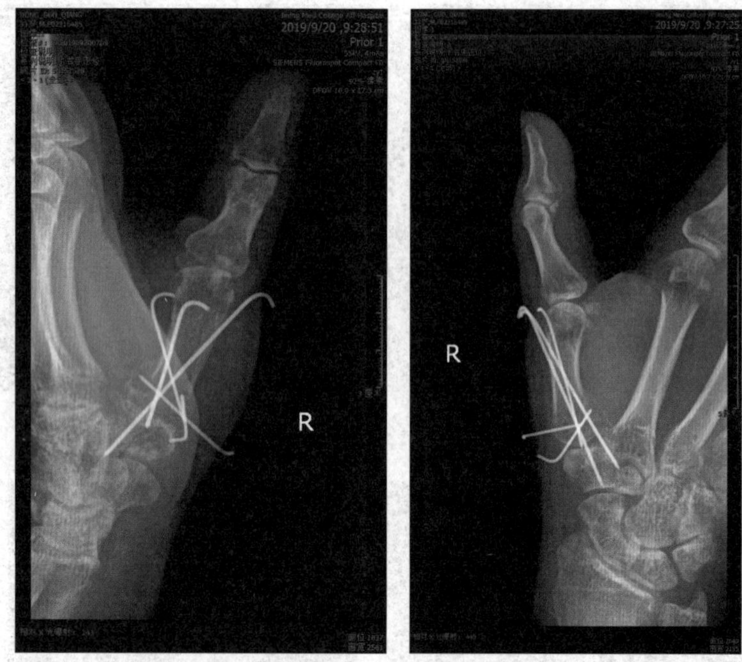

病例 1-11　右手第一掌骨近端粉碎性骨折术后骨折端位置良好，愈合顺利

（编辑：徐会　审阅：张磊）

病例二　槌状指（伸指终腱断裂）

一、病例摘要

患者男，32 岁，3 天前打篮球时右手环指被球碰伤，出现环指疼痛、肿胀，末节屈曲畸形，伸直受限，后就诊于我院，行右手环指正侧位片检查未见明显骨折（病例 2-1 图示），彩超检查提示远指间关节肌腱局部损伤，建议手术治疗，以“右环指槌状指”收入院。专科查体：右环指远指间关节背侧红肿，压痛，末节屈曲畸形，主动伸指受限，被动伸指可，末梢感觉血运可。

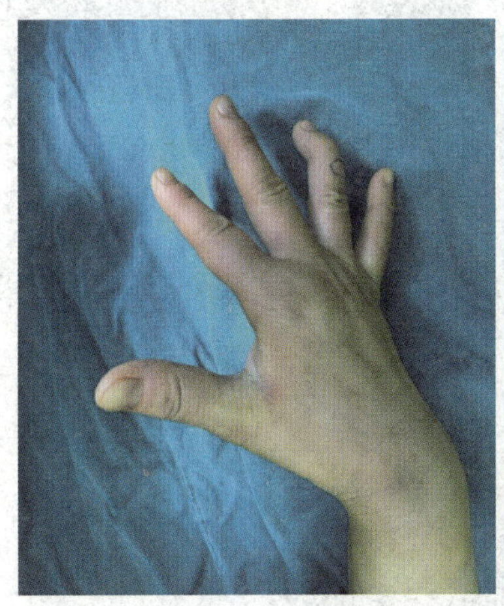
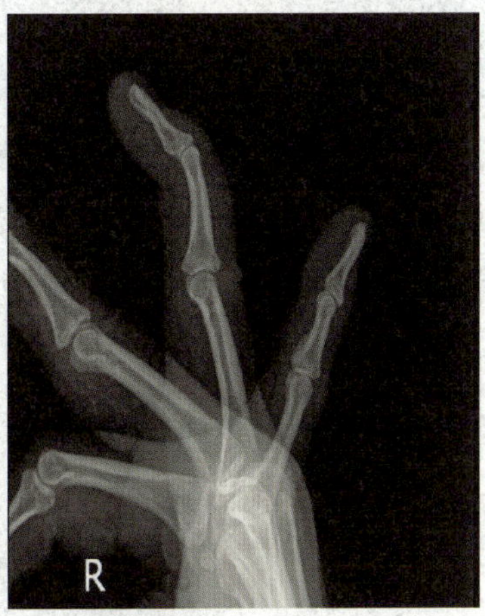

病例 2-1　环指末节屈曲畸形，侧位片未见明显骨折

二、入院诊断

右手环指槌状指（伸指肌腱终腱断裂）。

三、诊疗经过

1. 入院后检查

入院后完善术前常规检查，排除手术禁忌症。

2. 治疗情况

在局部浸润麻醉下行伸指终腱止点重建术 + 指间关节伸直位固定术。于右手环指远指间关节背侧作 2cm ㄣ型切口，切开皮肤及皮下组织，向深部探查见终腱止点于末节指骨基底撕脱，近端回缩，弹性尚可；应用一枚 1mm 克氏针将远指间关节固定在过伸位，末节指骨基底背侧置入 1.3mm 带线骨锚钉，透视见位置良好，粗糙骨面，将肌腱断端应用锚钉缝线重建在末节基底背侧，5–0 聚丙烯不可吸收缝线与周围关节囊韧带加强缝合（病例 2–2 图示），冲洗缝合，近指间关节屈曲位包扎。

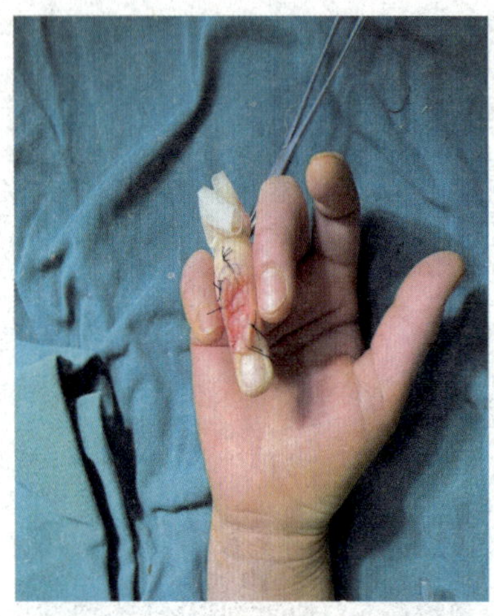
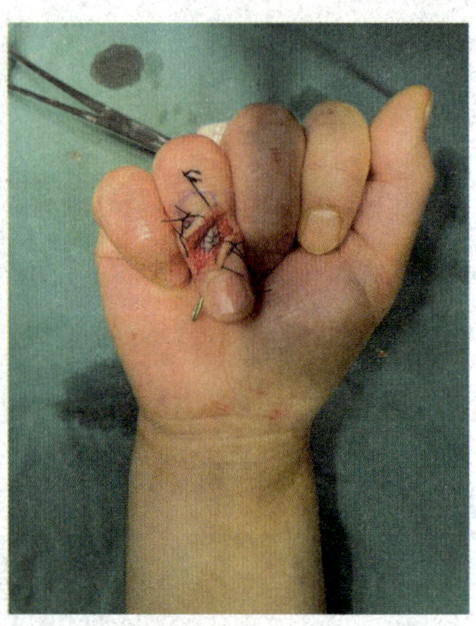

病例 2–2　术中见肌腱止点撕脱，近端回缩，应用锚钉止点重建

3. 随访情况

术后拍片示锚钉位置可（病例 2–3 图示），1 周开始掌指关节及近指间关节伸屈活动，2 周拆线，6 周拔除固定关节克氏针，8 周被动活动远指间关节，3 月后可自主伸屈活动，屈伸角度均较对侧稍有减少。

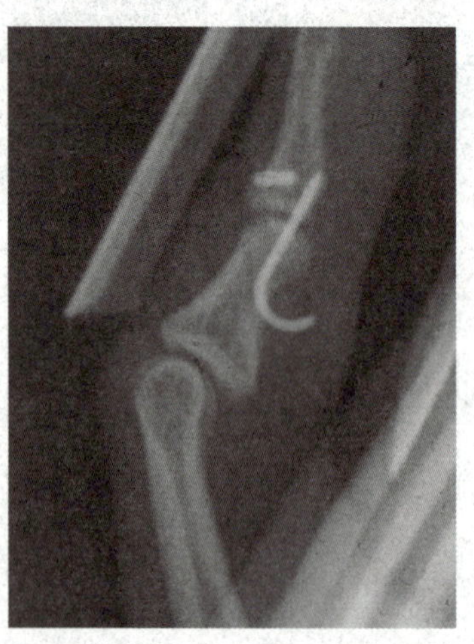

病例 2–3　术后拍片锚钉位置良好

四、诊疗经验

1. 槌状指常见两种类型，软组织性（肌腱断裂）和骨性（末节指骨基底背侧撕脱骨折），因撕脱骨块位于正后方，形态较小，常规手部正斜位片易漏诊，可疑骨折应行单个手指的侧位片检查。对于合并末节指骨基底背侧撕脱骨折的槌状指，因肌腱止点位于骨块上，可直接牢固固定骨块恢复伸指功能（病例 2–4 图示）；如骨块较小无法固定，可摘除后锚钉重建止点。

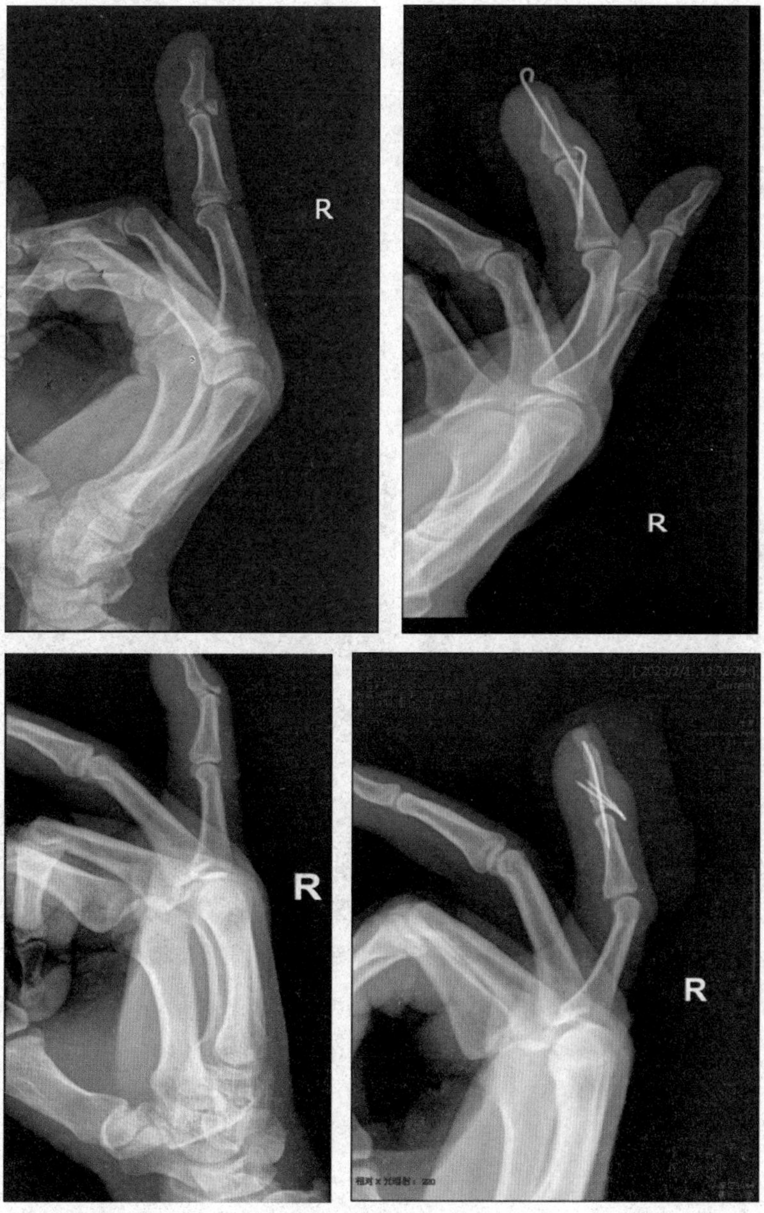

病例 2–4　合并末节指骨基底背侧撕脱骨折的槌状指使用克氏针内固定的两种方式

2. 不合并末节指骨撕脱骨折的槌状指新鲜损伤，可尝试制作小型指套固定，需保持远指间关节过伸，近指间关节屈曲（病例 2-5 图示），固定时间为 1 个月，多数患者可获得满意的疗效。

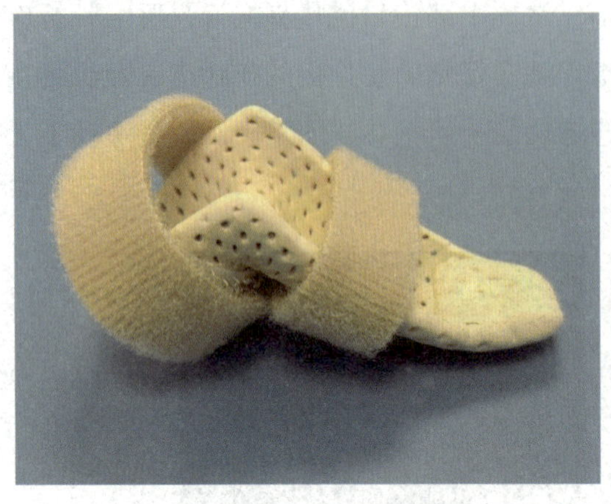

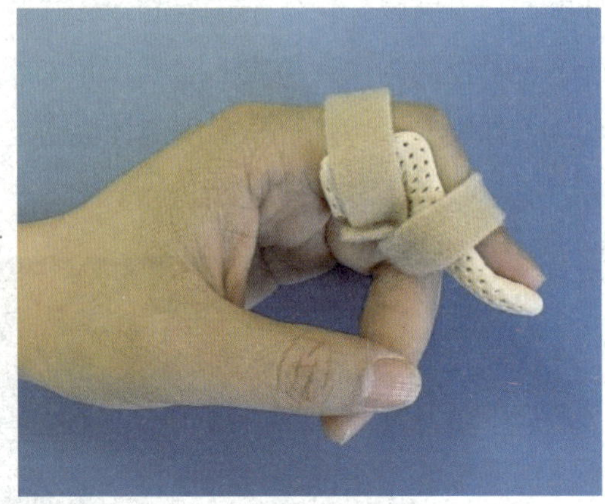

病例 2-5　槌状指新鲜损伤，使用小型指套固定（张磊 供图）

3. 如肌腱远端尚有残留＞1.5mm，可不用锚钉，直接端端缝合（病例 2-6 图示）；因终腱扁平薄弱，避免仅用一针缝合，防止肌腱聚拢撕裂，可应用 5-0 聚丙烯不可吸收缝线连续缝合，克氏针固定应超过 6 周，避免早期活动，防止再断裂。

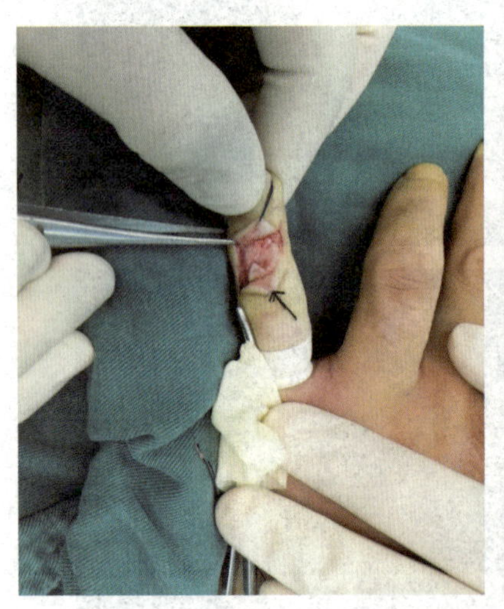

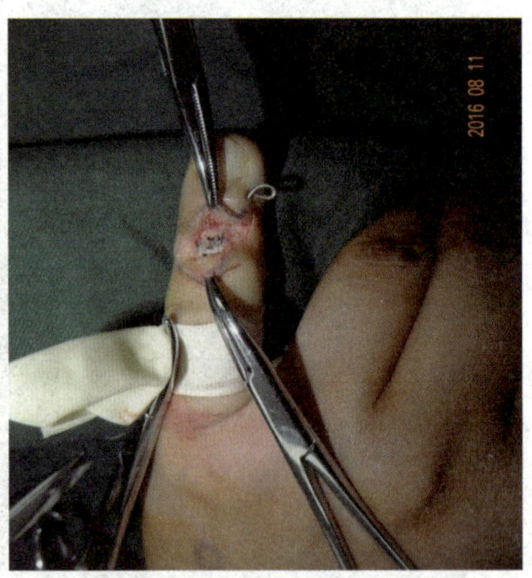

病例 2-6　终腱断裂，远端残留 2mm，直接连续缝合

4. 陈旧性断裂断端形成瘢痕，也可不使用锚钉，将瘢痕横行切断后重叠紧缩缝合，术后远期可能出现一定范围的主动背伸角度丢失，但往往不影响功能。

（编辑：张志　审阅：张磊）

病例三　腱帽滑脱

一、病例摘要

患者男，56 岁，因“右手用力弹指后肿痛、活动受限 1 天”入院。专科查体：右手中指掌指关节处肿胀，压痛，握拳时可见伸指肌腱向尺侧偏移，伸指后复位（病例 3-1 图示）。行超声检查结果：右手中指掌指关节背侧伸指肌腱旁见积液回声，较深处约 0.2cm，透声可，腱帽组织回声减低，被动屈曲时伸指肌腱向尺侧偏移。

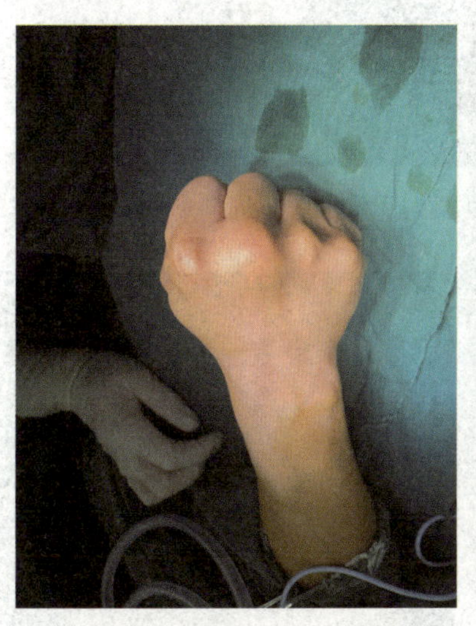
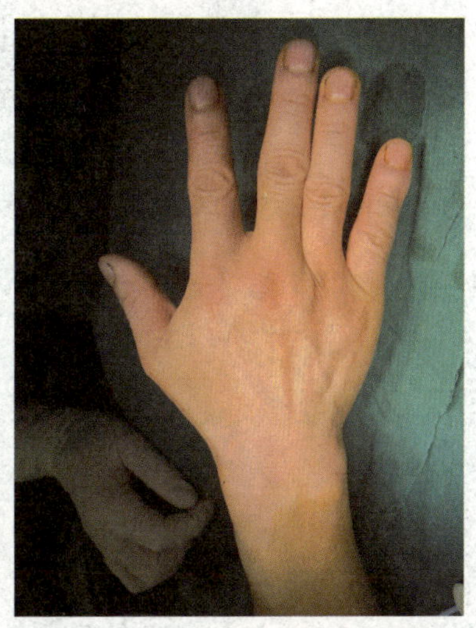

病例 3-1　握拳时中指伸肌腱在掌指关节处向尺侧偏移，伸指后复位（周广杰 供图）

二、入院诊断

右手中指伸肌腱腱帽损伤。

三、诊疗经过

1. 入院后检查

入院后完善术前常规检查，排除手术禁忌症。

2. 治疗情况

在局部浸润麻醉下行右手中指腱帽缝合术：于中指掌指关节背侧弧形切口，探查见中指伸指肌腱腱帽桡侧断裂，握拳时肌腱向尺侧滑脱（病例 3–2 图示），给予清理血肿后缝合腱帽组织，握拳尺偏症状消失（病例 3–3 图示），逐层缝合，包扎后伸直位石膏固定。

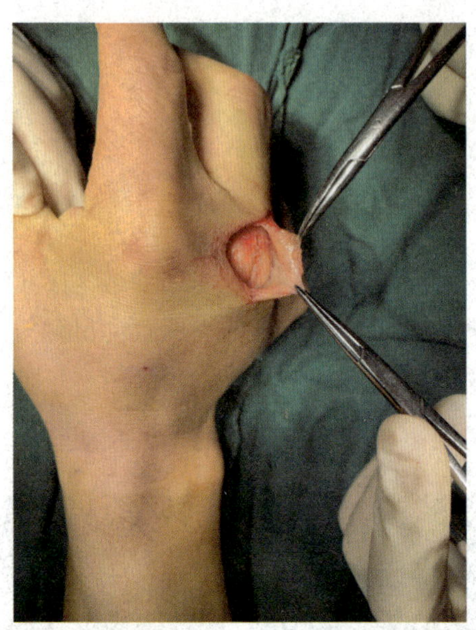

病例 3–2　桡侧腱帽撕裂伤，肌腱向尺侧滑脱（周广杰 供图）

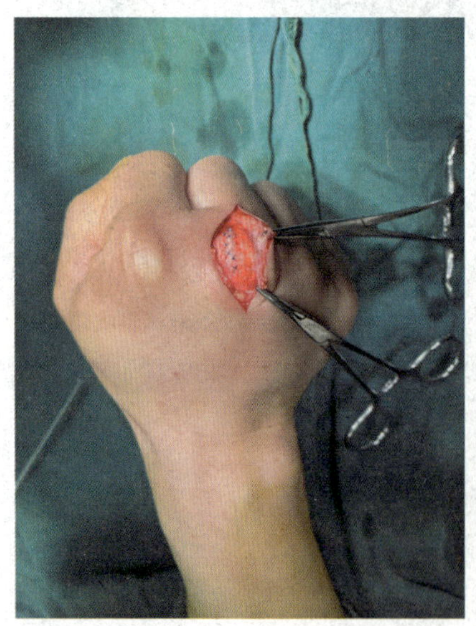
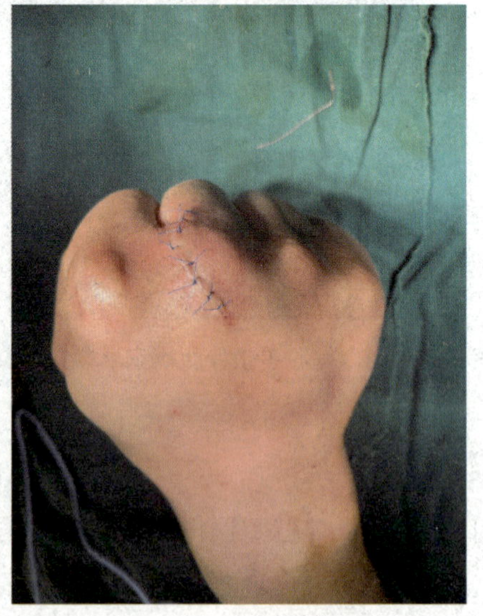

病例 3–3　修复腱帽后肌腱握拳尺偏症状消失（周广杰 供图）

3. 随访情况

术后 3 周复查，去除石膏，患者可主动屈伸手指自如，未出现肌腱滑脱。

四、诊疗经验

1. 腱帽损伤即掌指关节处的伸肌腱创伤性脱位，断裂的组织是伸肌腱在掌指关节部位的矢状束。闭合性腱帽损伤多因抗阻力突然伸指（如弹指）或直接创伤所致，多见于中指，多滑脱向尺侧，即桡侧矢状束断裂。

2. 早期诊断明确后可使用将掌指关节伸直位固定，或与滑脱方向的邻指伸直位固定的方法保守治疗，多可获得恢复，但也有保守治疗失败形成陈旧损伤的病例。手术缝合操作简便，治疗效果确切，可避免转为陈旧损伤的可能。

3. 如为陈旧性损伤，因滑脱侧的腱帽组织挛缩，损伤侧无法直接缝合，则需要取部分腱性组织修复重建。一般需将挛缩侧的腱帽切开松解，取掌指关节部位伸肌装置的一段中央腱束绕过桡侧副韧带进行缝合固定。

（编辑：张志　审阅：张磊）

病例四　侧副韧带损伤

一、病例摘要

患者女，27 岁，3 个月前因车祸致左手虎口处挫裂伤，在当地医院缝合伤口，愈合后感拇指掌指关节疼痛至今。专科查体：左手虎口可见瘢痕，拇指掌指关节背侧隆起，尺侧压痛，主动背伸受限，侧方应力试验向桡侧活动度增加并出现尺侧疼痛，指间关节伸屈活动可，感觉血运无异常。左手拇指正侧位片见左手拇指掌指关节半脱位，远端向桡侧偏斜（病例 4–1 图示）。

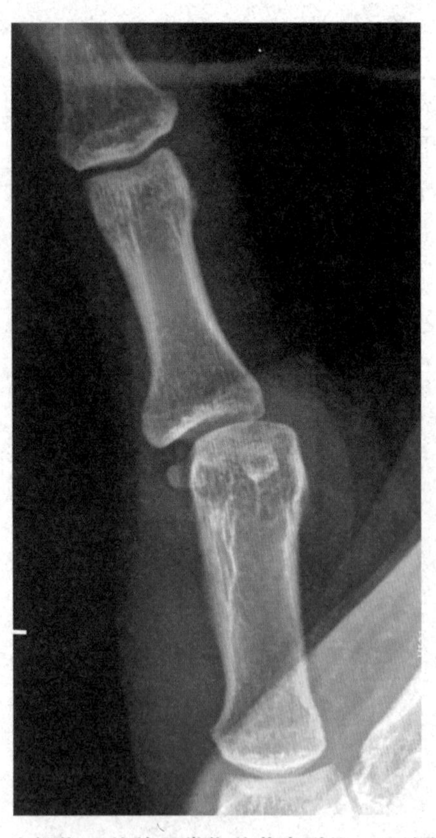

病例 4–1　左拇指 X 线片见掌指关节半脱位，远端向桡侧偏斜

二、入院诊断

左拇指掌指关节尺侧韧带陈旧性损伤，掌指关节半脱位。

三、诊疗经过

1. 入院后检查

入院后完善术前常规检查，排除手术禁忌症。

2. 治疗情况

在臂丛麻醉下行左拇指掌指关节切开复位内固定、侧副韧带重建术、掌长肌腱移植术。术中于左掌指关节尺侧弧形切口依次切开，探查见尺侧副韧带于近节指骨基底撕脱，回缩至掌骨头，明显挛缩，关节面不匹配，轻度磨损；给予松解桡侧组织，复位掌指关节，一枚 1.2mm 克氏针固定；取同侧掌长肌腱备用，于近节指骨基底尺侧距关节面约 5mm 处钻两相通的骨道（病例 4–2 图示），将掌长肌腱对折后穿出骨通道（病例 4–3 图示），向近端收紧，与残存韧带起点加强缝合（病例 4–4 图示）。术后拍片见左拇指掌指关节位置满意（病例 4–5 图示）。

3. 随访情况

术后 3 天伤口出血减少，肿胀减轻，开始拇指对掌功能及末节伸屈锻炼，2 周拆线，6 周拔除克氏针开始掌指关节被动伸屈活动。

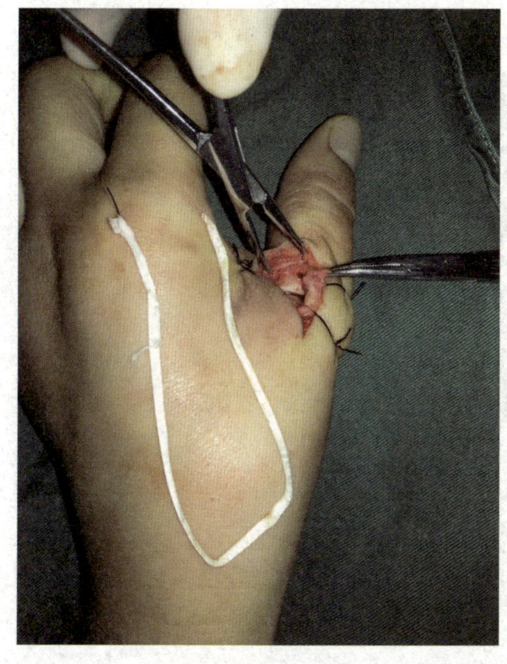

病例 4–2　近节指骨基底距关节面 5mm 钻骨道

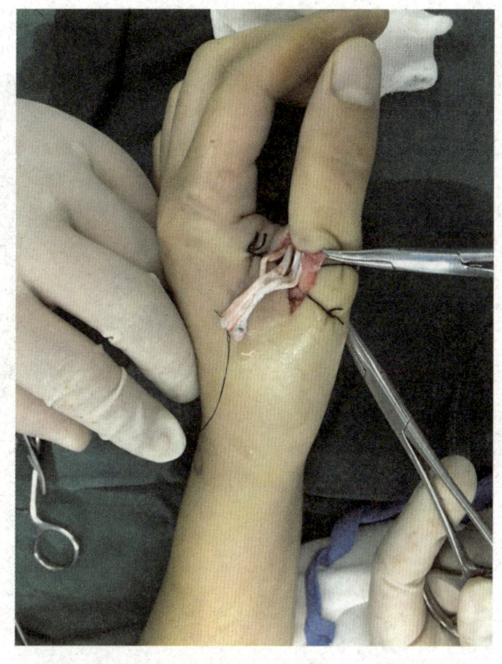

病例 4–3　移植掌长肌腱对折后穿出骨道

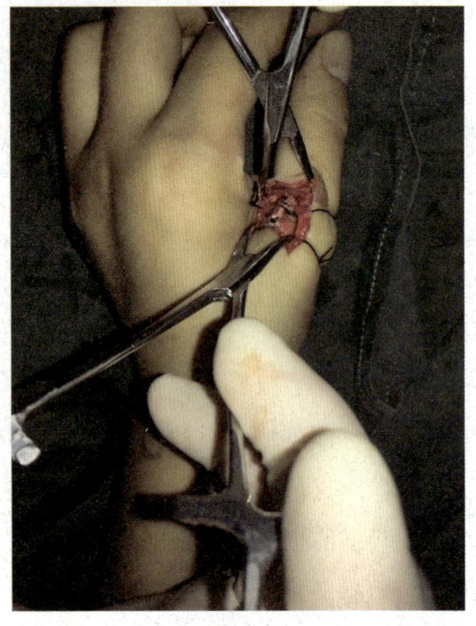

病例 4–4　近端收紧，与残存韧带起点加强缝合

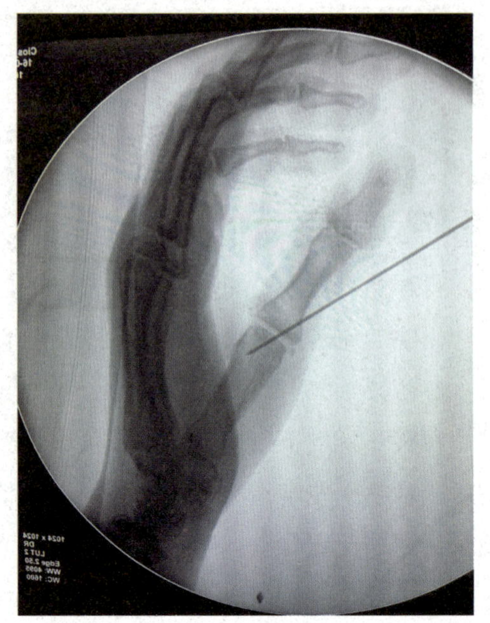

病例 4–5　术后复查 X 线片见掌指关节复位良好

四、诊疗经验

1. 诊断手指侧副韧带损伤的特殊检查方法是侧方应力试验：受到侧方外力后出现关节一侧的疼痛，被动活动关节不稳定（病例 4–6 图示），则高度怀疑韧带损伤，应力位 X 线片、超声检查、磁共振检查均可进一步确诊，注意检查时应与健侧对比。

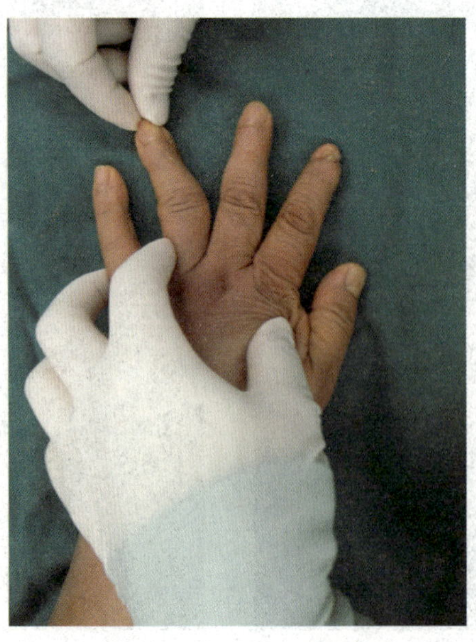

病例 4–6　侧方应力试验

2. 单纯的手指侧副韧带损伤诊断较为容易，但合并手部其他损伤的患者早期经常会出现漏诊。既往确诊后常先采用夹板或石膏固定，但实践中经常出现远期的关节不稳或关节僵硬，近来多主张一旦诊断明确，即早期手术治疗，早期功能锻炼，可获得满意的治疗效果。

3. 损伤早期韧带断端尚无挛缩，可直接缝合（病例 4–7 图示）或使用带线锚钉止点重建（病例 4–8 图示）。如损伤 1 月以上则会出现不同程度的韧带挛缩，经常无法直接缝合，需考虑肌腱移植重建稳定性。

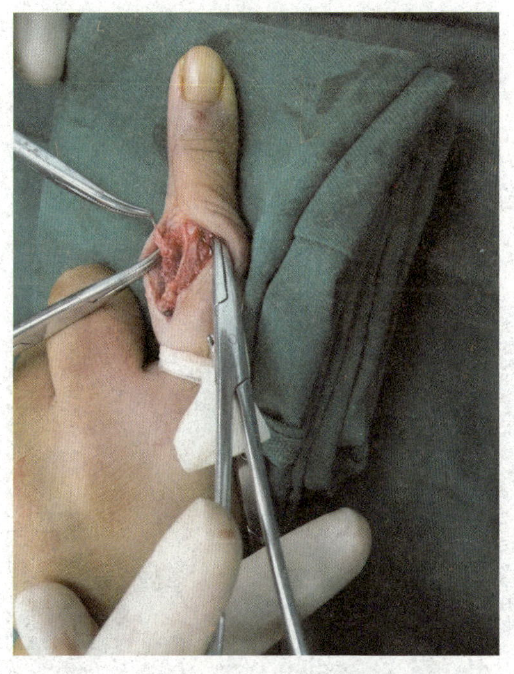

病例 4–7　左示指近指间关节尺侧副韧带新鲜断裂，弹性良好，可直接缝合修复

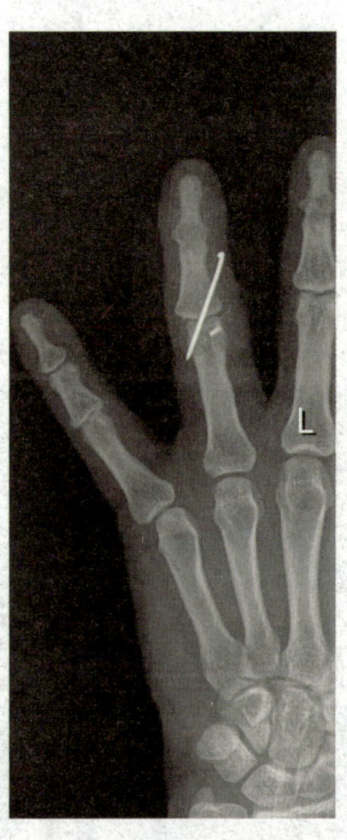

病例 4–8　左环指近指间关节桡侧副韧带止点新鲜断裂，带线锚钉重建桡侧副韧带止点

（编辑：张志　审阅：张磊）

病例五　舟骨骨折

一、病历摘要

患者男，年龄 25 岁，车祸伤致右腕外伤，肿痛并活动受限 20 天。专科查体：右腕部桡侧稍肿胀，鼻烟窝及舟骨结节处压痛明显，腕关节主被动活动均受限。腕部 CT 见腕舟骨腰部骨折，移位不明显。（病例 5-1 图示）。

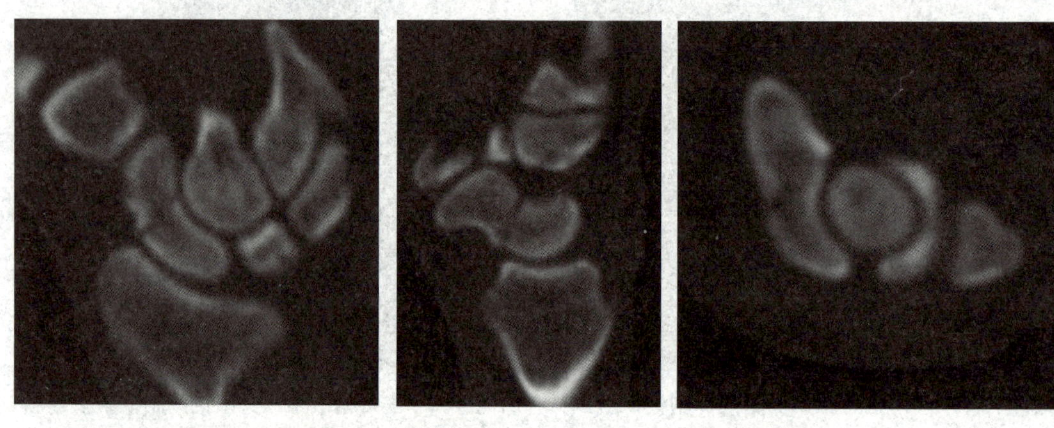

病例 5-1　CT 见舟骨腰部骨折，移位不明显

二、入院诊断

腕舟骨骨折（Herbert B2 型）。

三、诊疗经过

1. 入院后检查

患者 CT 扫描采集的数据以 DICOM 格式导入 E-3D 软件包 17.0 进行数据处理，在舟骨中心区的矢状面、轴面和冠状面上获得最佳位置，生成最佳的钻孔，测量植入最佳螺钉长度，以便选择螺钉（病例 5-2 图示）。设计厚约 5mm 的导板，分为背侧和掌侧两部分，导孔延续至导板外约 5cm。两个导板可以严密的组合成一个整体。重建的背侧和掌侧导板文件保持为 stl 文件。stl 文件输出到 3D 打印机中，使用生物相容性材料打印导板。

2. 治疗情况

在神经阻滞麻醉下行经皮舟骨骨折螺钉植入术。术中将 3D 打印导板安装在患侧手腕部，保持腕部尺偏、背伸位置，确保导板准确定位并紧贴手腕。3D 打印导板辅助下一根克氏针（直径 1.0 mm）从远端到近端置入舟骨（病例 5-3 图示）。GE C 臂透视前后位、侧位、舟骨位、旋前 45° 斜位和旋后 45° 斜位，确认导针位于舟骨中央区。取下导板，做 0.5cm 的切口，测深，确认与计算机辅助测量长度一致，空心钻沿导针扩髓，选择合适长度的无头加压螺钉拧入。再次透视确认螺钉位置并完全在舟骨内。冲洗，止血，切口缝合一针，包扎，2 周后拆线。石膏外固定 2 周。

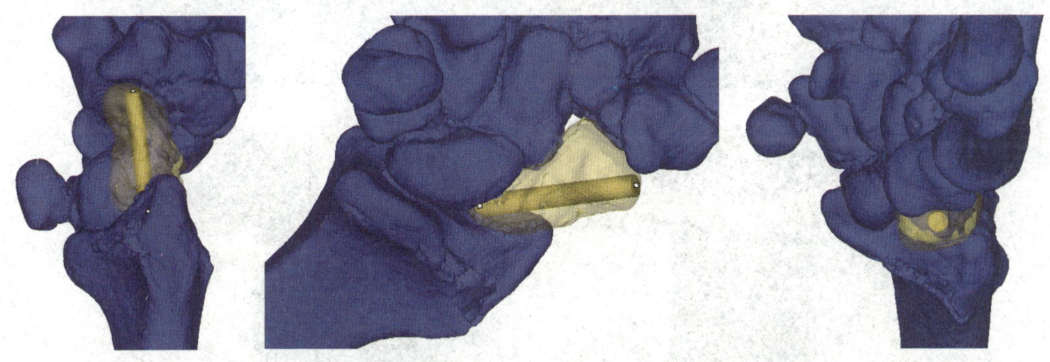

病例 5-2　软件设计螺钉位置

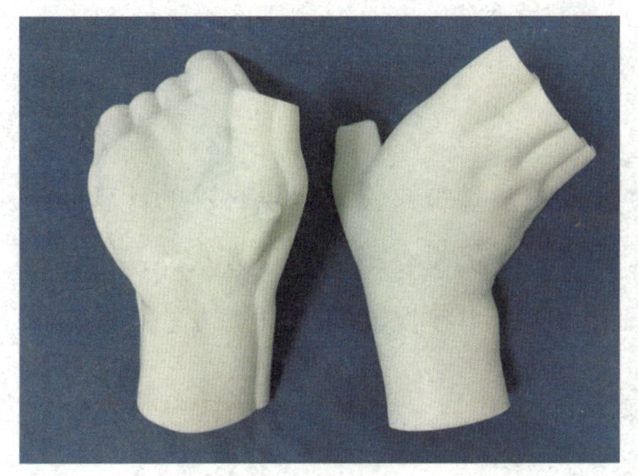

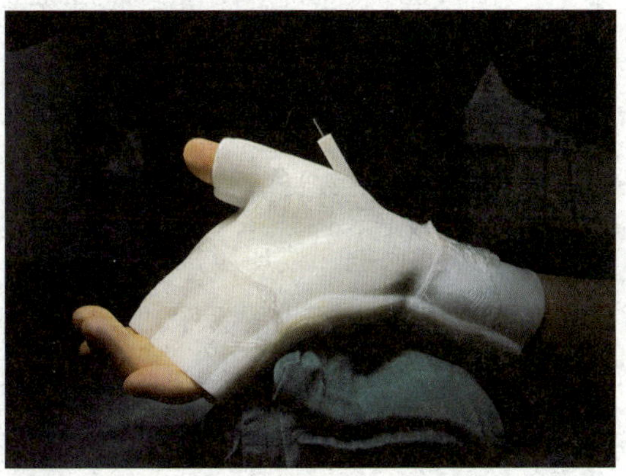

病例 5-3　3D 打印导板，术中安装后沿设计导孔打入导针（荣存敏 供图）

3. 随访情况

术后随访情况（病例 5-4 图示）。

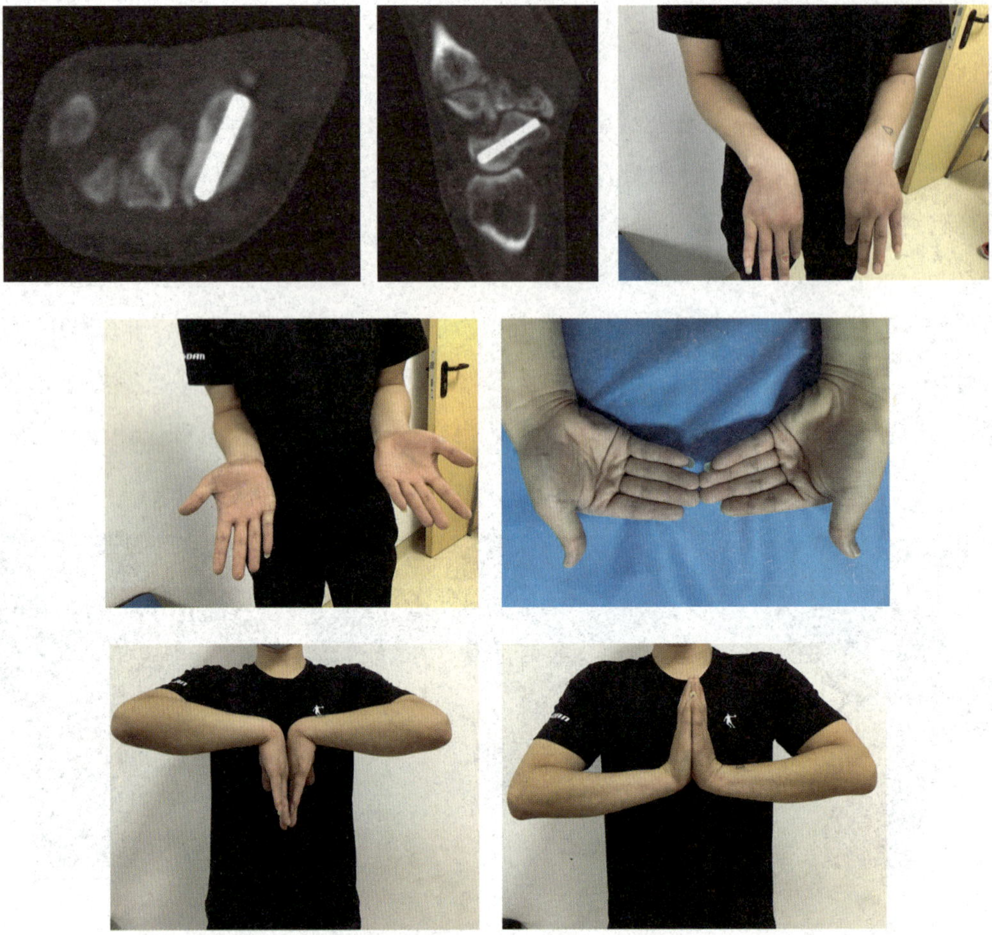

病例 5-4 术后 3 月骨折愈合好，腕关节功能恢复好，无疼痛，重新回到工作岗位（荣存敏 供图）

四、诊疗经验

1. 近年来，已经开发了导航辅助技术为经皮腕舟骨螺钉置入提供精确的计算和指导。然而，如何把一枚加压螺钉放置入舟骨的中心区仍没有最佳治疗方式的共识，它仍然需要依靠外科医生的手眼协调。我们使用 3D 打印导板辅助螺钉置入，导针尝试置入次数明显减少，X 线暴露时间也同时减少。

然而对于错位的骨折，因易于显露，导针及螺钉的置入更容易把握，并且操作相对简单，背侧开放入路仍被很多医生使用（病例 5-5 图示）。腕关节镜辅助下舟骨骨折固定可同时检查腕关节内软组织的损伤，如 TFCC、舟月韧带等，并且也可以进行复位，也是很好的方法（病例 5-6 图示）。关节镜具有可以探查骨折断端稳定性的优势，可以在镜下植骨（病例 5-7 图示），减少对腕部软组织的医源性损伤，保留本已脆弱的舟骨血运。

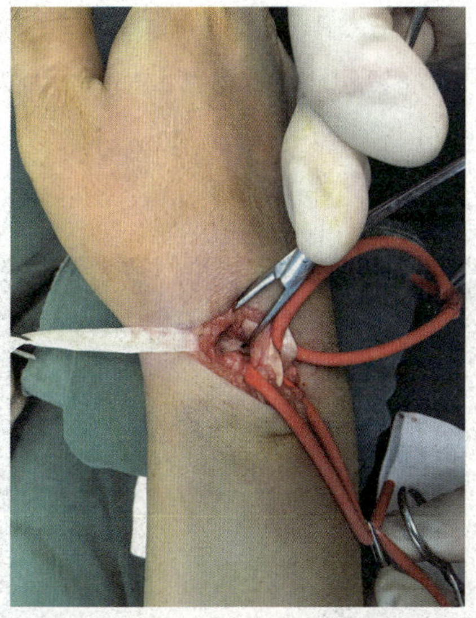

病例 5–5　背侧切开复位（荣存敏 供图）

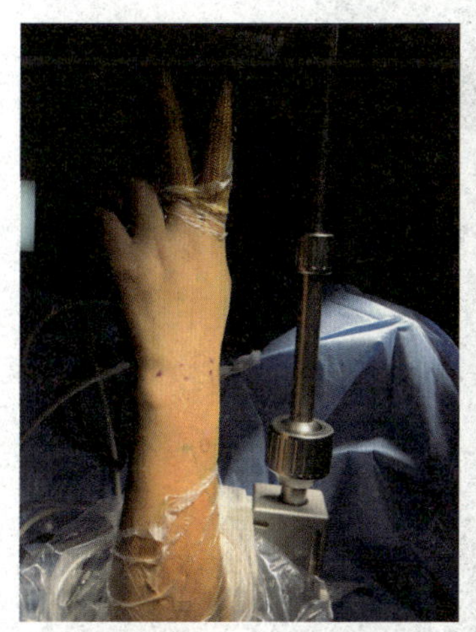
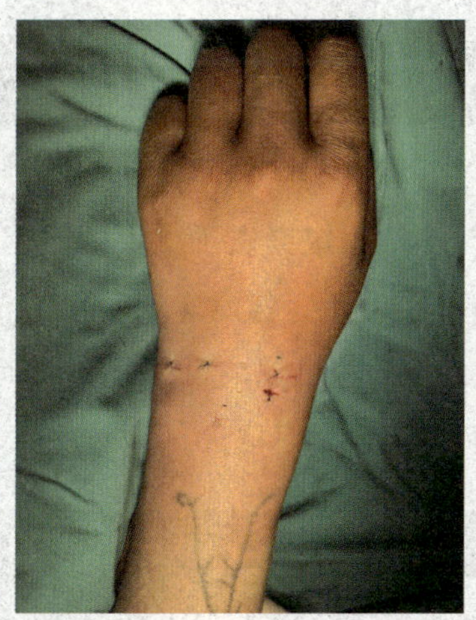
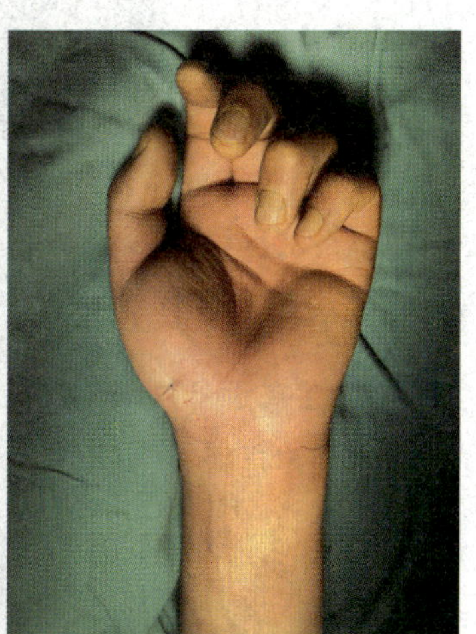

病例 5–6　腕关节镜辅助经皮内固定（荣存敏 供图）

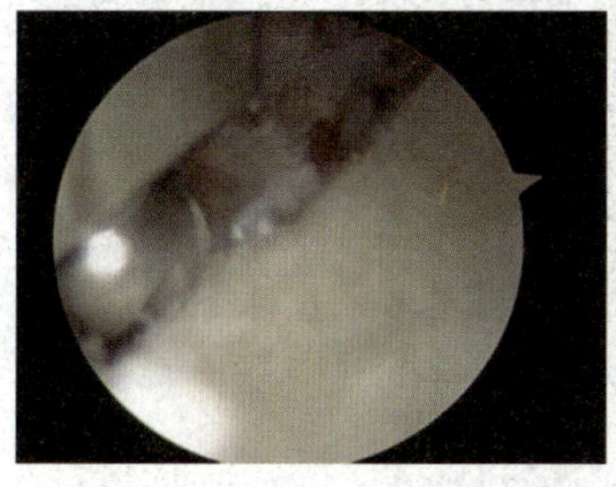
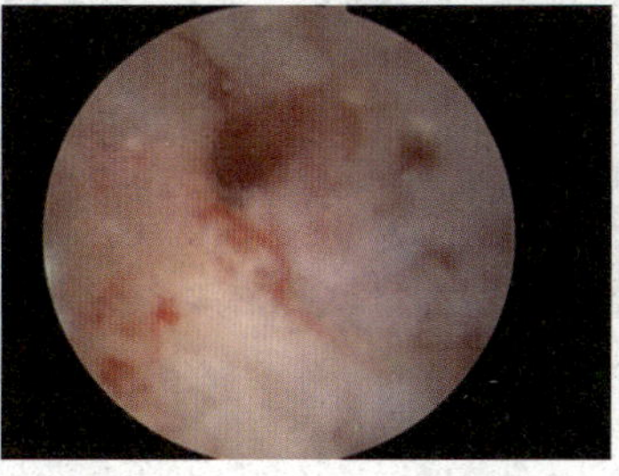
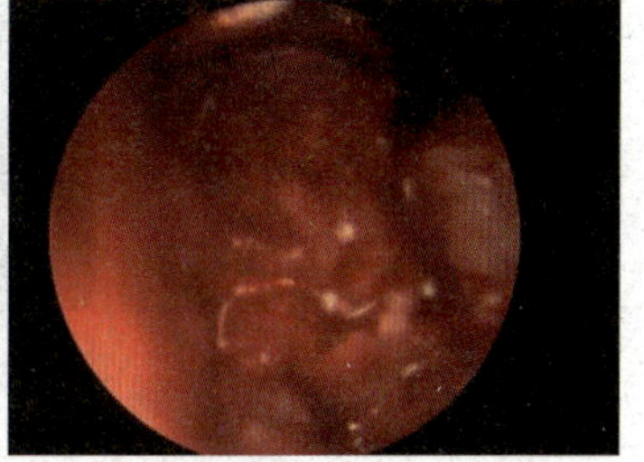

病例 5–7　镜下骨折断端磨头清理，清理至渗血活跃，并镜下植骨（荣存敏 供图）

2. 对于 3D 打印导板辅助经皮内固定，手腕接受 CT 扫描、制作导板与实施手术之间的时间差应尽量缩短，防止急性骨折后因肢体肿胀明显减轻而导致 3D 打印导板与手腕部之间不匹配。CT 扫描时手腕部尽量背伸尺偏，与手术中经舟骨结节处置入导针、螺钉的体位一致，可尽可能避免大多角骨对导针的阻挡（病例 5–8 图示）。并且 CT 扫描的范围以及导板的长度不宜太短、范围不宜太小，否则术中无法控制手腕部的旋转。确定皮肤入针点后去除掌侧导板，切口 0.5cm 并进行软组织分离至舟骨，可避免较为细软的导针被软组织阻挡而改变方向。

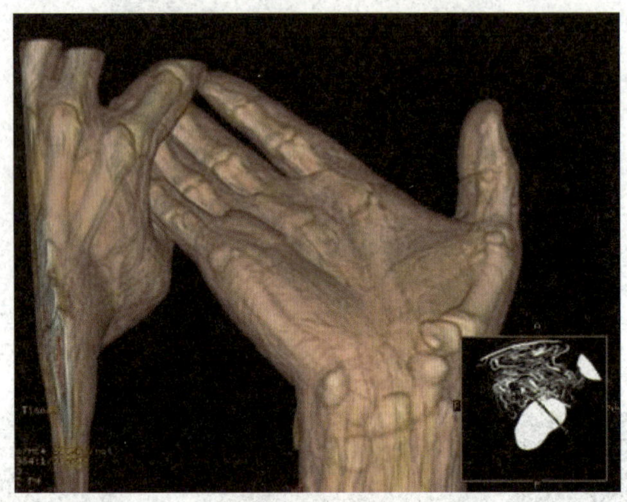

病例 5–8　术前 CT 扫描时尽量维持腕关节尺偏背伸（荣存敏 供图）

3. 与单螺钉固定相比，双螺钉固定提供了更大的稳定性和强度，特别是在控制旋转方面（病例 5–9 图示）。陈旧性骨折若没有明显 DISI（近排腕骨背伸不稳定）或 SNAC（继发于舟月关节功能障碍的腕骨塌陷），并且证明骨折稳定，可能仅需经皮内固定即可，是否有囊性变，都不一定需要植骨。

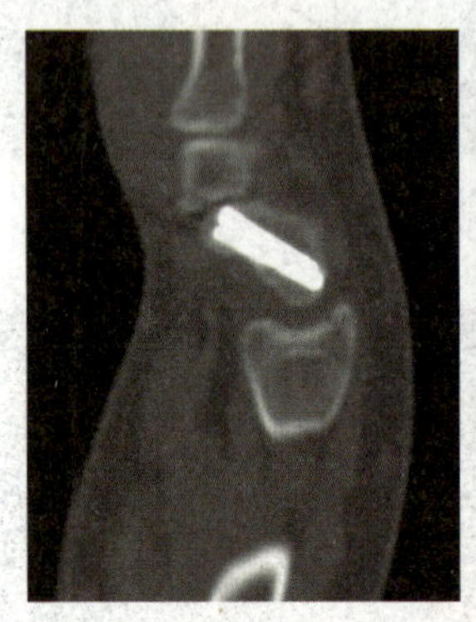 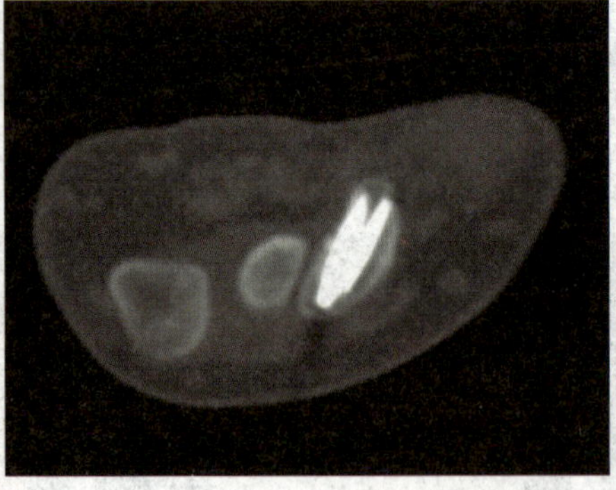 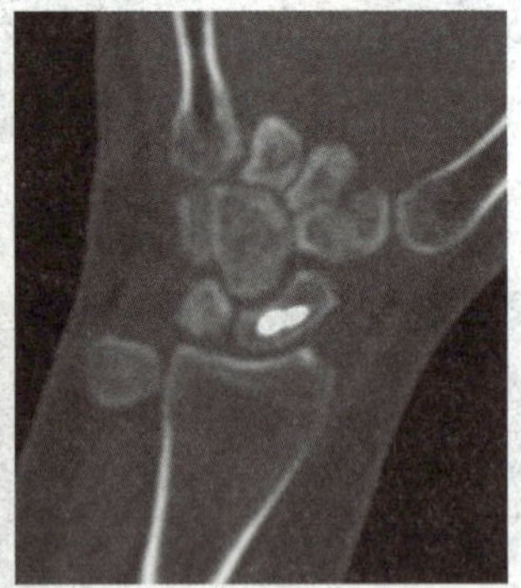

病例 5–9　舟骨骨折双螺钉固定后愈合良好

4. 在手术过程中，从舟状骨结节在冠状面逆行置入 2 颗螺钉可能更为合适，因为大多角骨会阻碍 2 颗螺钉在矢状面的置入。

5. 对于骨折断端囊性变明显或者驼背畸形者，切开复位植骨内固定是常用的手术方法。植骨的最佳方式是带有血运的骨瓣移植（病例 5–10 图示）。

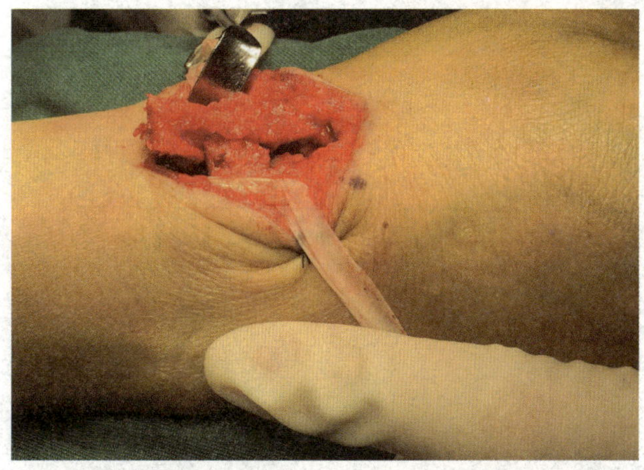

病例 5–10　1、2 伸肌室间支持带上动脉桡骨瓣移植（荣存敏 供图）

（编辑：荣存敏　审阅：张磊）

病例六　TFCC 损伤

一、病历摘要

患者男，20 岁，1 年前骑电动车摔倒，左手腕部着地，当时未感明显疼痛，未处理，几天后患者感左腕关节疼痛，就诊于外院，行 CT 检查未见明显异常，给予药物保守治疗，效果差。6 个月前患者就诊于我院门诊，行左腕关节正侧位：左腕关节骨质未见明显异常。给予双氯芬酸钠肠溶片等治疗，效果欠佳，为求进一步治疗，再次就诊于我院手足外科，门诊行左侧腕关节 MRI 平扫：三角纤维软骨复合体损伤、关节积液（病例 6–1 图示），以“左 TFCC 损伤”收住院。专科查体：左腕尺侧压痛，以尺骨隐窝处为甚，握拳尺偏时明显，旋转受限，以旋后时为甚，屈伸活动尚可。

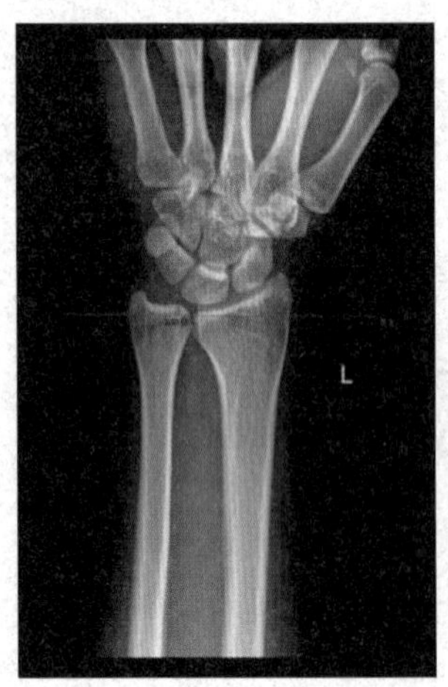

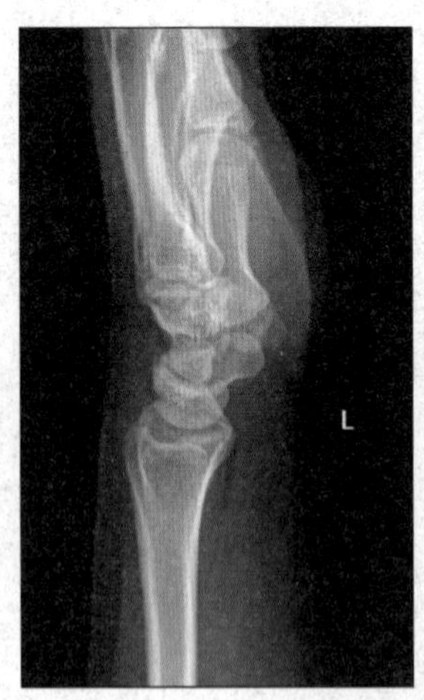

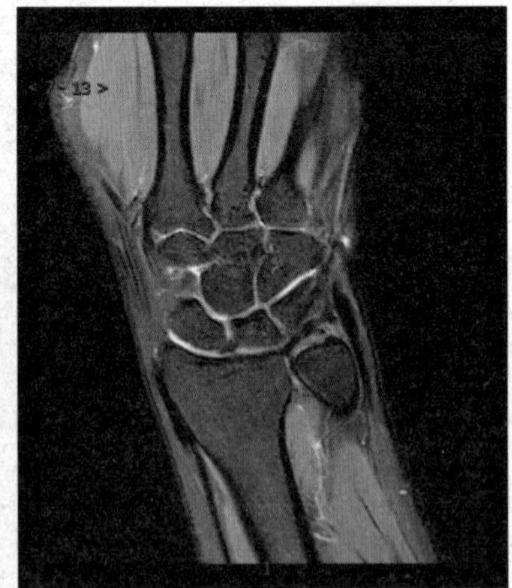

病例 6–1　左手 X 线片见尺骨正变异，MRI 见三角软骨复合体深层撕裂

二、入院诊断

左腕三角软骨复合体损伤（TFCC 损伤，Palmer IB 型）、尺骨正变异。

三、诊疗经过

1. 入院后检查

入院后完善术前常规检查，排除手术禁忌。

2. 治疗情况

在臂丛神经阻滞麻醉下行腕关节镜下 TFCC 探查修复，尺骨短缩截骨，石膏外固定术（病例 6–2 图示）。

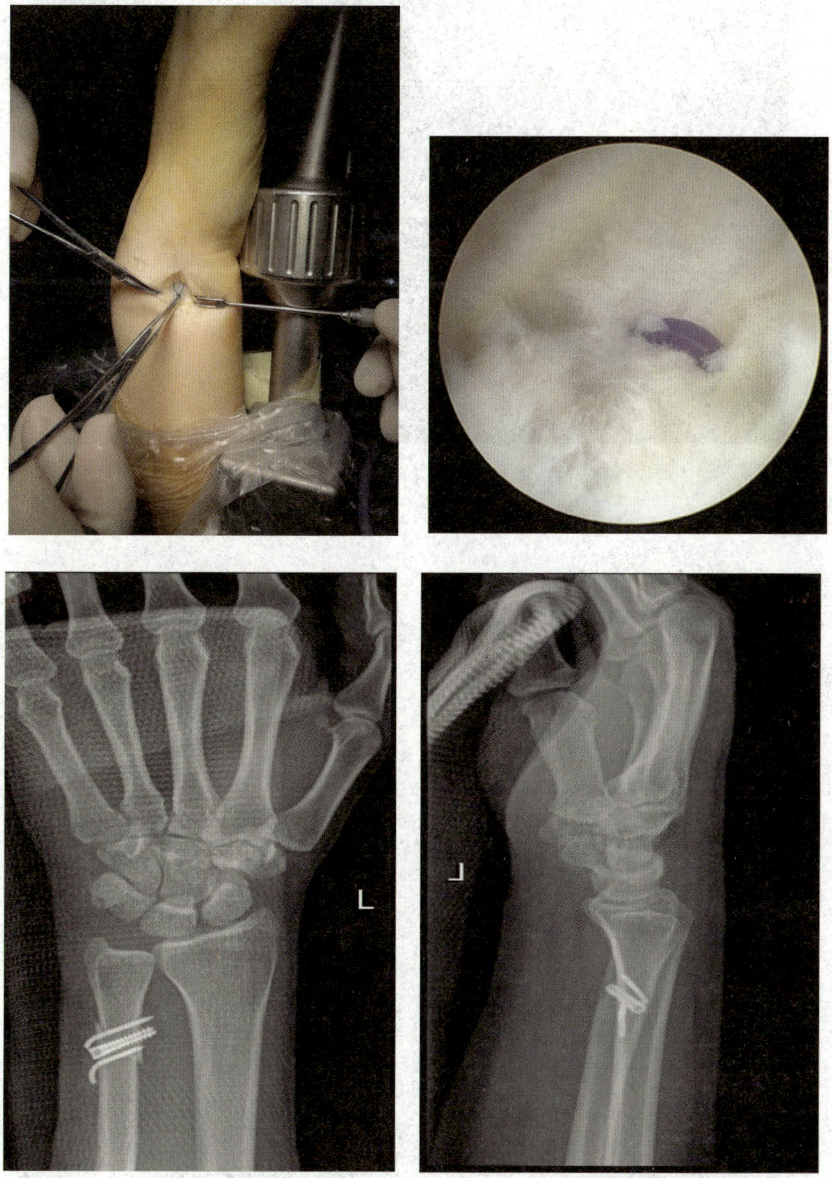

病例 6–2　行 TFCC 探查修复，尺骨短缩截骨，术后腕关节正侧位片见骨折复位满意（荣存敏、魏本磊供图）

3. 随访情况

术后石膏外固定 6 周，3 周长臂石膏，3 周短臂石膏固定，指导功能锻炼。术后 3 月骨折愈合好（病例 6–3 图示），术后 1 年功能恢复好（病例 6–4 图示）。

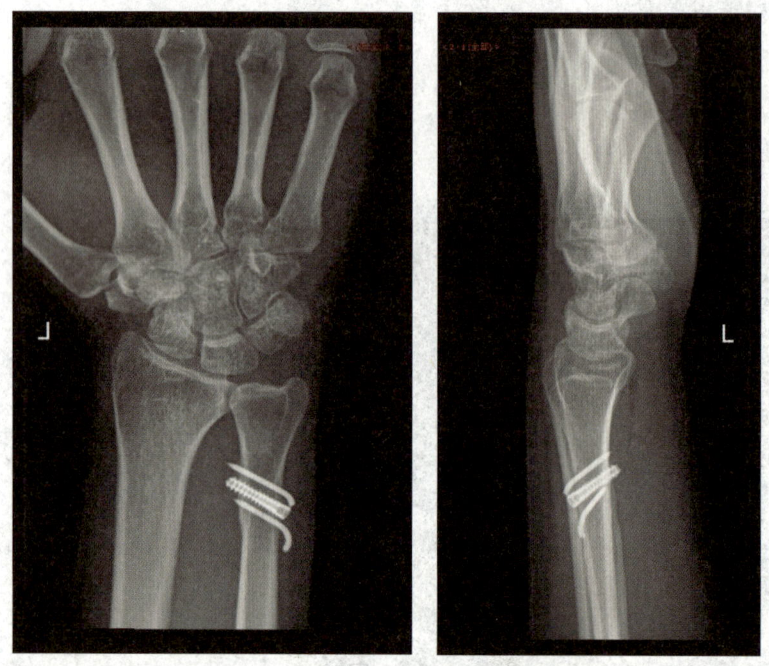

病例 6–3　术后 3 月复查见骨折线模糊

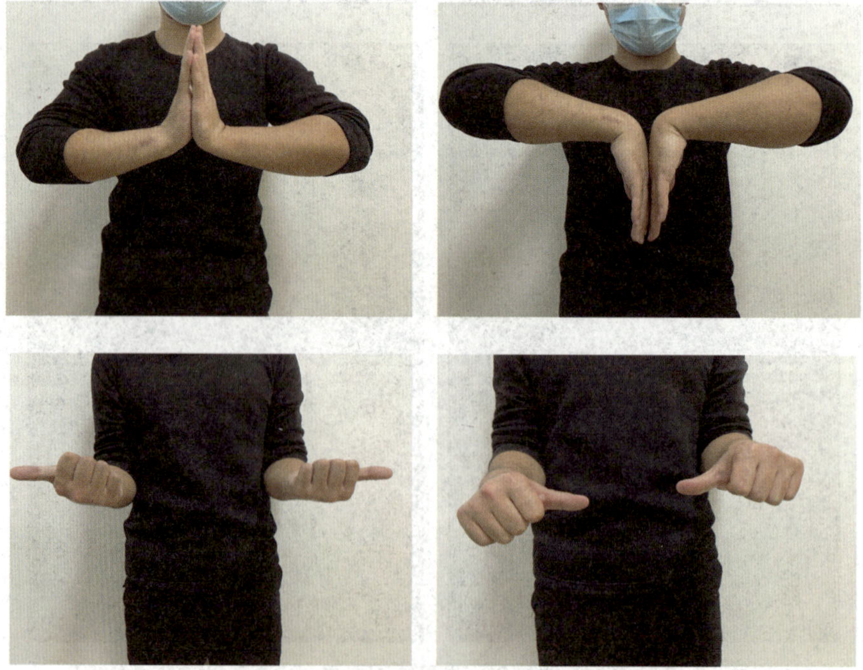

病例 6–4　术后 1 年腕关节屈伸及旋转恢复好（荣存敏 供图）

四、诊疗经验

1. 大多数急性、孤立的 TFCC 撕裂不需要早期手术治疗。TFCC 损伤治疗的必要性取决于是否存在由于撕裂、相关骨折或畸形愈合、创伤后 DRUJ 不稳定引起的机械刺激或滑膜炎症而造成的持续性关节疼痛。

2. 对于伴有尺骨正变异的患者，应考虑在切开或关节镜辅助下 TFCC 修复的同时进行尺骨短缩截骨，以减轻 TFCC 的负荷。

（编辑：荣存敏　审阅：张磊）

病例七　腕骨脱位

一、病历摘要

患者男，27岁，由大货车上坠落伤及右上肢，手腕部疼痛剧烈，不能活动。专科查体：右腕部肿胀，青紫，淤血，压痛明显，手腕部活动受限明显。右手X线片示：舟骨骨折，月骨周围脱位（病例7–1图示）。

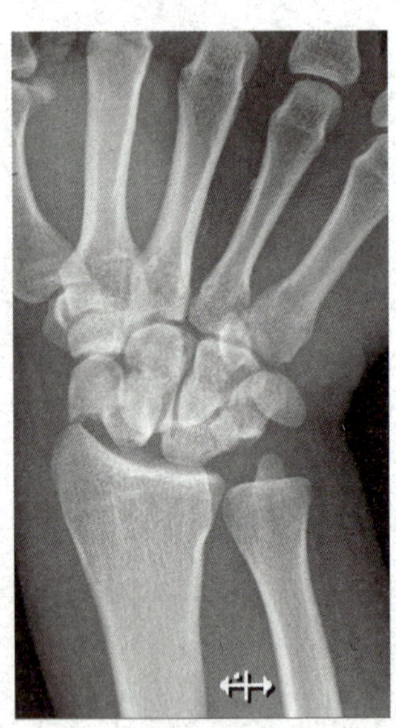
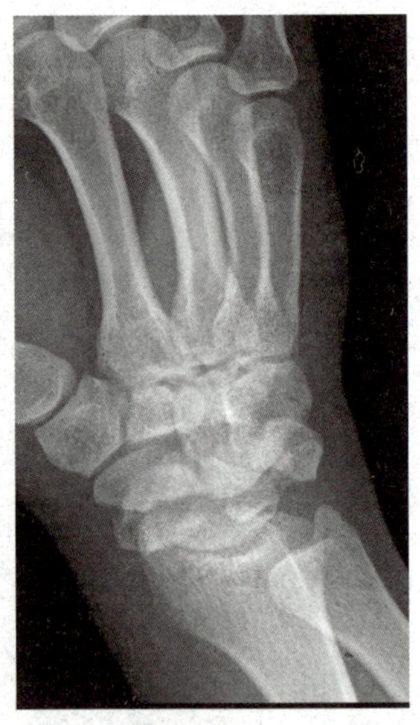

病例7–1　舟骨骨折，月骨周围脱位

二、入院诊断

经舟骨月骨周围骨折脱位（右）。

三、诊疗经过

1. 入院后检查

入院后行CT检查进一步明确诊断及制定手术方案，CT见右腕舟骨骨折，月骨周围脱位及三角骨撕脱骨折，移位明显（病例 7–2 图示）。

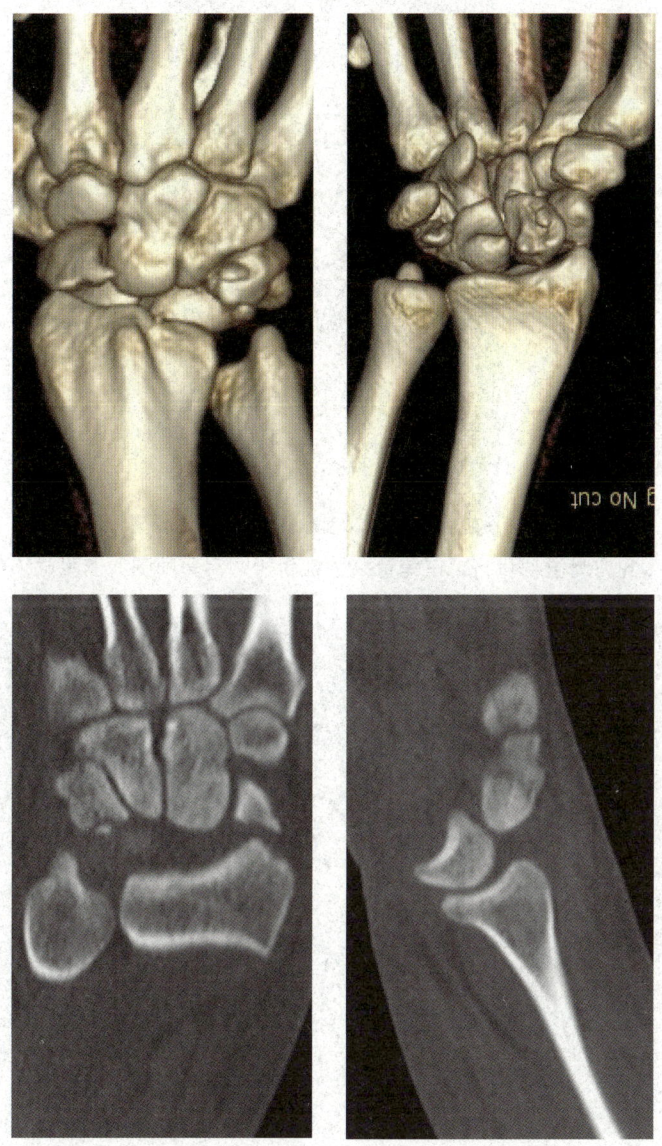

病例 7–2　右手腕 CT 见右腕舟骨骨折，月骨周围脱位及三角骨撕脱骨折，移位明显

2. 治疗情况

在臂丛神经阻滞麻醉下给予舟骨骨折、腕关节脱位切开复位克氏针内固定术。于背侧以 Lister 结节为中央做弧形切口，探查见舟骨腰部骨折，三角骨撕脱性骨折，月骨周围背侧脱位（病例 7–3 图示）。术中复位腕骨脱位及舟骨、三角骨骨折，克氏针固定腕骨间脱位，逆行经皮空心加压螺钉固定舟骨骨折，将三角骨骨折块仔细的复位。术后见骨折、脱位复位满意（病例 7–4 图示）。

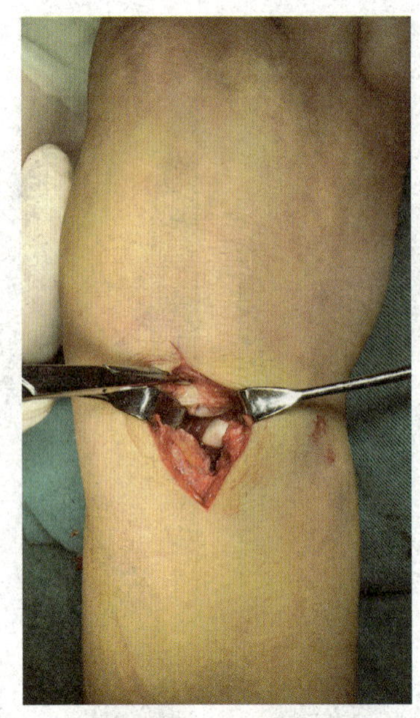

病例 7–3　术中见舟骨腰部骨折，三角骨撕脱性骨折，月骨周围背侧脱位（荣存敏 供图）

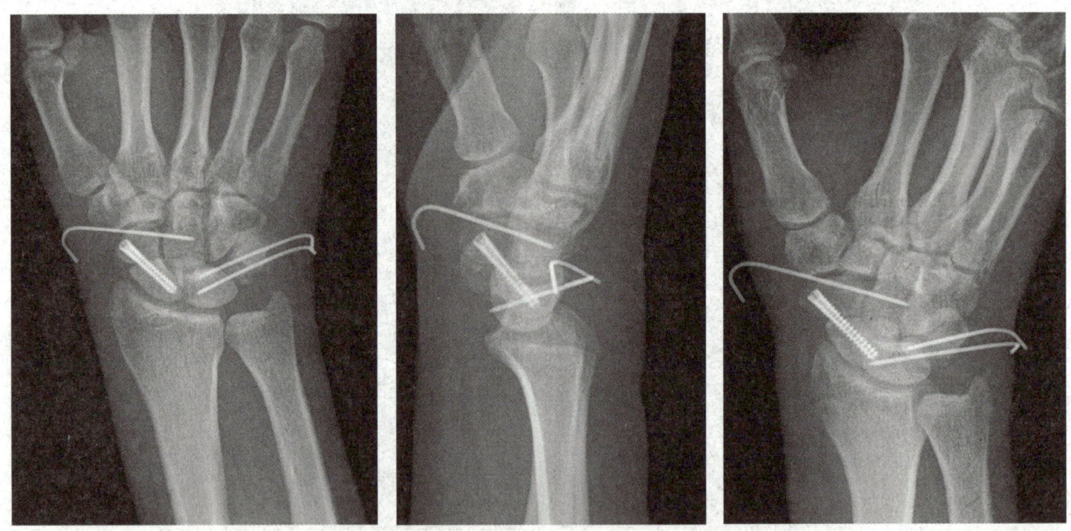

病例 7–4　术后腕部正侧斜位片见骨折、脱位复位满意

3. 随访情况

术后石膏固定 4 周，手指适当功能锻炼，术后 6 周拔出克氏针，8 周复查见舟骨骨折线模糊（病例 7–5 图示），腕部功能逐渐康复。

四、诊疗经验

1. 腕骨脱位还包含月骨周围脱位（病例 7–6）、腕骨掌侧脱位（病例 7–7）、舟月分离（病例 7–8）等。

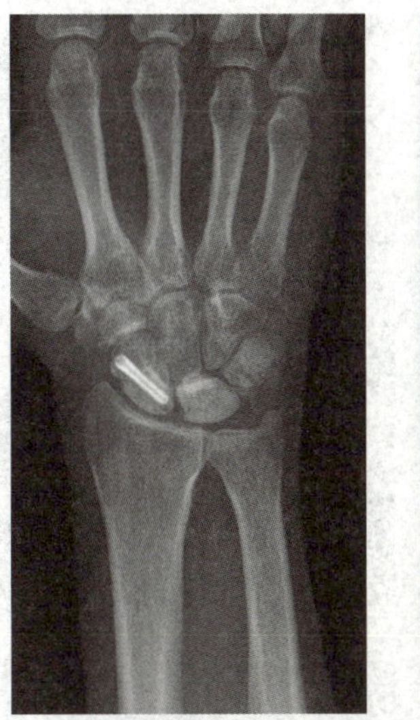
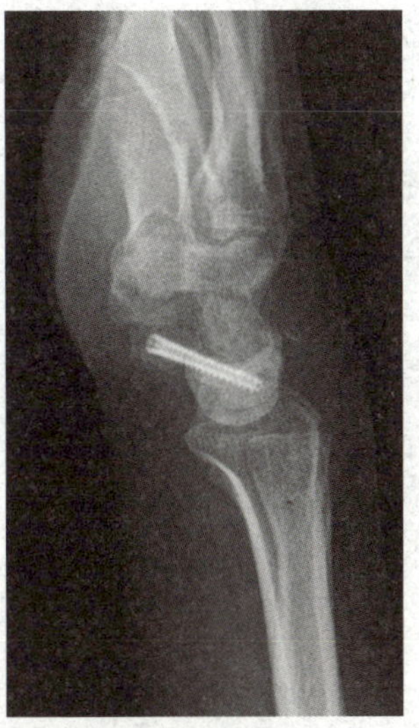

病例 7–5　术后 2 月复查见舟骨骨折线模糊

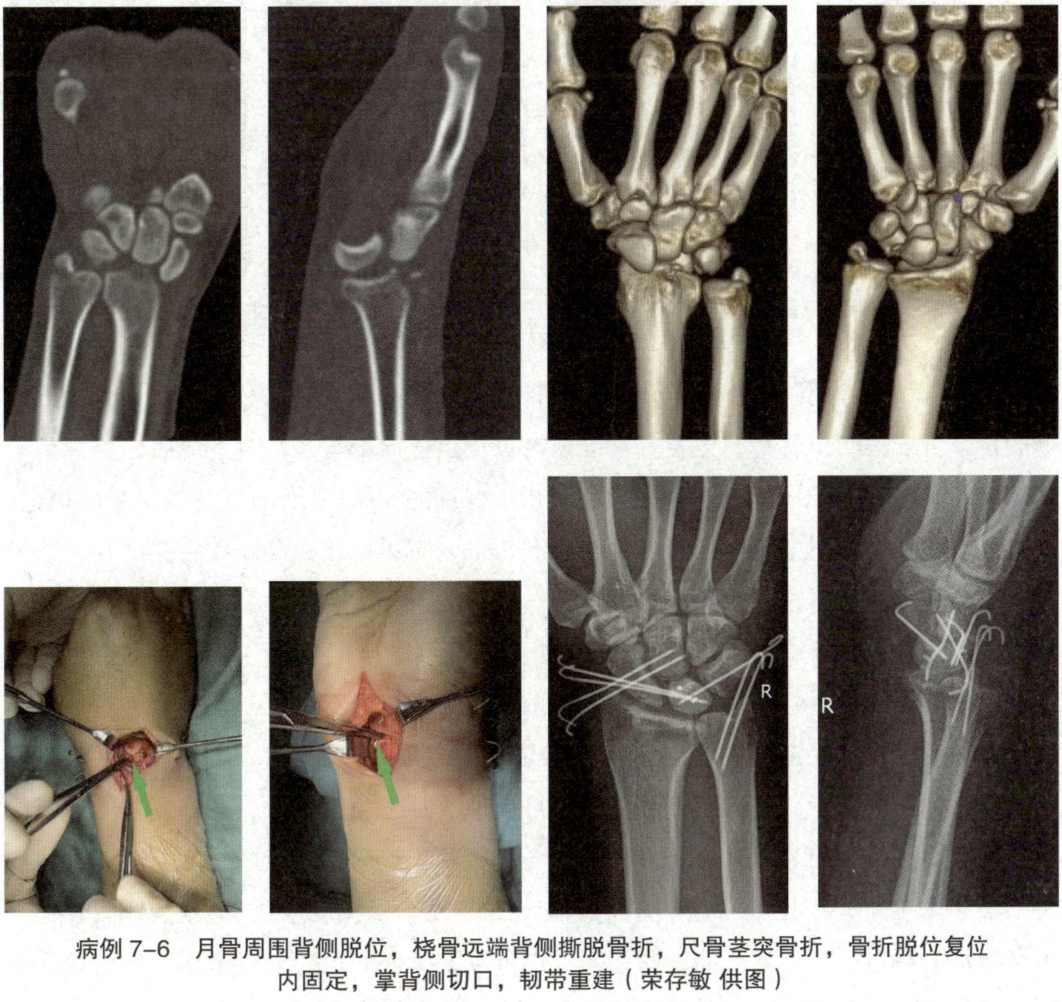

病例 7–6　月骨周围背侧脱位，桡骨远端背侧撕脱骨折，尺骨茎突骨折，骨折脱位复位内固定，掌背侧切口，韧带重建（荣存敏 供图）

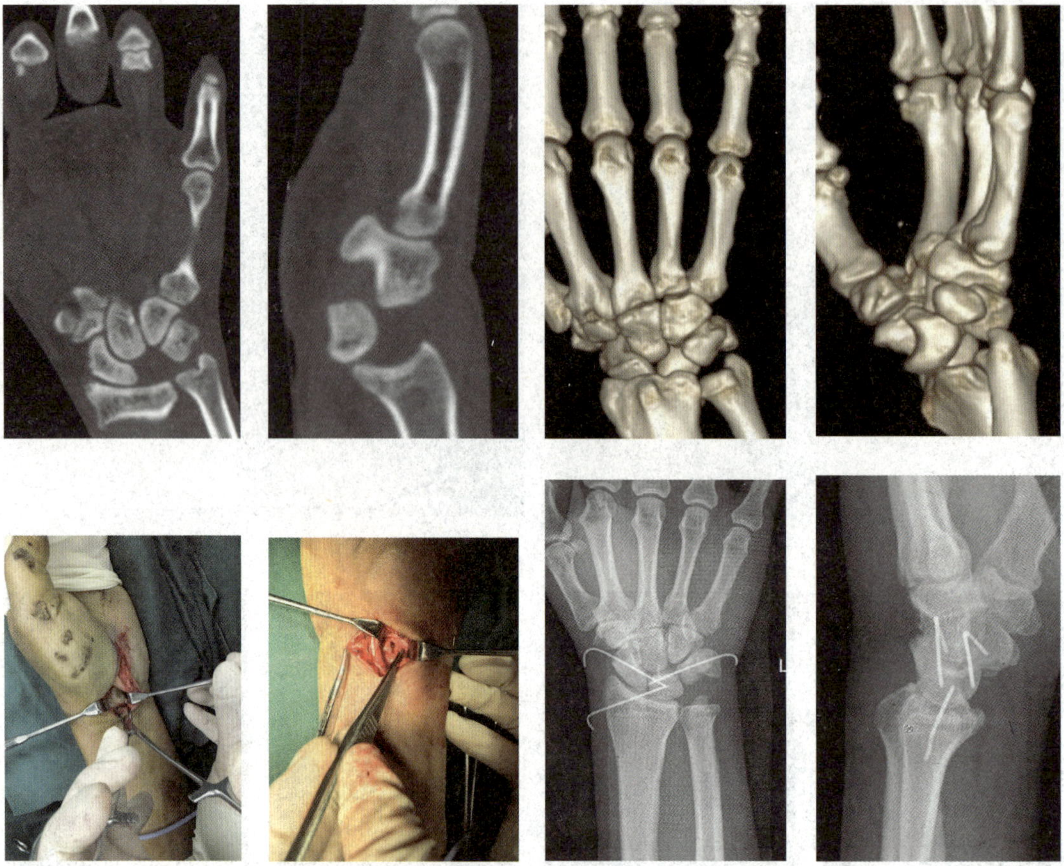

病例 7–7　腕骨掌侧脱位，卡压正中神经，舟月韧带断裂，止点尚存，术后腕部正侧位片见月骨脱位复位满意（荣存敏 供图）

2. 经舟骨月骨周围骨折脱位合并三角骨撕脱骨折的患者，部分出现三角骨的近极撕脱性骨折或矢状位骨折，也就是月三角韧带止点连同部分三角骨的撕脱，而不是单纯的韧带损伤。在切开复位手术中，要将骨折块仔细的复位，以保证月三角韧带的稳定。

3. 空心螺钉可完全埋入舟骨内软骨面下 2mm，不再取出，防止螺钉穿出软骨磨损关节面，一般长度不超过 2.0cm。

4. 所有月骨周围脱位患者，除非患者全身状况不稳定，否则均需复位固定治疗。

5. 对于新鲜的月骨周围脱位，是否强调韧带的修复尚有争议，一般认为对于可手法复位经皮克氏针固定的患者，不再刻意切开修复韧带。但是对于不能成功手法复位经皮穿针固定的患者，一旦切开复位，舟月韧带及月三角韧带的一期修复显然可获得更加确定及持久的稳定性，应该得到重视。若韧带两止点尚存则直接缝合，若止点撕脱，可给予带线锚钉重建止点，韧带断裂两端应该紧密贴合以实现愈合。若伤后时间较长，可考虑牵引后再手术治疗，如外固定架，也可以术中外固定架先行牵引，软组织松弛后更容易获得满意的复位，避免反复撬拨复位损伤软骨面。

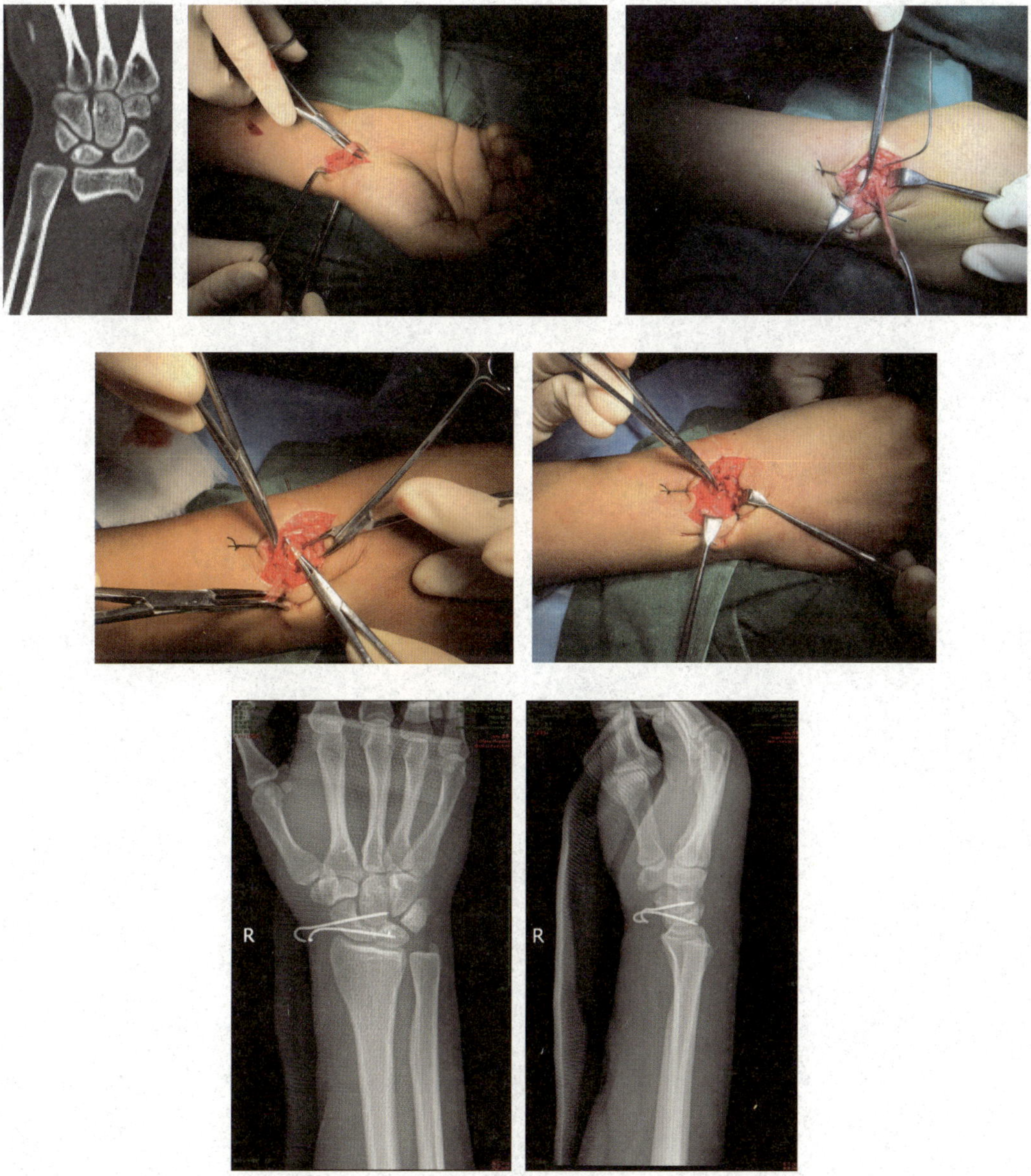

病例 7–8　舟月分离，取桡侧腕屈肌腱（FCR）束，由掌侧穿入舟骨道，背侧拉出，绕桡三角韧带止点，复位舟月，克氏针固定，收紧腱束于月骨锚钉固定，肌腱翻转缝合固定于自身，术后 X 线片舟月复位（栗威、荣存敏 供图）

6. 月骨掌侧脱位可首先考虑手法复位，闭合穿针固定，若不能成功，则考虑切开复位内固定。

7. 要注意正中神经损伤的探查松解。如合并骨筋膜室综合征，则需要早期手术，切开复位及清理血肿后可能得到缓解。

8. 掌背侧联合入路可同时探查松解正中神经，行舟月韧带探查修补。掌侧入路需注意正中神经掌皮支的保护。

9. 舟月间关节接触面积并不大，并且由于头状骨存在增加舟月分离的应力，融合后不愈合率较高，坚强的内固定可降低不愈合率。

10. 韧带肌腱固定术稳定舟月关节适合于动态舟月分离（Ⅲ期）和静态舟月分离（Ⅳ期）的患者。

（编辑：荣存敏　审阅：张磊）

病例八　桡尺骨远端骨折

一、病历摘要

患者女，52 岁，8 天前骑电动车摔伤右腕部，肿痛畸形并活动受限，到当地医院拍片见右尺桡骨远端骨折，给予手法复位并石膏外固定后到我院复查。专科查体：右腕石膏固定，局部肿胀、青紫，压痛明显，腕关节活动受限，指端血运尚可，末梢感觉稍减退。复查腕部正侧位片见桡骨远端粉碎性骨折并尺骨茎突骨折（病例 8-1 图示）

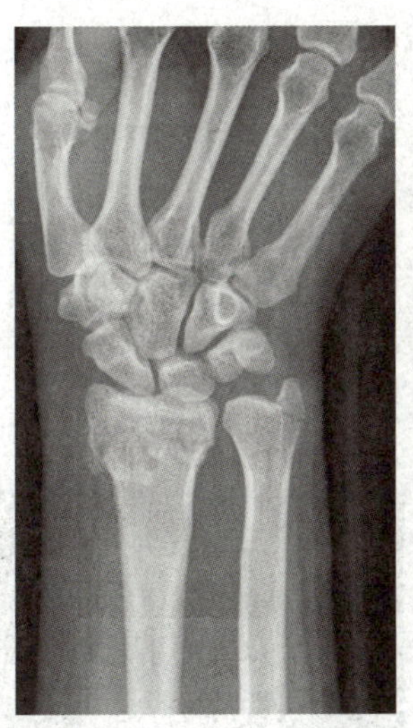

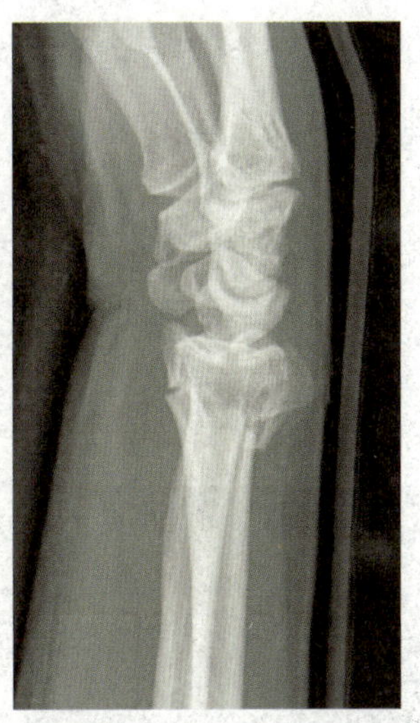

病例 8-1　X 线片见右尺桡骨远端骨折，桡骨掌倾角减小

二、入院诊断

右桡骨远端骨折（Colles 骨折），右尺骨茎突骨折。

三、诊疗经过

1. 入院后检查

入院后行 CT 检查见右侧桡骨远端粉碎性骨折并移位，累及关节面，右侧尺骨茎突骨折（病例 8–2 图示）。

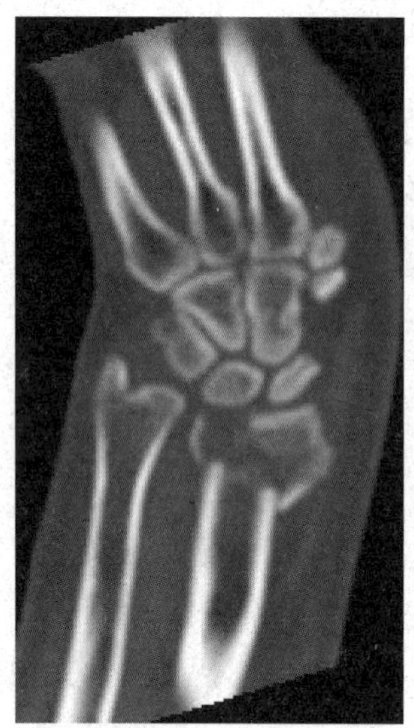
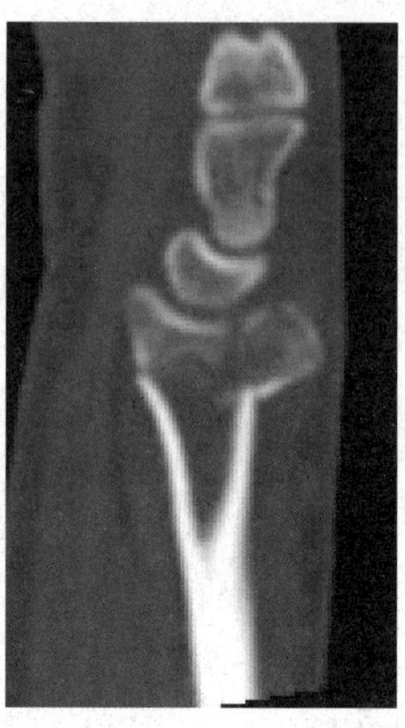

病例 8–2　CT 见右侧桡骨远端粉碎性骨折并移位，累及关节面，右侧尺骨茎突骨折

2. 手术情况

在臂丛神经阻滞麻醉下行桡骨远端及尺骨茎突骨折切开复位内固定术，桡骨远端给予钢板及克氏针固定，尺骨茎突给予克氏针固定，手术顺利，术后不行石膏固定。

3. 随访情况

术后复查 X 线片见骨折复位满意。即行手指、手腕伸屈训练，术后 4 周拆除石膏，腕关节功能锻炼。术后 8 个月复查 X 线片骨折愈合好（病例 8–3 图示），无疼痛，腕关节功能恢复满意（病例 8–4 图示）。

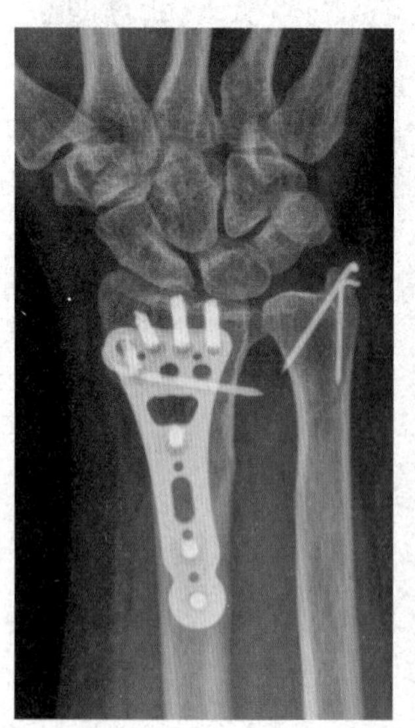
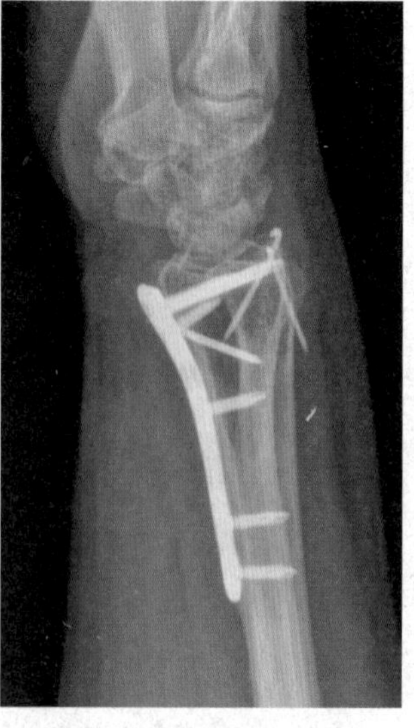

病例 8–3　术后 8 个月拍片复查见桡尺骨骨折愈合好

 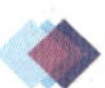

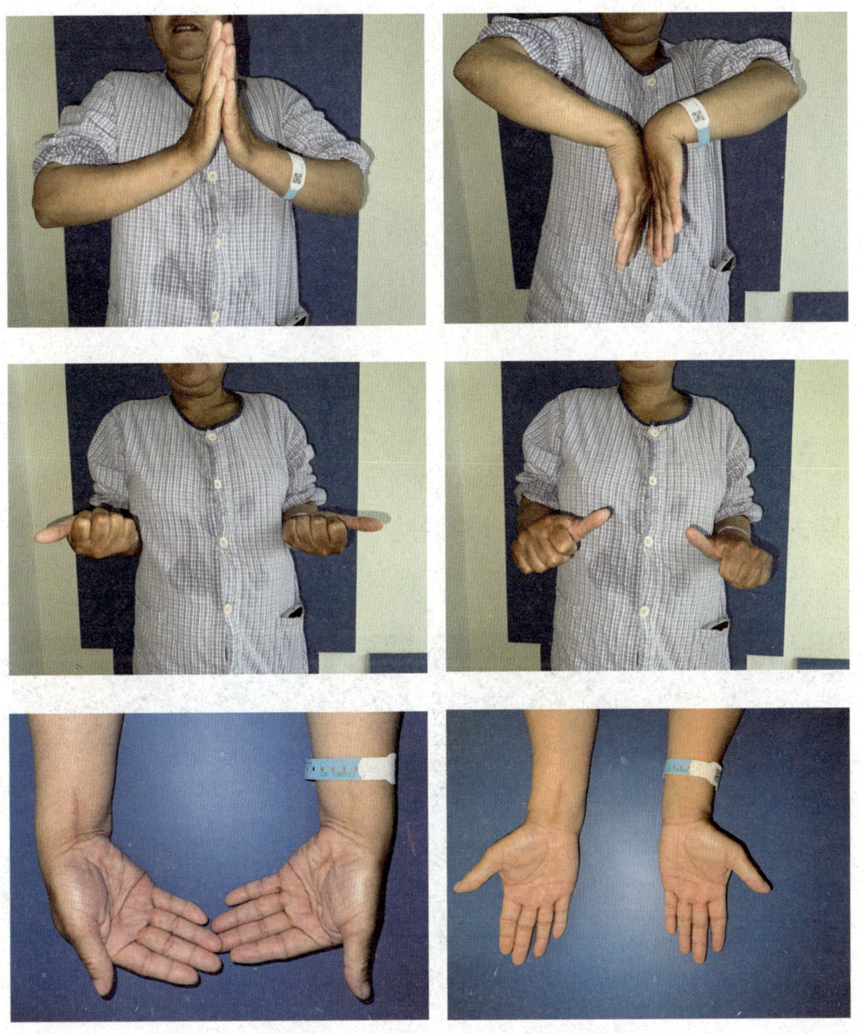

病例 8–4　术后 8 个月腕关节无疼痛，功能恢复满意，取出内固定物（栗威、荣存敏 供图）

四、诊疗经验

1. 尺骨茎突骨折与桡骨远端骨折同时手术处理，恢复解剖复位，对于 TFCC 的稳定是有意义的。

2. 应尽量避免桡骨远端关节面的台阶和缝隙，有条件可在腕关节镜辅助下关节面复位。

3. 术前若有正中神经刺激症状，掌侧纵切口可同时松解正中神经。切口在桡侧腕屈肌腱与桡动脉之间，向尺侧牵拉桡侧腕屈肌腱即可暴露正中神经。

（编辑：荣存敏　审阅：张磊）

病例九　断指再植

一、病历摘要

患者男，22 岁，左示指刀切伤 2 小时入院。查体：左手示指近节离断，断端整齐，骨质肌腱外露。远端指体完整，颜色苍白（病例 9–1 图示）。

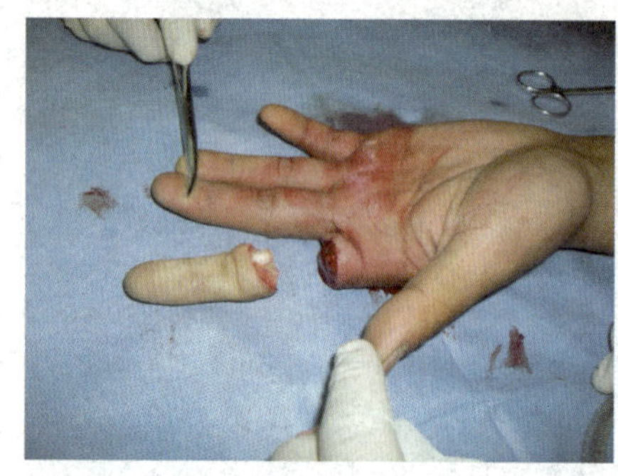

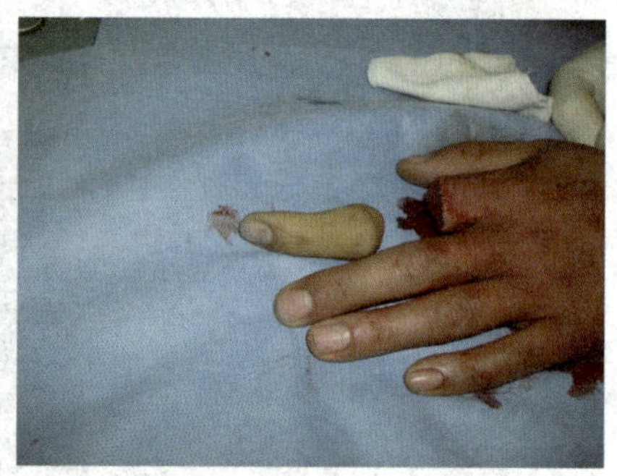

病例 9–1　手指离断外观图（韩清銮 供图）

二、入院诊断

左手示指近节离断。

三、诊疗经过

1. 入院后检查

入院后完善术前常规检查，作术前准备。

2. 治疗情况

急症行左示指清创再植术。术中行左示指近节指骨原位固定，修复伸屈肌腱。吻合双侧指动脉及指神经。吻合指背静脉三条。术后行抗炎抗凝抗痉挛 1 周，手指血运好（病例 9–2 图示）。

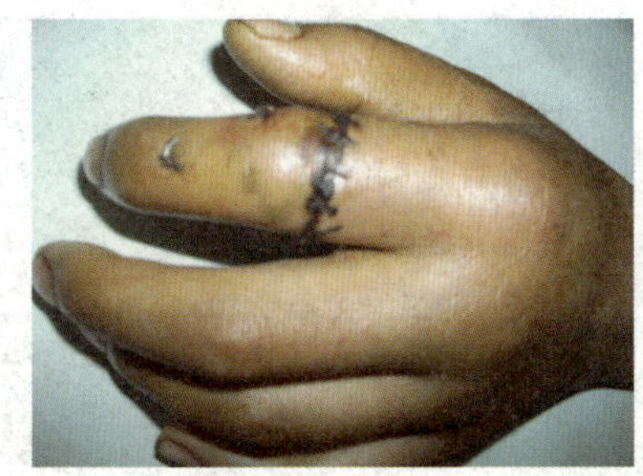
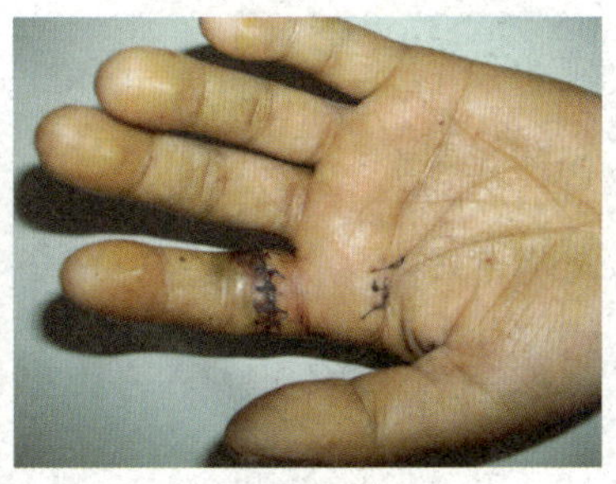

病例 9–2　术后 1 周，手指血运稳定（韩清銮 供图）

3. 随访情况

术后 4 周骨折愈合，取出内固定，手指开始康复功能锻炼。

四、诊疗经验

1. 断指再植的指体的适应证为：

①指体基本完整的各种类型的拇指离断（病例 9–3 图示）。

②指体完整的多指离断（病例 9–4 图示）

③远节基底以近切割性断指（病例 9–5 图示）

④拇、示、中指的远节断指（病例 9–6 图示）

⑤指体完整的小儿断指（病例 9–7 图示）

⑥清创后指体短缩不超过 2cm 的压榨性断指

⑦热缺血不超过 12h 的上述各类断指。

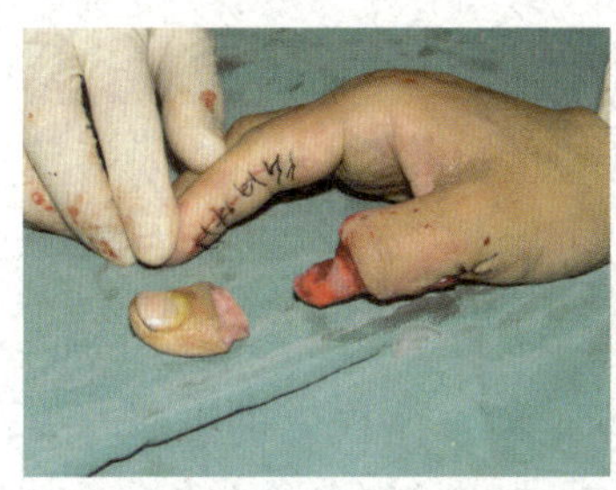
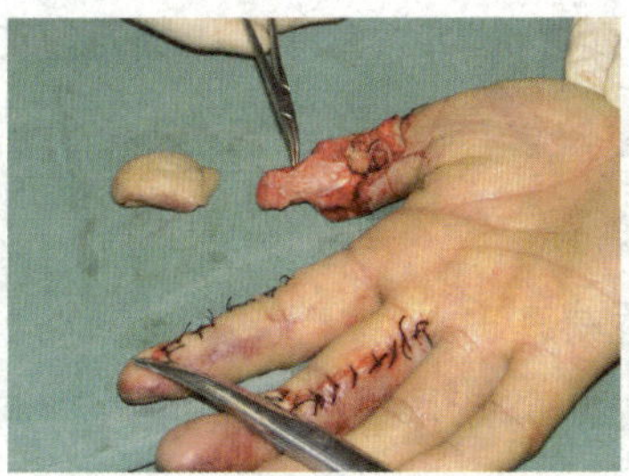
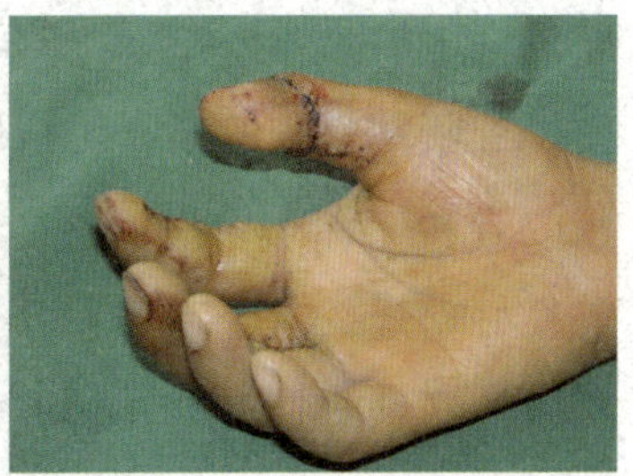

病例 9–3　拇指末节脱套撕脱伤再植（韩清銮 供图）

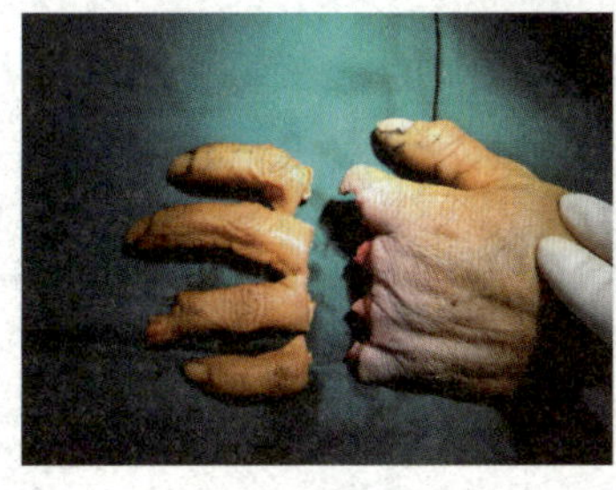
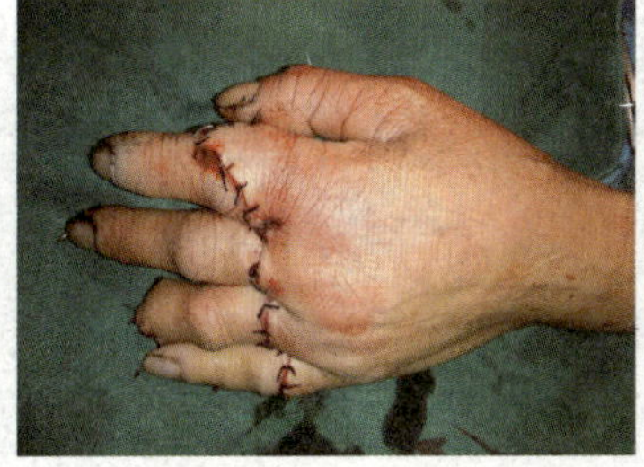
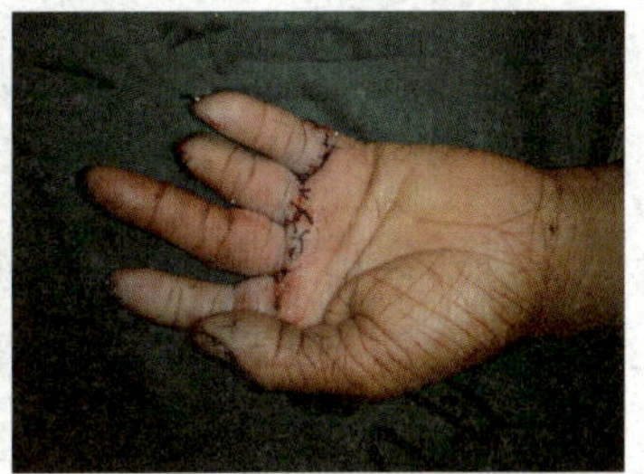

病例 9–4　多指离断再植（韩清銮 供图）

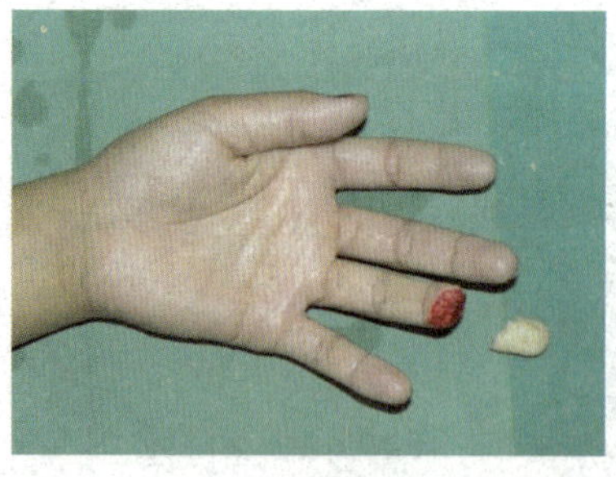
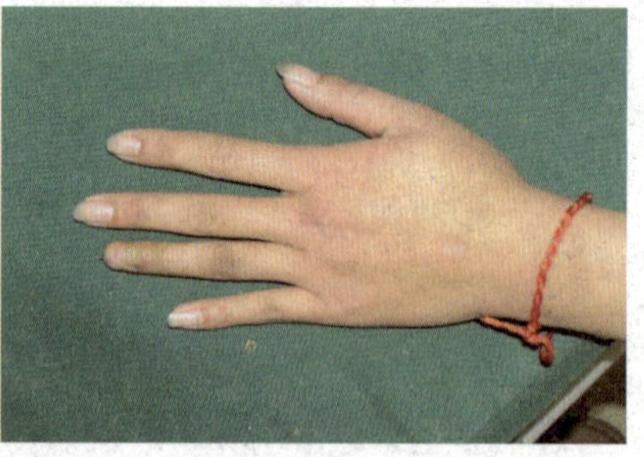

病例 9–5　末节基底再植（韩清銮 供图）

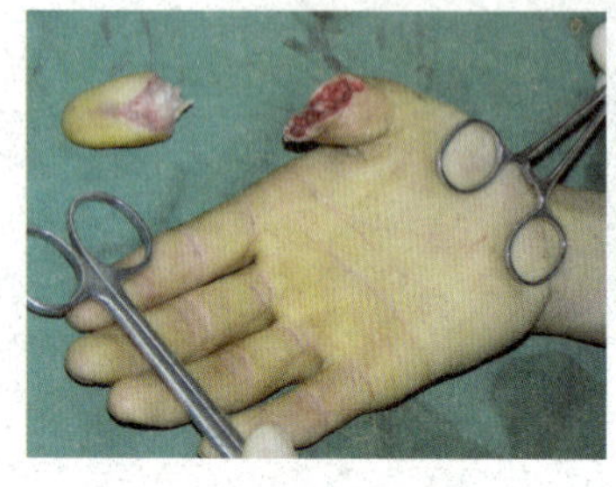
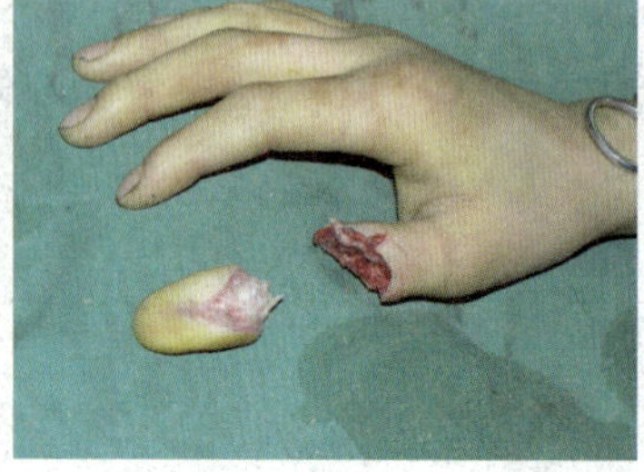
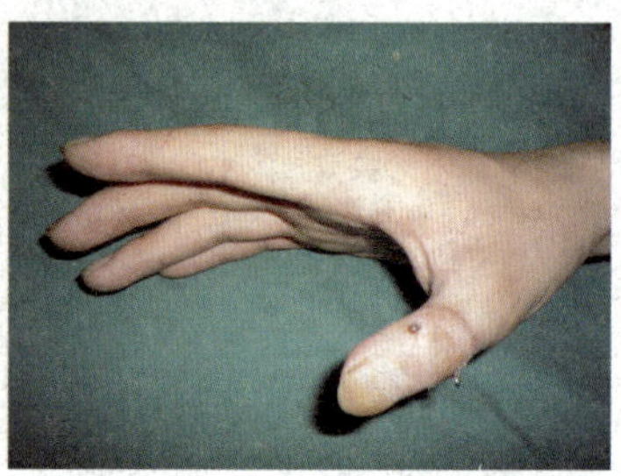

病例 9–6　拇指末节再植（韩清銮 供图）

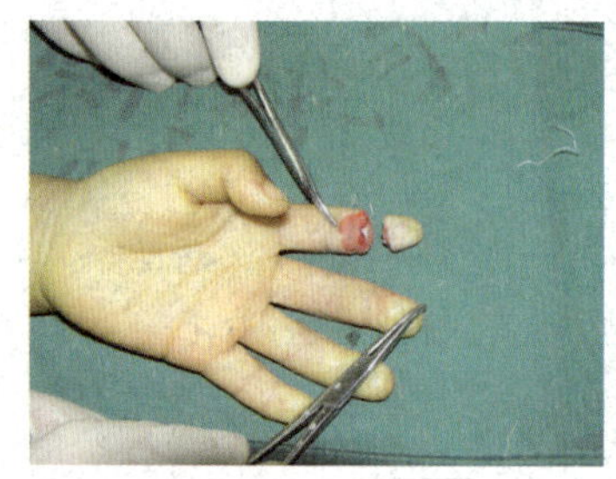
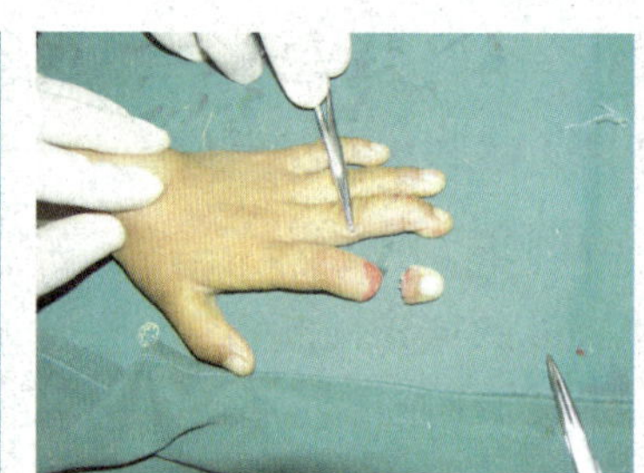
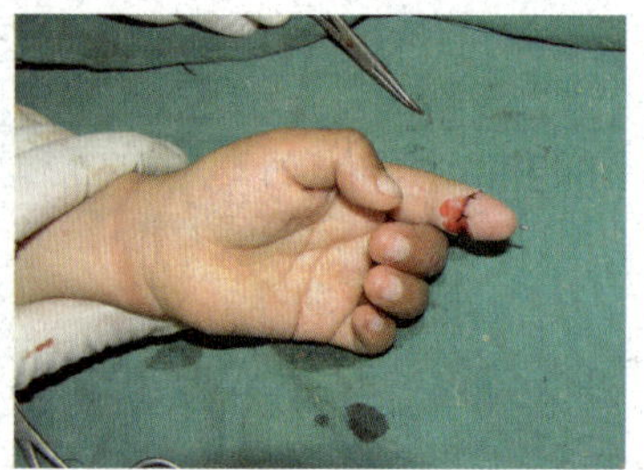

病例 9–7　小儿末节再植（韩清銮 供图）

2. 断端整齐的断指可行原位再植。断端挫伤明显，需短缩指骨内固定。屈肌腱可仅吻合屈指深，尽量多吻合血管，降低血管危象几率。A ：V=2 ：3 或 1 ：2。神经需良好吻合，减少后期手指萎缩。

3. 遇到多指离断，可首先清创断指，处理好断端骨骼及肌腱，不能立即再植的可放冰箱冷藏减少热缺血时间。术中需仔细观察血管损伤情况，吻合前动脉断端最好能看到喷血。如血管紧张，及时桥接血管。

4. 手指旋转撕脱离断抽出部分常难以利用，清创后有较长距离的缺损，手术难度较大，对于拇指应尽量再植。经典的治疗方法是示指桡侧指动脉、尺侧指神经及背侧指静脉转位代拇指的血管和神经，示指固有伸肌腱移位代拇长伸肌，环指指浅屈肌腱移位代拇长屈肌。如同时存在皮肤缺损，肌腱及关键血管外露，可应用示指尺侧指动脉连同皮瓣一块转移修复皮肤缺损，同时恢复远端血运（病例 9–8 图示）。

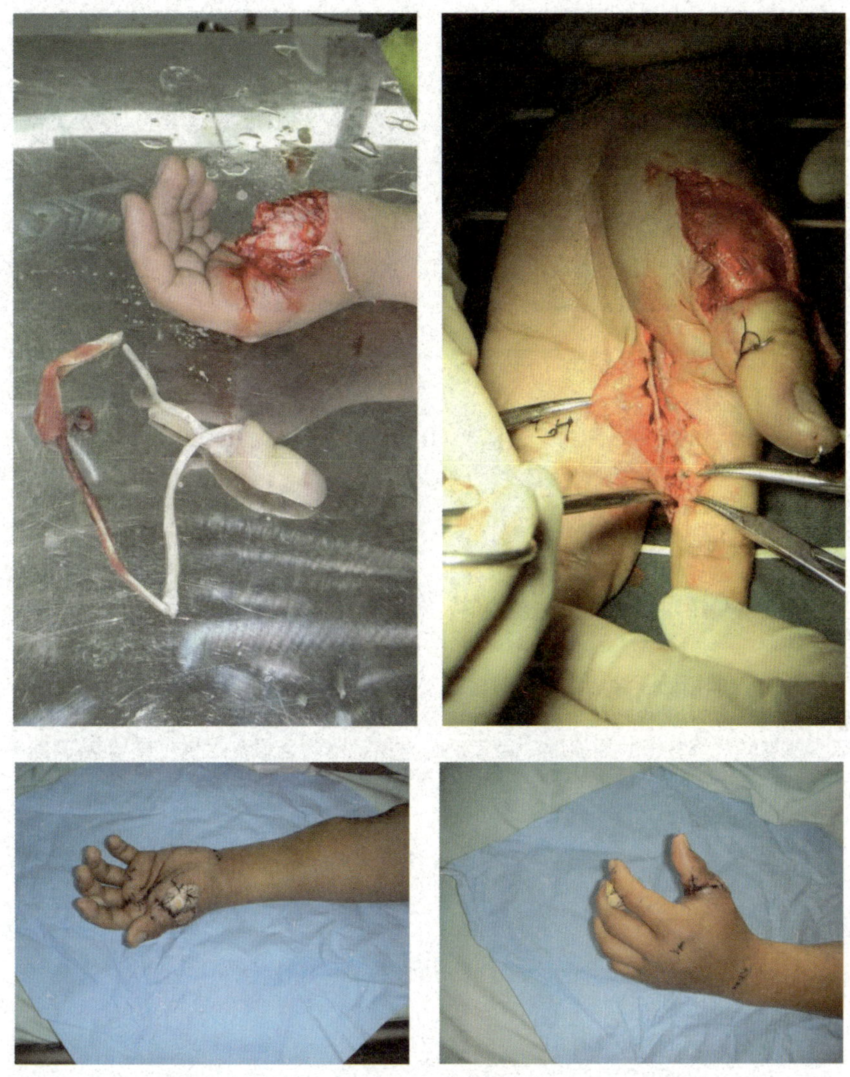

病例 9–8　拇指再植后桡背侧皮肤缺损，示指指动脉岛状皮瓣覆盖背侧静脉，剩余创面植皮（张波 供图）

5. 如拇指撕脱伤近端条件差，存在皮肤骨质血管神经缺损较多，可暂行局部寄养再植，待伤口稳定后进一步游离移植血管神经皮瓣及骨骼后再植（病例 9–9 图示）。

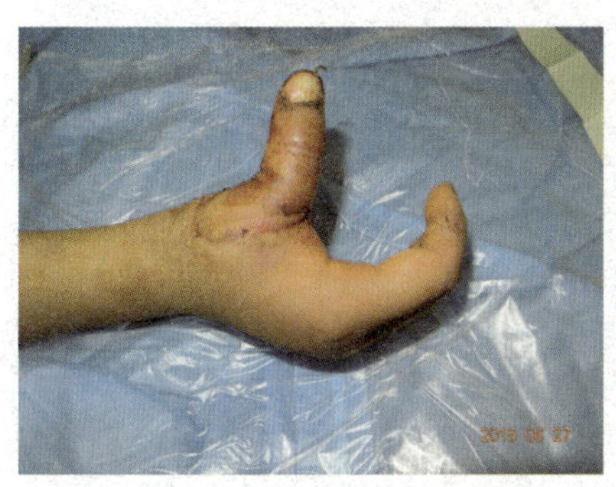

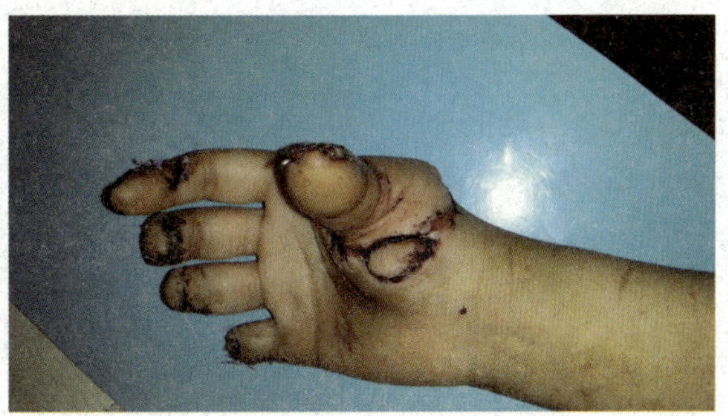

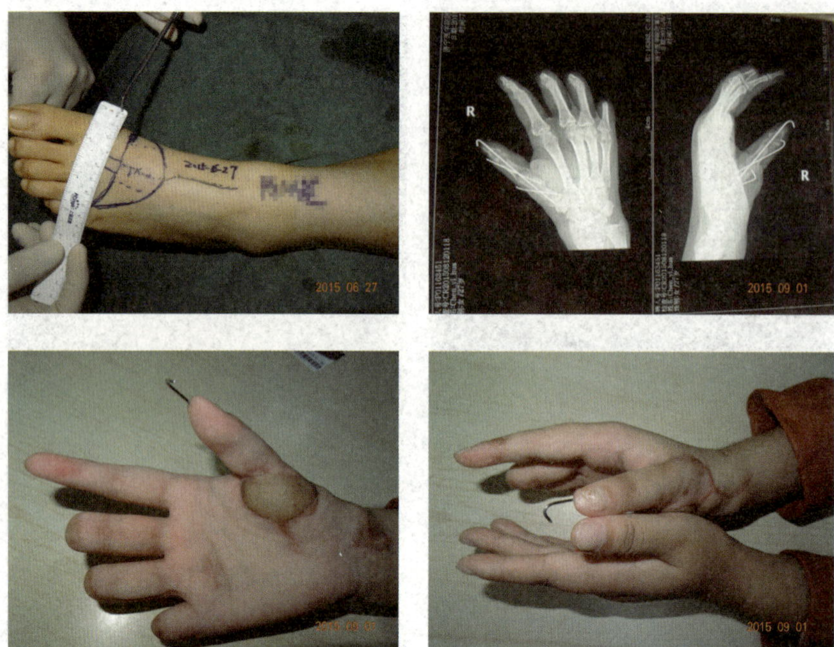

病例 9-9　拇指近断端组织缺损较多，给予局部短缩寄养再植，待伤口稳定后，行游离足背动脉皮瓣修复皮肤缺损，髂骨移植恢复长度。足背神经移植指神经。环指肌腱转位修复拇长屈肌腱。足背动脉与指动脉吻合恢复血供（韩清銮 供图）

（编辑：范洪进　审阅：韩清銮）

病例十　断肢再植

一、病历摘要

患者男，23 岁，右上肢被刀砍伤 3 小时入院。查体：患者生命体征平稳，右肘关节处离断，断端整齐，伤口污染，近端可见喷射样出血，离断肢体完整（病例 10–1 图示）。

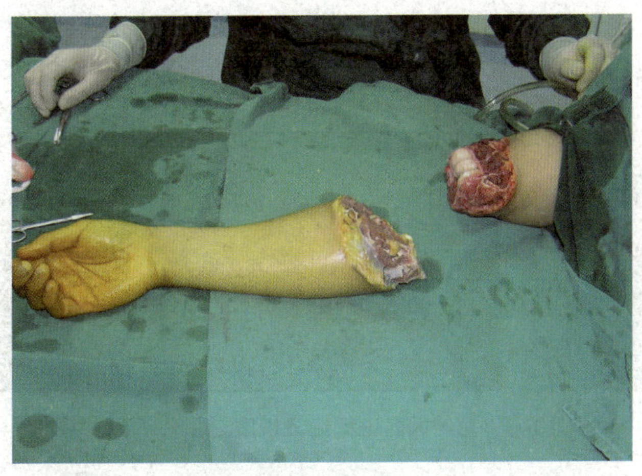

病例 10–1　断肢远近端外观图（韩清銮 供图）

二、入院诊断

右上肢肘部完全离断。

三、诊疗经过

1. 入院后检查

急诊行术前化验检查，术前备血。断肢 X 线拍片（病例 10–2 图示）。

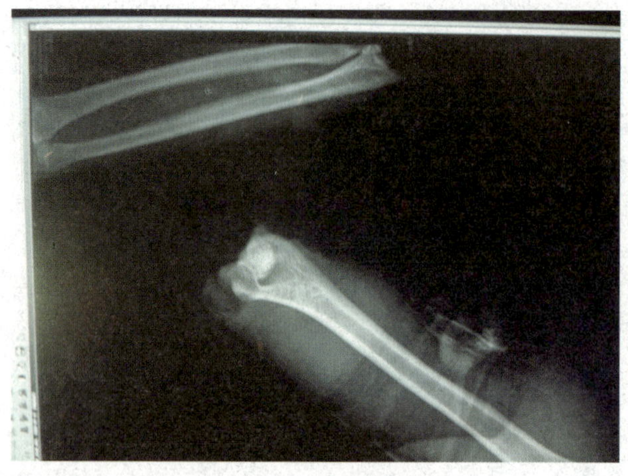

病例 10–2　受伤时 X 线片

2. 治疗情况

在静吸复合麻醉下行右肘部离断清创再植术，术中情况（病例 10–3 图示），手术两组同时清创，尺骨鹰嘴钢针张力带简单固定，缝合关节囊，修复断裂肌腱肌肉，修复正中、尺神经及桡神经。吻合肱动脉、伴行静脉及肘部掌侧静脉。术后前臂肿胀轻，手指血运好。术后复查 X 线片（病例 10–4 图示）。

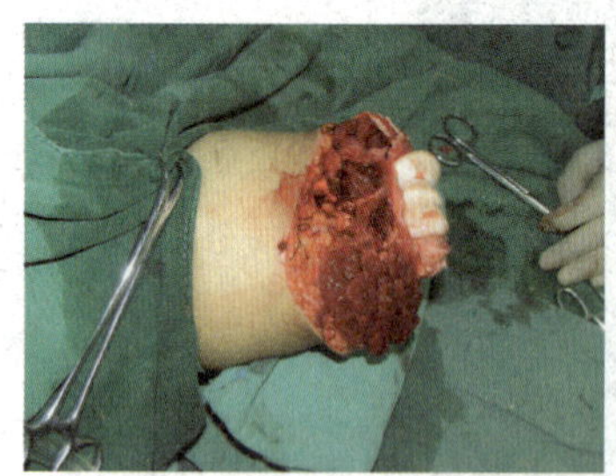

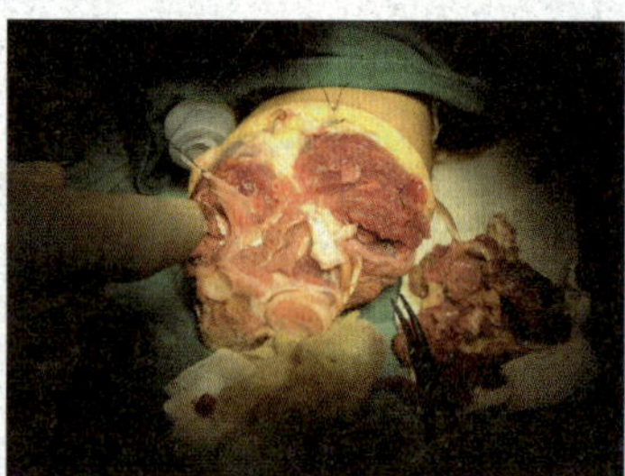

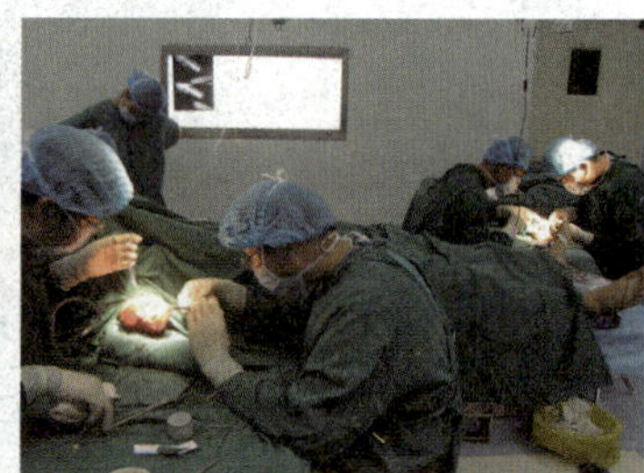

病例 10–3　两组同时进行远近端清创（韩清銮 供图）

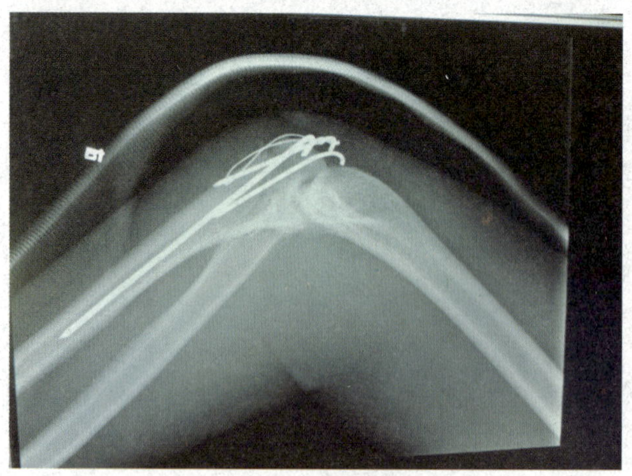

病例 10–4　术中骨折简单内固定

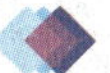

3. 随访情况

术后 3 月复查外观（病例 10–5 图示）。内固定取出 X 线片（病例 10–6 图示）。

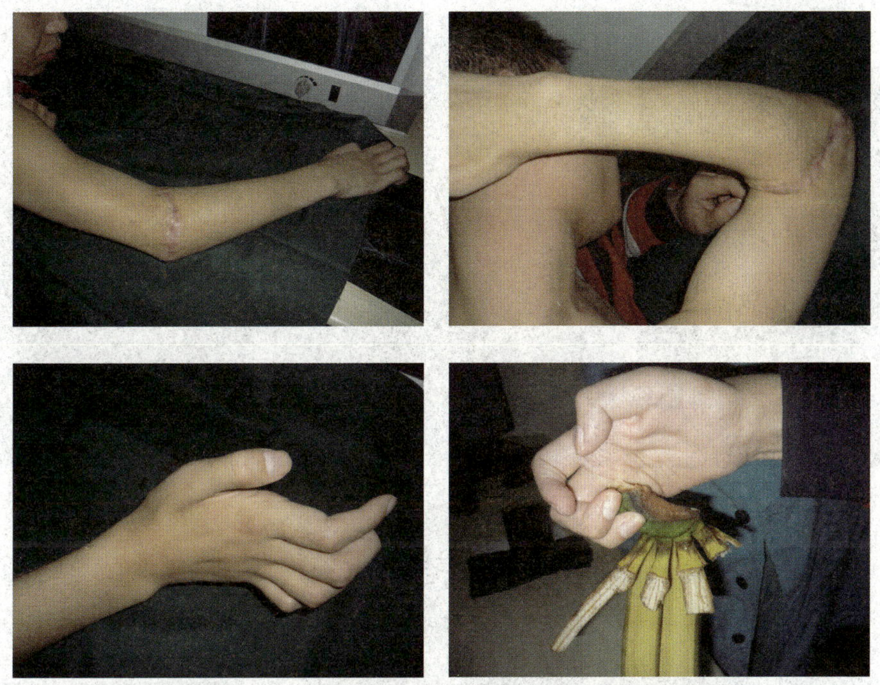

病例 10–5　术后 3 月复查，肘关节恢复大部屈伸功能，手指恢复部分功能（韩清銮 供图）

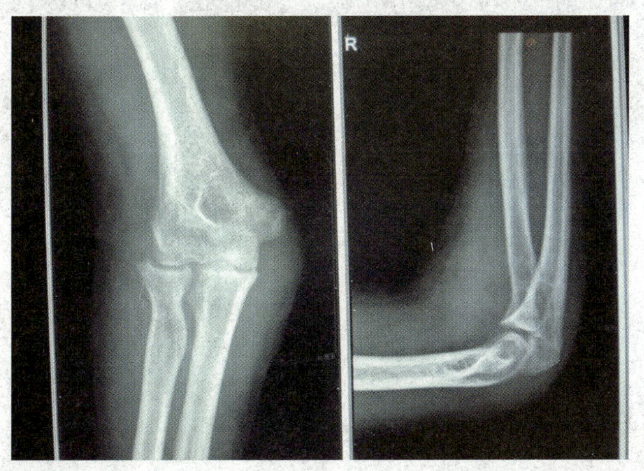

病例 10–6　肘部内固定取出后，关节间隙存在

四、诊疗经验

1. 断肢再植前要注意是否有其它损伤，有无失血性休克。输血补液纠正低容量，禁忌低灌注下再植。肢体离断后出血容易出现外周血管痉挛，甚至危及生命。如全身条件允许，即使条件差的肢体再植也能恢复一定的外形及功能，上肢短缩再植外观差

别不明显（病例 10–7 图示）。下肢短缩再植差别明显，需进一步骨延长恢复肢体长度（病例 10–8 图示）。

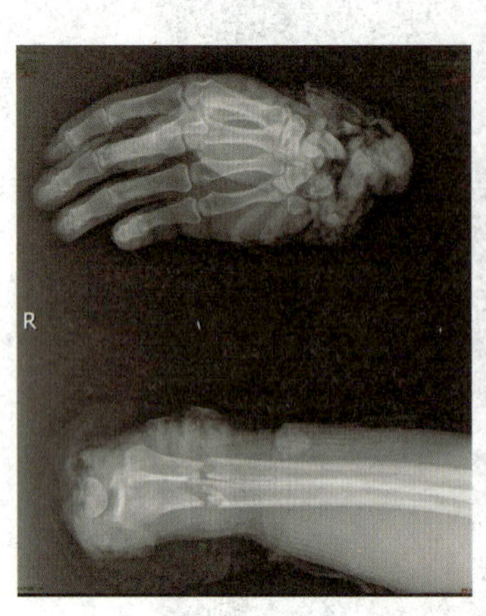

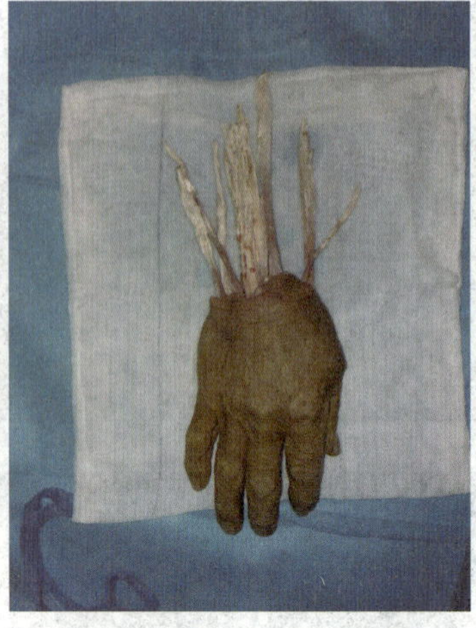

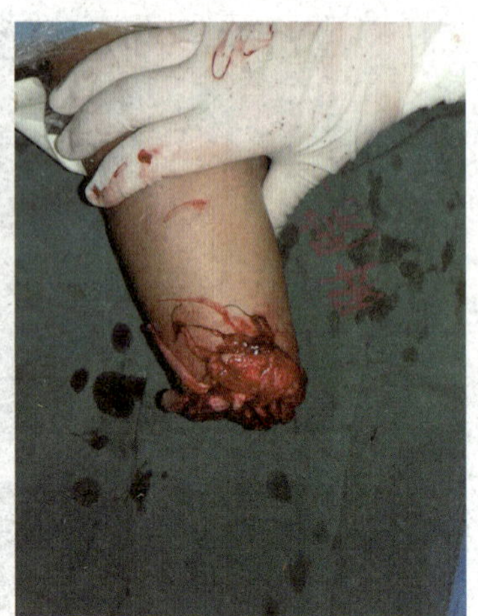

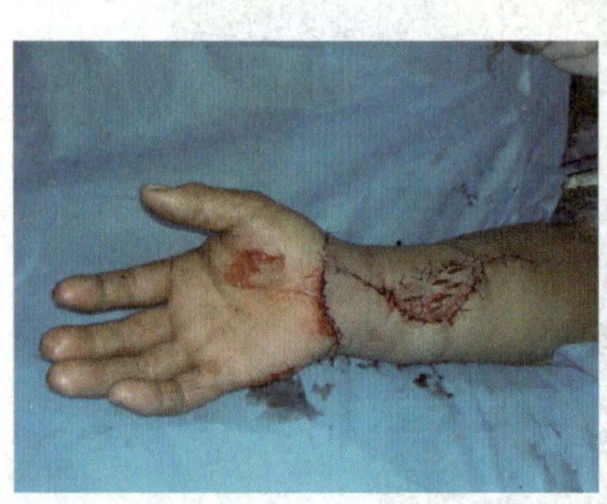

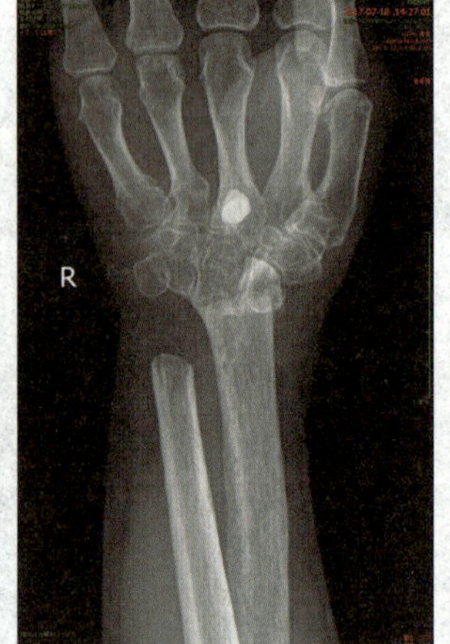

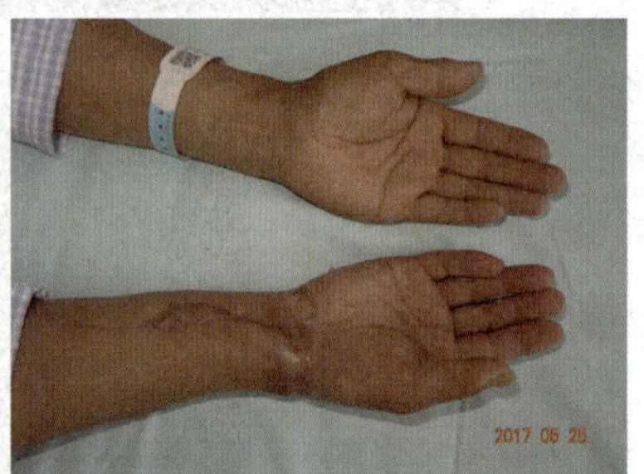

病例 10–7　腕部撕脱离断伤，短缩再植后恢复外观及部分功能（韩清銮 供图）

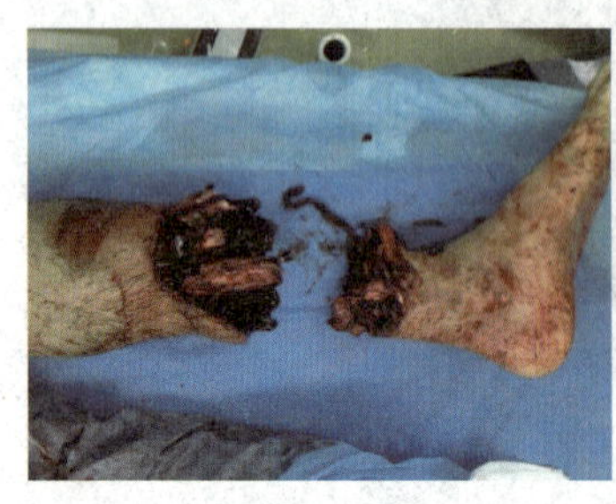

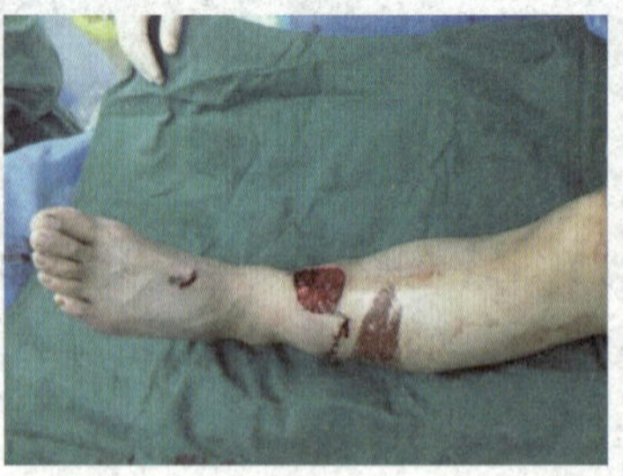

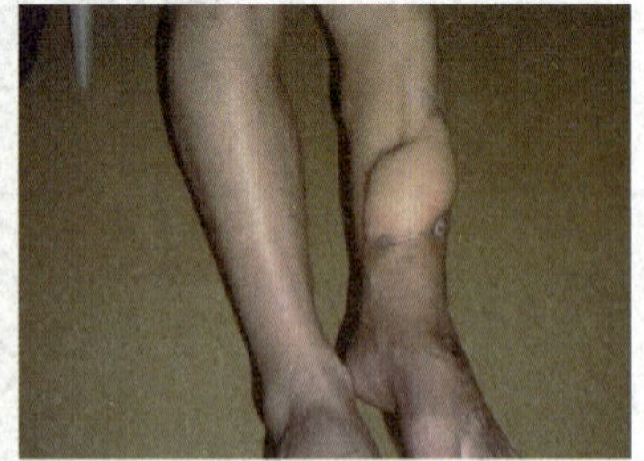

病例 10–8　下肢再植术后肢体短缩较多，需进一步骨延长（韩清銮 供图）

2. 离断肢体查看伤情后需立即清洗冷藏。手术清创时尽量远近端同时进行，减少热缺血时间。伤后 8–10 小时内尽量通血。如外伤较重，估计通血需要时间较长，可应用硅胶管接通动静脉临时通血。硅胶管插入血管内切勿太深，结合处容易形成附壁血栓，

无法清理。

3. 通血后注意远端肢体肿胀情况，尤其是肌肉组织，如张力较高，则需行筋膜室切开减压。

4. 术后仍需补充血容量，注意有无贫血，贫血时机体代偿性收缩周围血管引起供血不足，增加栓塞几率。术后高度关注伤口有无感染及肾功能情况，如有局限感染，及时引流。如出现大范围感染，则需及时解脱肢体而保命。

（编辑：范洪进　审阅：韩清銮）

病例十一　口唇组织块再植

一、病历摘要

患者女，7 岁，面部狗咬伤 4 小时入院。查体：右侧面部可见撕裂伤口，右侧上口唇撕裂离断，伤口挫伤不整，离断口唇挫伤明显，皮肤青紫（病例 11–1 图示）。

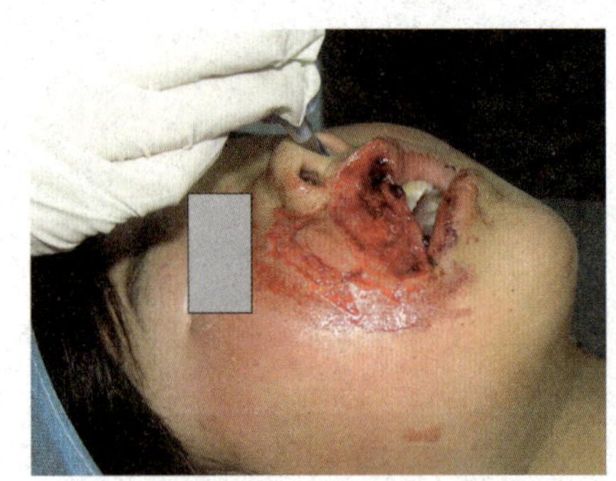
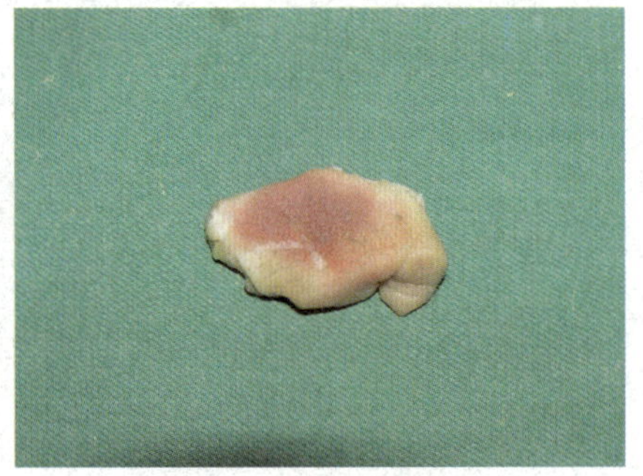

病例 11–1　右侧上口唇连同唇红一块撕脱（韩清銮 供图）

二、入院诊断

右侧上口唇组织块离断。

三、诊疗经过

1. 入院后检查

入院后完善术前常规检查，作术前准备。

2. 治疗情况

急症行右上口唇组织块清创再植术。术中吻合右侧上唇动脉，皮下找到 3 条非薄静脉吻合。术后撕脱口唇组织块恢复血运（病例 11–2 图示）。

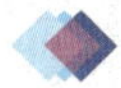

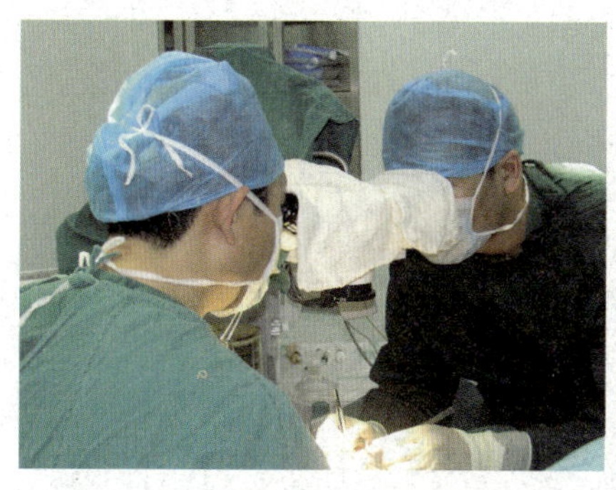
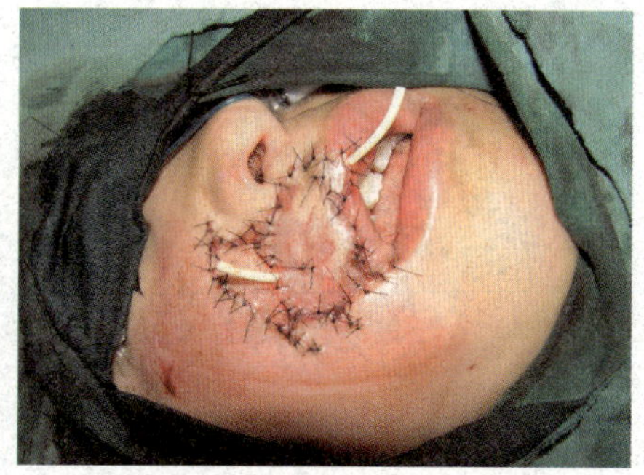

病例 11-2　术中精准吻合血管，术后撕脱口唇组织块恢复血运（韩清銮 供图）

3. 随访情况

术后 8 周再植口唇组织块痂皮脱落，唇红处部分皮肤坏死。口唇恢复基本外观。术后 10 年随访，患者饮食说话无影响，外观残留少许瘢痕，患者较为满意（病例 11-13 图示）。

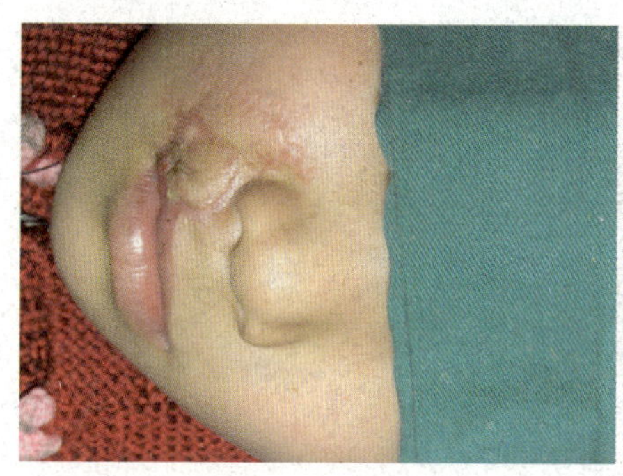
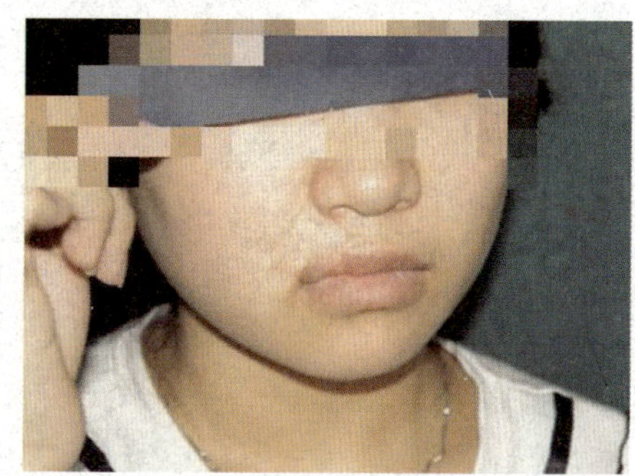

病例 11-3　术后 8 周外观及术后 10 年外观（韩清銮 供图）

四、诊疗经验

1. 口唇组织块再植国内报道较少，狗咬伤更少。组织块经过牙齿撕咬挫伤较为严重，寻找血管极为困难，上唇血供为上唇动脉供血，面前静脉回流。本例为组织块撕脱，仅能找到皮下细小菲薄静脉，手术难度极大，且动物咬伤术后感染率较高。术中精细清创非常关键。一期闭合伤口，减少感染导致血管危象的风险。

2. 口唇部位特殊，对外观影响较大，即使再植困难较大，风险极高，只要有可供吻合的血管，也应勇于尝试，一时的付出可能改变一个人的一生。

（编辑：范洪进　审阅：韩清銮）

病例十二　拇指再造

一、病历摘要

患者男，52 岁，因左手及前臂机器挤压伤 6 小时入院，查体：左拇指远指间关节以远缺损，示指中节以远缺损，断端部分皮肤撕脱缺损。前臂肿胀明显，可见皮肤肌肉挫裂伤。暂行清创 VSD 负压吸引。伤后 5 天拆除 VSD 仍然肿胀明显（病例 12–1 图示）。

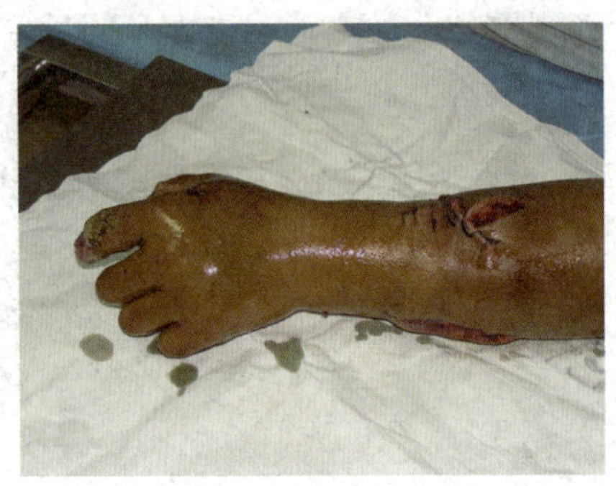
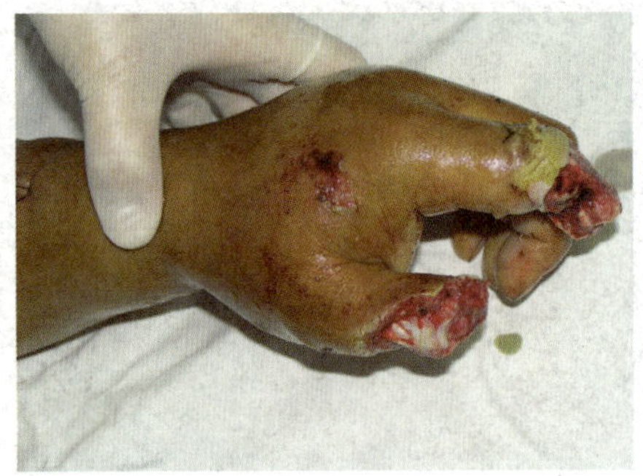

病例 12–1　左拇指指间关节以远缺损，示指中节基底以远缺损（韩清銮 供图）

二、入院诊断

左拇指Ⅱ度缺损，左示指Ⅲ度缺损，左前臂皮肤肌肉挫裂伤。

三、诊疗经过

1. 入院后检查

入院后完善术前常规检查，排除手术禁忌。

2. 治疗情况

待手部肿胀减轻后（病例 12–2 图示）在静吸复合麻醉下行对侧第 2 足趾游离移植䠷趾腓侧皮瓣加粗拇指再造术。术中示指行残端修整。常规第 2 足趾游离移植，同时切取䠷趾腓侧皮瓣放置在第 2 足趾跖侧减少第 2 足趾细小畸形。术中切取第 2 趾及䠷

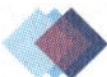

趾腓侧皮瓣血运好（病例 12–3 图示）。

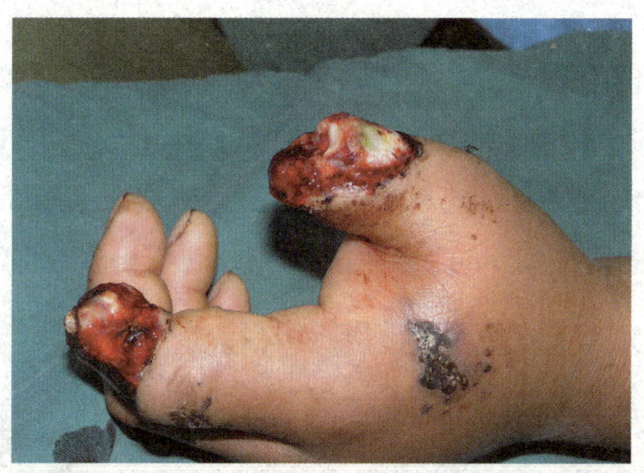

病例 12–2　左手肿胀较前减轻（韩清銮 供图）

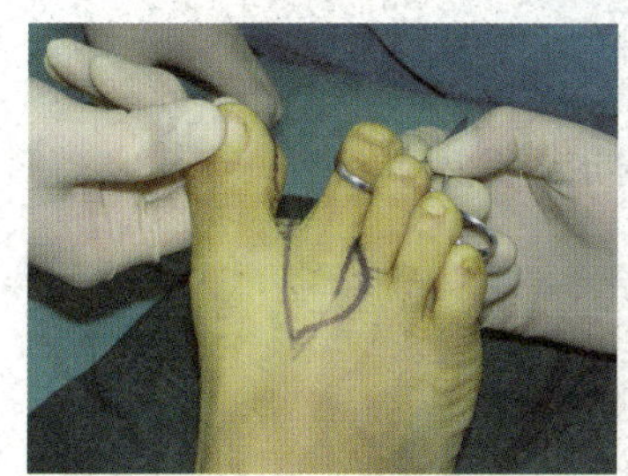
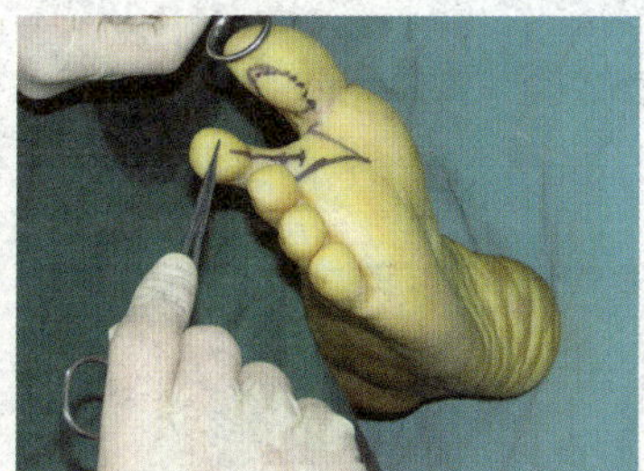
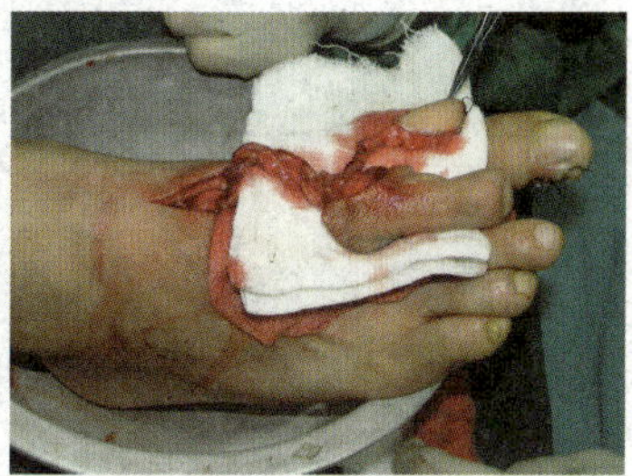

病例 12–3　术中切口设计及踇趾腓侧皮瓣切取情况（韩清銮 供图）

3. 随访情况

术后半月拆线，再造拇指血运良好。术后 1.5 月随访再造拇指外形及功能满意（病例 12–4 图示）。

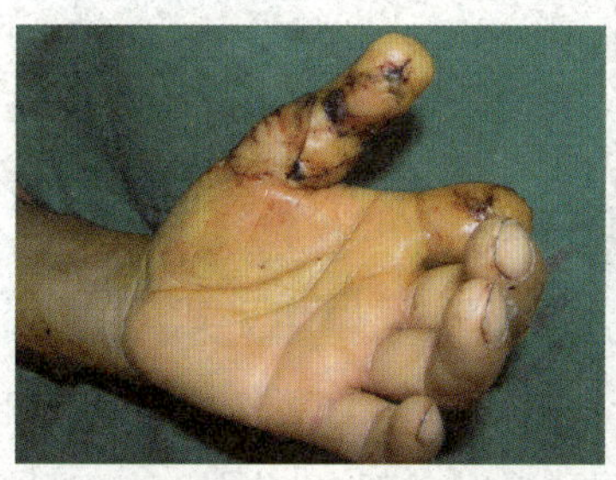
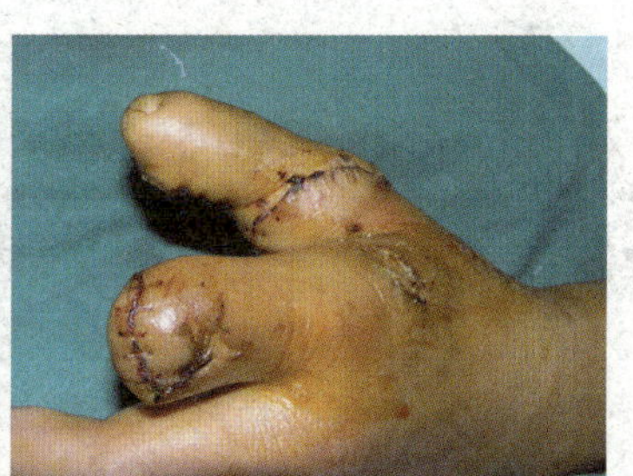
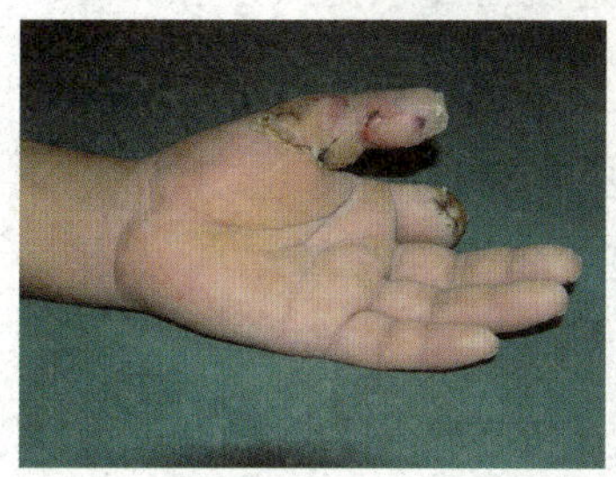
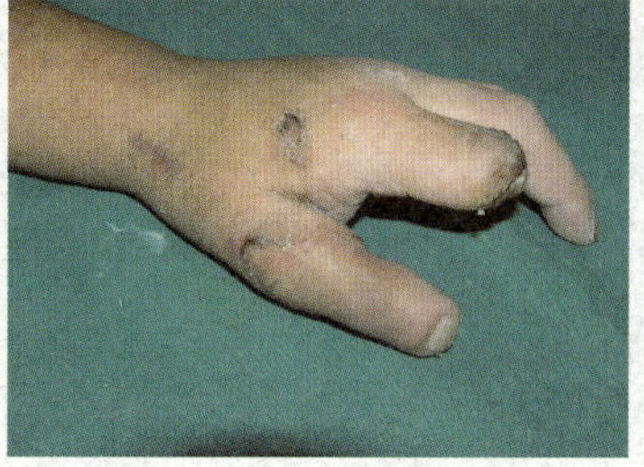
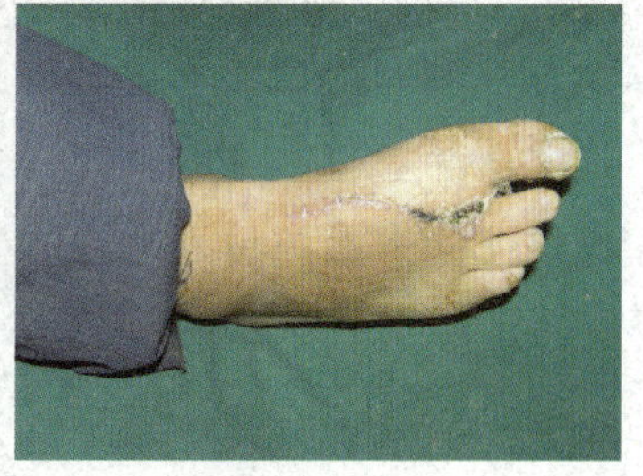

病例 12–4　加粗拇指再造外形较单纯第 2 足趾再造外观明显改善（韩清銮 供图）

四、诊疗经验

1. 拇指再造经典的治疗方法是游离第 2 足趾移植。由于第 2 足趾颈部狭窄，末节屈曲，整体细小，再造拇指外形欠佳（病例 12–5 图示）。拇指加粗再造是第 2 足趾再造拇指改良的手术方法，主要是应用踇趾腓侧皮瓣镶嵌在足趾跖侧较细处，增加再造手指容积，改善以往的拇指细小畸形，再造拇指外观明显改善（病例 12–6 图示）。

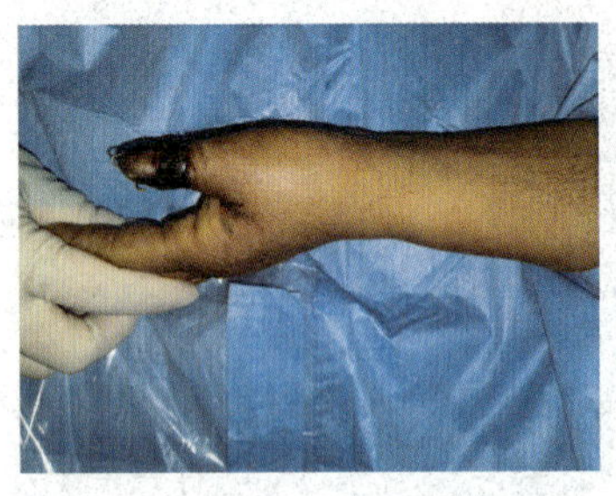
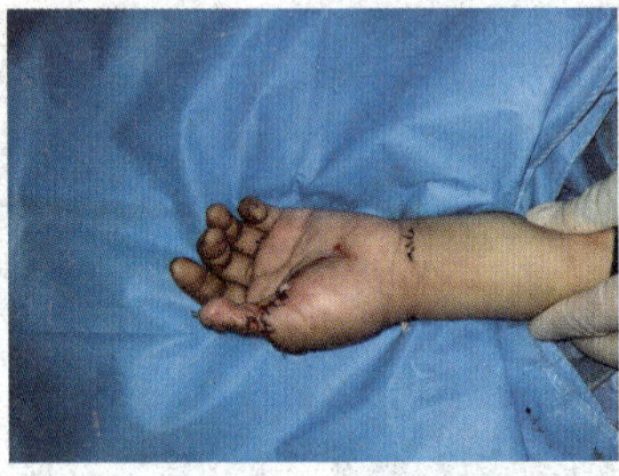
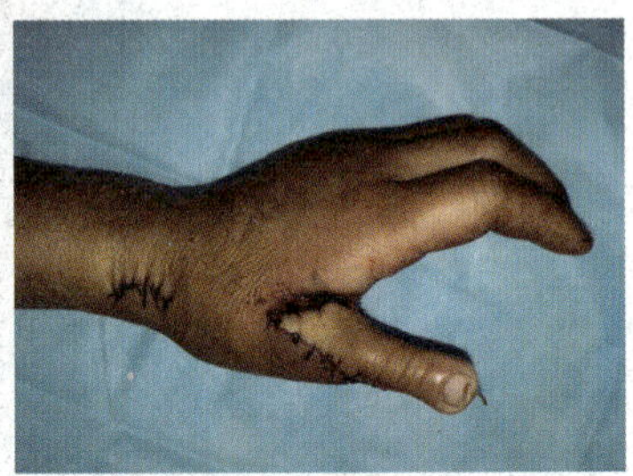

病例 12–5　单纯第 2 足趾游离移植再造拇指（韩清銮 供图）

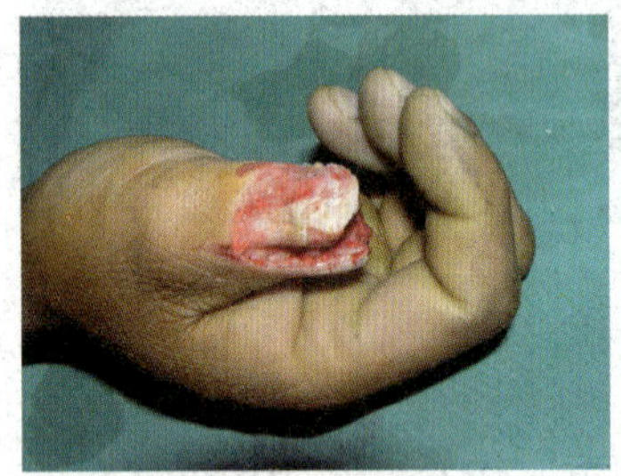
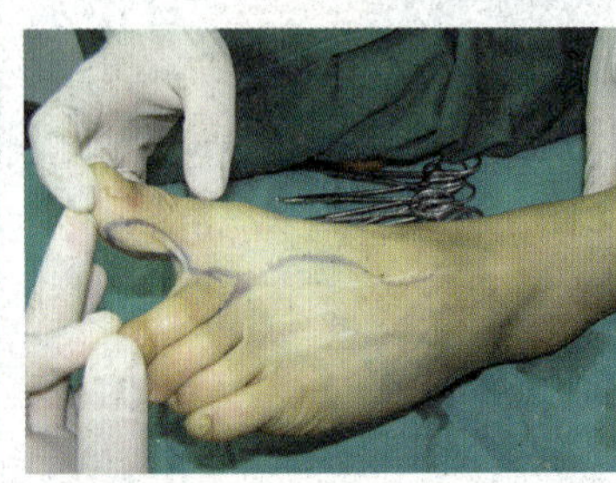
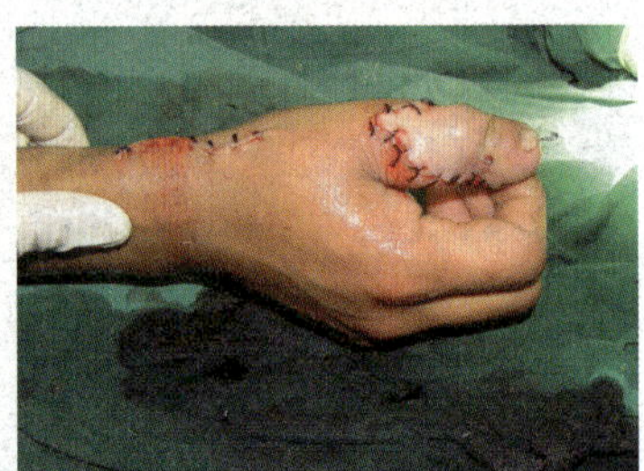
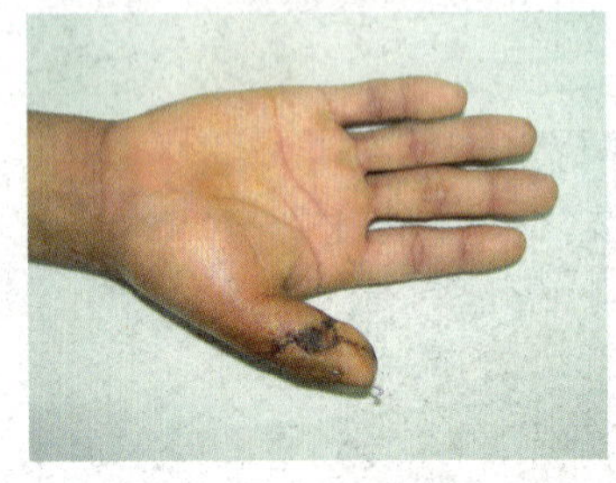
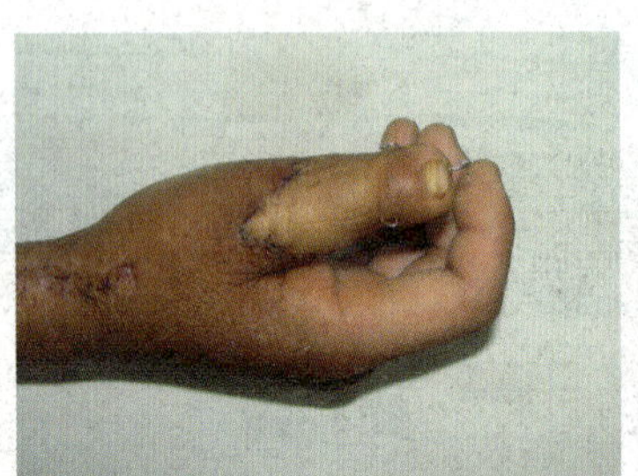
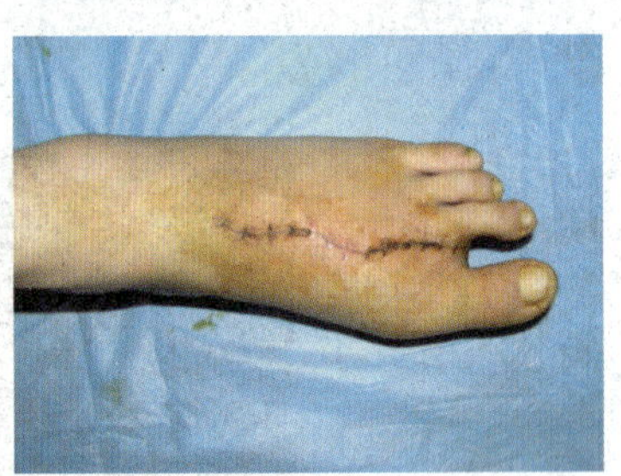

病例 12–6　加粗再造拇指外形明显改善（韩清銮 供图）

2. 血管吻合采用足背动脉 – 桡动脉吻合。足趾静脉通过皮下隧道与头静脉吻合。皮瓣镶嵌时需通过皮下隧道牵引至第 2 足趾跖侧。注意皮瓣血管扭转程度，防止皮瓣血管受压。

3. 随着医疗技术的发展，拇指全形再造逐渐成熟。再造拇指外形更加逼真。

（编辑：范洪进　审阅：韩清銮）

病例十三　拇指末节再造

一、病历摘要

患者男，38 岁，因右拇指被石头砸伤 3 小时入院。查体：右拇指甲根部离断，断端不齐，远断端指体变扁，甲床与指骨分离，挫裂伤严重（病例 13–1 图示）。

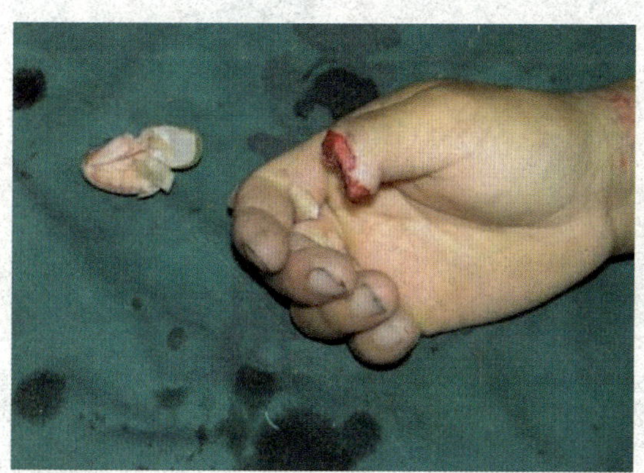

病例 13–1　拇指末节毁损伤（韩清銮 供图）

二、入院诊断

右拇指末节毁损（Ⅰ度）。

三、诊疗经过

1. 入院后检查

入院后完善术前常规检查，排除手术禁忌。

2. 治疗情况

入院后急症行右拇指清创同侧部分踇趾游离再造拇指术，术中切取同等大小趾甲及部分趾骨，行趾 – 指动脉吻合，趾背静脉与拇指背侧静脉吻合。A ：V ：N = 1 ：2 ：2。术后常规三抗治疗，顺利成活（病例 13–2 图示）。

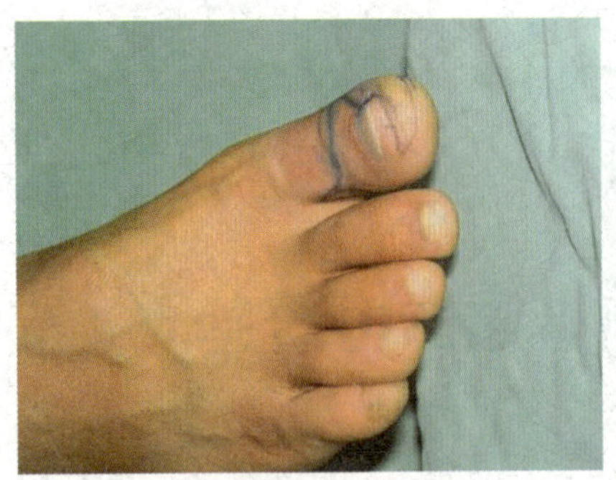

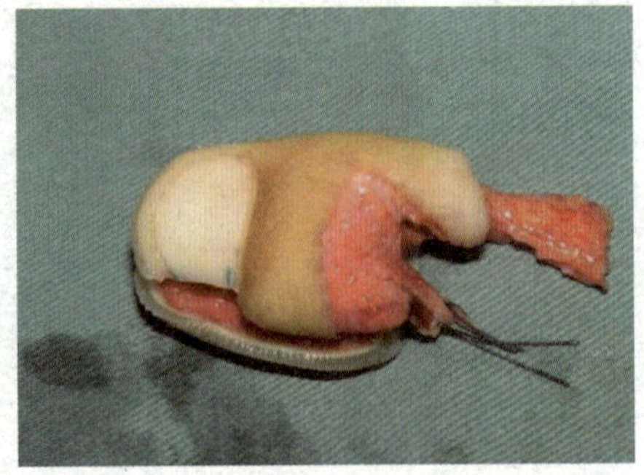

病例 13-2　刀口设计及切取情况（韩清銮 供图）

3. 随访情况

术后4周拔除内固定，行拇指功能锻炼，术后8周复查，拇指功能外形及功能良好(病例 13-3 图示)。

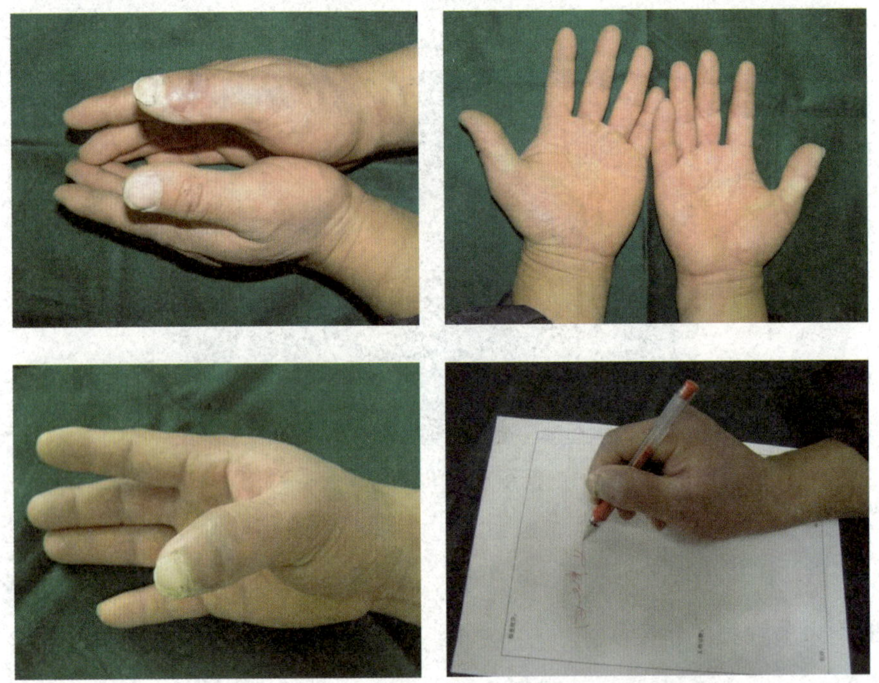

病例 13-3　再造拇指外观良好，功能满意（韩清銮 供图）

四、诊疗经验

1. 拇指功能占全手功能的 40%，拇指缺损的程度是再造的重要参考指标。Ⅰ度缺损是指手指远节部分的缺损，Ⅱ度缺损是指位于拇指指间关节的缺损。

2. 拇指Ⅰ度、Ⅱ度缺损要求再造者可选用踇趾末节移植，采用吻合趾 - 指动、静脉的方式重建血循环。术前要精细设计，量取踇趾切取的长度及宽度，根据受区血管条件切取血管长度。高质量的血管吻合较为关键。末节基底膨大骨嵴要咬除，减少皮肤张力，避免皮肤坏死。外形更接近拇指（病例 13–4 图示）。

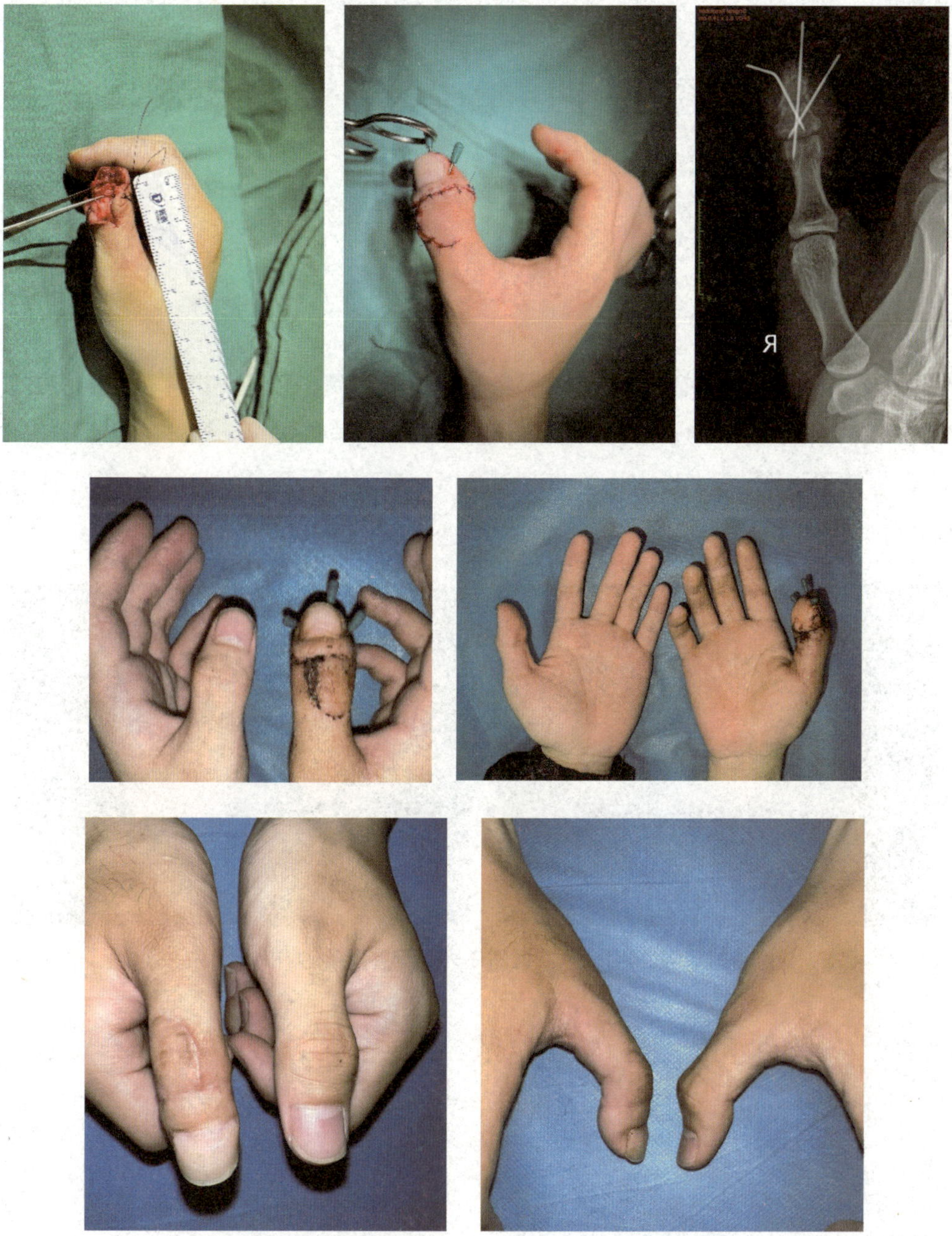

病例 13–4　拇指末节再造术中、术后 2 周及 3 月外形，拇指功能良好（荣存敏 供图）

（编辑：范洪进　审阅：韩清銮）

病例十四　拇指全形再造

一、病历摘要

患者男，34 岁，因右手外伤术后手指缺损 2 年入院。患者 2 年前机器挤伤右手，在当地医院行右手拇示中指残修，手掌及腕部腹部皮瓣修复术。查体：右手拇指掌指关节近端以远缺损，示中指掌指关节以远缺损。残端皮瓣覆盖，腕部掌侧皮瓣覆盖，皮瓣臃肿（病例 14–1 图示）。

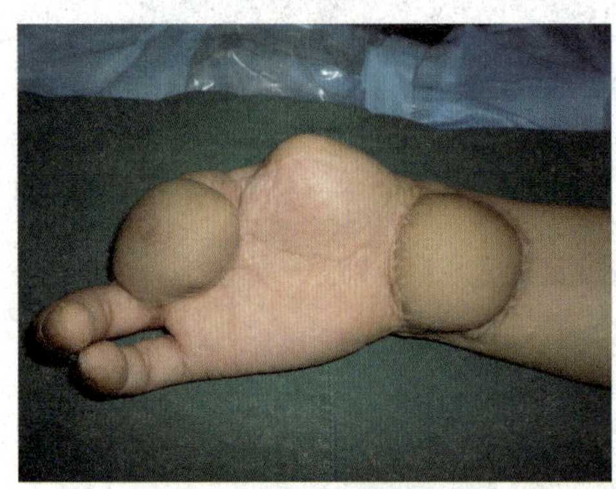
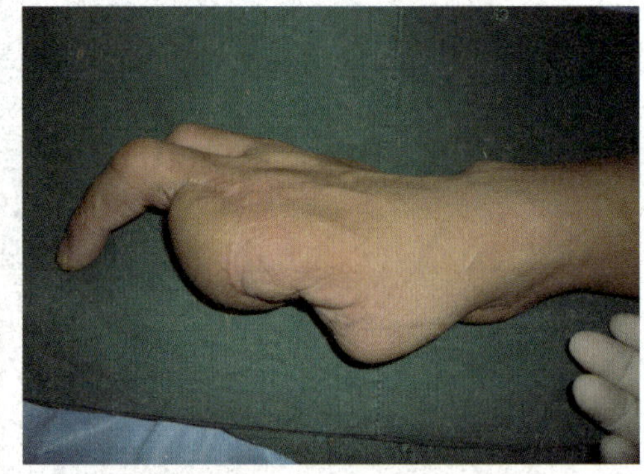

病例 14–1　入院时右手外观（韩清銮 供图）

二、入院诊断

右拇指缺损（Ⅴ度），右示中指缺损（Ⅳ度），右手、腕部皮瓣臃肿。

三、诊疗经过

1. 入院后检查

行 X 线检查（病例 14–2 图示）。

2. 治疗情况

在静吸复合麻醉下行右手拇指全形再造 + 皮瓣整形术，术中设计切口。（病例

14–3 图示）。术中踇趾切取踇甲瓣携带踇趾末节部分趾骨及部分第 2 趾骨，第 2 趾切取趾骨时携带跖趾关节，保留内侧血管神经（病例 14–4 图示）。

3. 随访情况

术后 3 周、2 月及 4 月随访，再造拇指逐渐消肿，外形接近对侧拇指。拇指及足趾骨折愈合，内固定取出（病例 14–5 图示）。

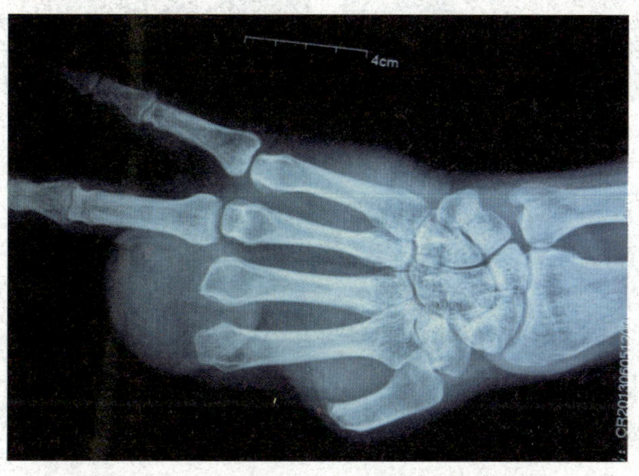

病例 14–2　右手 X 线可见拇指掌骨处缺损

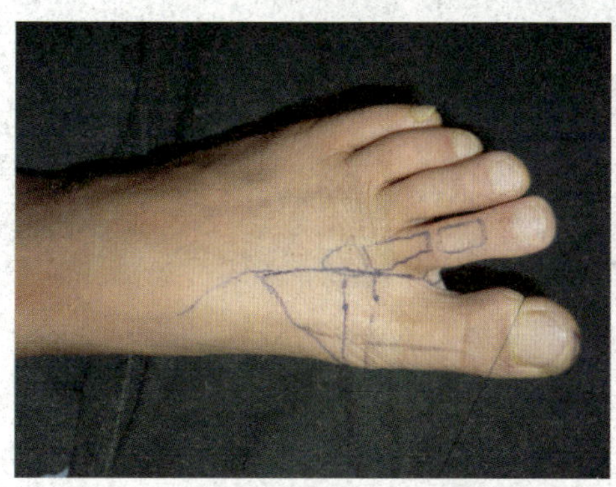
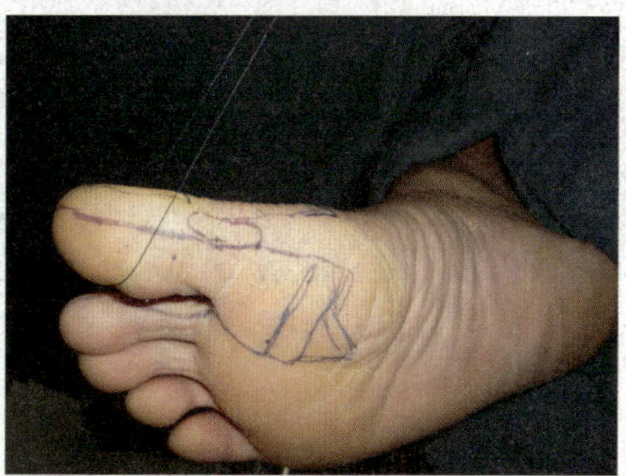

病例 14–3　测量需要切取的长度及宽度（韩清銮 供图）

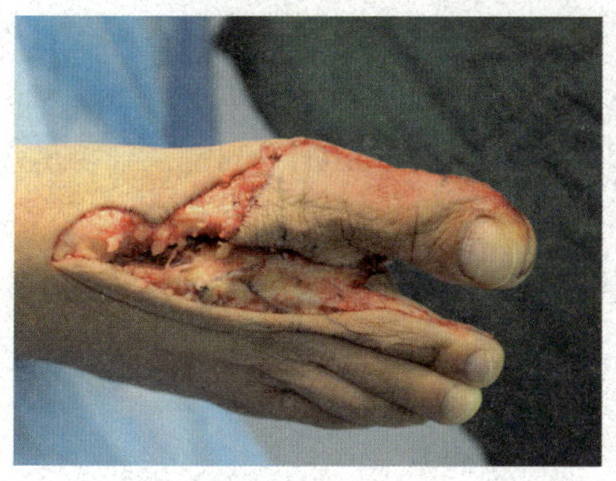
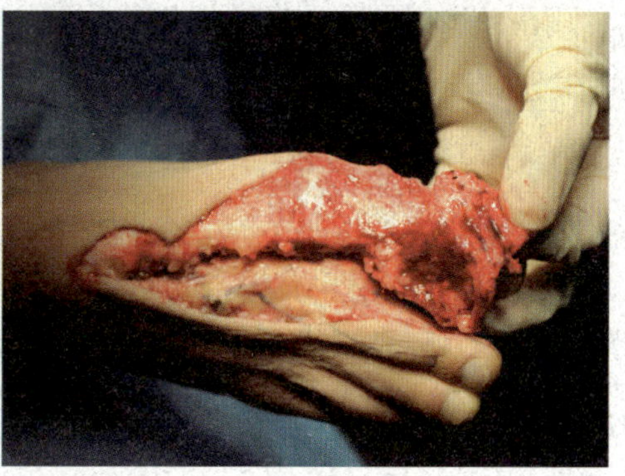

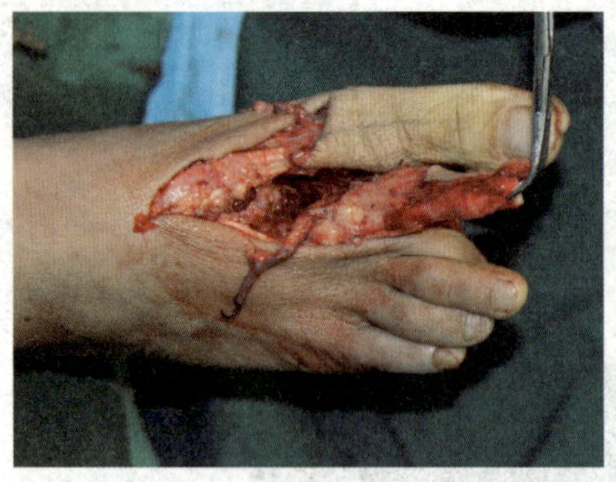
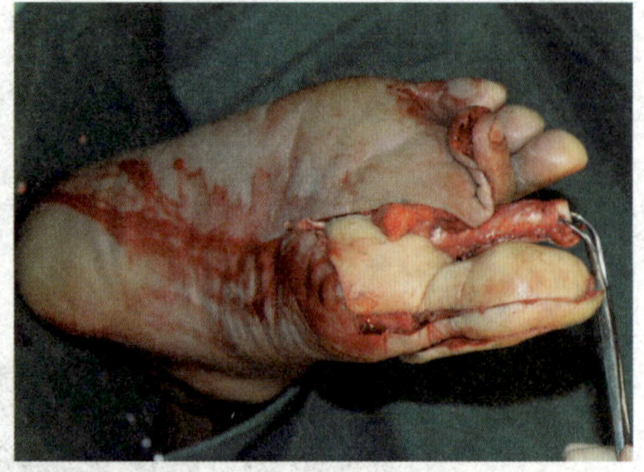

病例 14-4 踇趾切取踇甲瓣，第 2 趾切取趾骨携带跖趾关节（韩清銮 供图）

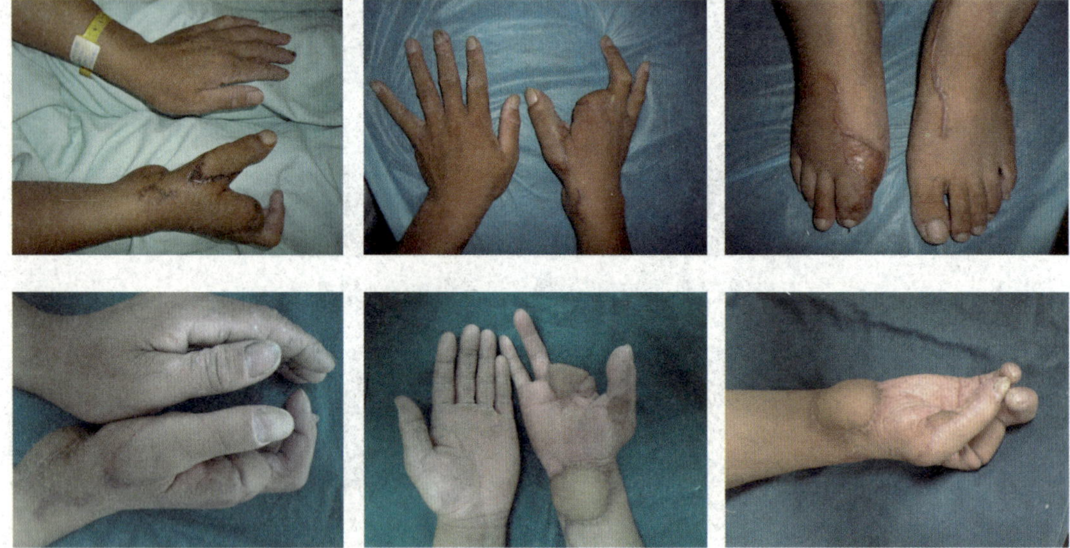

病例 14-5 拇指外形美观，恢复捏持功能（韩清銮 供图）

四、诊疗经验

1. 拇指全形再造是利用踇甲瓣与第 2 趾趾骨组合再造拇指，第 2 趾趾甲瓣与踇趾趾骨组合新的踇趾。兼顾拇指指甲良好外观，避免再造拇指过度粗大。同时保留供区踇趾外形。切取踇甲瓣时需携带末节部分趾骨，防止剥离甲床导致再造拇指指甲畸形。第 2 趾趾甲瓣保留部分趾骨，方便与供区踇趾残留趾骨固定，维持足踇趾趾甲外形。

2. 拇指Ⅴ度缺损，需携带跖趾关节重建拇指掌指关节，足部因解剖结构原因背伸活动度较大，屈曲活动范围小。骨折固定时需将跖骨头掌倾或跖骨颈截骨减少掌指关节过伸畸形（病例 14-6 图示）。

3. 踇甲瓣与第 2 趾骨可共用跖背动脉，静脉可共用大隐静脉，但在组合时血

管旋转迂曲明显，静脉容易出现回流障碍，第 2 趾血管单独串接吻合可避免血管蒂扭转。

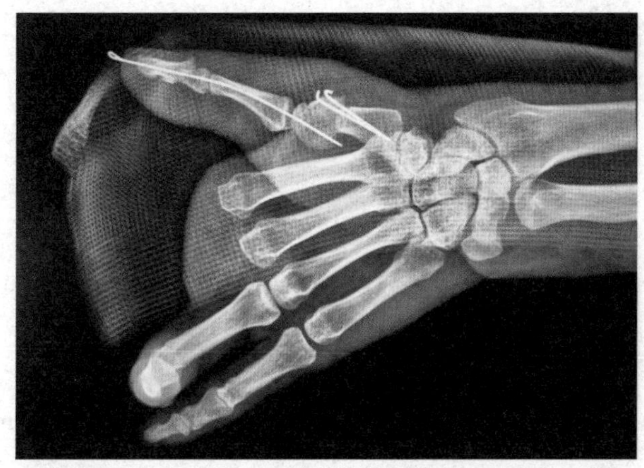

病例 14–6　跖骨头部分掌倾固定减轻掌指关节过伸畸形

（编辑：范洪进　审阅：韩清銮）

病例十五　手指再造

一、病历摘要

患者男，12 岁，右手示指、中指车轮碾压伤，在当地医院行右示指清创再植，中指远指间关节脱位复位内固定，术后示指坏死，转入我院。查体：右手背轻度肿胀，示中指可见克氏针固定，示指近节掌侧可见斜形裂口，伤口皮缘血运差，近节以远指体干瘪坏死（病例 15–1 图示）。

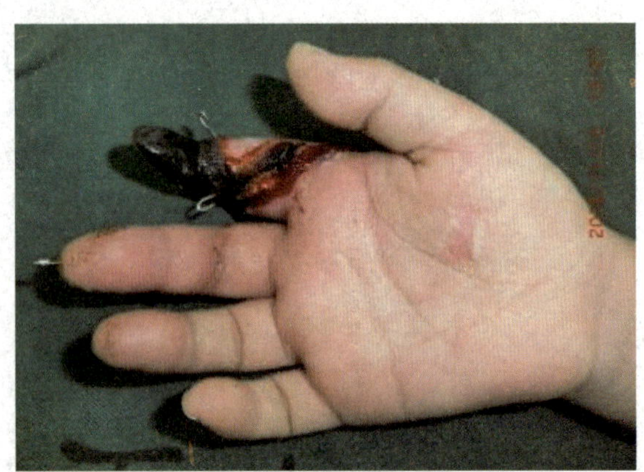

病例 15–1　右示指近节以远坏死（韩清銮 供图）

二、入院诊断

右示指再植术后坏死，右中指远指间关节脱位术后。

三、诊疗经过

1. 入院后检查

入院后完善术前常规检查，排除手术禁忌。

2. 治疗情况

静吸复合麻醉下行右示指清创（病例 15–2 图示）+ 同侧第 2 足趾游离移植手指再

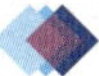

造术（病例 15–3 图示）。术中趾动脉与示指指总动脉吻合，大隐静脉与头静脉吻合。术后再造右手示指血运好（病例 15–4 图示）。

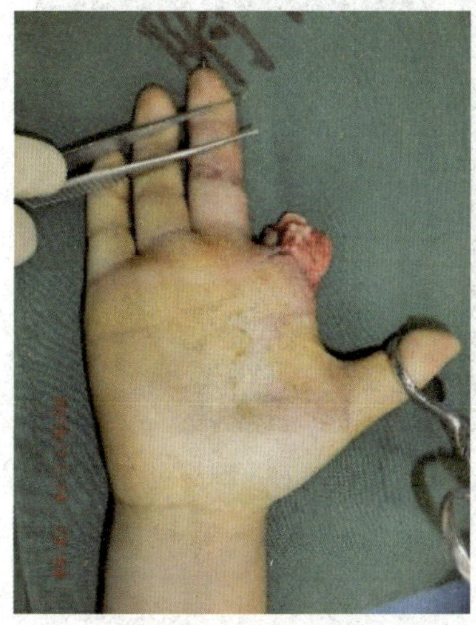
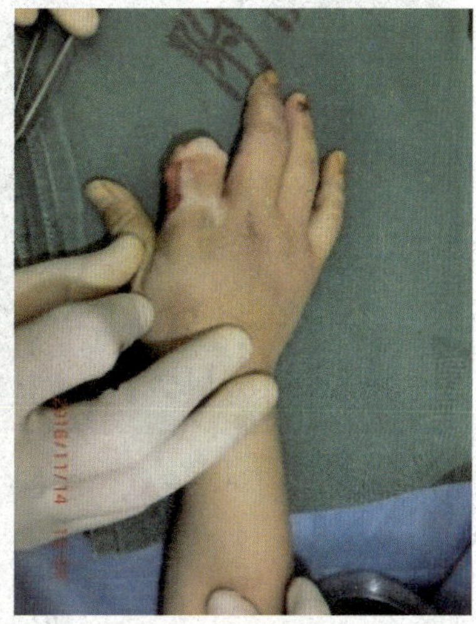

病例 15–2　右示指清创后Ⅴ度缺损（韩清銮 供图）

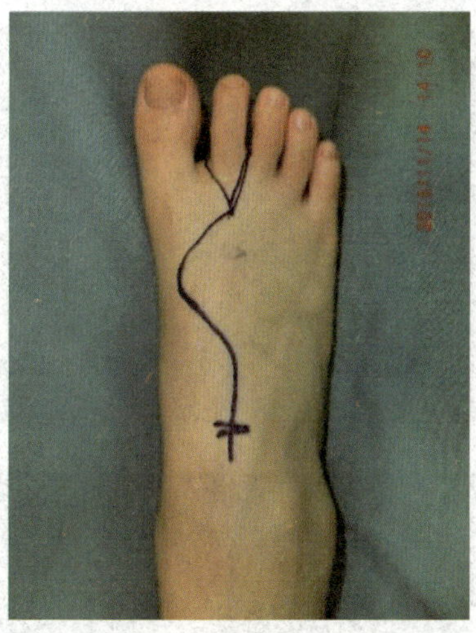
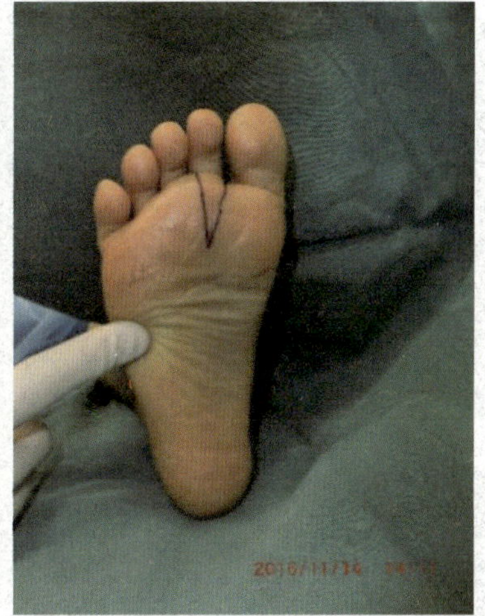

病例 15–3　术中设计切取同侧第 2 足趾（韩清銮 供图）

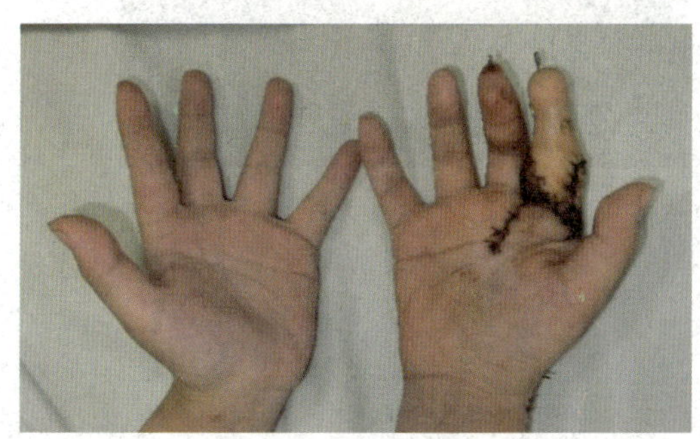
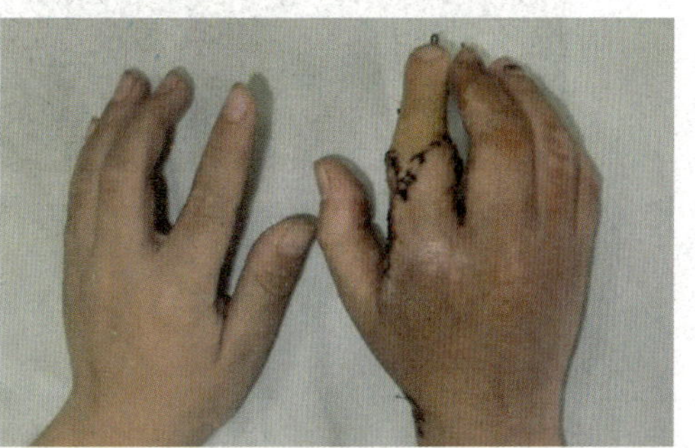

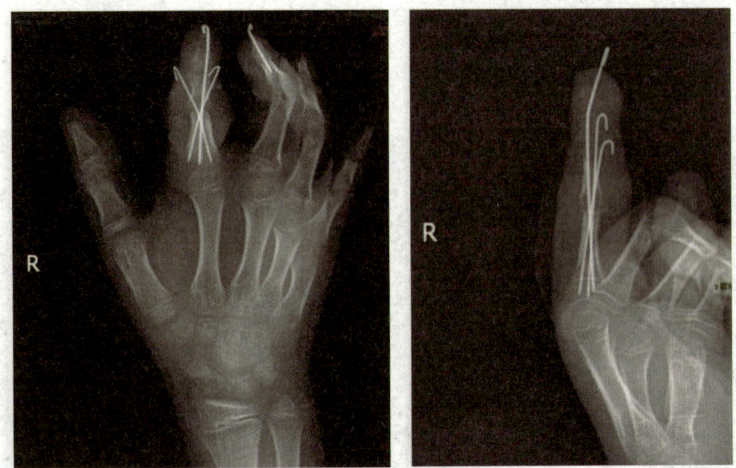

病例 15-4　术后再造手指血运好，骨折对合满意（韩清銮 供图）

3. 随访情况

术后 5 月随访再造示指外形及功能满意，供区无疼痛，行走无影响（病例 15-5 图示）。

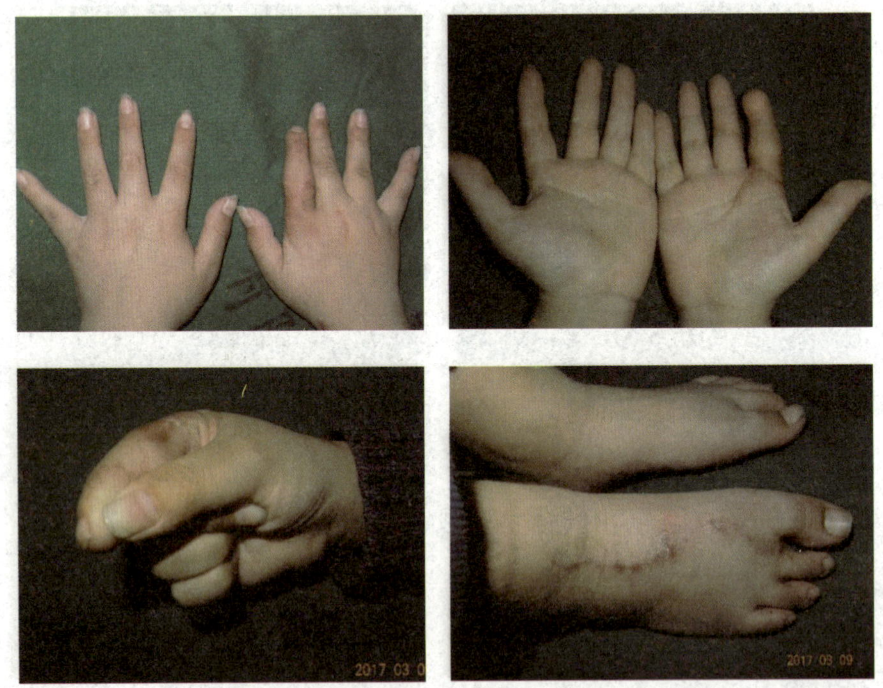

病例 15-5　术后 5 月随访情况（韩清銮 供图）

四、诊疗经验

1. 示指全指缺损将丧失手的 20% 功能，从功能丧失程度及美观、交际需要上也有再造的必要。如为多个手指缺损，同时再造两个手指，行短指再造也能取得较好的功能（病例 15-6 图示）。切取足趾时跖背侧近端皮肤需切取 V 形瓣，减少皮肤缝合后局部血管卡压。

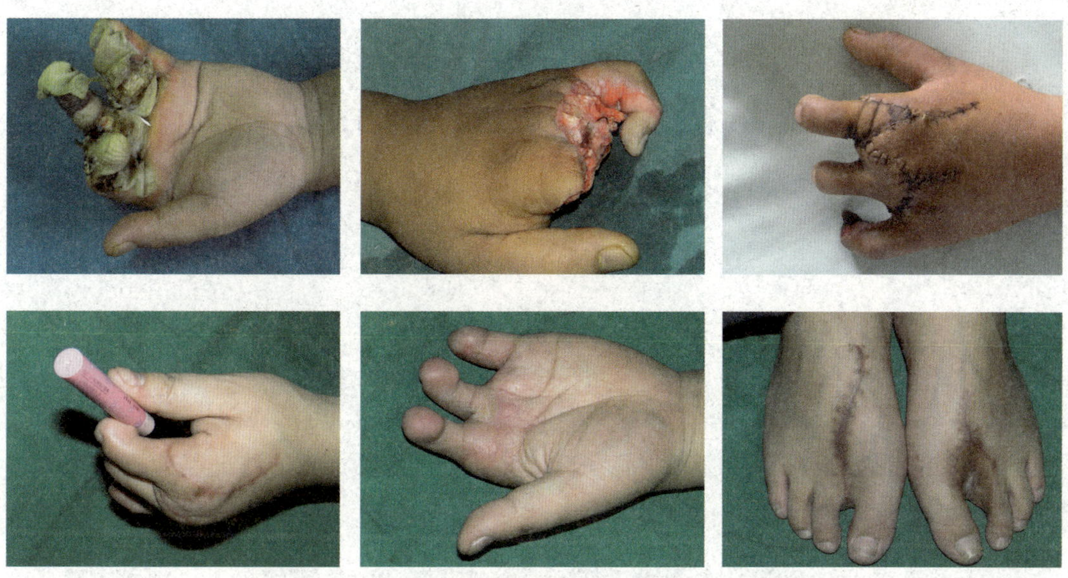

病例 15-6　同时再造两个手指（韩清銮 供图）

2. 血管吻合根据受区血管条件，动脉可行趾 – 指动脉吻合，跖背动脉 – 指总动脉吻合。足背静脉通过皮下隧道与掌骨头间静脉吻合，或大隐静脉与头静脉吻合。注意切除多余的皮肤及皮下组织，防止臃肿。

3. 随着医疗技术的改进，单纯足趾移植再造手指逐渐减少，组合的长手指再造逐渐占据主流。

（编辑：范洪进、刘同凯　审阅：韩清銮）

病例十六　急症手再造

一、病历摘要

患者男，30 岁，因右上肢挤压伤皮肤脱套 1 小时入院，既往体健。查体：神志清，精神差，右上肢自肩部呈袖套状撕脱，近端肢体创面污染严重，腕部以远缺损，远端肢体及撕脱皮肤挫伤（病例 16–1 图示）。

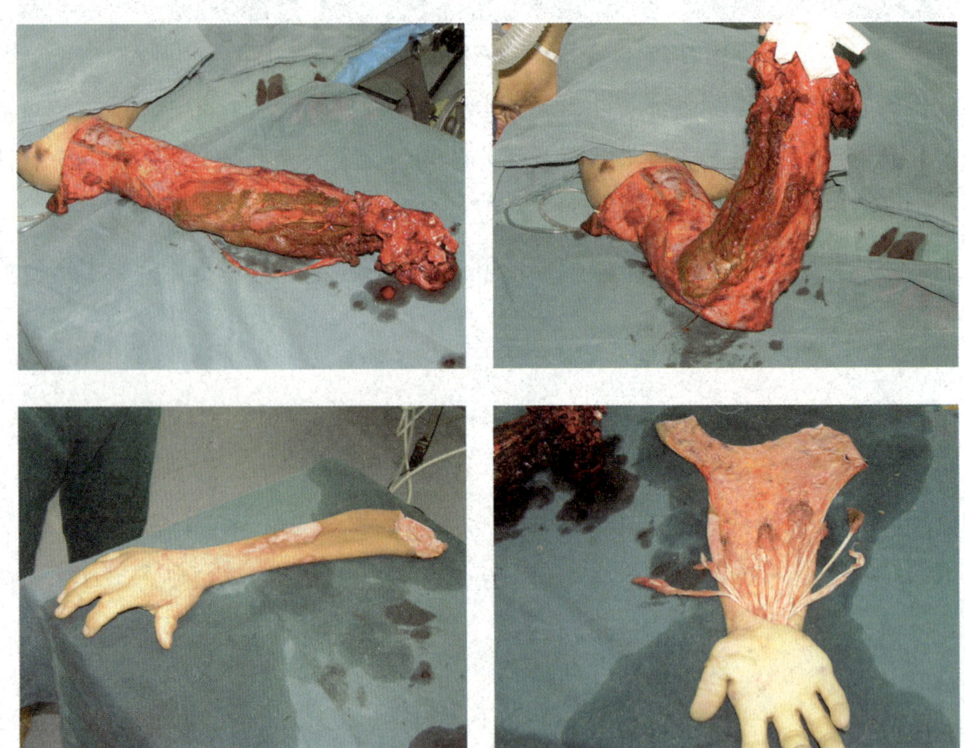

病例 16–1　受伤肢体远近端外观（韩清銮 供图）

二、入院诊断

右上肢皮肤脱套伤，右腕部撕脱离断伤。

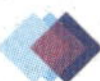

三、诊疗经过

1. 入院后

完善术前常规检查，备血，行右上肢拍片检查（病例 16–2 图示）。

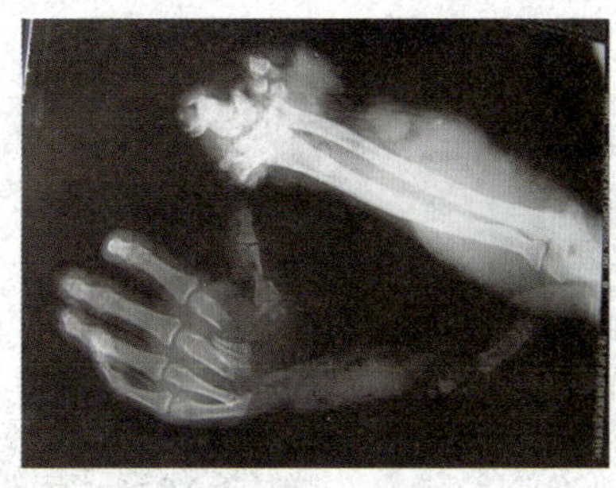
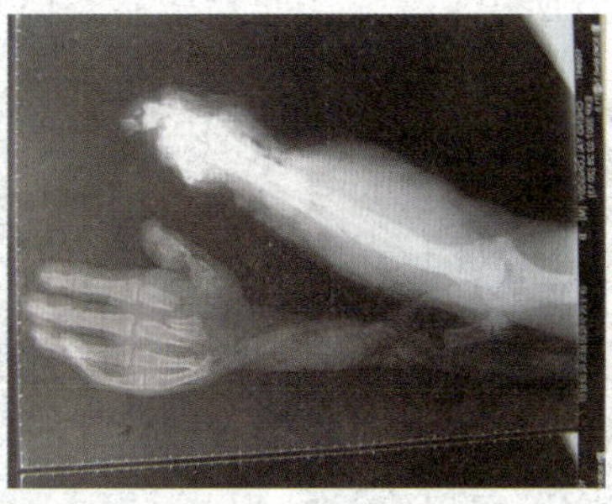

病例 16–2　受伤肢体 X 线片

2. 治疗情况

在静吸复合麻醉下急症行右上肢清创撕脱皮肤回植，急症手再造术。术中回植上臂前臂脱套皮肤，保留示环指，分别固定于尺桡骨。示指尺侧动脉与桡动脉分支吻合，环指桡侧指动脉与尺动脉分支吻合，手背侧静脉分别与尺桡动脉伴行静脉吻合。术后手指血运好。术后第 2 天换药见再造手指及脱套皮肤血运好（病例 16–3 图示）。

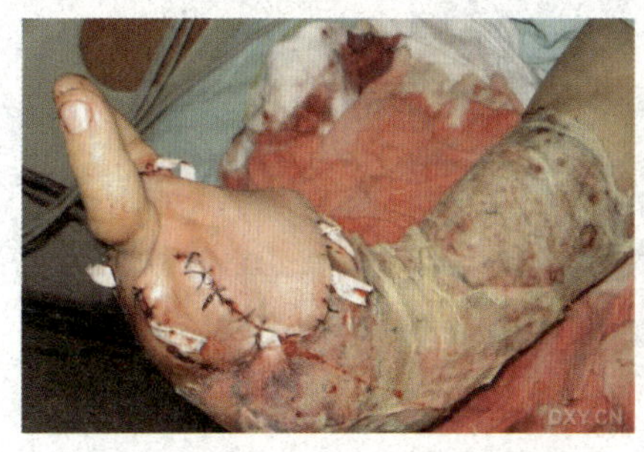
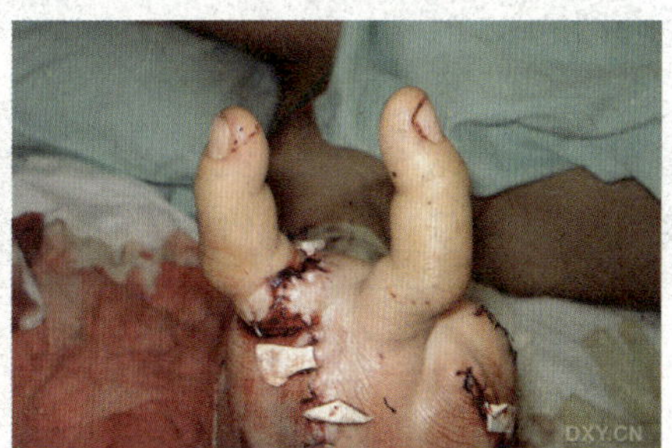

病例 16–3　术后再造手指及脱套皮肤血运好（韩清銮 供图）

3. 随访情况

术后 3 月随访，再造手指恢复部分功能（病例 16–4 图示）。

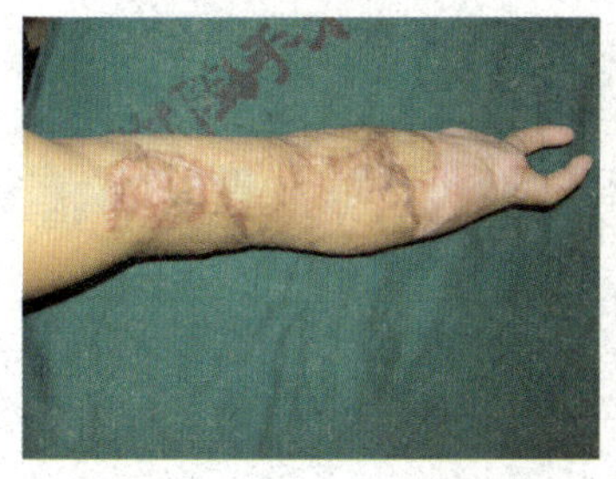
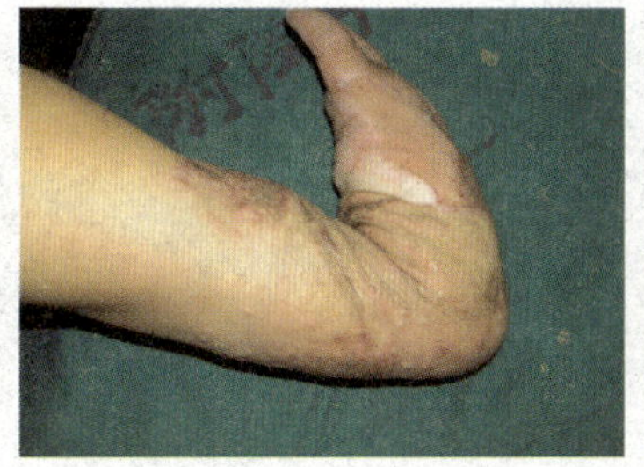
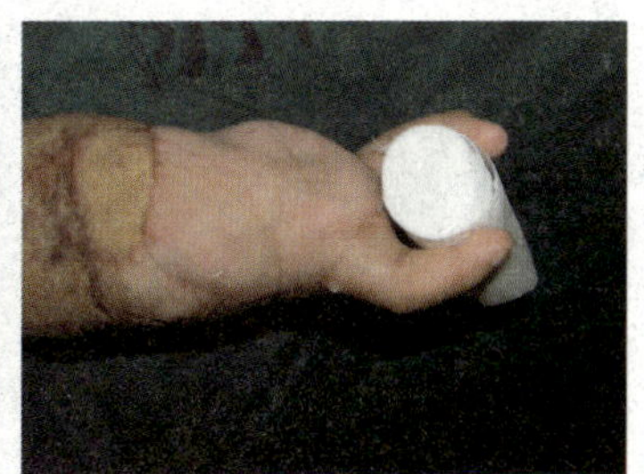

病例 16–4　术后再造手指恢复部分功能（韩清銮 供图）

四、诊疗经验

1. 急症手再造是急诊时利用本应遗弃的废指，把它异位再植于前臂残端，以恢复患者部分手功能。如指体毁损，也可应用双侧游离足趾移植再造（病例 16–5 图示）。术前需向患者讲明再造后外形及功能，慎重选择适应症。

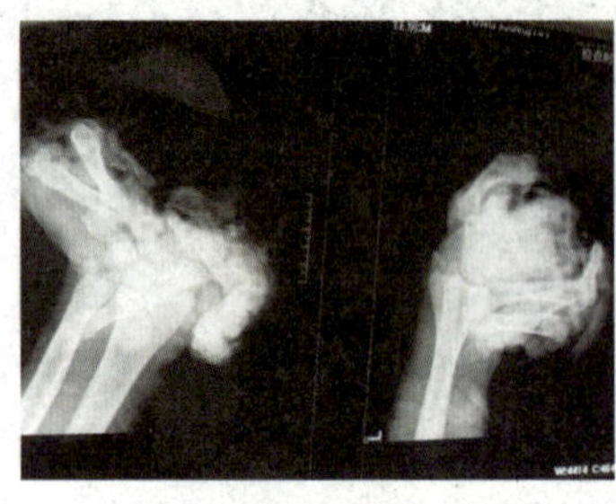
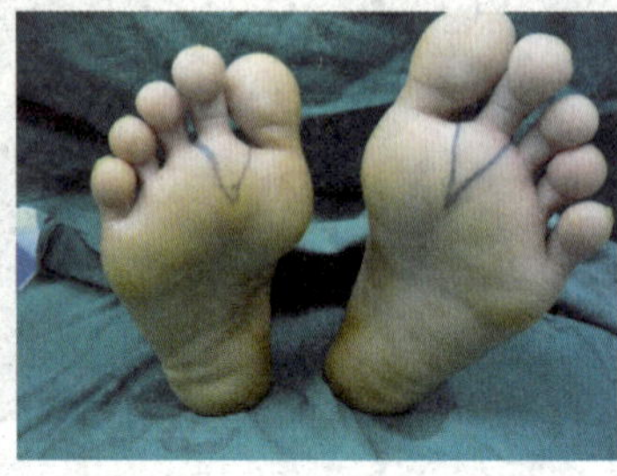
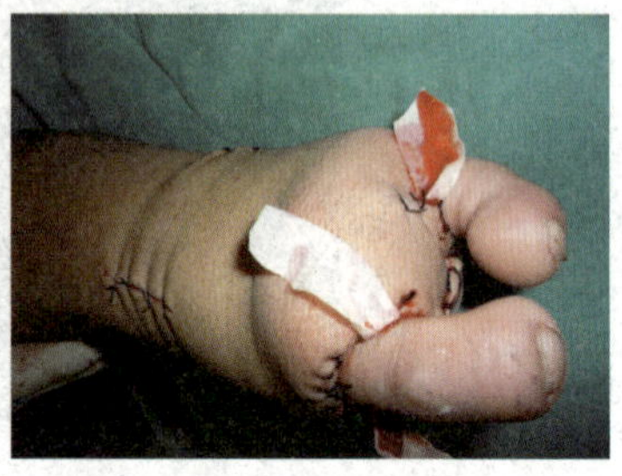

病例 16–5　患者再造愿望强烈，行双侧游离足趾急症手再造（韩清銮 供图）

2. 再造方法：一指植于桡骨，另一指或两指植于尺骨，桡骨上的手指随桡骨旋转，与再植于尺骨上的手指完成对捏。桡骨上的手指向桡背侧倾斜 10° ~ 15° ，尺骨上的手指向尺背侧倾斜 10° ~ 15° ，额状面延长线相交于 90° ~ 120°（病例 16–6 图示）。

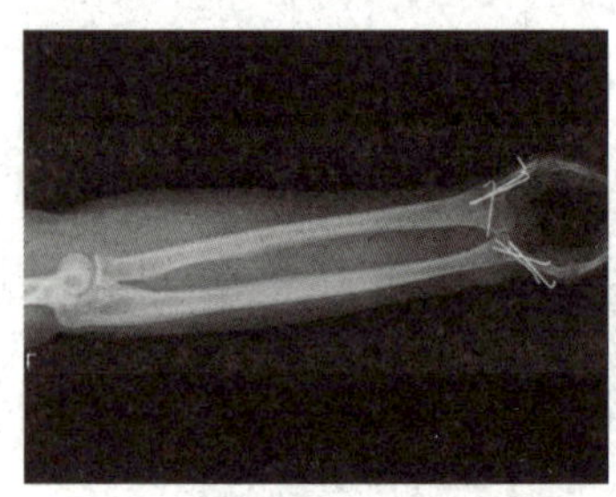
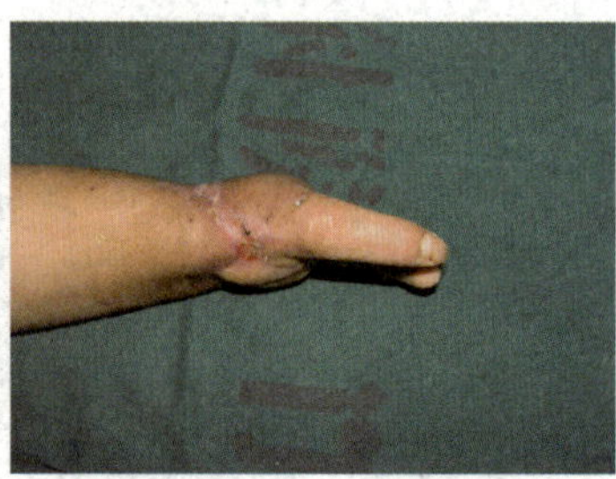
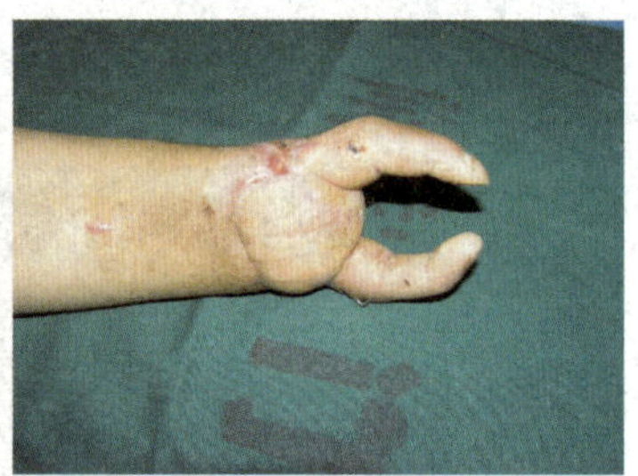

病例 16–6　前臂旋转时恢复部分捏持功能（韩清銮 供图）

3. 急症手再造 2 个手指的功能优于再造 3 个手指者，与骨架形成后的特殊解剖关系及肌腱力线方向改变有关。

（编辑：范洪进　审阅：韩清銮）

病例十七　臂丛神经损伤

一、病历摘要

患者男，42 岁，因车祸摔伤后右上肢活动障碍 3 个月入院。查体：右颈根部压痛，右肩部、上臂外侧皮肤触痛觉明显迟钝，右前臂外侧皮肤触痛觉稍迟钝。右前臂尺侧、手皮肤触痛觉无明显异常。右冈上肌、冈下肌、三角肌、肱二头肌肌肉萎缩，肌力 0 级，肱三头肌、手指腕伸屈肌力 5 级，双下肢肌力 5 级。Hoffmann 征（–）。臂丛神经 MRI 示右臂丛神经颈 C5 、C6 神经根增粗，肌电图报告右冈上肌、冈下肌、三角肌、肱二头肌纤颤电位，臂丛神经上中干损伤（病例 17–1 图示）。

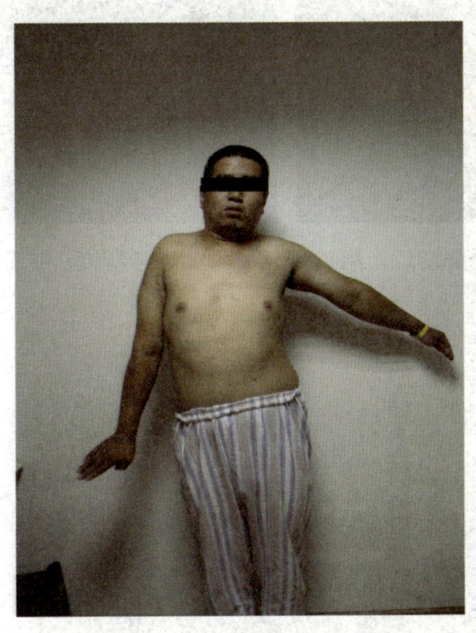
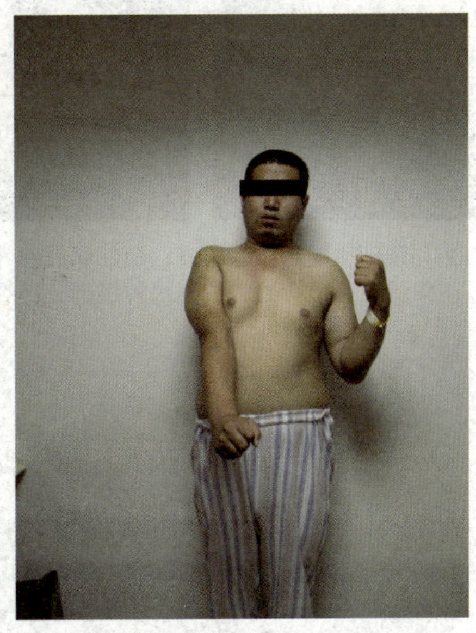

病例 17–1　肩外展和屈肘障碍（栗威 供图）

二、入院诊断

臂丛神经损伤（上中干）。

三、诊疗经过

1. 入院后检查

患者入院后完善术前常规检查。

2. 治疗情况

于全麻下行右臂丛神经探查松解、副神经－肩胛上神经转位术、Oberlin 神经转位术、肱三头肌长头肌支－腋神经转位术（病例 17–2 图示）。术后口服甲钴胺等神经营养药物治疗。肩关节外展位固定 3 周后开始康复训练。

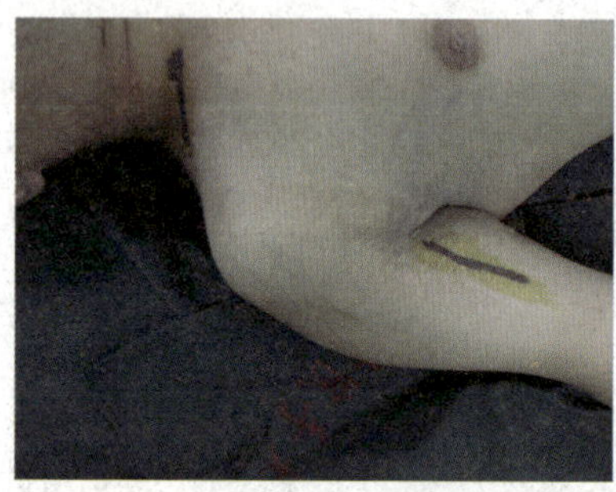
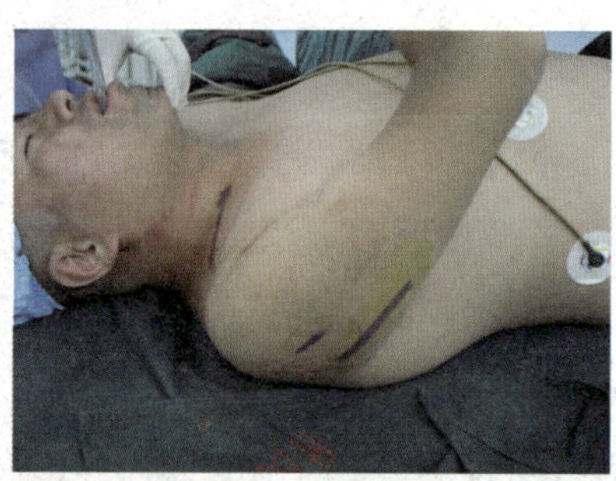
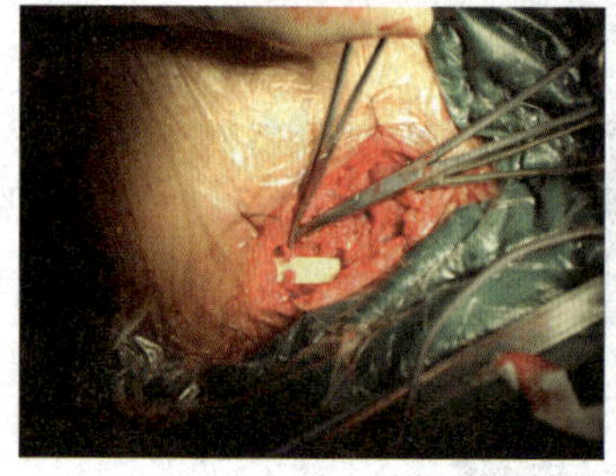
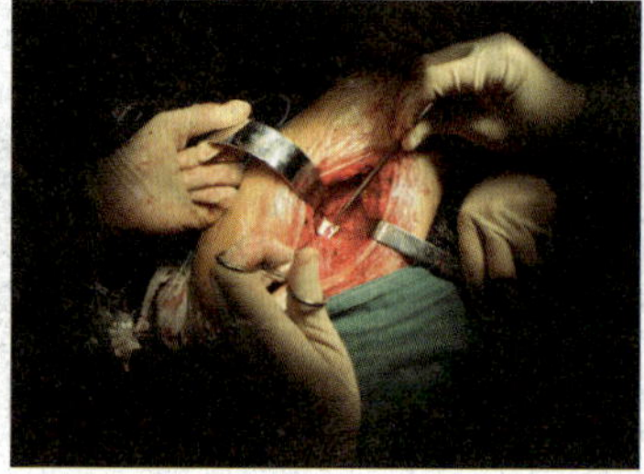
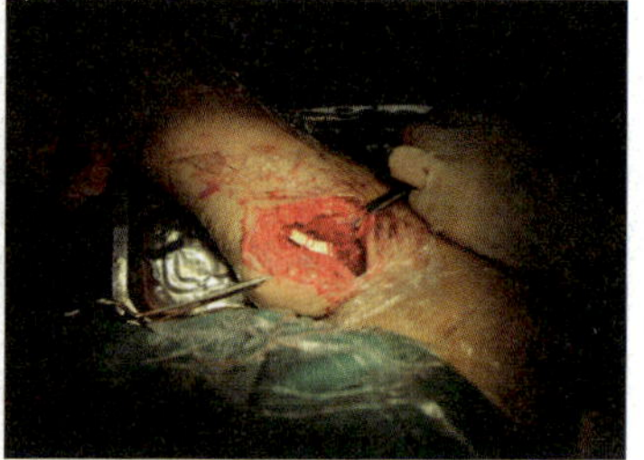

病例 17–2　颈部和上臂内侧切口，颈部和肩部外侧切口，副神经－肩胛上神经转位，肱三头肌长头肌支－腋神经转位，尺神经部分神经束－肱二头肌肌支转位（栗威 供图）

3. 随访情况

术后随访，患者术后 1 年，右冈上肌、冈下肌、三角肌肌力恢复至 3 级，肱二头肌肌力 4 级，肱三头肌肌力 4 级，伸屈指肌力 5 级（病例 17–3 图示）。

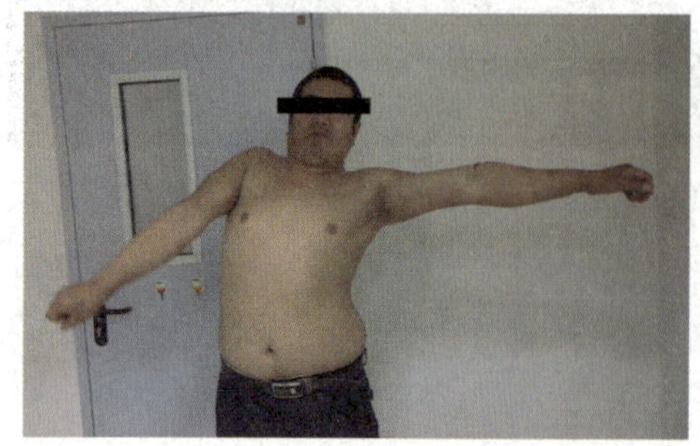
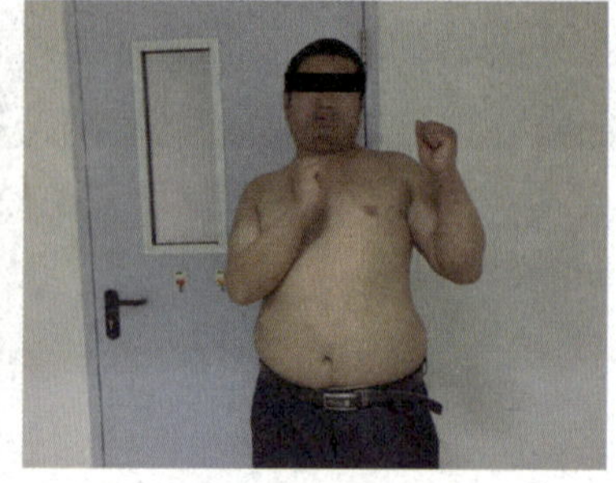

病例 17–3　术后 1 年恢复肩外展、屈肘（栗威 供图）

四、诊疗经验

1. 臂丛神经损伤是一种致残性外伤，目前虽手术方式较多，可以解决所有类型的损伤，但术后患者仅是有限恢复，可让患者生活方便、神经痛减轻，仍难恢复劳动。臂丛神经损伤的治疗仍任重道远。

2. 对于全臂丛神经损伤的手术方式有多种多组神经移位修复组合。我们用过的手术方式有：健侧颈7转位I期和II期手术（病例17–4图示），用尺神经全长、双股桥接，修复正中神经、肌皮神经、腋神经，肋间神经转位（病例17–5图示），通常第3–7肋间神经分别修复肌皮神经和内侧束，斜方肌止点转位后用肌腱移植桥接斜方肌与肱骨大结节重建肩外展（病例17–6图示）。

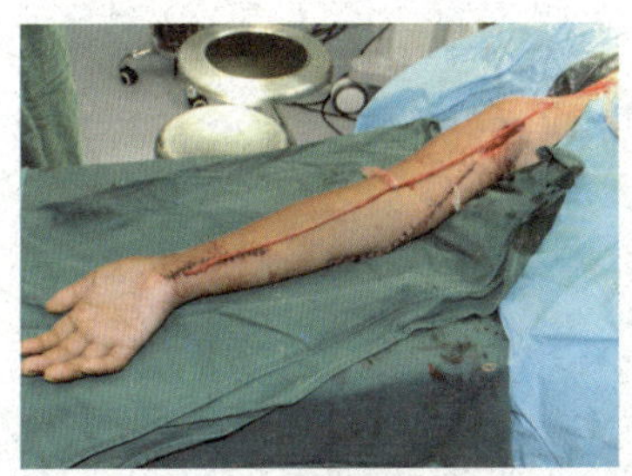

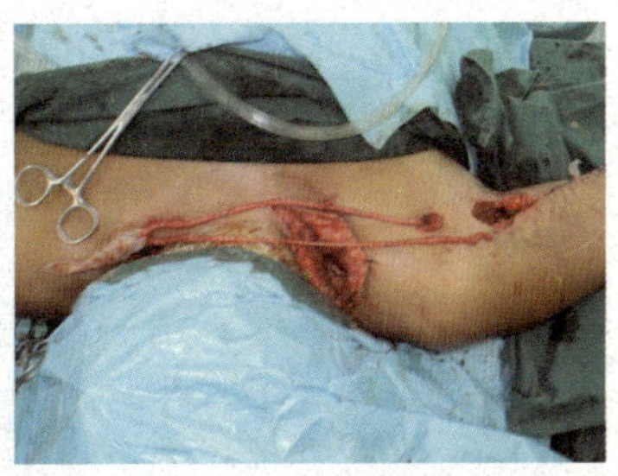

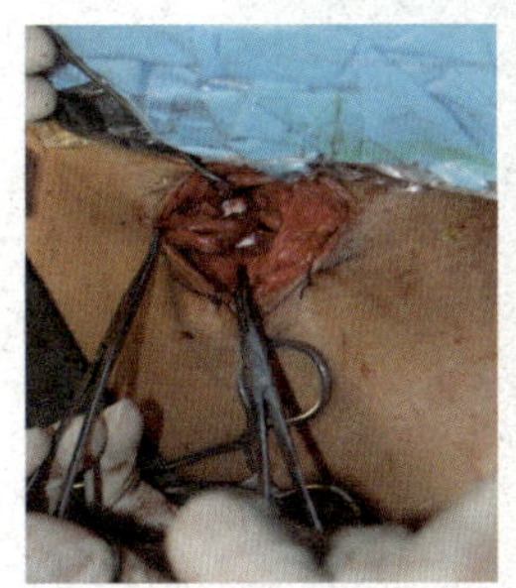

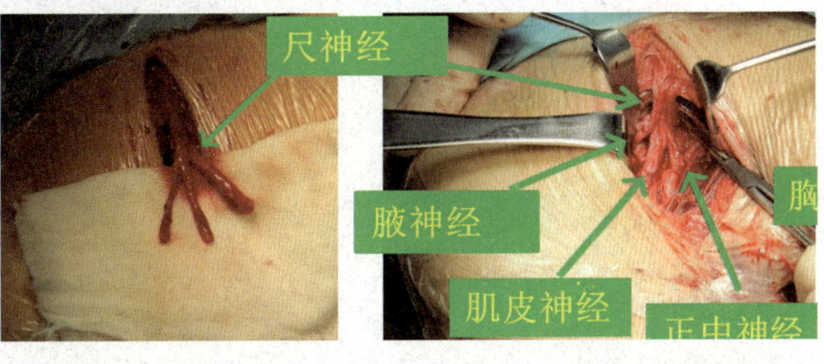

病例17–4　健侧颈7转位I期和II期手术修复正中神经、肌皮神经、腋神经（栗威 供图）

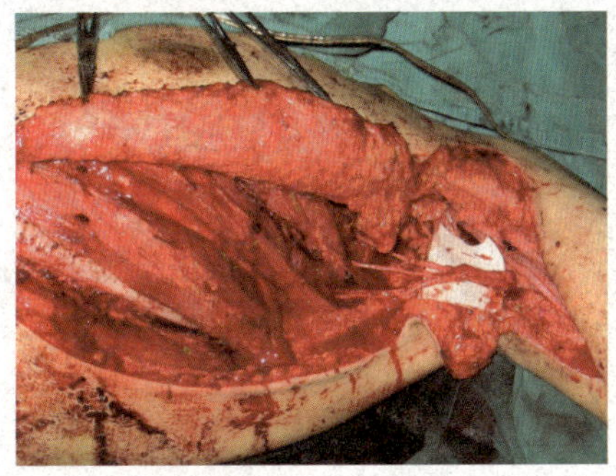

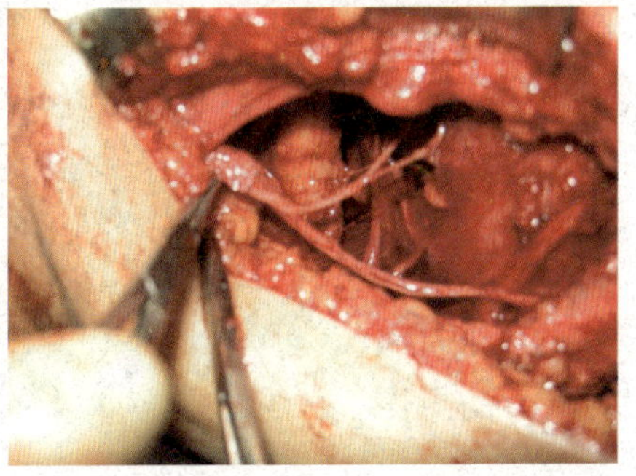

病例17–5　肋间神经转位，第3–7肋间神经分别修复桡神经或正中、肌皮神经（栗威 供图）

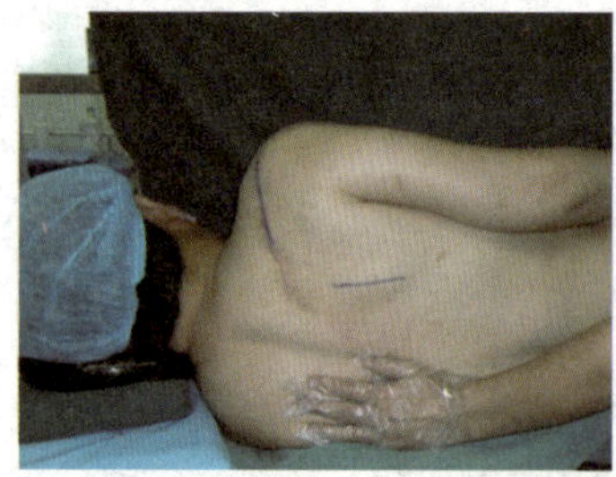
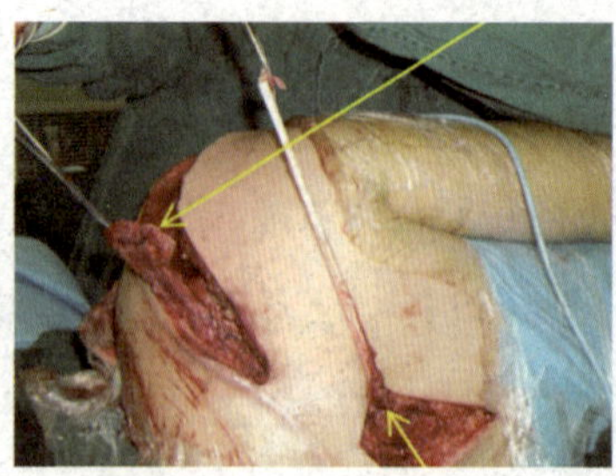
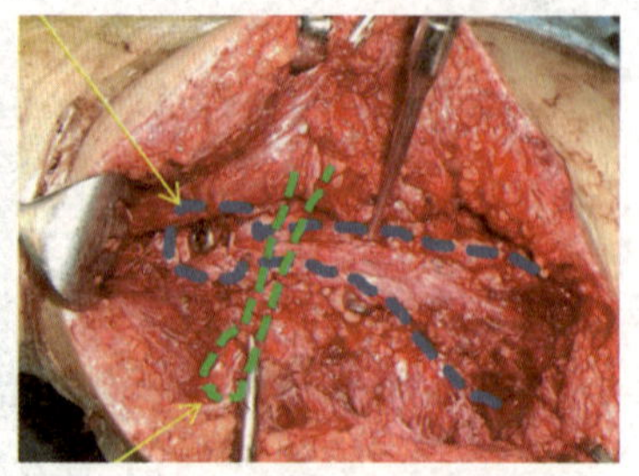

病例 17-6 斜方肌止点转位后用肌腱移植桥接斜方肌与肱骨大结节重建肩外展（栗威 供图）

（编辑：栗威　审阅：韩清銮）

病例十八　桡神经陈旧性损伤

一、病历摘要

患者男，58 岁，3 年前摔伤后右上臂受伤，伤后即出现右手腕及右手各指不能背伸，后经口服营养神经药物治疗，并加强功能锻炼，右手腕逐渐恢复背伸功能，右手各指仍不能背伸至今。专科查体：右前臂背侧伸肌明显萎缩，右手垂拇、垂指畸形，手腕可背伸，背伸时手桡偏，右手及前臂无感觉减退。三角肌、肱二头肌、肱三头肌、肱桡肌、旋前圆肌、尺桡侧腕屈肌、桡侧腕长伸肌、第一背侧骨间肌、指深浅屈肌、拇长屈肌、掌长肌肌力 5 级，旋后肌、指总伸肌、小指固有伸肌、尺侧腕伸肌、拇长展、拇短伸肌、拇长伸肌、示指固有伸肌肌力 0 级，拇指对掌、对指功能可。

二、入院诊断

桡神经陈旧性损伤（右）。

三、诊疗经过

1. 入院后检查

完善术前常规检查，并行桡神经超声和上肢神经肌电图检查。彩超报告：右侧桡神经在上臂下段至前臂上段处增粗。肌电图：右侧桡神经受损，以深支为主。

2. 治疗情况

在神经阻滞麻醉下行肌腱移位术 (右伸指伸拇功能重建术)+ 石膏固定术，术中行尺侧腕屈肌腱转位重建伸指功能，掌长肌腱转位重建伸拇功能（病例 18–1、病例 18–2 图示）。术后支具固定于伸指伸腕位。

3. 随访情况

术后 4 周进行间断去支具，行手指主动伸屈功能锻炼，夜间佩戴伸指伸腕位支具固定，术后 6 周完全去除支具加强功能锻炼（病例 18–3 图示）。

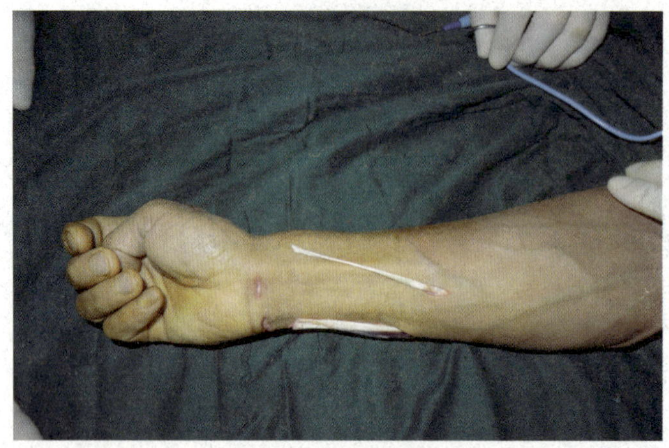

病例 18-1　于止点处切断掌长肌腱、尺侧腕屈肌腱，抽出备用（韩清銮 供图）

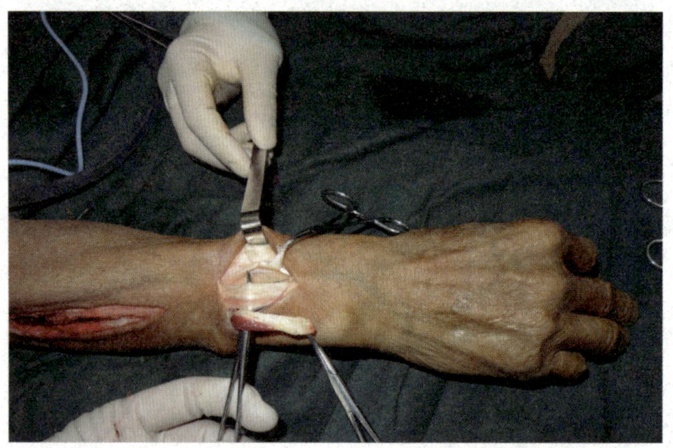

病例 18-2　将掌长肌腱 - 拇长伸肌腱、尺侧腕屈肌腱 - 伸指肌腱编织缝合（韩清銮 供图）

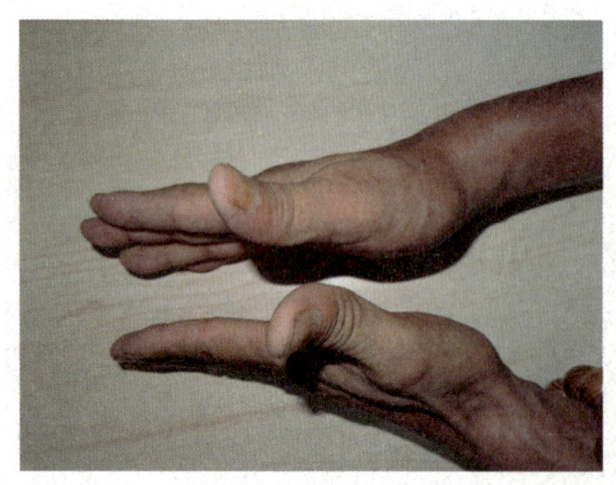

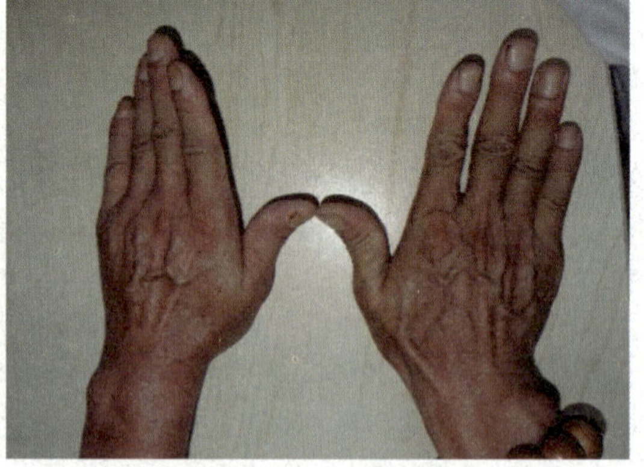

病例 18-3　术后 6 周复查见右手伸指伸拇功能恢复较好（韩清銮 供图）

四、诊疗经验

1. 桡神经损伤后出现伸腕伸指伸拇障碍，部分闭合性损伤的患者可逐渐恢复或部分恢复。本患者损伤后自行恢复桡侧伸腕功能，仅存在伸指伸拇障碍，故手术仅需重建伸指伸拇功能。

2. 桡神经损伤后肌腱移位的最佳组合还没有达成共识，目前有三种组合较常用，即 FCR（ 桡侧腕屈肌）组合、FDS（指浅屈肌）组合、FCU（尺侧腕屈肌）组合较常用。过去最常使用 FCU 组合，近年来很多手外科医生认为 FCU 为重要的腕关节稳定力量和避免肌腱移位后出现腕关节桡偏畸形，已较少用来重建伸指功能了，Ingari 和 Green 甚至提出 FCU 组合禁忌用于单纯骨间后神经损伤，而 FCR 转位是重建伸指功能最好的适应症。重建伸指功能可用的肌腱有桡侧腕屈肌腱、尺侧腕屈肌腱、屈指浅肌腱。本病例用 FCU 组合重建伸指伸拇功能亦获得了良好效果，而且根据我们实践观察，FCU 组合术后并没有出现明显的腕关节桡偏畸形。

3. 肌腱转位后用编织缝合，可提供转位肌腱可靠的缝合连接，利于早期功能锻炼。缝合前必须调整肌腱的张力和肌腱的走向，有利于后期功能的发挥。肌腱通道尽可能为直线，在腕关节和指关节中立位情况下，转位肌腱维持最大的张力，但不能影响手指的屈曲。

4. 术后程序化康复训练对功能恢复非常重要，术后 2 周进行有限伸屈功能锻炼，术后 4 周间断去支具进行伸屈指功能锻炼，休息时继续佩戴支具维持伸指伸拇伸腕位。术后 6 周可去除石膏固定进一步功能训练，一般手术 3 个月后可获得良好的屈伸功能。

（编辑：季丰　审阅：栗威）

病例十九　拇指多指畸形（Wassel 分型 VI 型）

一、病历摘要

患者男，3 岁，因出生后发现右手拇指多指入院。专科检查：右手两拇指均细小，桡侧末节远 2/3 缺如，掌指关节及指间关节可屈伸活动，可主动对掌；尺侧外形较好，但不能主动屈伸活动，且占据虎口位置。X 线片见桡侧末节指骨发育不全，近节及掌骨发育基本正常，尺侧指骨发育可，掌骨发育不良（病例 19–1 图示）。

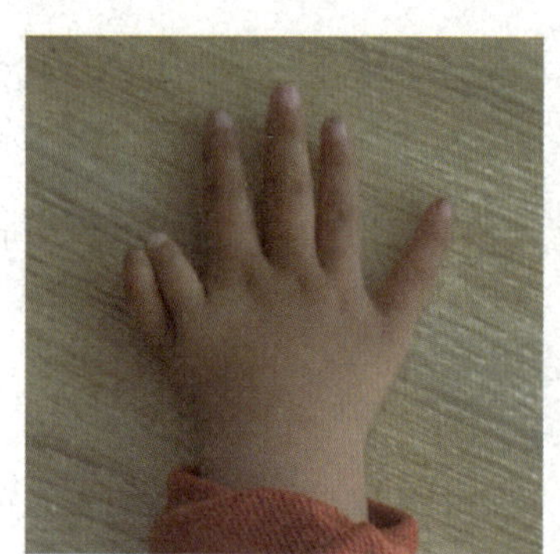

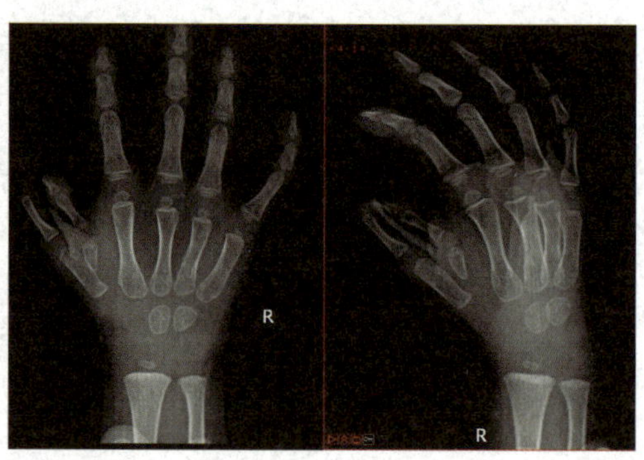

病例 19–1　右手外观及 X 线片

二、入院诊断

右拇指多指畸形 VI 型。

三、诊疗经过

1. 入院后检查

入院后完善术前常规检查，排除手术禁忌。

2. 治疗情况

全麻下行右手拇指多指畸形矫形术。术中见拇长屈、伸肌腱止于桡侧拇指末节指骨（为软骨组织）基底，于尺侧拇指基底处行梭型切口显露血管神经，剔除发育不良

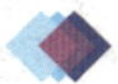

的掌骨及近节指骨，将桡侧拇指末节背侧皮肤及拇指掌侧纵行切开，松止血带见尺侧拇指末端血运可，将剔除骨质后的尺侧拇指保留连续的血管神经转位至桡侧指骨头部并用 1 枚克氏针固定（病例 19–2 图示），术中透视指骨力线满意（病例 19–3 图示）。转位过程中密切观察手指的血运情况，避免过度牵拉，对转位拇指皮肤修剪后与桡侧拇指切开后的皮肤缝合增粗，缝合指蹼，重建虎口功能。术后给予烤灯保暖，观察血运。术后 24h 换药时发现移位的末节出现静脉回流障碍，给予拆除部分缝线，宽松敷料包扎（病例 19–4 图示）。

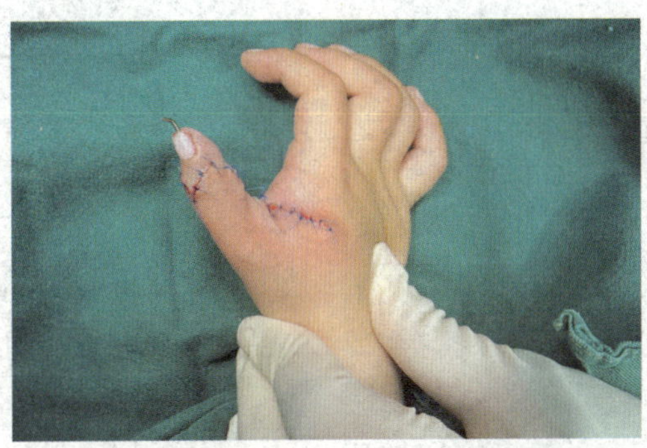

病例 19–2　手术中矫形后外观

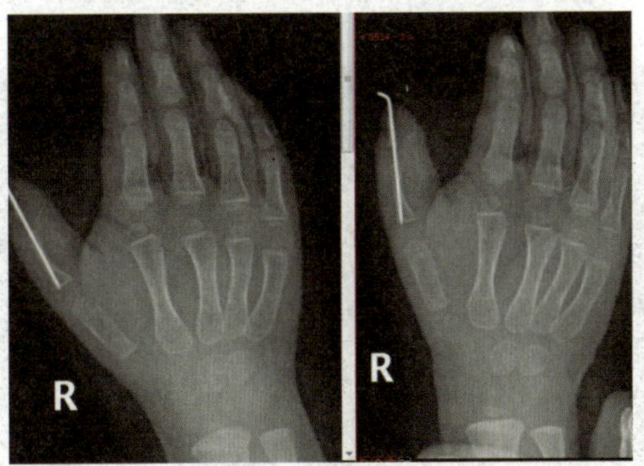

病例 19–3　术中即刻 X 线片

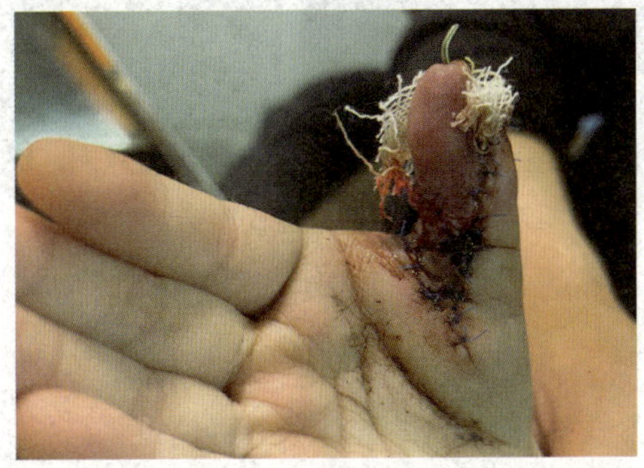

病例 19–4　术后换药，拇指水肿、静脉回流稍差

3. 随访情况

术后2周切口愈合良好，无压痛，拇指血运平稳，毛细血管反应1秒，克氏针在位，给予完整拆线（病例19–5图示）。术后6周复查见末节指骨已愈合（病例19–6图示），给予拔出克氏针。

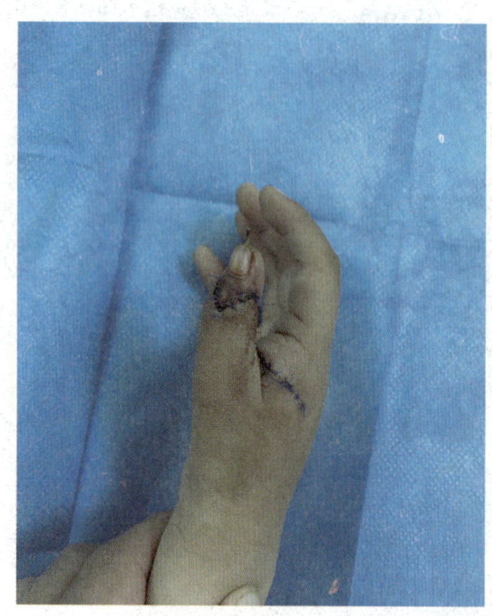
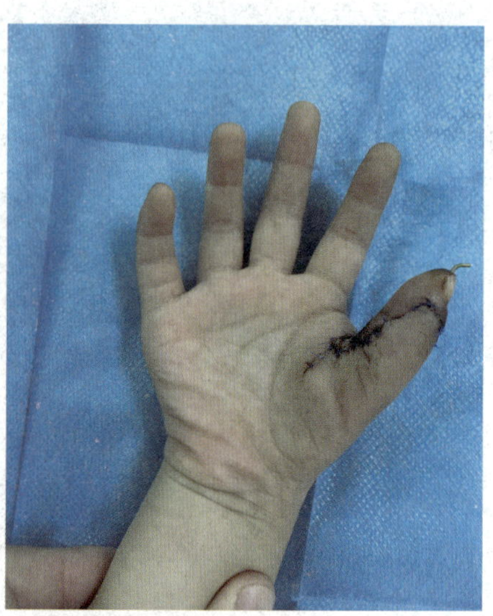

病例19–5　术后2周拇指动静脉血运明显改善

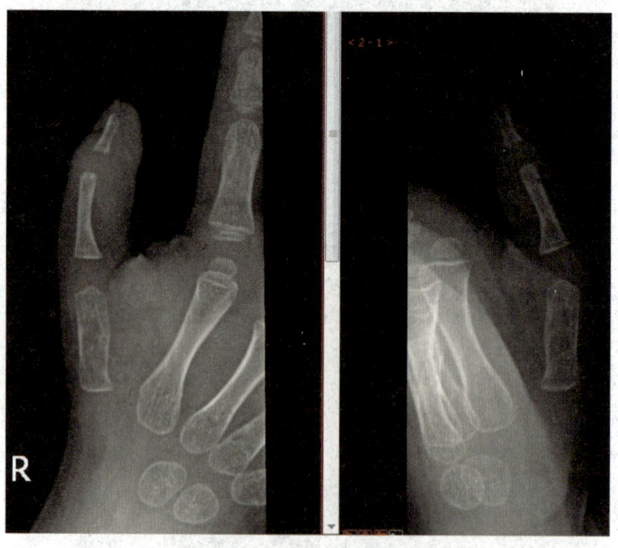

病例19–6　拔除克氏针后X片

四、诊疗经验

1. 先天性多指是儿童发病率最高的先天性疾病，而复合拇指畸形是常见的手指畸形，约占手指畸形的2/3。诊断比较明确，出生时根据外形即可判断。X线是诊断分型的主要辅助手段。手术主要是为了恢复和重建拇指的功能及外形，同时控制畸形拇指对正常部分发育的影响。

重复拇畸形的分类（Wassel 分型）

类型	重复部分
Ⅰ	远节指骨分叉
Ⅱ	远节指骨完全重复
Ⅲ	近节指骨分叉
Ⅳ	近节指骨完全重复
Ⅴ	掌骨分叉
Ⅵ	掌骨完全重复
Ⅶ	且包含三指节拇成分

引自 Wassel HD; The results of surgery for polydactyly of the thumb .A review，Clin Orthop Relat Res 125:175–193，19b9

2. 目前，临床诸多研究证实，必须要从拇指骨化中心显现时间出发，以此为依据选择手术时机具有客观性，可规避术中损伤。通常拇指远节指骨骨化中心易于 1 岁 6 个月出现，近节指骨骨化中心于 1 岁时出现，第一掌骨骨化中心则于 2 岁 6 个月显现，故 Wassel Ⅰ、Ⅱ型者应于 1 岁 6 个月后进行手术，Ⅲ、Ⅳ型者于 1 岁后手术，Ⅴ、Ⅵ、Ⅶ型者宜选择 2 岁 6 个月后进行手术。但需注意的是，Wassel Ⅶ型虽然属于指骨完全重复，但因其结构较复杂，伴有发育异常情况，故一般于 2 岁 6 个月后手术。

3. 术前医患双方共同决定手术方案：不同方法的优缺点不同，难度、风险及预后也有不同。术前主刀医生需与患儿家长充分沟通，根据患儿多指的畸形特点、家长的意愿及侧重点，选择恰当的手术方式。

4. 本例以拇指再造理念进行拇指多指畸形的矫形：采用顶端移位术（on-top plasty），尺侧拇指远端部分复合组织瓣转移到桡侧拇指远端，适合尺侧拇指外形发育好者，矫形后功能及外形均较满意。

5. 多数常见的多指类型，经过一次手术就可获得良好的形态及功能，无需再次手术。

6. Ⅳ型复拇指畸形为最常见类型，其治疗原则为选择保留优势拇指，切除较小的拇指。但有时并不是很容易就能做出决定，需要进行仔细的检查。如果两个拇指大小相同，保留尺侧的拇指，从而保留尺侧副韧带以利于对指，切除拇指侧的软组织可用于加强保留侧的拇指。皮肤切口的设计要确保保留的拇指有足够的软组织覆盖。如果保留拇指一侧软组织（如指腹组织）或甲皱襞缺损，可从切除侧拇指转移皮瓣来补充。这样可增加保留拇指的周径和宽度，使其接近健侧拇指。使用 Z 字形切口显露近侧组织。切除侧拇指的侧副韧带连同骨和骨膜组织袖掀起保留，然后转移至保留侧拇指。桡侧或较小的拇指与尺侧或优势侧拇指分离后进行切除。预留皮瓣时估计好大小，以免皮瓣太小张力过大。截骨时尽量用微型器械，注意保护关节软骨。重建韧带和拇短展肌时，张力尽可能大一些，以免术后掌指关节不稳定拇指外展肌力弱。截骨范围应比照术前X线片来确定，术中应通过透视来确认截骨的程度和复位情况（病例 19–7 图示）。

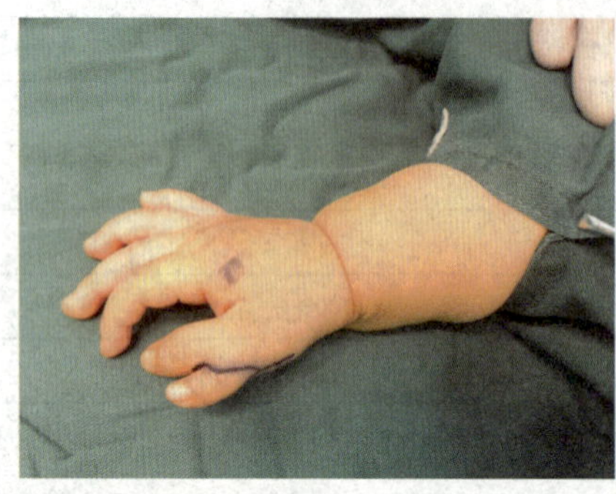

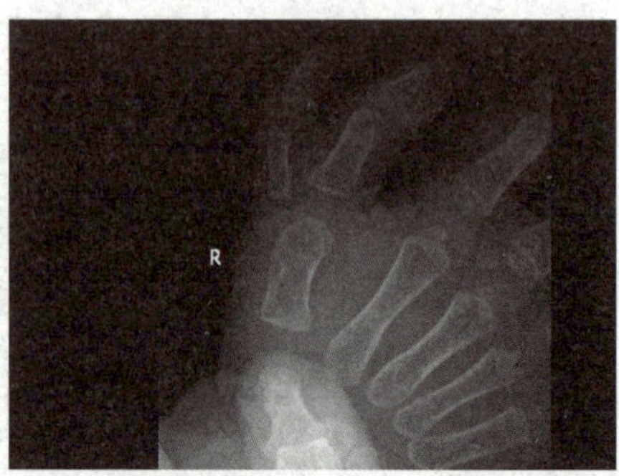

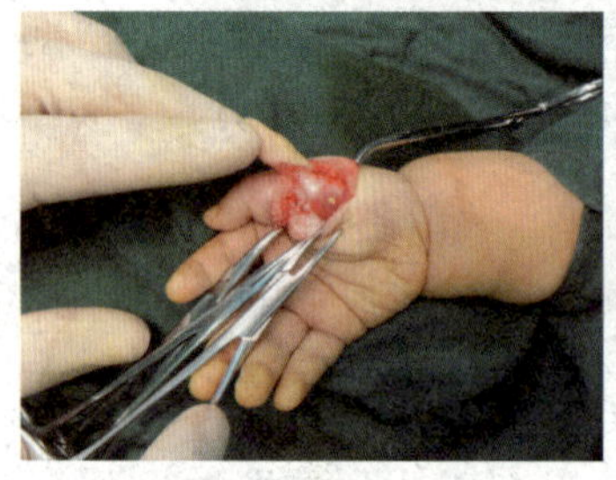

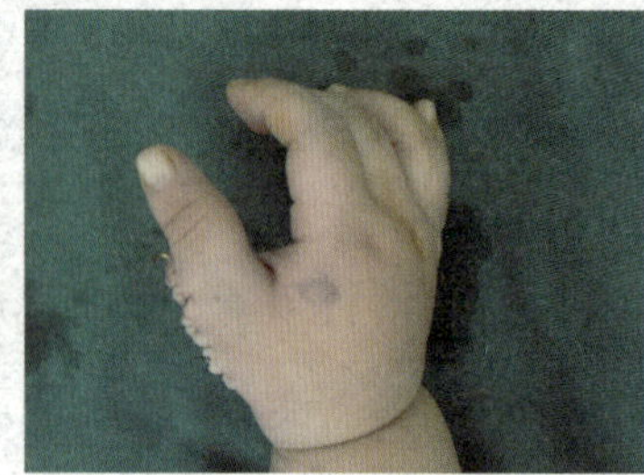

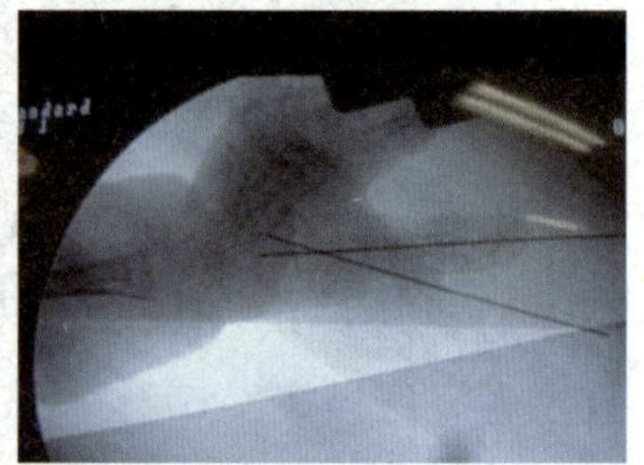

病例 19–7　Ⅳ型重复拇指畸形，切除赘生指后给予拇短展肌止点重建

（编辑：陈磊　审阅：张磊）

病例二十 Poland综合征

一、病历摘要

患者男，4 岁，出生后即发现右手畸形。专科查体：右手 5 指短小，均仅能触及两节指骨，小指无指甲、余指甲发育不良，各手指主被动伸屈活动度受限，软组织并指，无虎口、无指蹼（病例 20-1 图示）。右侧胸大肌缺如。

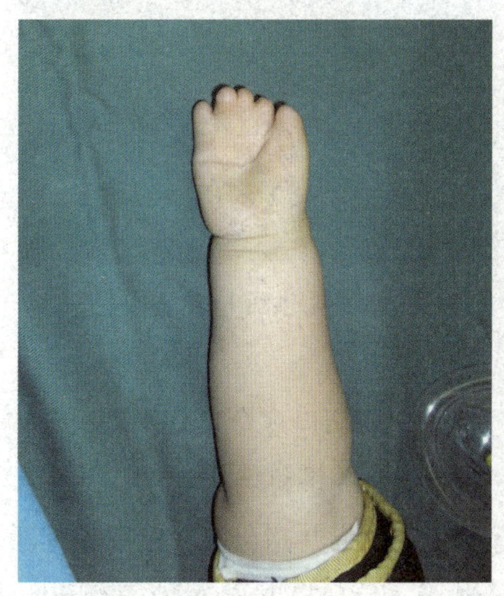
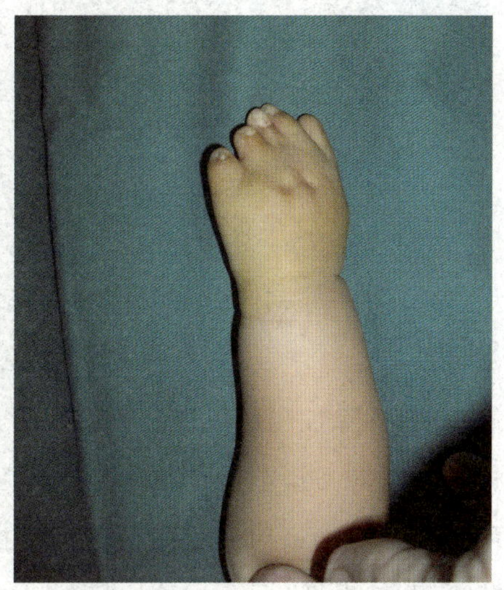

病例 20-1　右手外观（韩清銮 供图）

二、入院诊断

Poland 综合征（右侧）。

三、诊疗经过

1. 入院后检查

入院后完善术前常规检查，排除手术禁忌。

2. 治疗情况

全麻下行右手拇－示指分指、虎口成型，中－环指分指，游离植皮术。术中设计连续Z字改形切口分开并指，于下腹部取皮游离移植于缝合后遗留的创面，重建指蹼，重建虎口功能，克氏针固定撑开虎口预防挛缩（病例20–2图示）。

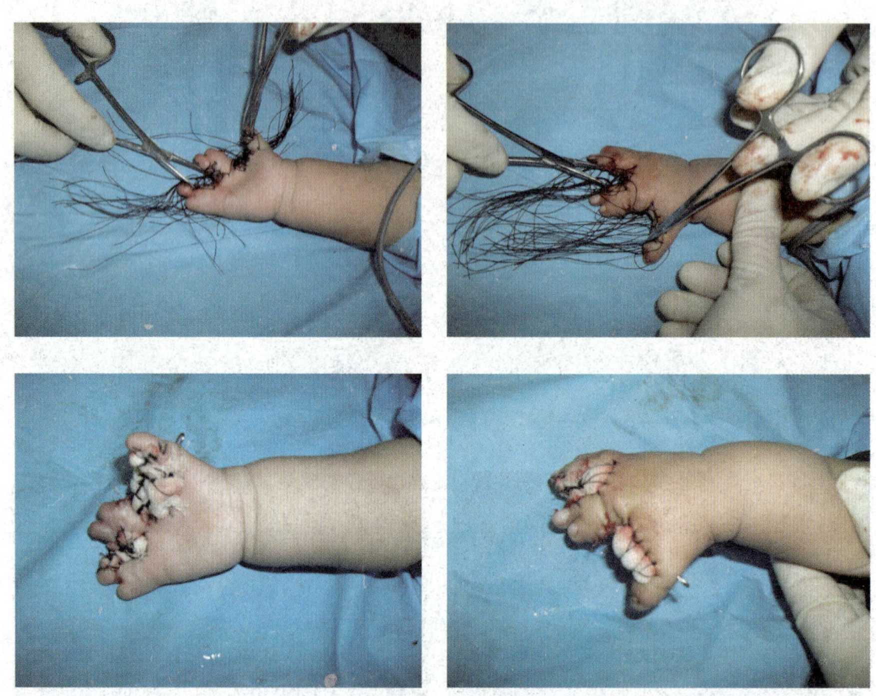

病例20–2　手术中矫形后外观（韩清銮 供图）

3. 随访情况

术后10日拆除加压包见植皮完全成活，术后2周切口愈合良好，克氏针在位，给予拆线；术后4周刀口消肿，拔出克氏针后主被动功能锻炼。患者初次手术1年后拇指恢复部分对掌功能，再次手术行示－中指、环－小指并指分指，指蹼重建手术，术中植皮修复创面。患者8年后复查，此时右手外形及功能已有明显改善（病例20–3图示）。查体时可见较明显的右侧胸大肌缺如体征（病例20–4图示）。

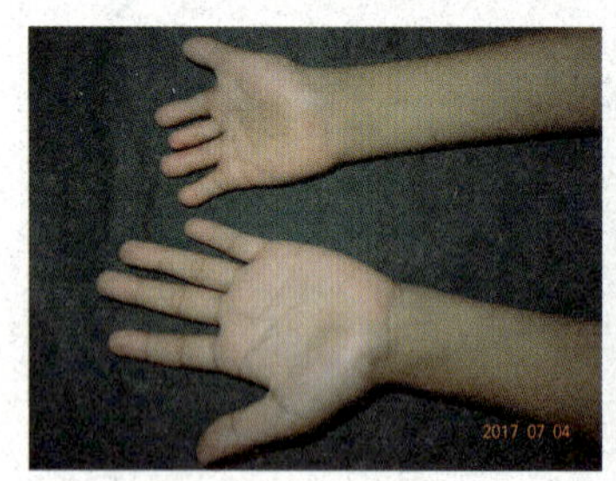

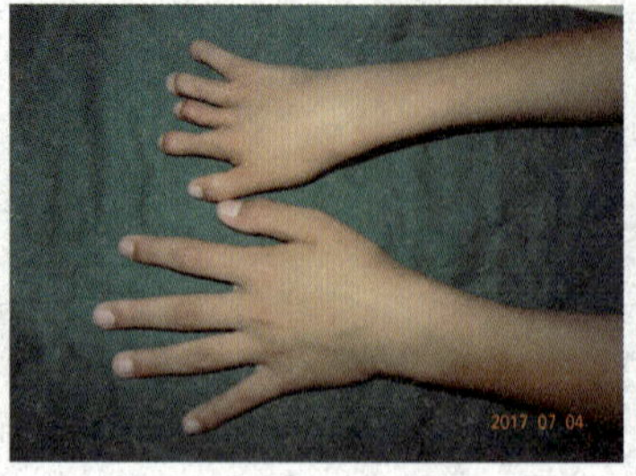

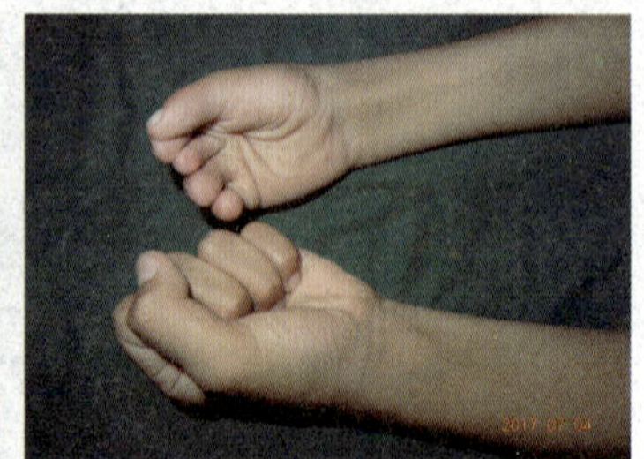

病例20–3　手术8年复查，矫形后外观

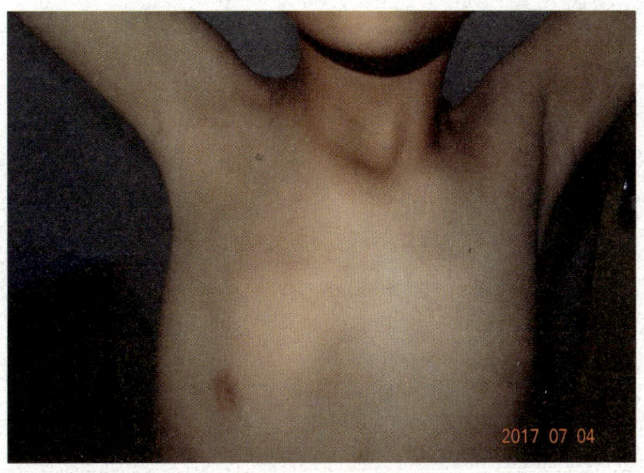

病例 20-4　右侧胸大肌缺如（韩清銮 供图）

四、诊疗经验

1.Poland 综合征表现为胸大肌胸肋头发育不良、上肢及手发育短小、示、中、环、小指的短指并指、虎口狭窄。胸壁发育异常可累及广泛，包括乳房发育不良，胸小肌和背阔肌发育不良，胸壁骨性发育异常。手部畸形程度差异较大，但中央列手指受累机会最大，通常表现为由于中节指骨短小造成的短指畸形。一般为单纯性完全或不全并指。

2. 多个手指并指的分离一般需分期进行，术后 6 个月以上再分离其他并指。禁忌同时分离一指的桡侧和尺侧，这样可导致指缺血坏死。因缺皮较多，特别是虎口部位，多需要植皮修复全部分指后形成的创面。

3. 手部治疗是整体治疗计划中的一个环节，胸部畸形的治疗主要是改善外形，包括腹直肌移位、乳房分期再造等。

（编辑：陈磊　审阅：张磊）

病例二十一　分裂手

一、病历摘要

患者男，3 岁，出生后发现双手畸形，左手并指畸形曾于 10 月大小时行分指手术治疗，恢复良好，此次为行右手分裂手畸形矫形入院。专科检查：右中指缺如，右示指桡偏与拇指部分并指，拇指发育不良，虎口重度狭窄，拇指可对掌（病例 21–1 图示）。右手正斜位片见中指缺如（病例 21–2 图示）。

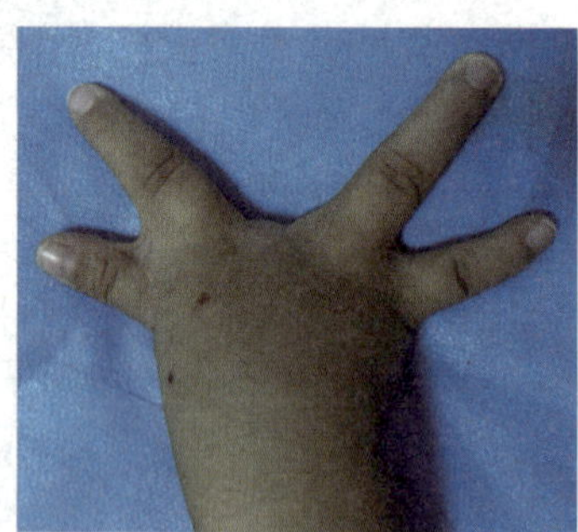
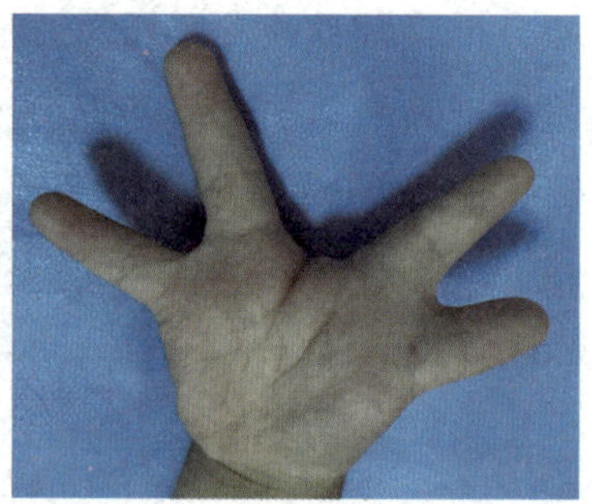

病例 21–1　右手外观（韩清銮 供图）

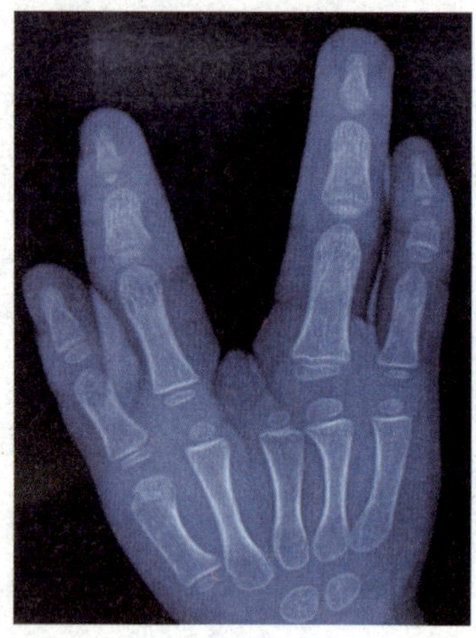
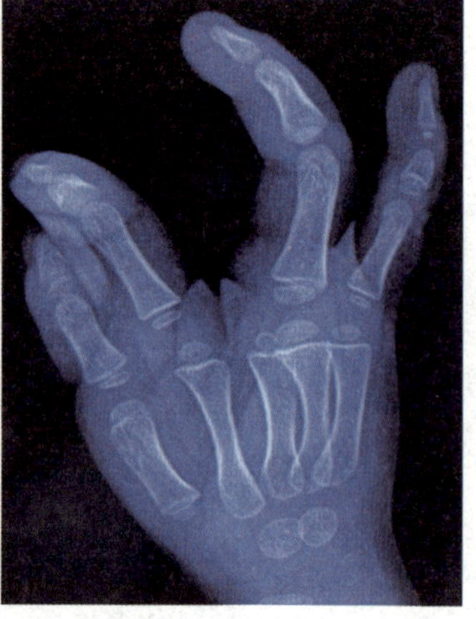

病例 21–2　右手正斜位片见中指缺如

二、入院诊断

右手分裂手畸形。

三、诊疗经过

1. 入院后检查

完善术前常规检查，排除手术禁忌。

2. 治疗情况

在静吸复合麻醉下行右手虎口开大成形 + 示指移位重建中指 + 带蒂轴型皮瓣转移术 + 指蹼成形术。术中于手掌经示指、环指间至第 3 掌骨背侧设计皮瓣，于深筋膜层掀起皮瓣，注意保护示指指动脉及指神经，将环指桡侧指动脉包含在皮瓣内；于拇指及示指间纵向切开皮肤及皮下组织，再切断拇收肌开大虎口；显露第 3 掌骨头，适当剥离骨间肌，于掌骨中远段切断并摘除，显露第 2 掌骨，于中远段切断，将示指携带掌骨远端移位于第 3 掌骨近端，交叉克氏针固定，将皮瓣覆盖虎口，刀口逐层缝合，皮瓣及示指血运良好，包扎并石膏固定（病例 21-3 图示）。

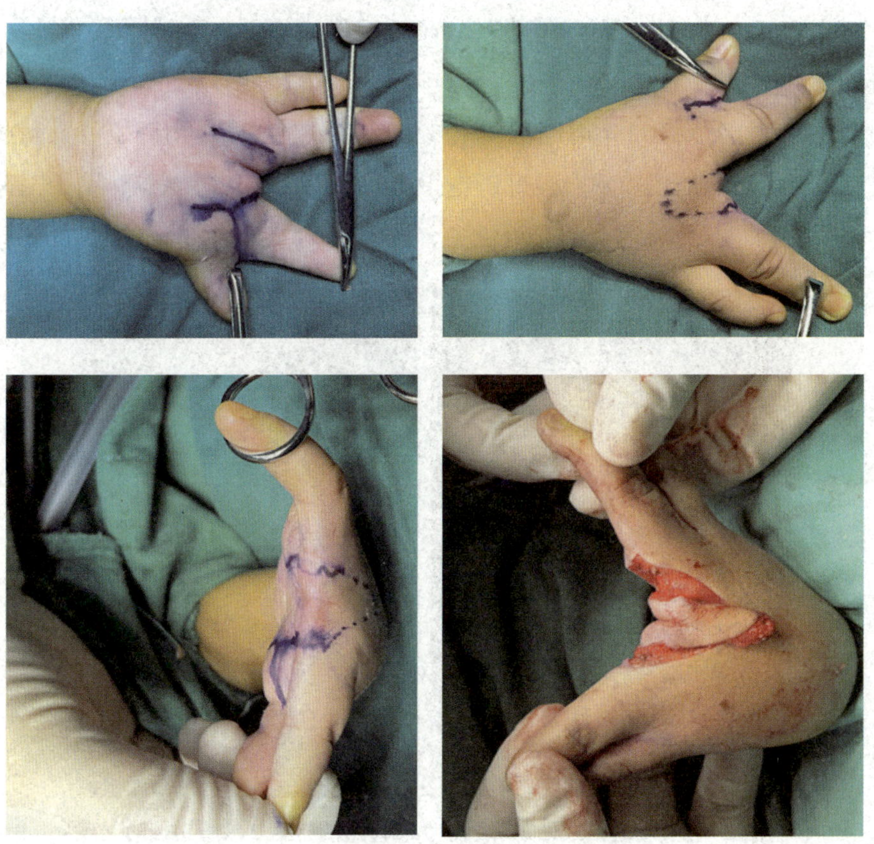

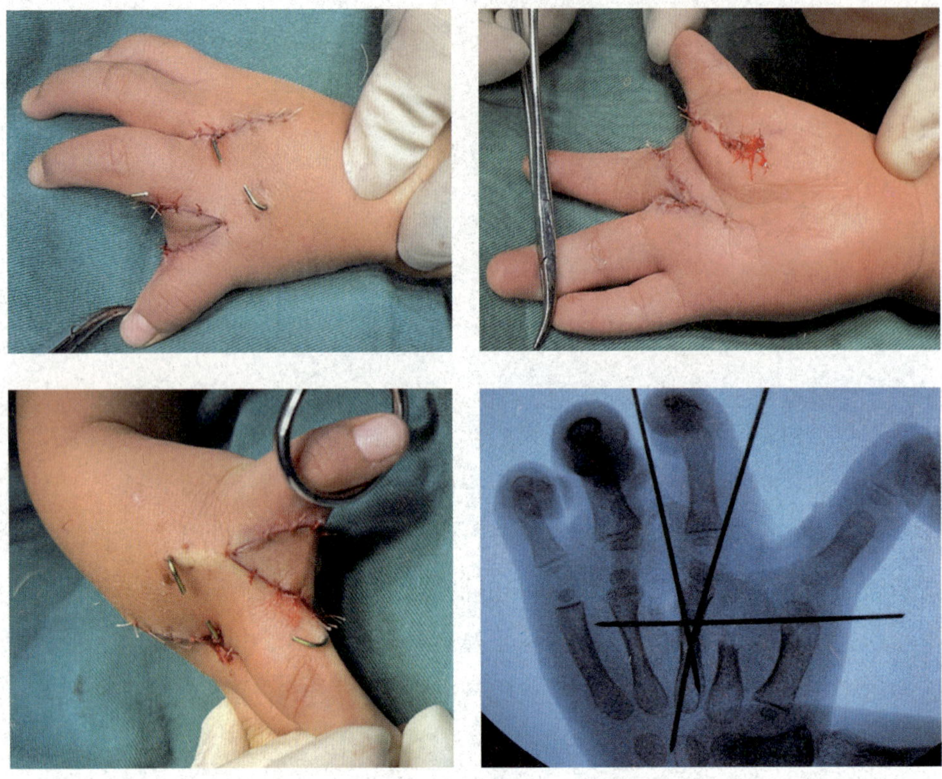

病例 21-3 术中示指移位重建中指，皮瓣转移开大并重建虎口（韩清銮 供图）

3. 随访情况

术后拍片见右手原第 2 掌骨断端与第 3 掌骨对位对线好，内固定位置满意（病例 21-4 图示）。术后 2 周切口愈合良好，中指血运平稳，克氏针在位，给予完整拆线。术后 2 月拍片复查见 2、3 掌骨对合处已愈合（病例 21-5 图示），给予拔出克氏针。

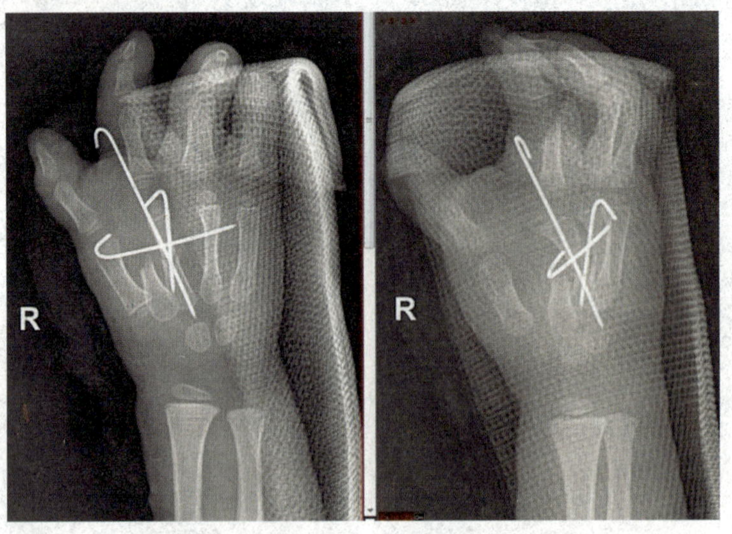

病例 21-4 术后拍片见右手原第 2 掌骨断端与第 3 掌骨对位对线好

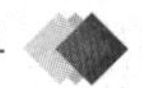

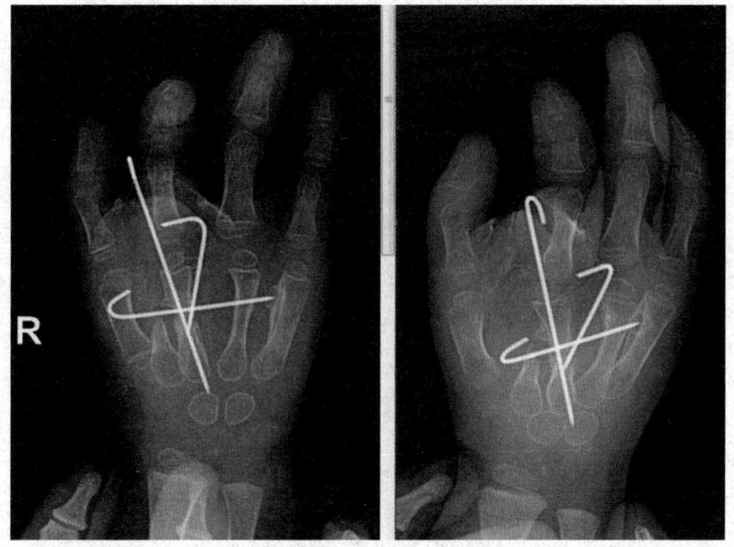

病例 21–5　术后 2 月拍片复查见 2、3 掌骨对合处已愈合

四、诊疗经验

1. 分裂手又称手部中央缺如，发病率极低，其表现为不同程度的中央列手指缺如，X 线片表现也相差很大。典型的分裂手畸形中指通常全部缺失，掌裂两侧的指间有程度不一的并指和虎口缺如。

2. 分裂手的患者因出生后畸形即存在，其功能往往能够满足生活需要。手术治疗的目的是尽量改善手部的捏握功能，其次是改善外观。

3. 因畸形程度复杂多样并无标准的手术方式，本例患者通过将示指移位到第 3 掌骨重建了中指，既开大了虎口，又改善了手部的外观，使手部获得了良好的对掌和握持功能。

（编辑：陈磊　审阅：张磊）

病例二十二 巨指症

一、病历摘要

患者男，40岁，30年前发现右手示指缓慢增粗、增长至今。专科查体：右手示指整体粗大，皮肤软组织不规则增厚至掌指关节近端，可触及桡侧皮下明显增粗的指固有神经，桡侧指腹浅感觉轻度减退，末梢毛细血管反应1秒，关节活动度在正常范围（病例22-1图示）。X线片表现为软组织增生，骨骼长度在正常范围，稍向尺侧偏曲（病例22-2图示）。

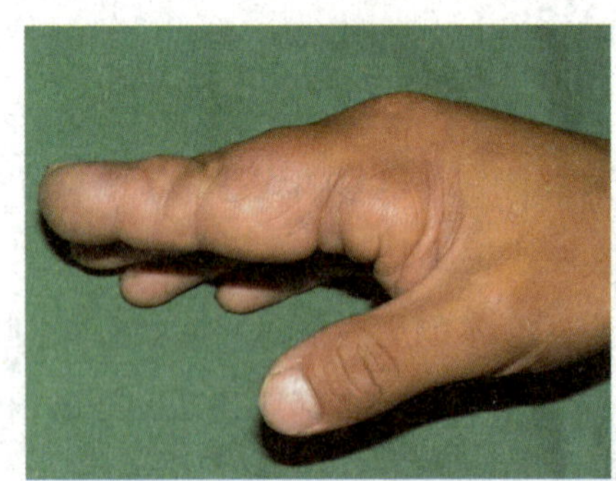
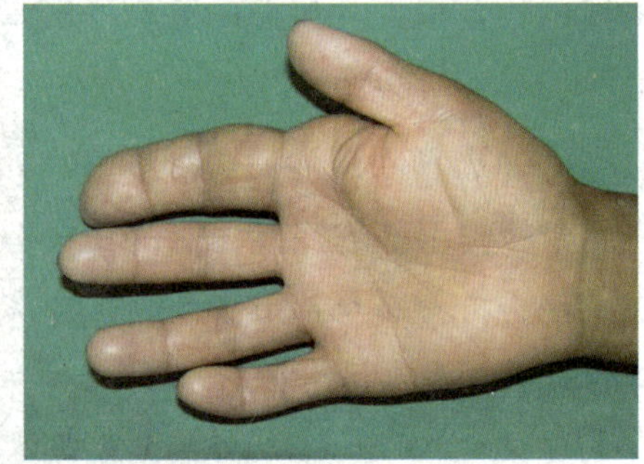

病例22-1 右手外观（韩清銮 供图）

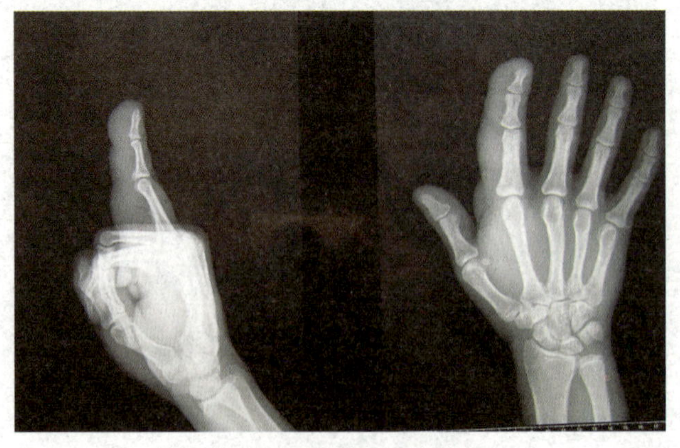

病例22-2 右手X线片

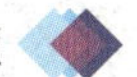

二、入院诊断

右手示指巨指症。

三、诊疗经过

1. 入院后检查

入院后完善术前常规检查，排除手术禁忌。

2. 治疗情况

臂丛神经阻滞下行巨指减容术，根据术前对比测量的左侧正常示指直径，于右手示指桡侧设计两条对应连续 Z 形切口（病例 22–3 图示），切开后逐层分离，暴露桡侧增生指固有神经（病例 22–4 图示）；切除冗余皮肤、软组织及巨大神经至腕部正常位置，结扎指动脉，切口冲洗、止血后进一步修剪血运不佳及冗余皮肤，逐层闭合（病例 22–5 图示）。

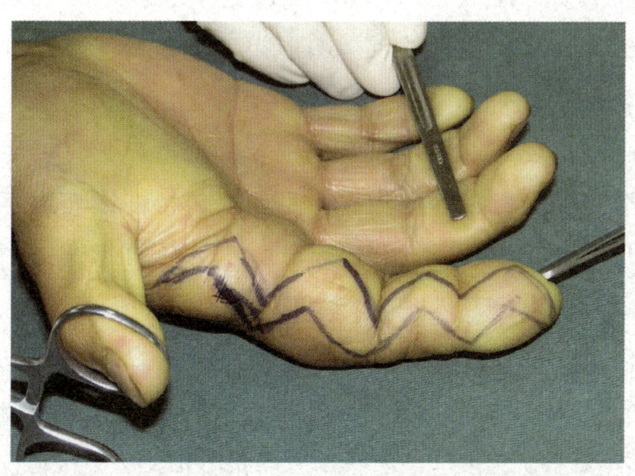

病例 22–3　切口设计利于缩减手指体积及缝合后预防挛缩

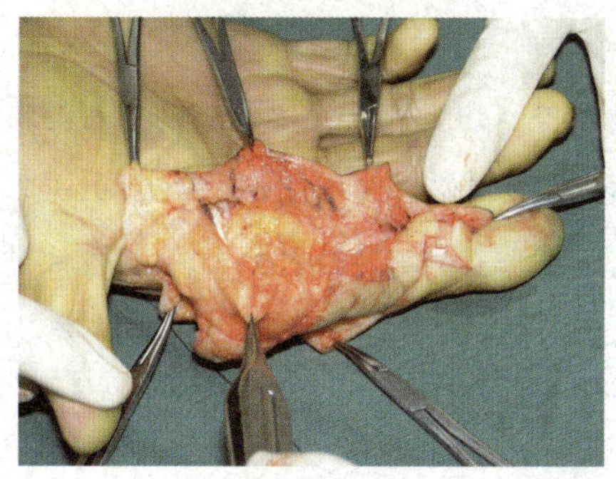

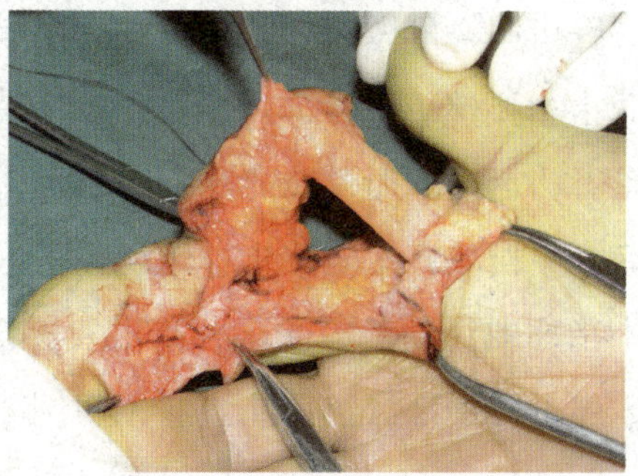

病例 22–4　术中暴露、分离巨大指神经及动脉

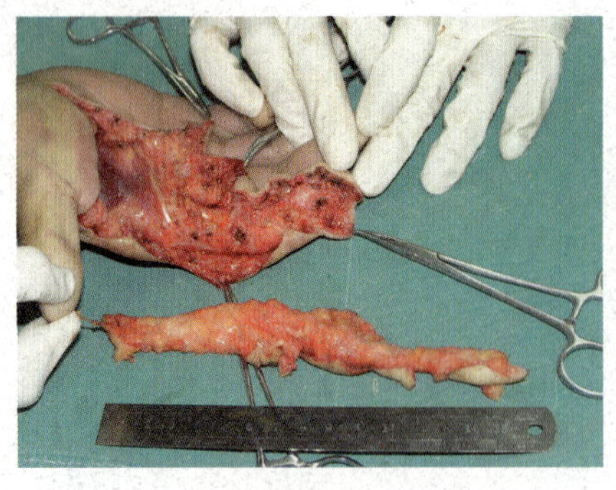
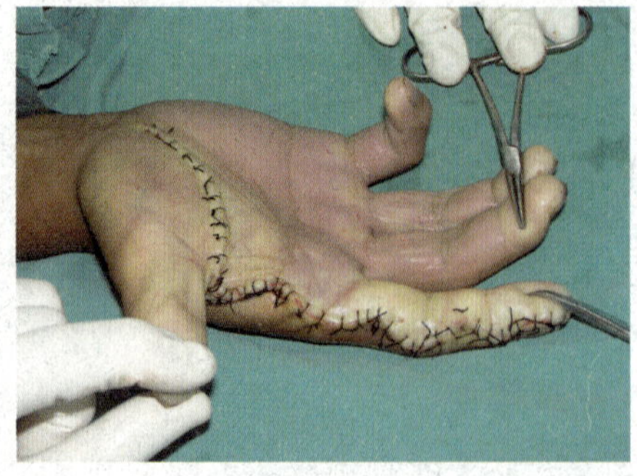

病例 22-5　切除巨大神经及增生皮肤软组织，Z 字缝合切口（韩清銮 供图）

3. 随访情况

术后 48h 换药并开始主被动伸屈功能锻炼。术后 2 周复查，切口愈合良好拆线，坚持康复锻炼。术后 4 周时手指消肿良好，主被动伸屈活动度恢复良好。

四、诊疗经验

1. 巨指症分型：Ⅰ型 – 脂肪纤维瘤病性，巨指伴手指内脂肪浸润的粗大指神经，并经腕管向近端延伸，是最常见的巨指畸形类型。Ⅱ型 – 神经纤维瘤病性，巨指通常与丛状神经纤维瘤病伴发，通常双侧受累，可存在骨软骨增生，导致骨骼肥大。Ⅲ型 – 骨肥大性巨指，婴儿期发生关节周围软骨增生，少见神经粗大，可伴有其他骨骼异常。Ⅳ型 – 偏身肥大性巨指，少见，遗传特性或病因不清，巨指是偏身肥大的一部分，所有手指均受累，指畸形程度较Ⅰ型或Ⅱ型轻。本例患者为Ⅰ型。

2.Barsky 将巨指症分为稳定型和进行型两种。最常见的是稳定型，巨指为先天性，但与其它手指一样按比例生长，一般不需手术治疗；进行型巨指生长的速度远超过其它手指，主要由于过多的纤维脂肪组织增生所致，常需手术治疗。减容术适合于各型巨指症，有时需反复修整，但要注意防止术后皮肤坏死及伤口迟延愈合。

3. 巨指减容手术神经切除后可停止生长，但神经切除后可致手指感觉障碍和营养性溃疡。巨指偏斜可做部分截指或截骨短缩矫正术，对改善外观有一定的效果。

4. 截指术要慎重，除非严重的影响手功能时才进行。我科病例中 1 例左手示中指巨指症患者，示指畸形及功能受限明显且末梢曾反复破溃（病例 22-6 图示），行畸形示指切除，中指减容、桡侧指神经切除手术治疗（病例 22-7 图示）；术后长期随访无复发，中指屈曲活动部分受限，指端浅感觉部分恢复，无慢性溃疡，环小指力量代偿性增加，患者对手部保留功能满意（病例 22-8 图示）。

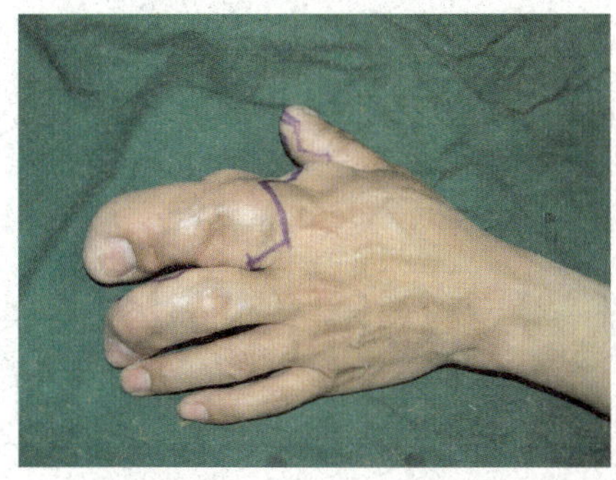
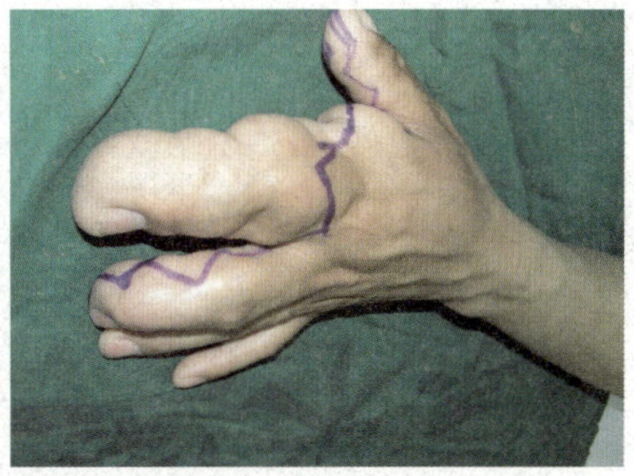

病例 22-6　左手示中指巨指症术前外观

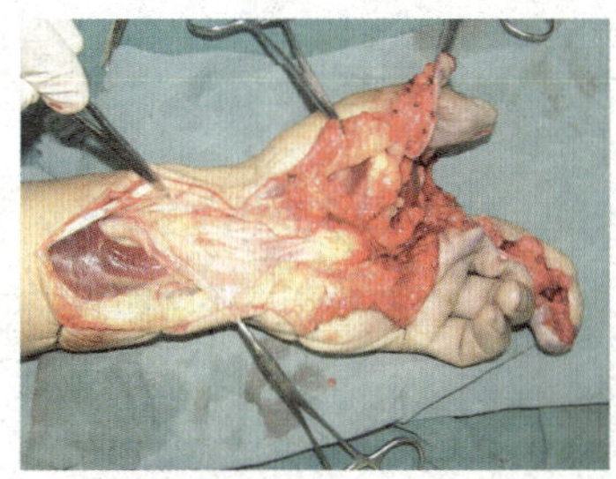
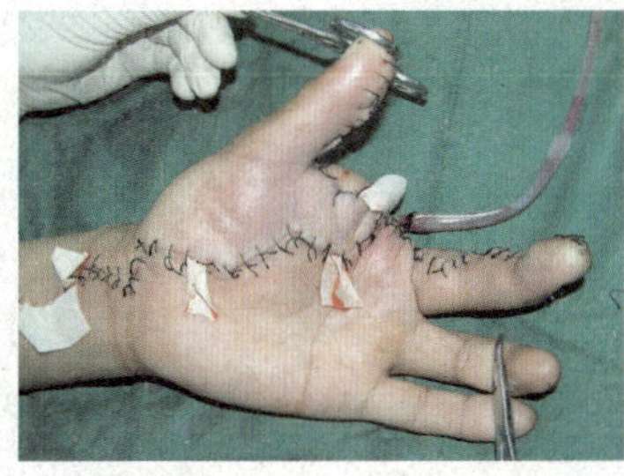
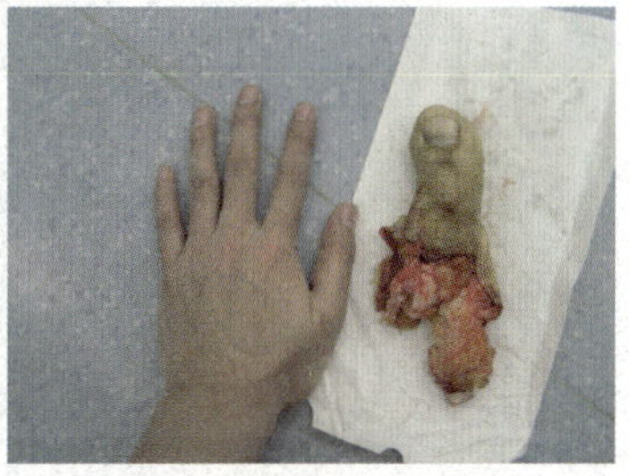

病例 22-7　术中探查所见神经增粗至腕管近端，切除示指，中指给予减容矫正畸形

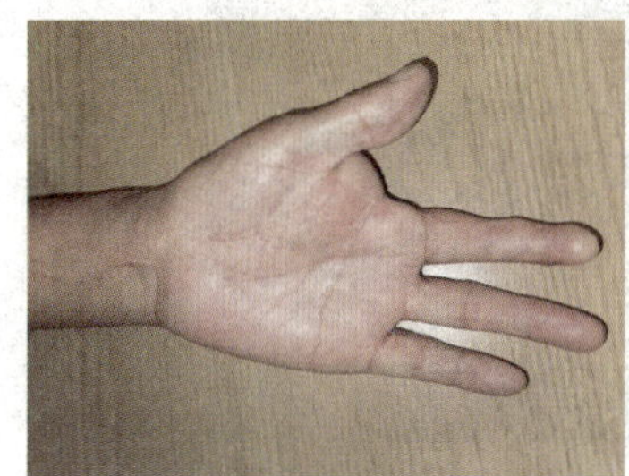
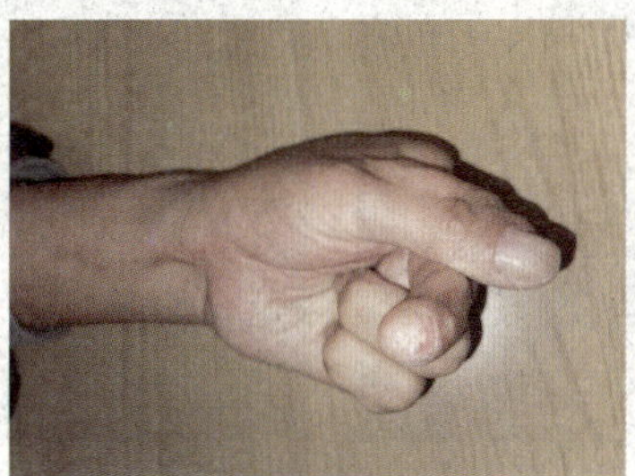
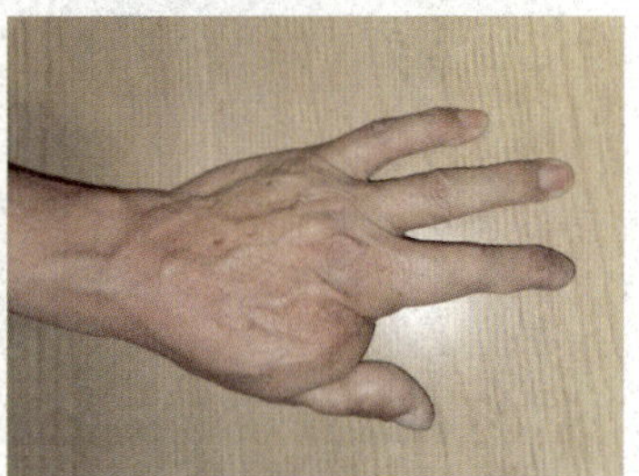

病例 22-8　术后 15 年随访（韩清銮 供图）

（编辑：陈磊　审阅：张磊）

病例二十三　先天性束带综合征

一、病历摘要

患者男性，3 岁，因“出生后发现右小腿及足部畸形并活动后肿胀 1 年”入院。专科检查：右足发育不良，短小，仅有三个不完整的足趾，足背皮肤软组织挛缩，踝关节近端见环形束带，深凹入皮下，足趾远端血运可（病例 23-1 图示）。

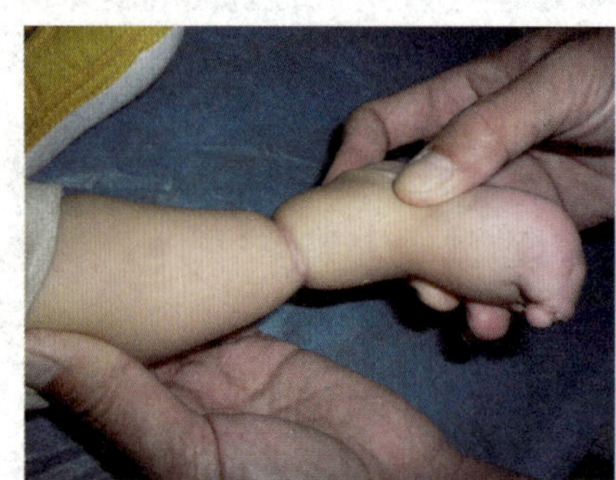
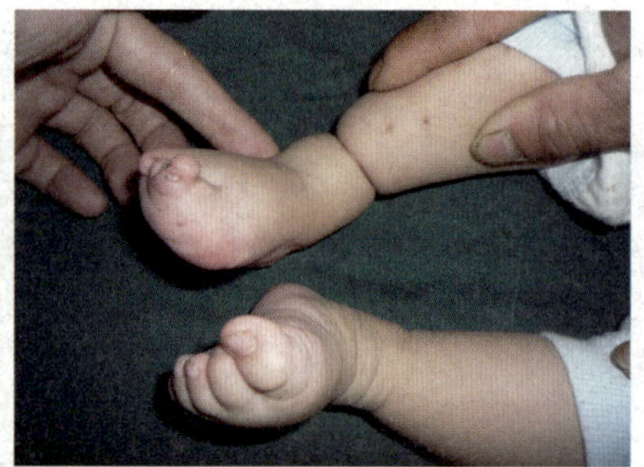

病例 23-1　右下肢畸形外观（韩清銮 供图）

二、入院诊断

右小腿先天性束带综合征 右足皮肤及足趾关节挛缩畸形。

三、诊疗经过

1. 入院后检查

入院后完善术前常规检查，排除手术禁忌。

2. 治疗情况

预设计多个斜行“Z”字，长各约 3cm，沿预画线分别切开皮肤，仔细探查保护重要的动静脉血管和神经，并切除束带，“Z”字皮瓣交叉缝合皮肤。术中切除束带宽度约 2mm，切除皮肤束带皮下所有挛缩的结缔组织，直达深筋膜，彻底解除束带的压迫，

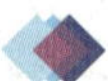

注意辨识重要的血管神经；缝合时首先要缝合深层组织，切口处平复后再“Z”形缝合皮肤（病例 23-2 图示）。术后无菌敷料适度加压包扎，术后 48h 常规换药观察皮瓣血运并嘱患儿家属被动活动患儿患肢；每 2-3 天换药一次，观察远端肢体血运，12 天左右拆线，行适量活动。

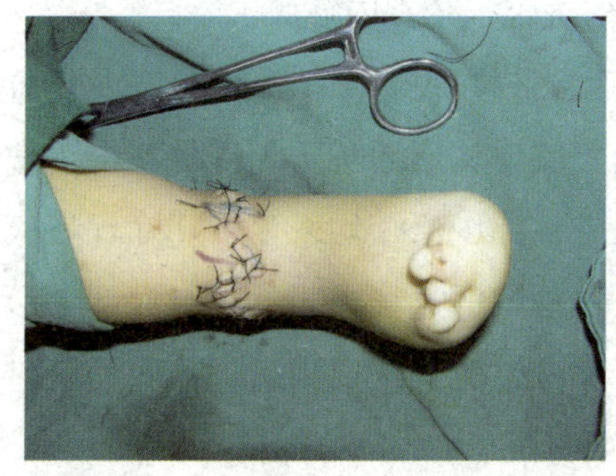
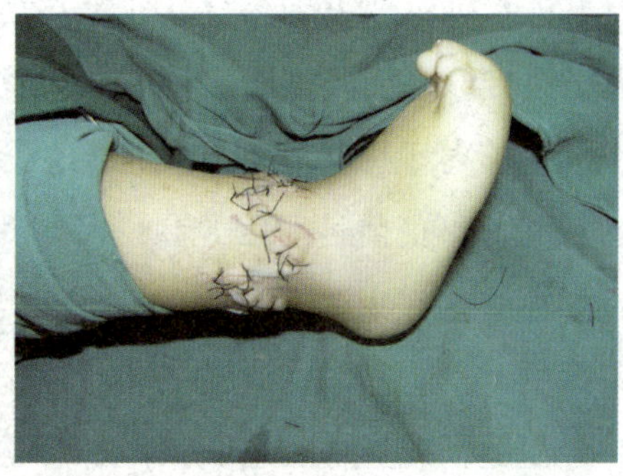

病例 23-2　松解缝合完毕（韩清銮 供图）

3. 随访情况

术后 1 月时切口愈合良好，刀口瘢痕质地稍韧，无压痛，远端肢体血运平稳，已经消肿。术后 3 月时患肢行走、肿胀较术前减轻。术后 6 年时刀口质地外观良好，足踝部无淋巴及静脉回流障碍所致水肿表现（病例 23-3 图示），并再次入院行足趾挛缩松解、植皮，趾间关节松解后克氏针固定治疗（病例 23-4 图示）。

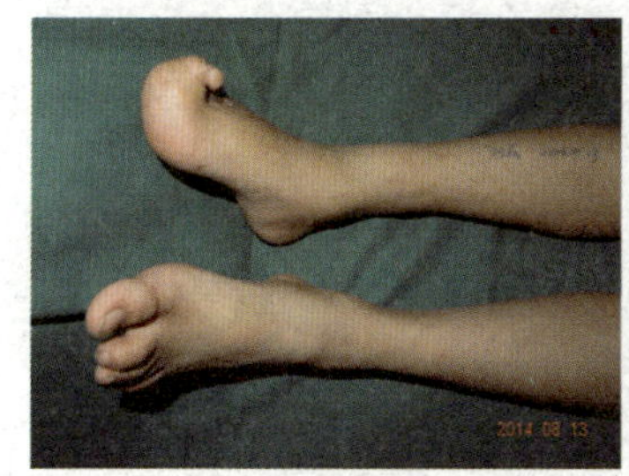
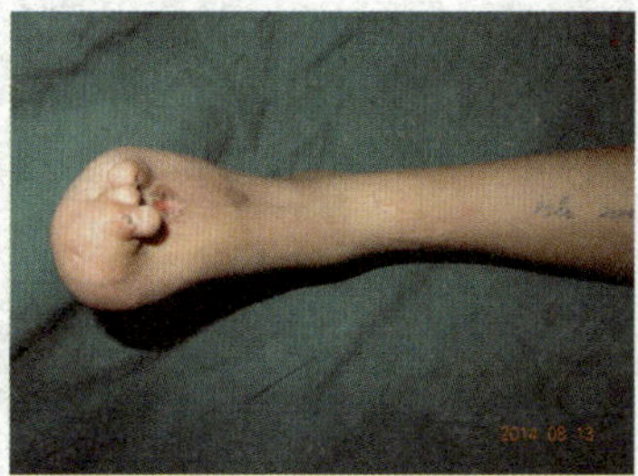
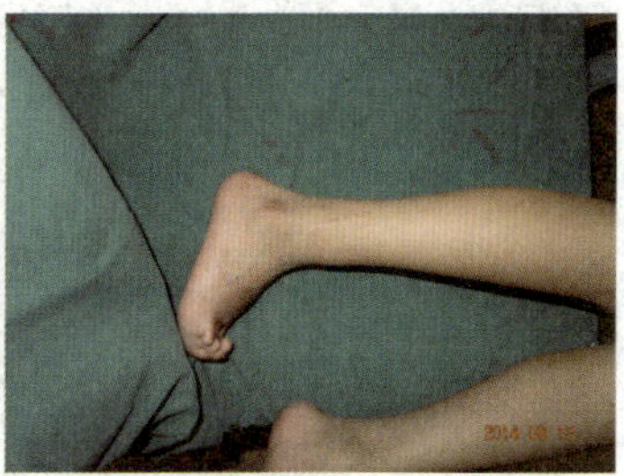

病例 23-3　束带矫形术后 6 年，外观及远端生长发育良好（韩清銮 供图）

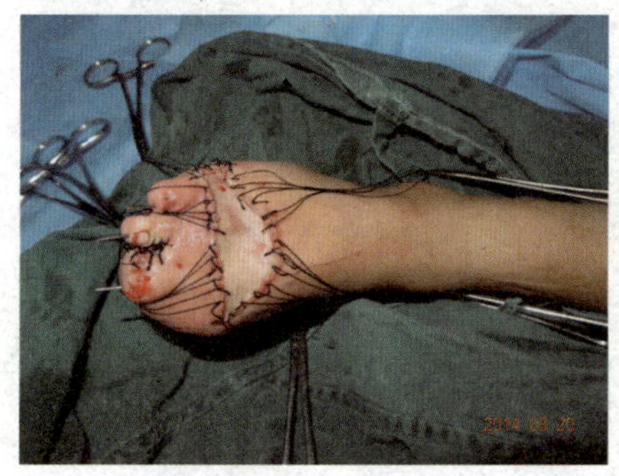
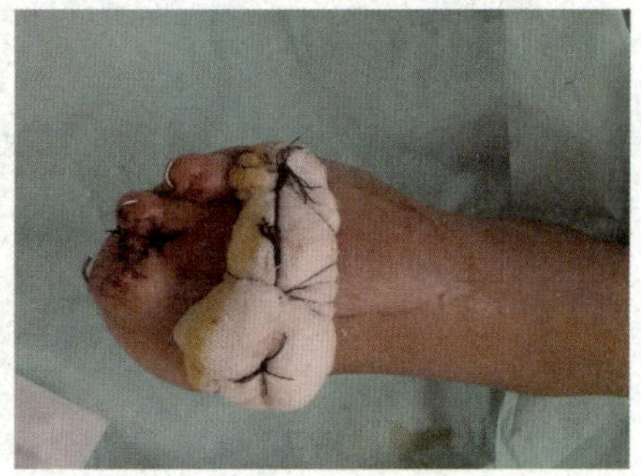

病例 23-4　足趾及足背皮肤挛缩矫形后外观（韩清銮 供图）

四、诊疗经验

1.Patterson 曾对此病的诊断做出了标准，他认为只要满足下列中的任意两个条件就应该诊断为先天性束带综合征：①单纯的束带综合征；②束带综合征伴远端畸形，有或没有淋巴水肿；③束带综合征伴远端结构融合；④宫内截肢。

2. 由于束带综合征严重的病例可以导致远端肢体的肿胀、畸形、肢短及发育受限，所以早期的治疗对于患儿外观和功能的恢复、肢体畸形的矫正和尽早获得正常发育都有积极的意义。不论何种原因导致的环形束带，临床治疗均以手术切除环形束带、松解受压迫的血管神经束为基本目的；尤其是在松解的过程中要重视对深部环形束带的松解，深部的环形束带常是压迫神经、血管和淋巴管的重要因素，彻底松解对于去除压迫，改善血运，减少术后组织张力都有重要意义。

3. “Z”字的个数取决于肢体的直径，皮瓣的角度约为 60° 。术中须将皮肤束带完全切除，同时必须对束带的皮下组织进行充分松解，除对紧张的筋膜进行彻底的环行切除，还应对其远近端行充分松解，必要时对重要的血管神经也应当行远近端的松解探查。应切除增厚的纤维组织，在进行软组织松解的时候，必须对经过束带处的重要血管神经加以保护以免损伤。

4. 术后密切观察皮瓣血运，血运障碍及时换药或拆除过紧缝合线；行关节锻炼，需嘱咐家长坚持随诊，坚持在康复医师指导下锻炼，对预防再挛缩也起到极为重要的作用。

（编辑：陈磊　审阅：张磊）

病例二十四　Madelung 畸形

一、病历摘要

患者女，17 岁，双腕关节疼痛 1 年入院，右腕为重。专科查体：右尺骨头背侧隆起，尺骨头周围压痛，尺骨隐窝处压痛，握拳旋前尺偏时疼痛明显，远尺桡关节被动活动时疼痛明显，无明显弹响感；左腕关节尺骨头背侧隆起较轻，尺腕背侧轻度压痛；双腕关节极度旋前、旋后均出现疼痛（病例 24–1 图示）。双腕正侧位 X 线片见：双侧下尺桡关节半脱位，尺骨正变异，桡骨远侧骨骺及干骺端尺侧结构紊乱，桡腕尺腕关节呈“V”型改变，尺偏角明显增大（病例 24–2 图示）。

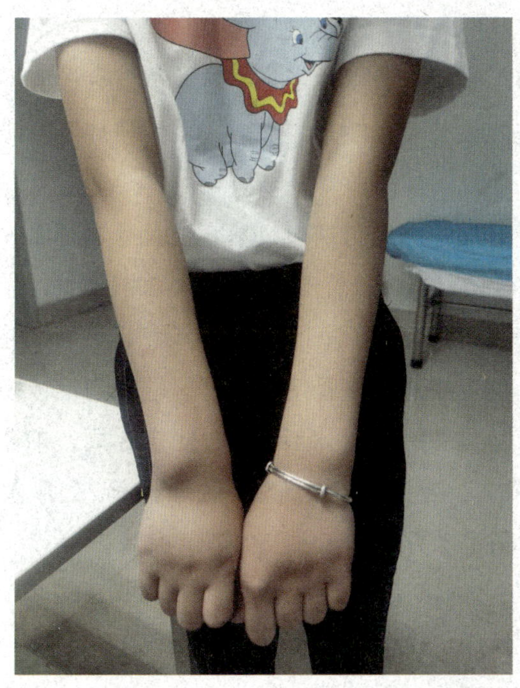
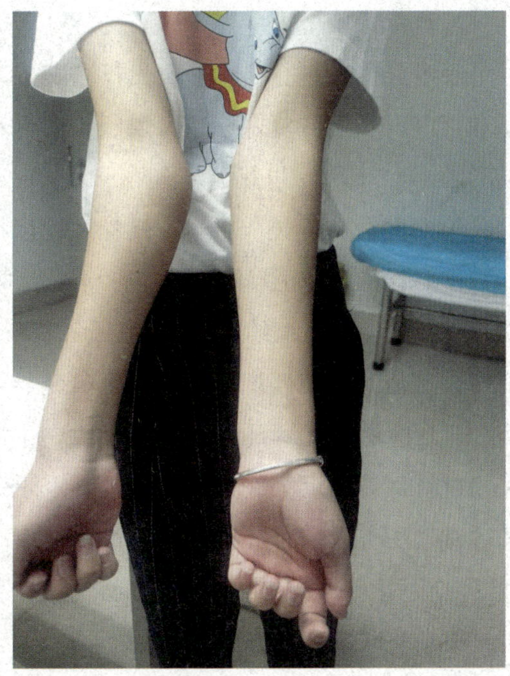

病例 24–1　术前双手外观（韩清銮 供图）

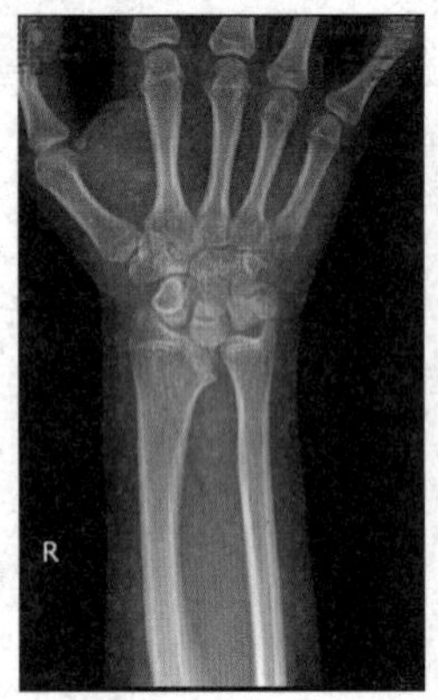

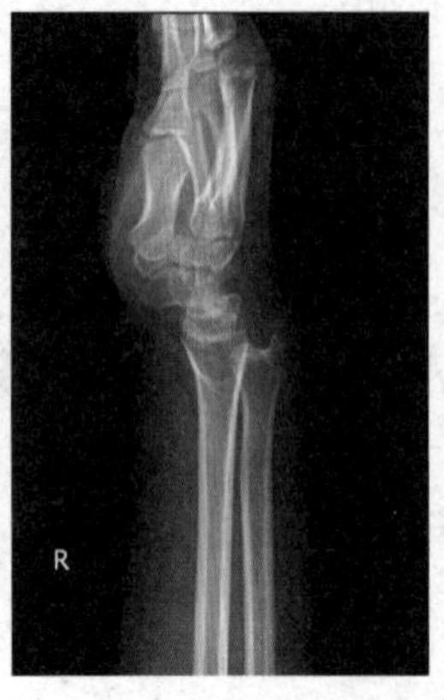

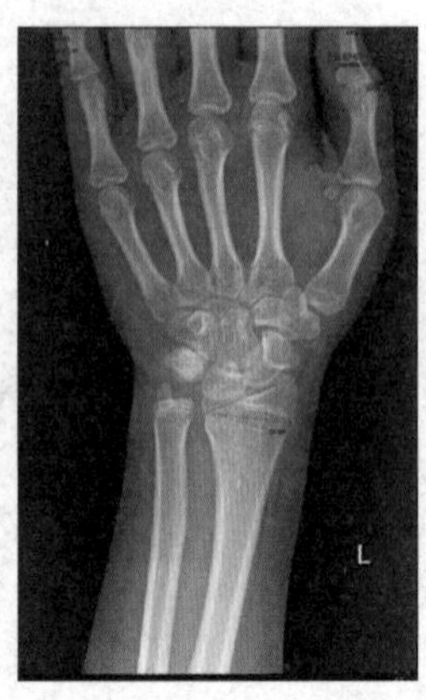

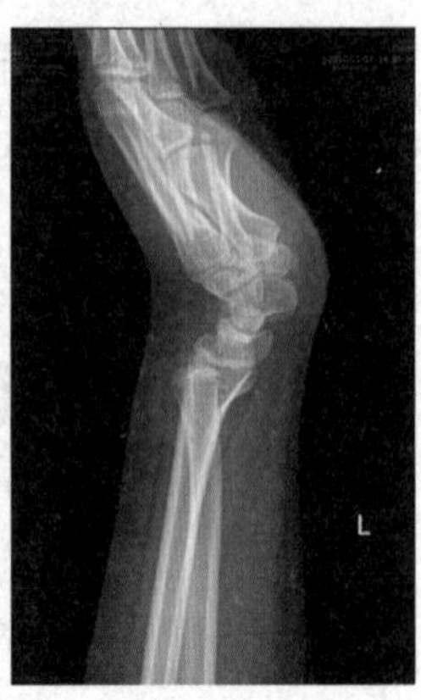

病例 24–2　双腕关节正侧位 X 线片示桡骨关节面尺偏角增大，尺侧关节面畸形，尺骨正变异

二、入院诊断

双腕 Madelung 畸形。

三、诊疗经过

1. 入院后检查

入院后完善术前常规检查，排除手术禁忌。

2. 治疗情况

手术分两次进行。第一次先行右腕关节手术矫形，术后半年右腕关节没有任何不适和疼痛，功能恢复好，患者强烈要求行左腕关节手术矫形。麻醉采用臂丛神经阻滞麻醉。

第一次行右腕关节手术，桡骨截骨选择远端掌侧纵行切口，暴露桡骨远端骨面并予以楔形截骨，纠正尺偏角约 17°，尺骨截骨切口选择尺背侧（病例 24–3 图示），尺骨远端斜行截骨短缩约 2.5cm，克氏针临时固定透视后见尺偏角度纠正满意，下尺桡关节脱位复位，关节匹配，尺骨轻度负变异，位置满意；桡骨使用桡骨远端解剖钢板固定，尺骨应用 5 孔解剖锁定钢板固定（病例 24–4 图示）。术后石膏外固定 3 周，拍片见尺桡骨截骨固定位置良好（病例 24–5 图示），腕关节匹配满意，去除石膏，行腕关节主被动屈伸及前臂旋转锻炼。术后半年，同手术方式矫正左腕关节（病例 24–6、病例 24–7、病例 24–8 图示）。

3. 随访情况

术后石膏固定 3 周，去石膏后康复锻炼，适当增加锻炼力量。术后 6 周开始抗阻力伸屈及旋转训练。右腕关节术后 1 年复查，双腕部活动无明显疼痛，从事正常学习、锻炼、家务活动和生产生活劳动。查体见：双腕关节畸形全部矫正，腕关节伸屈活动及前臂旋转功能正常，腕关节背伸有力。X 线片检查见双尺桡骨截骨处愈合良好，桡骨尺偏角减小到 20 ~ 24° ，掌倾角 <15° ，患者对手术效果十分满意（病例 24–9 图示）。

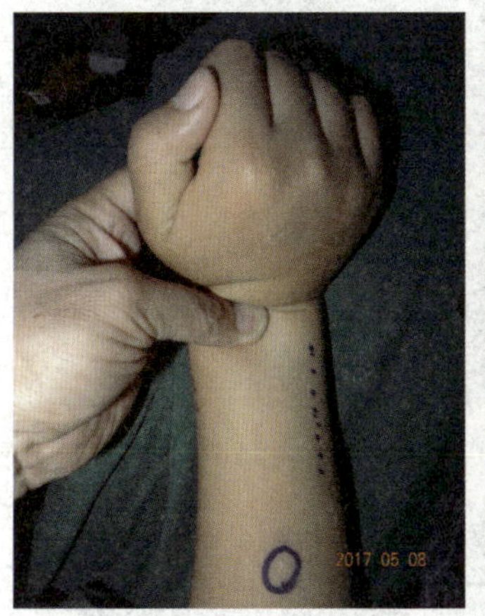

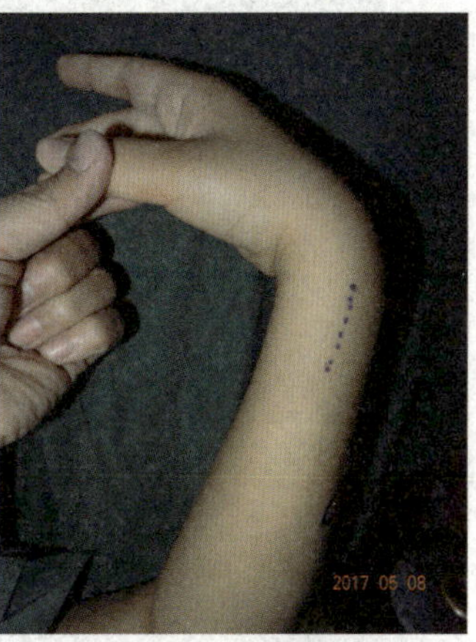

病例 24–3　右腕关节截骨矫形设计手术切口（韩清銮 供图）

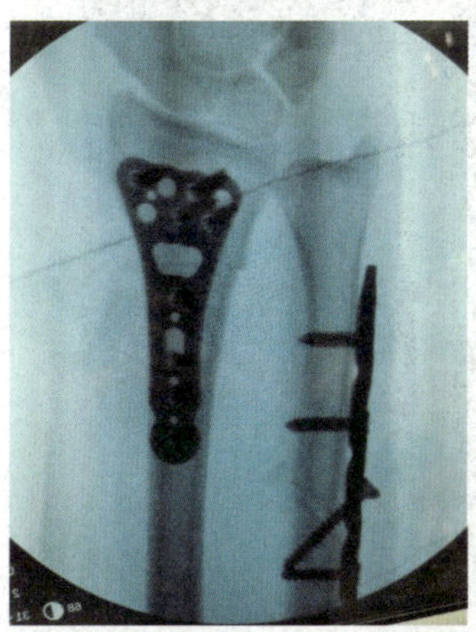

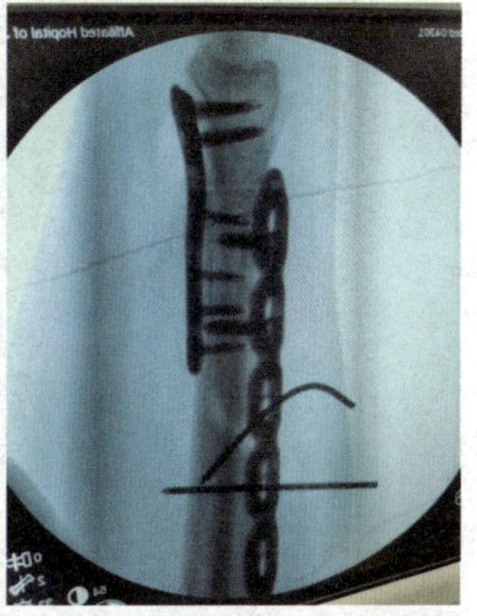

病例 24–4　术中截骨固定后透视见腕关节面恢复好，下尺桡关节匹配（韩清銮 供图）

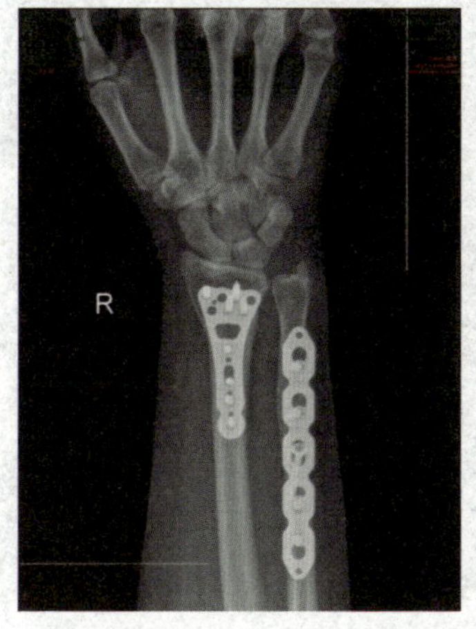

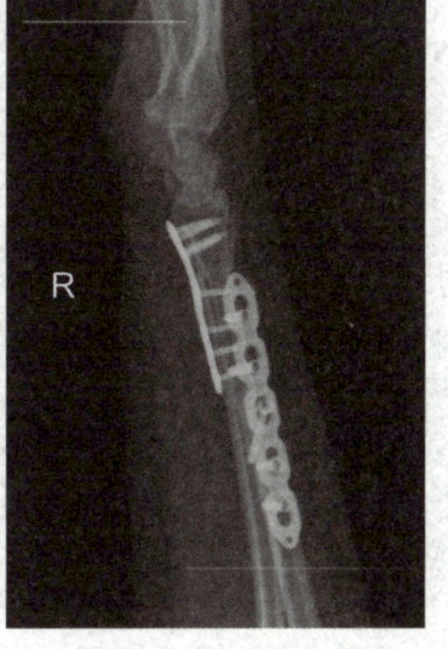

病例 24–5　术后右腕关节正侧位片，尺偏角、掌倾角恢复良好（韩清銮 供图）

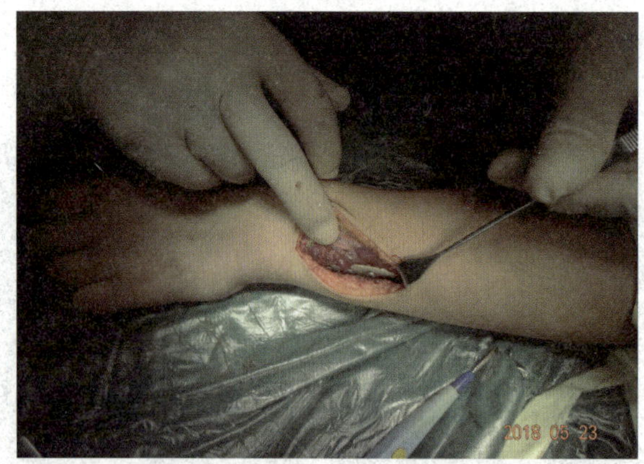

病例 24-6　左腕关节尺骨截骨切口选择，钢板内固定（韩清銮 供图）

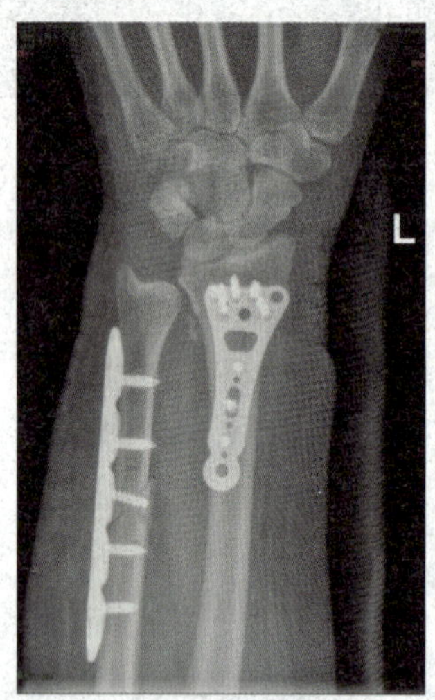

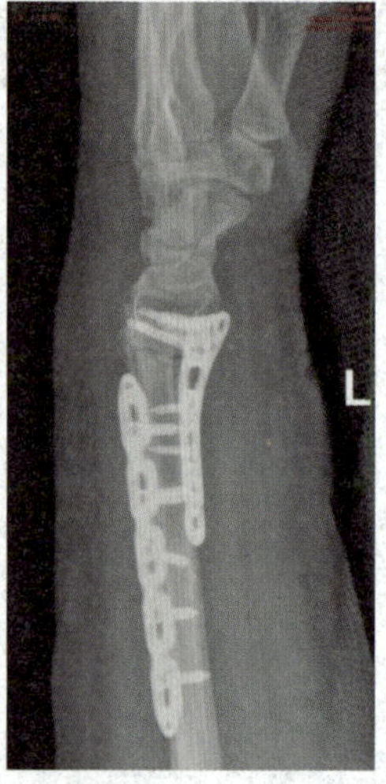

病例 24-7　左腕关节桡、尺骨截骨钢板内固定术后正侧位片（韩清銮 供图）

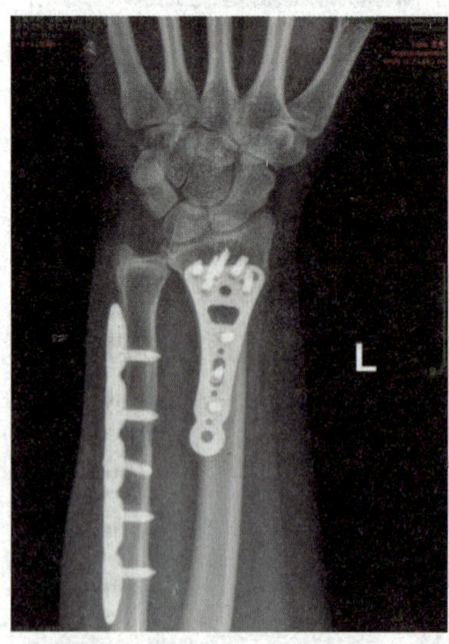

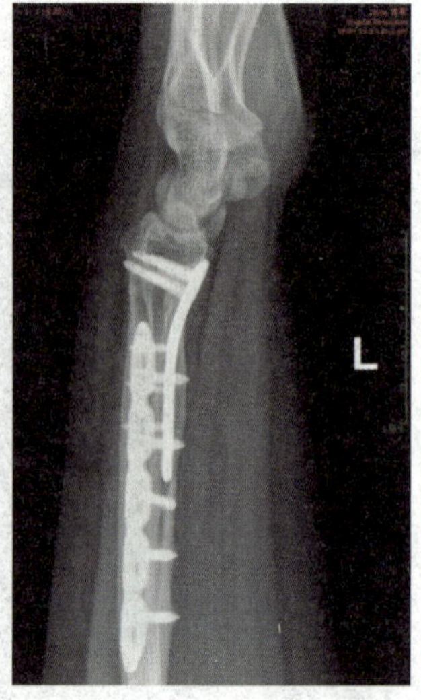

病例 24-8　左腕关节内固定术后 3 月，尺偏角、掌倾角恢复良好（韩清銮 供图）

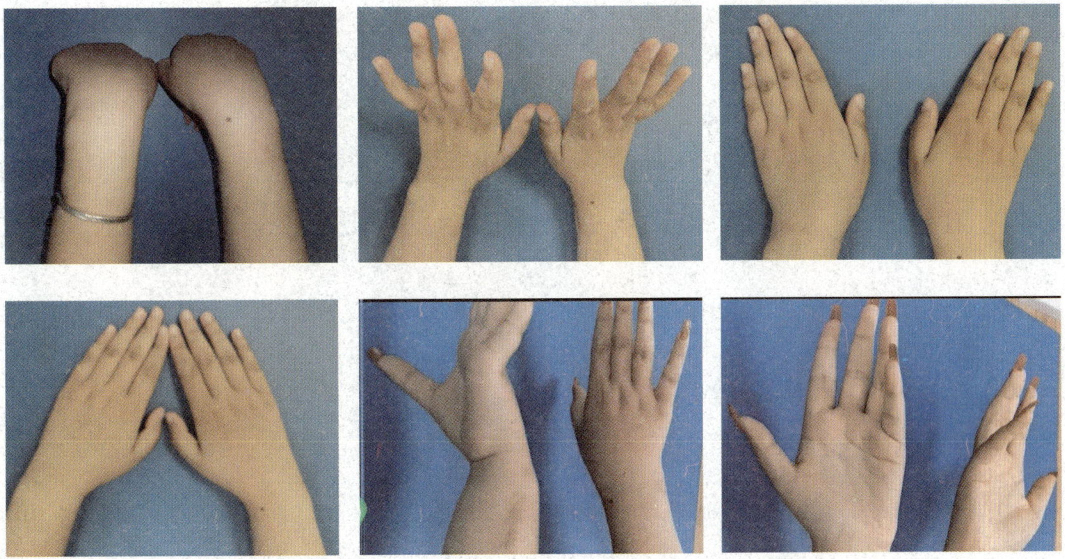

病例 24–9 双腕关节屈伸、尺偏桡偏、旋前旋后恢复良好（韩清銮 供图）

四、诊疗经验

1.Madelung 畸形是由于桡骨远端掌侧和尺侧骨骺生长障碍导致的桡骨远端过度向桡侧和掌侧成角畸形，有时整个桡骨都可受累，通常是双侧受累，畸形在青少年早期开始变得明显。Madelung 畸形造成的桡骨远端、下尺桡关节骨性及韧带的病理改变较重，手术治疗目的是改善腕部功能，消除症状。

2. 难治性疼痛病例具有明确的手术指征。手术方式包括：韧带切除结合穹隆状截骨术、桡骨闭合式楔形截骨结合尺骨短缩术、桡骨撑开式楔形截骨术、桡骨截骨结合尺骨远端切除术、桡骨截骨结合 Sauvé–Kapandji 手术等。

3. 本病例根据术前的 X 线片及畸形严重程度设计桡骨楔形截骨块的大小和形状，在成角畸形最明显的部位进行截骨，手术目标是重建桡骨的掌倾和尺偏角度。采用标准手术方法进行尺骨短缩，目标是形成尺骨中性变异或轻度的负向变异，推荐使用动力加压钢板进行固定。截骨后远端仍有较强的纵向牵拉力，往往产生截面间分离，导致骨折端延迟愈合或骨不连接，应用锁定钢板，必要时加用钢丝加压固定，能克服截骨间旋转，又能使骨截面对合严密，防止骨折端分离，符合生物力学要求，为截骨端愈合创造了条件，且利于早期功能锻炼。

（编辑：陈磊　审阅：韩清銮）

病例二十五　先天性指间关节屈曲挛缩畸形

一、病历摘要

患者男，12 岁，自幼双手关节畸形并功能受限。专科查体：左手示指 PIP (proximal interphalangeal point，近侧指间关节) 关节呈屈曲状，主被动伸指 80°，屈曲达 60°，掌侧皮肤紧张、挛缩，DIP(distal interphalangeal point，远侧指间关节) 及 MP(metacarpophalangeal point，掌指关节) 关节主被动活动度在正常范围，虎口皮肤挛缩，开大受限，拇指对掌对指活动度部分受限，余各指外观及功能良好。右手 2–5 指鹅颈畸形，关节无压痛，掌指关节主被动不能完全伸直，欠伸约 30°，拇指功能良好（病例 25–1 图示）。X 线片见左手示指 PIP 屈曲明显（病例 25–2 图示）。

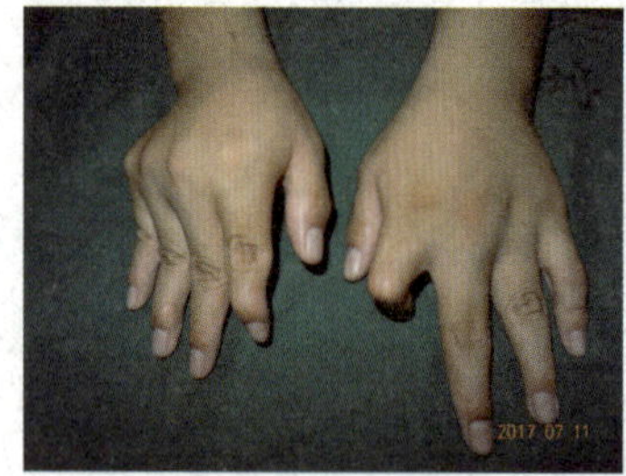

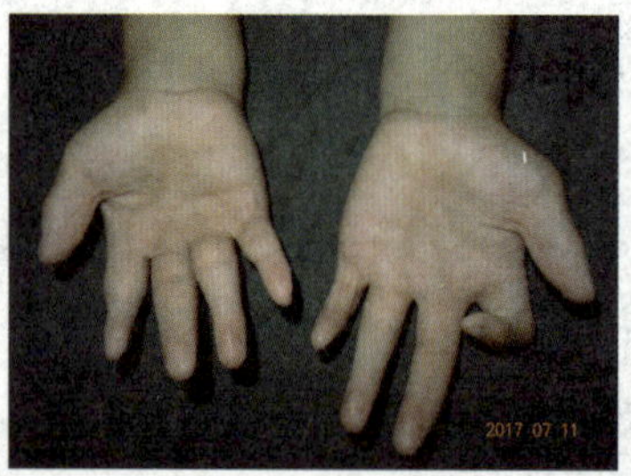

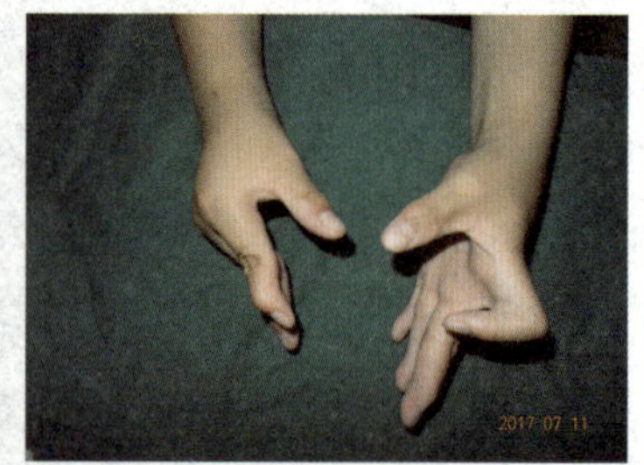

病例 25–1　双手外观（韩清銮 供图）

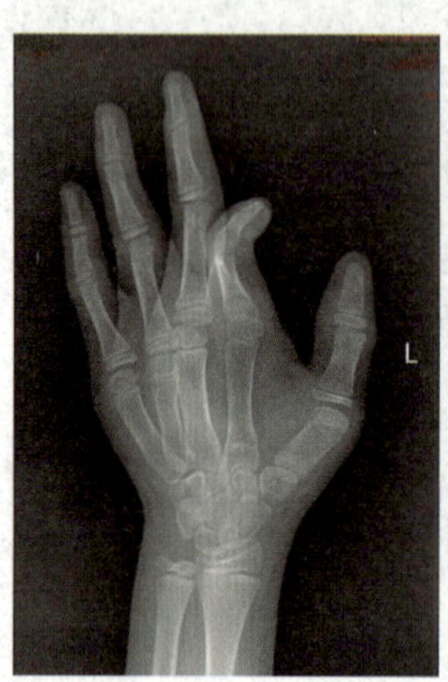

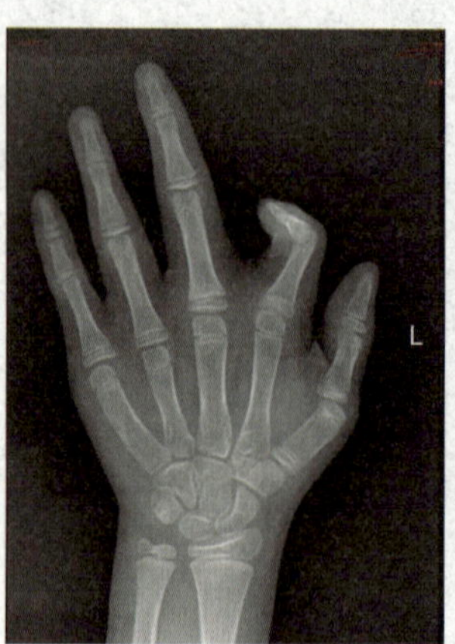

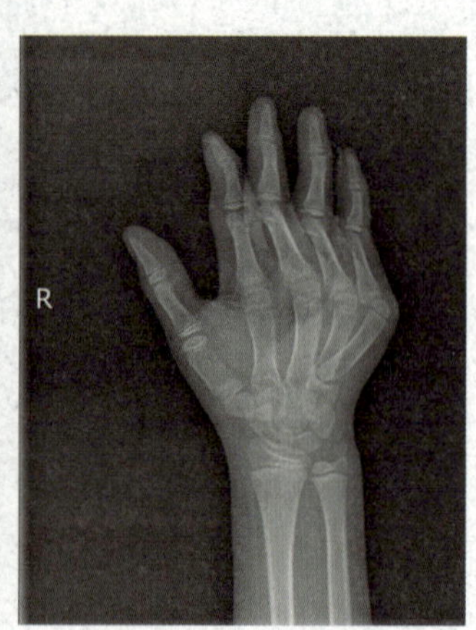

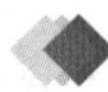

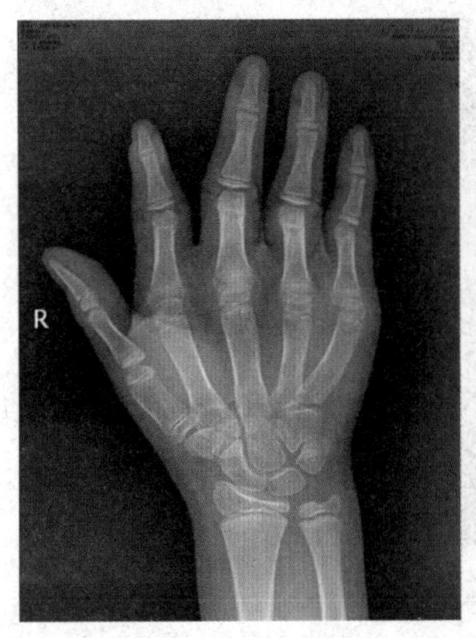

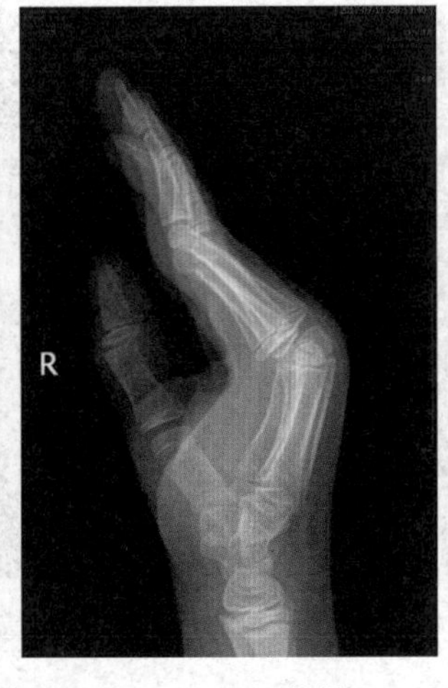

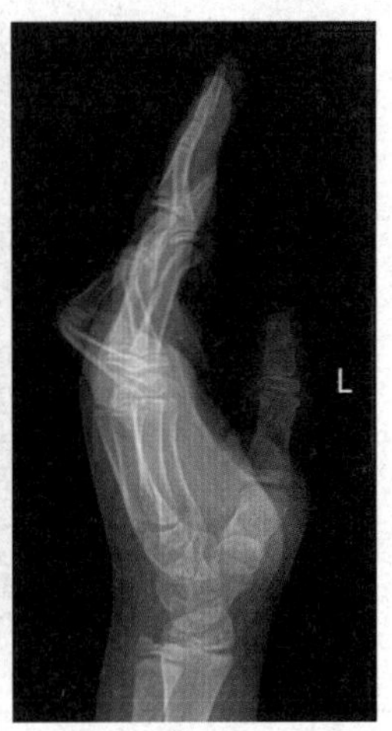

病例 25–2　双手 X 线片

二、入院诊断

左手示指先天性屈曲挛缩畸形，左手虎口狭窄，右手 2~5 掌指关节屈曲挛缩。

三、诊疗经过

1. 入院后检查

入院后完善术前常规检查，排除手术禁忌。

2. 治疗情况

全麻下行左手示指 PIP 关节挛缩松解矫形、克氏针固定、邻指皮瓣修复、虎口加深术。术中切开示指 PIP 掌侧挛缩皮肤及皮下组织，被动伸指时深浅屈指肌腱紧张，于腕管近端行屈指肌腱“Z”字延长，指固有动脉及神经周围筋膜在显微镜下松解后张力缓解，经骨膜下向远端推移掌板，被动可伸直 PIP 关节且不影响末梢血运；以克氏针固定 PIP 关节，调整屈指肌腱张力缝合延长部位（病例 25–3 图示）。关节伸直后掌侧形成新的创面且血管神经肌腱外露，切取中指邻指皮瓣修复，皮瓣供区植皮修复（病例 25–4 图示）。挛缩虎口皮肤行“五瓣成形”开大，缝合后皮瓣血运良好（病例 25–5 图示）。

3. 随访情况

术后 2 周切口愈合良好拆线，术后 3 周行邻指皮瓣断蒂并拔出克氏针，行示指 PIP 功能锻炼。

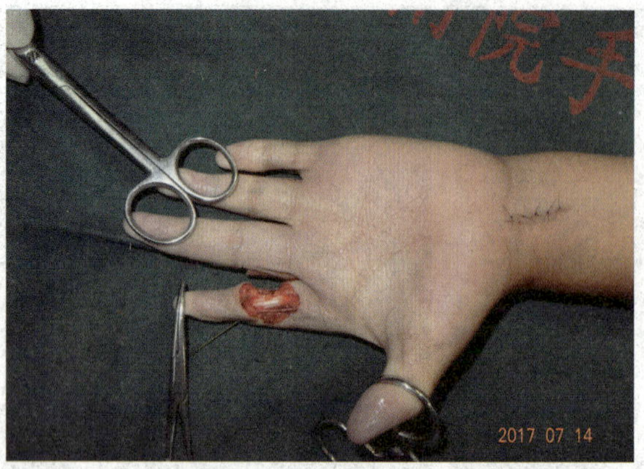

病例 25-3　关节松解完毕

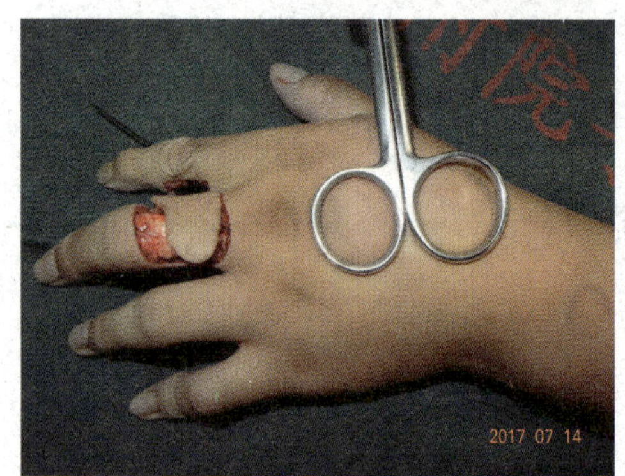

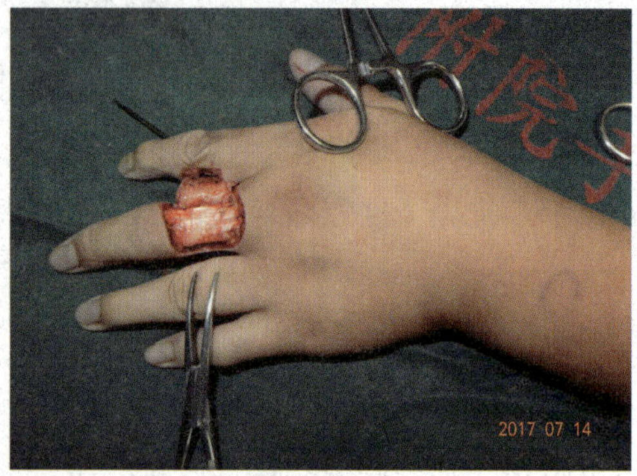

病例 25-4　切取中指邻指皮瓣修复

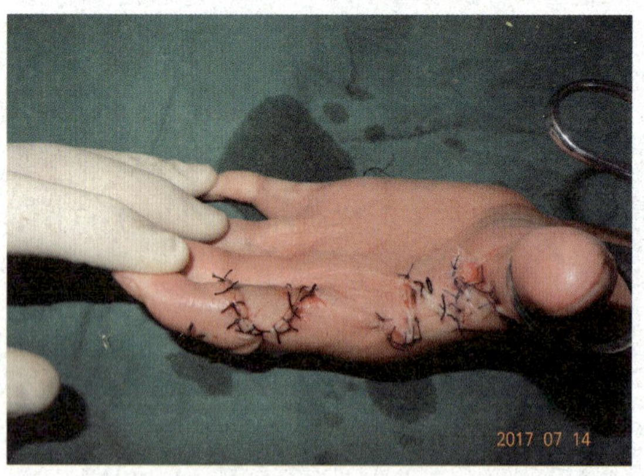

病例 25-5　虎口五瓣成型皮瓣交错缝合后呈 Z 形外观（韩清銮 供图）

四、诊疗经验

1. 术前医患双方应共同决定手术方案，根据患儿多指的畸形特点、家长的意愿及侧重点，选择恰当的手术方式。本例患者及家长认为右手功能目前可以接受，暂不要求手术治疗。

2. 术中强调无创技术，勿损伤手指两侧的神经血管束，当被动伸展手指时，如见指腹苍白即不可强行增加伸直角度，肌腱挛缩避免在II区松解，宜在近端接近腱腹交界处进行。

3. 五瓣成型是虎口开大常用的手术方式，皮瓣应自深筋膜浅层掀起，如存在内在肌挛缩，可同时做拇内收肌“Z”字形或横向切开，缝合的边距要小，以免阻碍皮瓣血供。

4. 术后应密切观察皮瓣血运，血运障碍需及时换药或拆除过紧缝合线，需嘱咐家长坚持随诊，指导患儿主被动功能锻炼以防止肌腱粘连及预防瘢痕挛缩。坚持在康复医师指导下应用运动疗法、夜间佩带对掌位支具、作业疗法等系统康复理疗，对预防再挛缩也起到极为重要的作用。

（编辑：陈磊　审阅：张磊）

病例二十六　拇指骨髓炎

一、病历摘要

患者男，24岁，3个月前被重物砸伤右手拇指，当地医院诊断为右拇指近节指骨开放性骨折，给予清创、骨折复位内固定术，术后伤口长期不愈合，逐步出现拇指背侧皮肤软组织坏死。专科查体：右手拇指可见克氏针尾端外露，指间关节背侧皮肤软组织破溃缺损，创面有脓性分泌物，骨质外露，指端血运可。X线检查见骨折端骨质破坏吸收（病例26-1图示）。

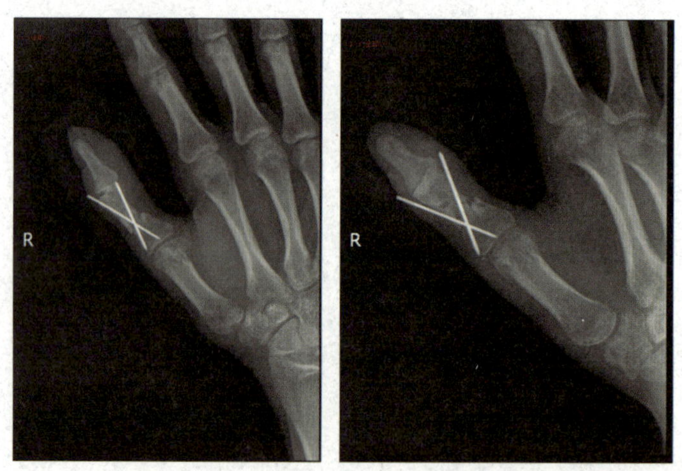

病例26-1　X线显示右拇指近节指骨骨折，骨折线清晰，局部骨吸收

二、入院诊断

右拇指近节指骨骨髓炎，近节指骨陈旧骨折，皮肤软组织缺损并感染。

三、诊疗经过

1. 入院后检查

完善术前常规检查排除手术禁忌。完善手部CT检查（病例26-2图示）显示右拇指近节指骨骨质破坏，骨髓炎表现。行创面分泌物细菌培养结果为金黄色葡萄球菌感染。

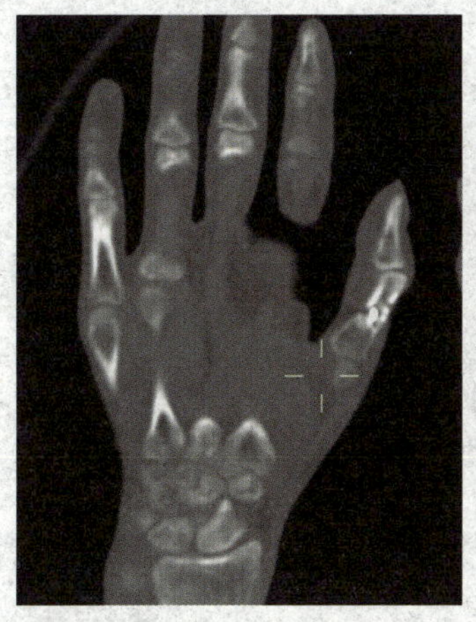

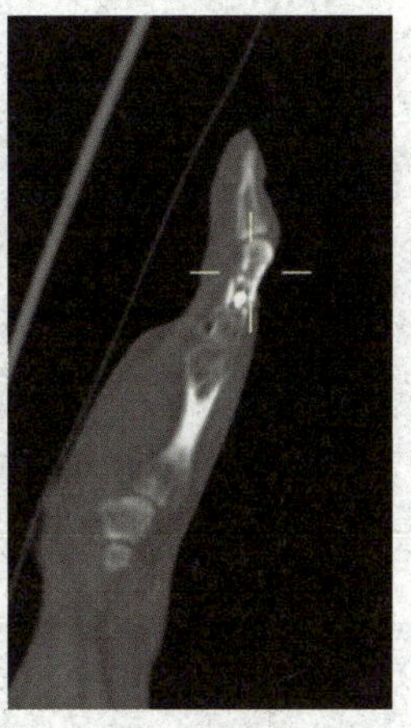

病例 26-2　手 CT 片显示右拇指近节指骨骨髓炎表现

2. 治疗情况

在臂丛神经阻滞麻醉下行右拇指骨髓炎病灶清除，VSD 负压引流术，彻底刮除感染坏死的骨组织，行 VSD 负压引流，术后给予敏感抗生素抗感染治疗。1 周后拆除 VSD 发现创面无明显脓液，肉芽较为新鲜，细菌培养结果为阴性，在神经阻滞麻醉下行含庆大霉素骨水泥填充内固定，同时行示指背侧岛状皮瓣修复创面(病例 26-3 图示)。术后 1 月、3 月复查右拇指正侧位片见骨水泥位置及内固定钢针位置均满意，剩余骨质无明显坏死（病例 26-4 图示）。术后 3 个月后再次在全麻下行右拇指骨水泥取出、指间关节融合髂骨植骨内固定术，复查 X 线片见右拇指对位对线满意，指骨内固定位置良好（病例 26-5 图示）。

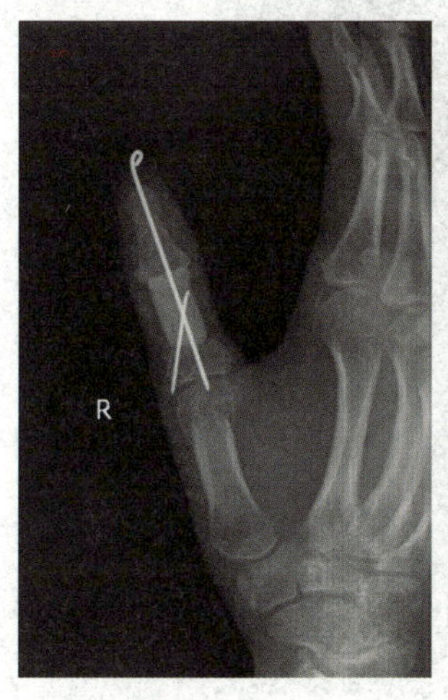

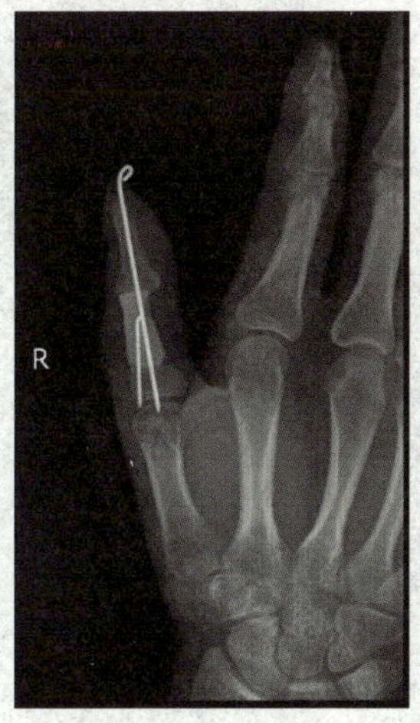

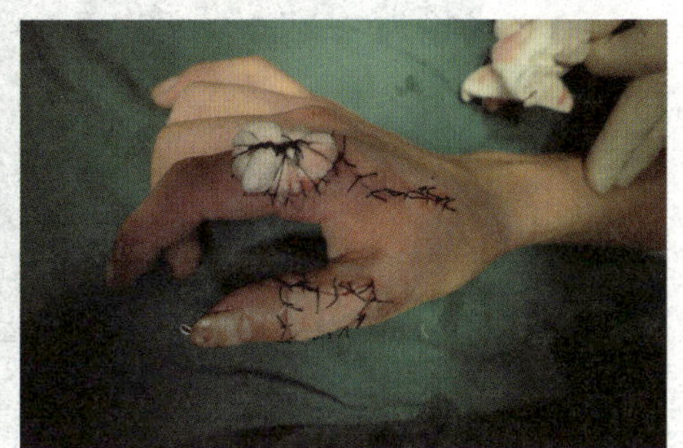

病例 26-3　术中骨水泥填充清创后的空腔，临时固定，皮瓣修复创面（成杰 供图）

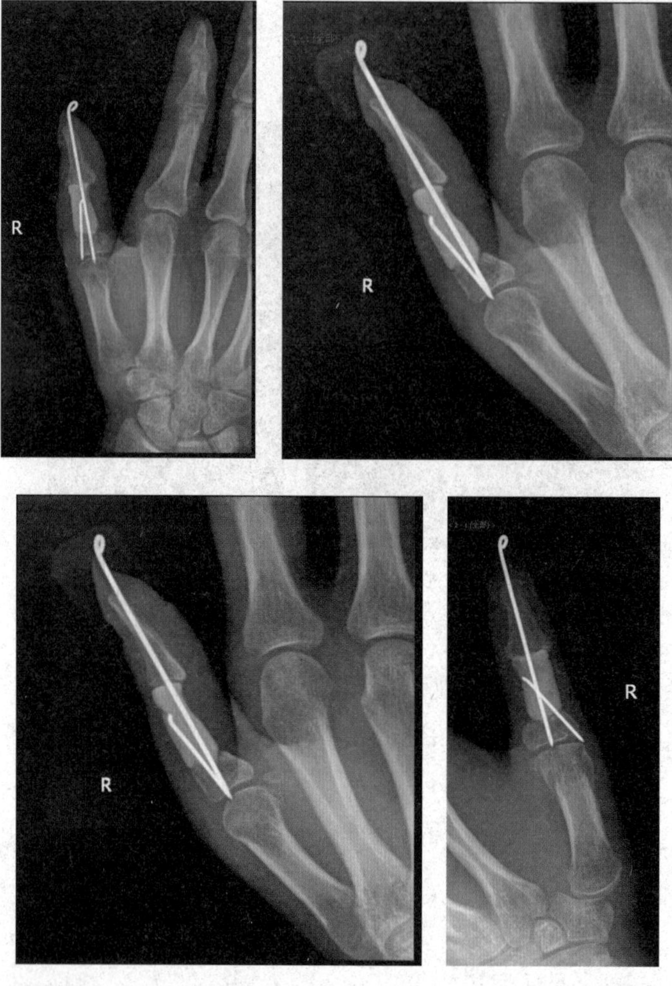

病例 26-4　术后 1 月、3 月复查 X 线见剩余骨质无明显坏死

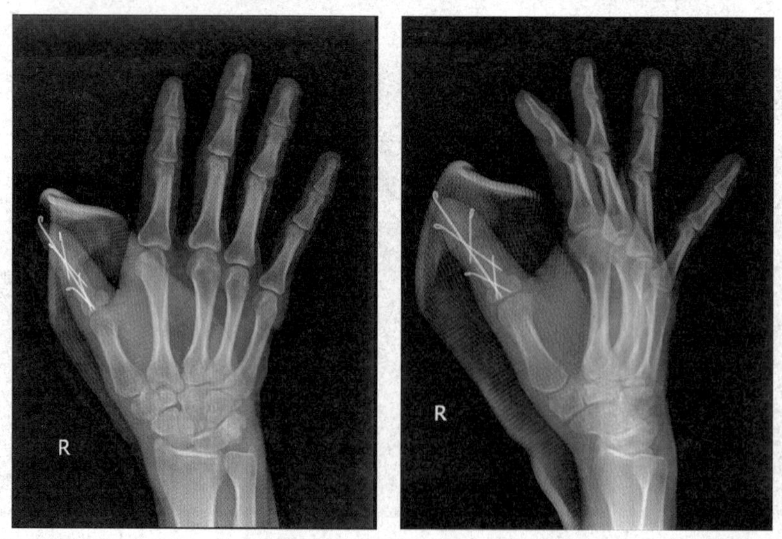

病例 26-5　骨水泥放置 3 个月后行植骨术，复查 X 线见右拇指力线满意，指骨内固定位置良好

3. 随访情况

术后每月复查 X 线片见右拇指骨质逐渐愈合，分次门诊拔除克氏针，指导患者行拇指掌指关节功能锻炼，植骨手术后 3 个月见愈合良好，拔除全部克氏针，治疗效果满意（病例 26–6 图示）。

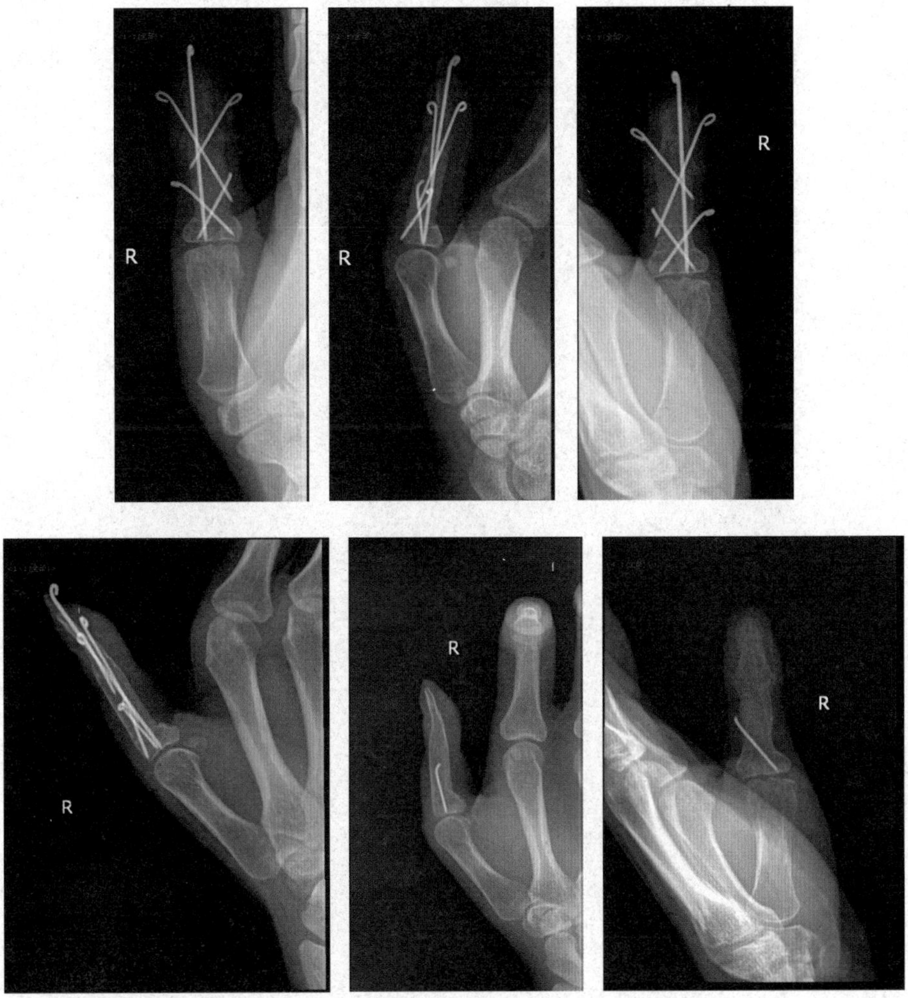

病例 26–6　术后每月定期复查，分次拔除克氏针，3 个月完全愈合

四、诊疗经验

1. 掌指骨骨髓炎很少来源于血源性，多继发于外伤后因血运障碍所致，致病菌多为金黄色葡萄球菌。

2. 掌指骨慢性骨髓炎一旦确诊，保守治疗难以治愈，截指手术可以根治，但造成患指缺损，手功能丧失。

3. 保指治疗，首先需彻底清创，清创时要彻底清除坏死软组织并刮除死骨，避免姑息，如不能保证清创彻底则需使用 VSD 负压冲洗技术，不应试图一期闭合伤口。局部感染控制后填充骨水泥，修复皮肤软组织。一般应在术后 3 个月以上局部不再出现感染的情况下行植骨内固定手术。治疗的全程均要重视功能锻炼，尽可能保留患指功能。

（编辑：成杰　审阅：张磊）

病例二十七　腕关节滑膜结核

一、病历摘要

患者女，34 岁，3 月前出现右腕关节掌侧肿胀，当地医院诊断为“右腕关节滑膜炎”，给予手术治疗，术后病理检查考虑“滑膜结核”，术后半月肿胀复发且逐渐加重，并出现右手桡侧三个半手指麻木。患者既往无结核病史。专科查体：右腕关节掌侧可见陈旧手术瘢痕，局部压痛，腕关节掌侧隆起，可扪及局部质软肿物，界限不清，桡侧三个半手指掌侧皮肤感觉减退（病例 27–1 图示）。

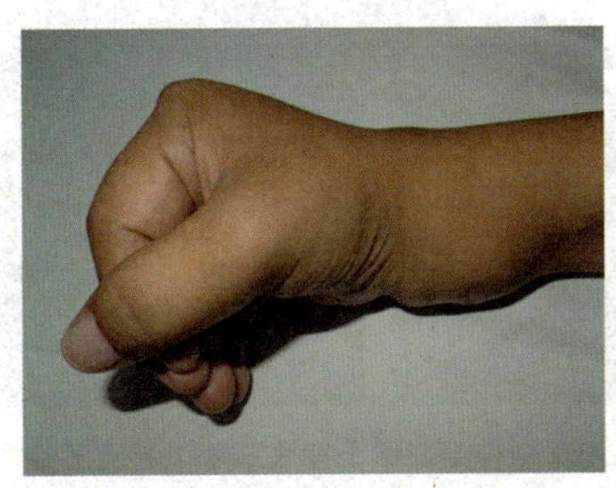
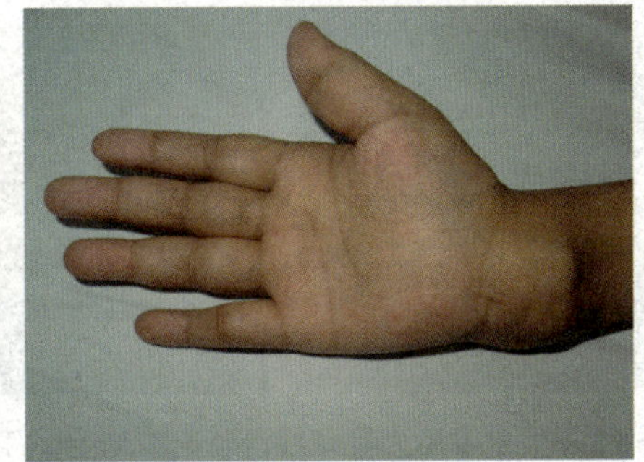

病例 27–1　查体见腕关节掌侧隆起（韩清銮 供图）

二、入院诊断

右腕关节滑膜结核，腕管综合征。

三、诊疗经过

1. 术前检查

入院后查 CRP、血沉及降钙素原均正常，结核杆菌抗体、结核杆菌 DNA 定量均阴性，行胸部 CT 未见明显异常。行右腕关节 CT 检查：左前臂、腕掌侧皮下软组织异常信号影，考虑感染（病例 27–2 图示）。

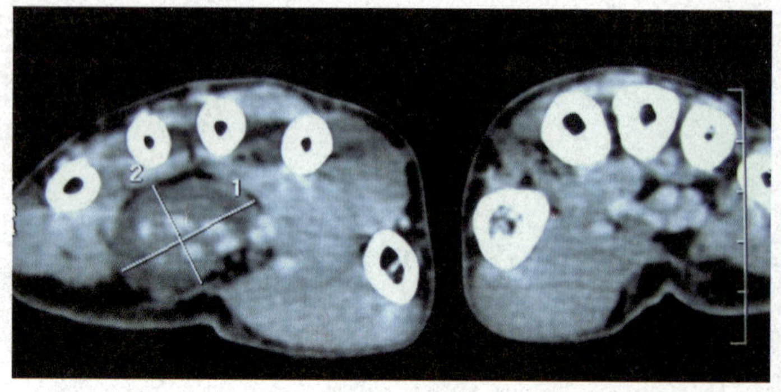
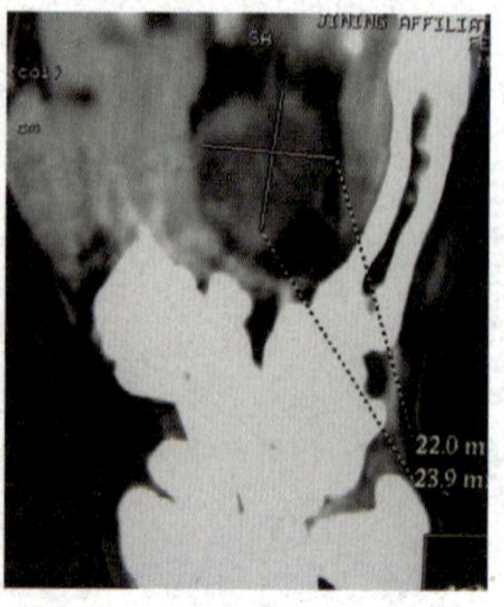

病例 27-2　CT 检查见左前臂、腕掌侧皮下软组织异常信号影，考虑感染

2. 治疗情况

在神经阻滞麻醉下行右腕部滑膜清理、正中神经松解术。术中见右腕部皮下炎性组织增生，切开腕横韧带见腕管内炎性滑膜增生明显，淡黄色团块样组织填塞于腕管内，正中神经受压，表面充血。术中将炎性增生的滑膜组织彻底清除，松解正中神经及屈肌腱（病例 27-3 图示），一期闭合切口。术后病理检查证实为滑膜结核（病例 27-4 图示）。术后给予异烟肼 0.4g 每天 1 次口服、利福喷丁 0.45g 每周 2 次口服疗程 6 个月；吡嗪酰胺 1.5g 每天 1 次口服、乙胺丁醇 0.75g 每天 1 次口服疗程 2 个月抗结核药物治疗。

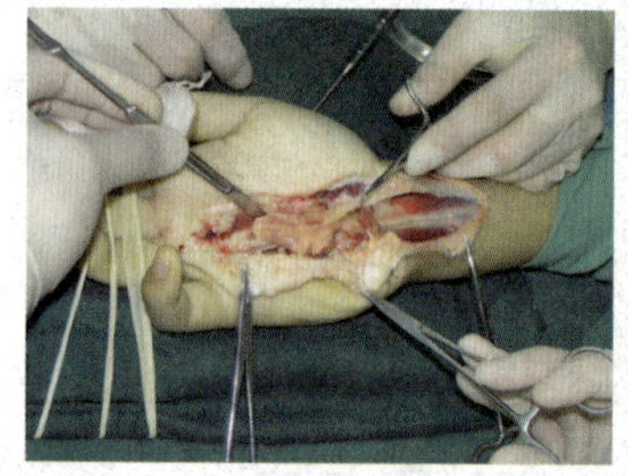
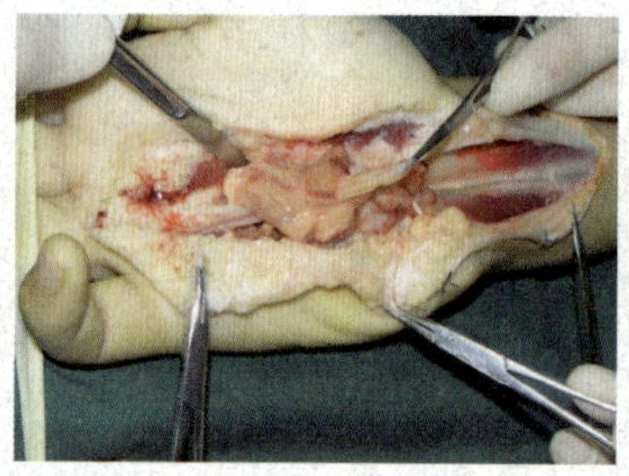
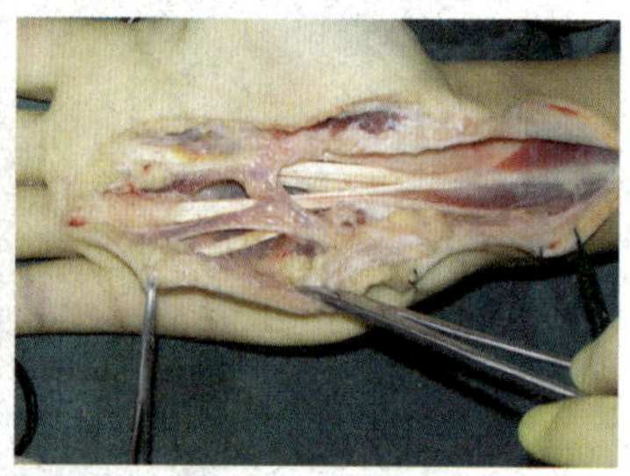

病例 27-3　术中见大量炎性滑膜组织增生，压迫正中神经，给予彻底清除（韩清銮 供图）

巨检：

1. 皮瓣组织一块，面积2.5x0.8cm，厚1.5cm，切面灰白灰黄质韧；
2. 灰白灰黄碎组织一堆，共大小5x5x2.5cm，质韧。

光镜所见：

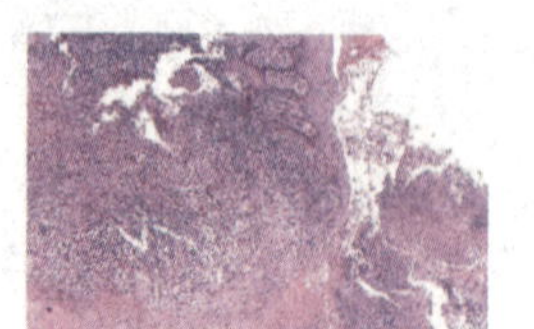

病理诊断：

（右手腕皮肤、屈指肌腱滑膜）结核。
抗酸（+）。

病例 27-4　术后病理检查证实为滑膜结核

3. 随访情况

术后规律抗结核药物治疗，定期复查，术后半月刀口顺利愈合，术后1月未出现复发，手部麻木症状消失，手指屈伸功能正常，治疗效果满意（病例 27–5）。

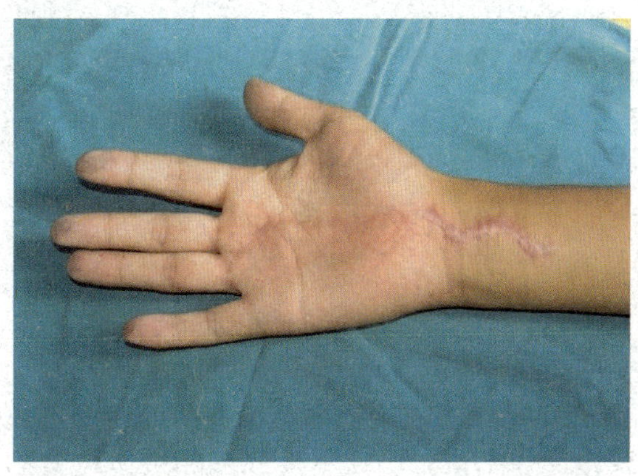

病例 27–5　术后 1 月，刀口愈合好，无复发（韩清銮 供图）

四、诊疗经验

1. 手部常见的分枝杆菌感染是结核感染，其表现形式多为结核性腱鞘炎，腕管内结核性滑膜炎表现与结核性腱鞘炎类似，还合并正中神经压迫症状。

2. 实验室检查对于滑膜结核有较多的假阴性结果，经常难以确定诊断，遇到难以解释病因的滑膜炎、腱鞘炎患者，应考虑到结核的可能，需行病理学检查明确诊断。

3. 滑膜结核建议手术切除病变滑膜的同时联合足疗程、规范的抗结核药物治疗。当结核感染累及骨关节后，单纯药物治疗更加难以治愈，往往需行病灶清理并关节融合，手术方式与骨髓炎基本相似。

（编辑：成杰　审阅：张磊）

病例二十八　第一腕掌关节炎

一、病历摘要

患者女，58 岁，10 余年前出现右手拇指腕掌关节处疼痛不适，劳累后疼痛加重，休息可缓解，近半年疼痛明显加重，影响日常劳动，否认外伤史及类风湿病史。专科查体：右手皮肤无红肿，第 1 腕掌关节处膨大，局部压痛，拇指外展及伸屈时疼痛加重，拇指掌指关节及指间关节活动无疼痛。门诊行右手拇指正侧位片检查（病例 28-1 图示）见第 1 腕掌关节周围骨赘增生、关节间隙变窄。

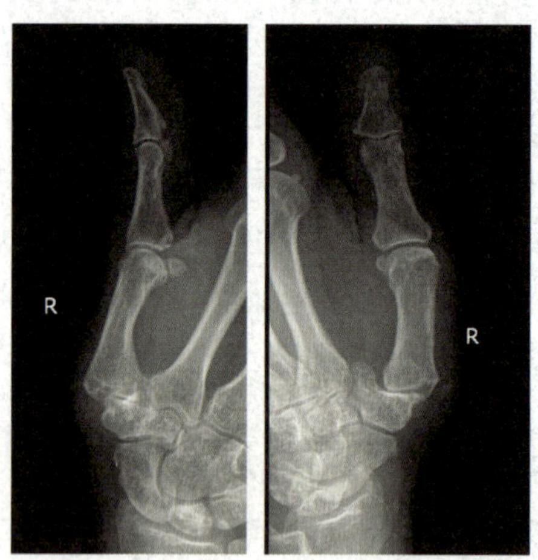

病例 28-1　右拇指正侧位片见右手第 1 腕掌关节周围骨赘增生、关节间隙变窄

二、入院诊断

右第一腕掌关节骨关节炎

三、诊疗经过

1. 入院后检查

完善常规检查排除手术禁忌，行手 CT 检查（病例 28-2 图示）见右侧第 1 腕掌

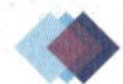

关节毛糙，关节面下见多发囊状低密度影，关节周围见多发骨赘形成。

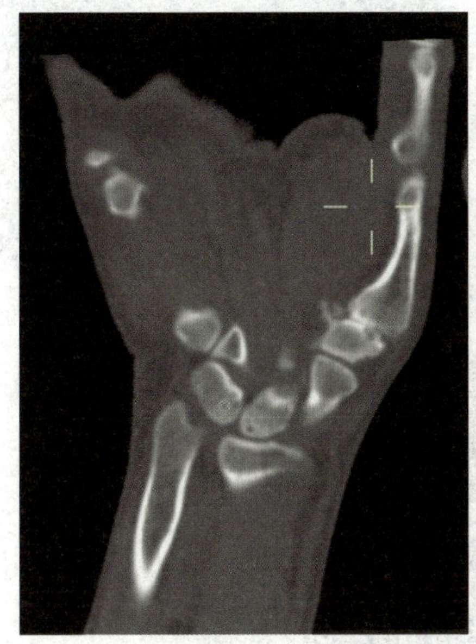
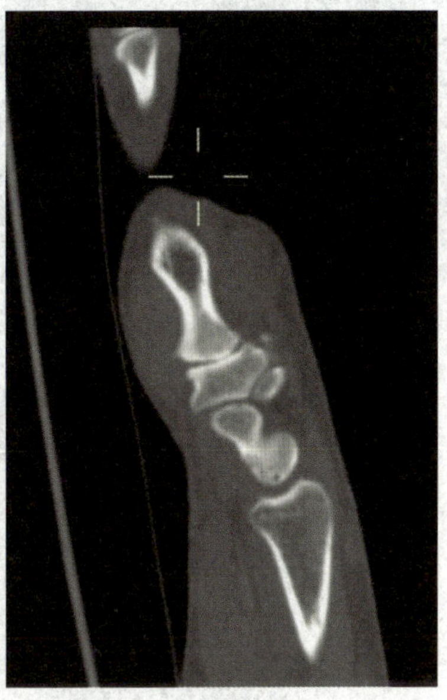

病例 28-2　手 CT 检查见右手第 1 腕掌关节骨性关节炎

2. 治疗情况

在神经阻滞麻醉下行右侧大多角骨切除、第 1 腕掌关节成形术。于右拇指第 1 腕掌关节表面弧形切口，逐层分离，注意牵拉开桡神经浅支分支及拇长展肌腱，分离腕掌关节囊，暴露大多角骨，可见大多角骨骨皮质变硬，部分骨坏死及囊性变，第 1 掌骨基底关节面粗糙，不平整，予以完整剥离去除大多角骨。将 2mm 克氏针于第 1 掌骨基底桡侧斜行穿入第 2 掌骨基底尺侧，术中透视调整克氏针角度良好后，将克氏针通道扩大，导入两端带有 2 孔钢板的缝线，使之紧缩固定第 1、2 掌骨基底，缝线扎紧后被动活动第 1 掌骨，可见移动范围较小，拇指被动外展活动良好，大多角骨取出后空隙应用周围关节囊、韧带及筋膜组织填塞覆盖（病例 28-3 图示）。术后复查 X 线见右手大多角骨完整切除，关节对位对线满意（病例 28-4 图示）。

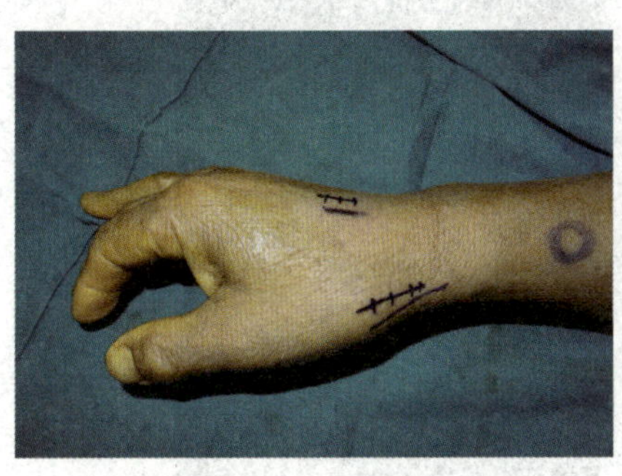
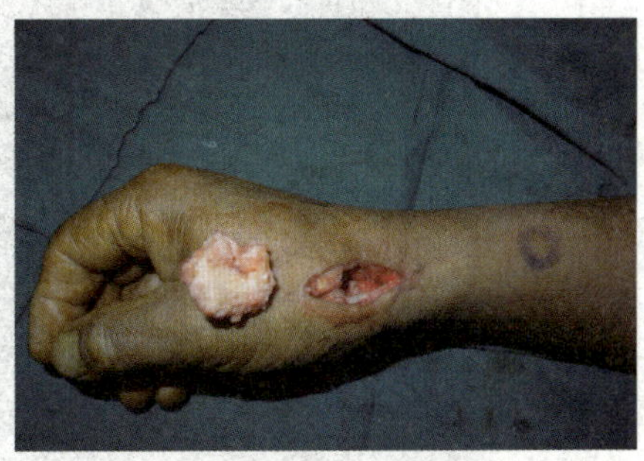

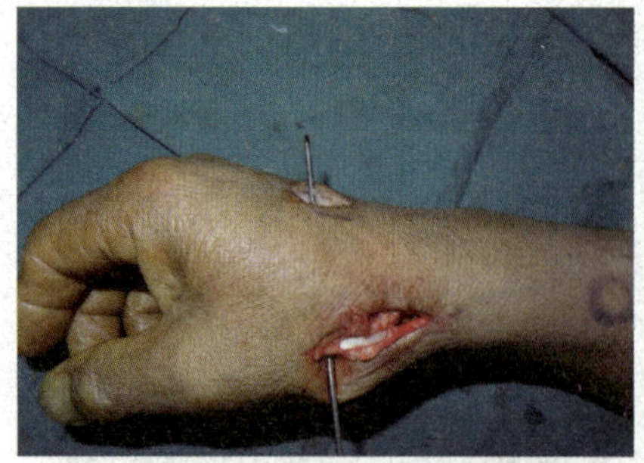
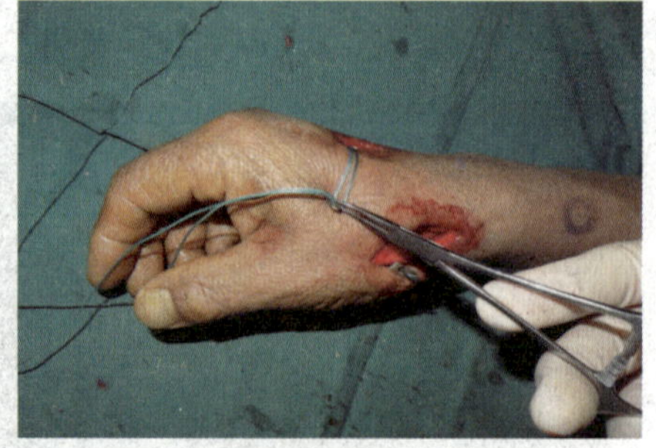

病例 28–3 术中切除大多角骨后以自制袢钢板固定 1、2 掌骨基底（韩清銮 供图）

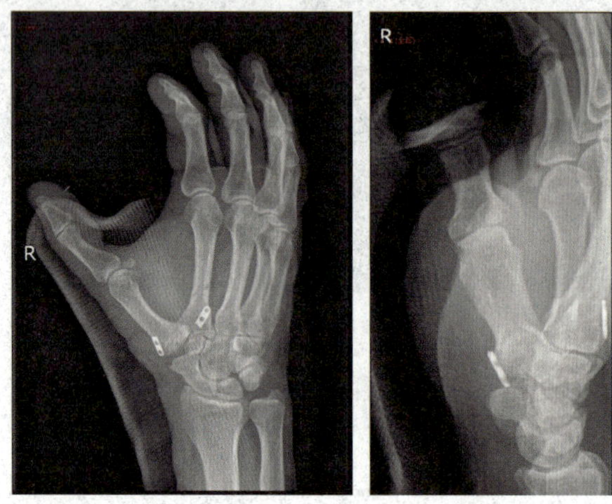

病例 28–4 术后复查右拇指正侧位片见大多角骨已切除，第 1 掌骨基底位置满意

3. 随访情况

术后定期切口换药，术后半月切口愈合拆线。术后石膏固定 1 月，拍片见第 1 掌骨位置满意，较术后无明显下沉（病例 28–5 图示）。拆除石膏后指导患者行患指屈伸对掌功能锻炼，右拇指活动时疼痛症状缓解（病例 28–6 图示）。术后半年随访患者患指活动度正常，无明显疼痛不适。

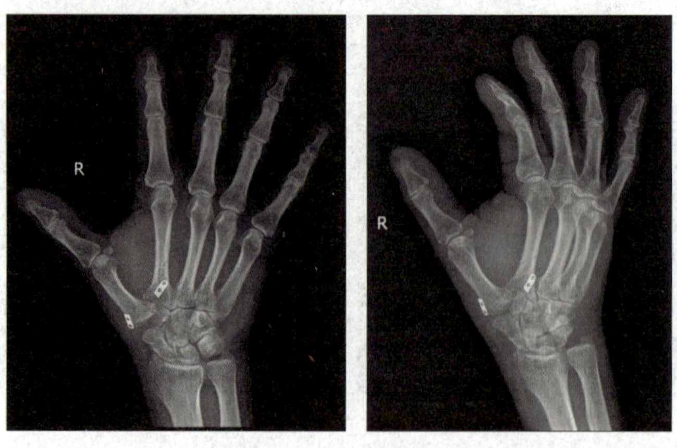

病例 28–5 术后 1 月复查右拇指正侧位片见第 1 掌骨无明显下沉

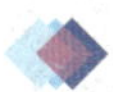

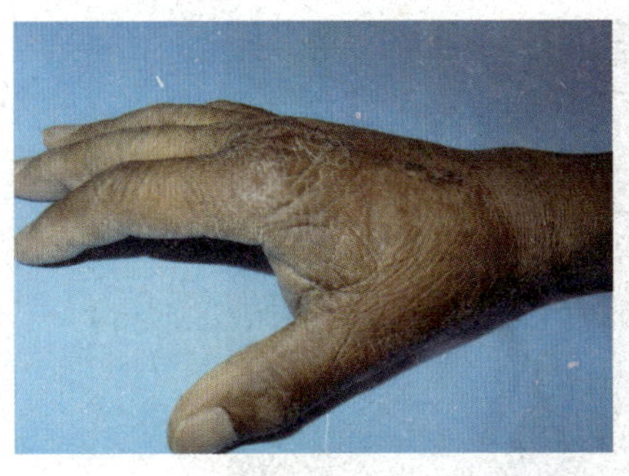
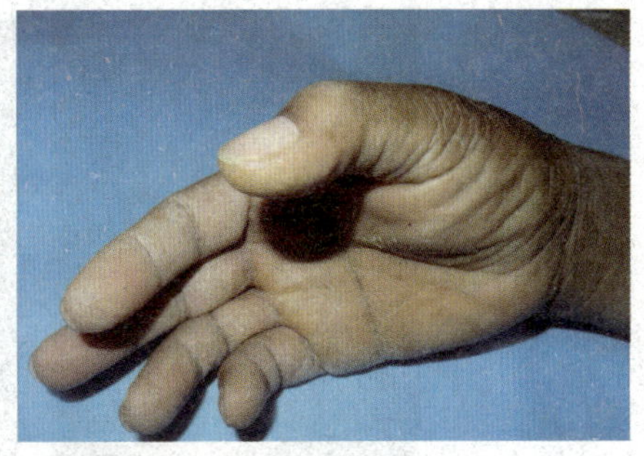

病例 28-6　术后 1 月随访，疼痛明显缓解（韩清銮 供图）

四、诊疗经验

1. 第 1 腕掌关节是骨关节炎常见的发病部位之一，以中年女性多见。早期临床表现为关节肿胀、疼痛，随着病变发展，症状逐渐加重，可出现骨关节膨大、活动受限、活动时伴有摩擦感。晚期可转为持续性疼痛、关节畸形、拇指活动严重受限。X 线片的特征性改变为关节间隙变窄、关节边缘骨赘形成、软骨下骨硬化和囊性变。

2. 第一腕掌关节炎早期以保守治疗为主，包括休息、支具固定、口服非甾体类抗炎镇痛药物、局部封闭、理疗等。经过正规的保守治疗，症状不能有效缓解，应考虑手术治疗。

3. 手术的主要目的是稳定关节和消除疼痛，并获得合适的关节活动度和手的力量。第 1 腕掌关节融合术因已被证实有较高的不愈合率临床不推荐采用。

4. 第一腕掌关节成形术为大多角骨切除及第 1、2 掌骨基底稳定手术，稳定第 1、2 掌骨基底的方式有很多，包括经骨孔或不经骨孔的肌腱移植手术（病例 28-7），或部分桡侧腕屈肌腱加强手术（病例 28-8）。更为简便的是应用 Tightrope（锁扣带袢钛板）双固定技术，紧缩弹性固定第 1、2 掌骨基底，维持关节稳定性，后期可恢复拇指外展功能，术中需要注意调整克氏针穿孔方向，避免紧缩后方向改变导致活动不稳定。切除大多角骨后的空隙使用周围软组织填塞是避免后期出现第 1 掌骨下沉的有效措施。

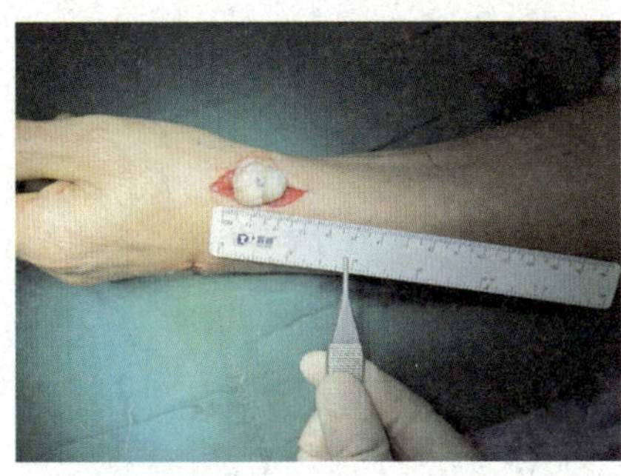
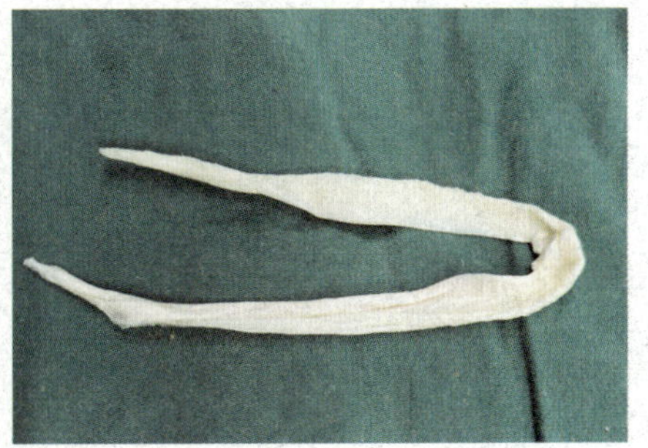

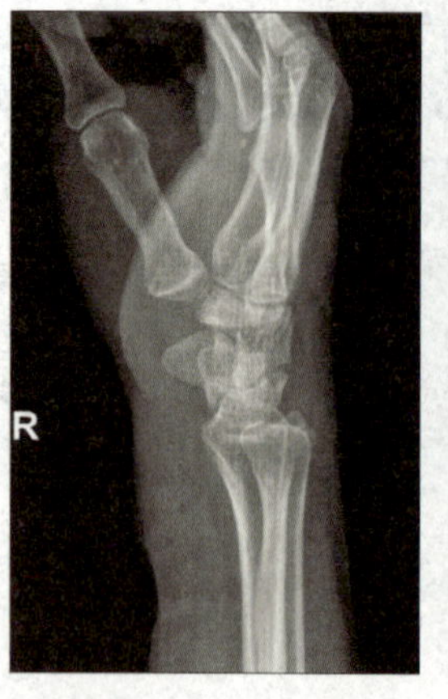

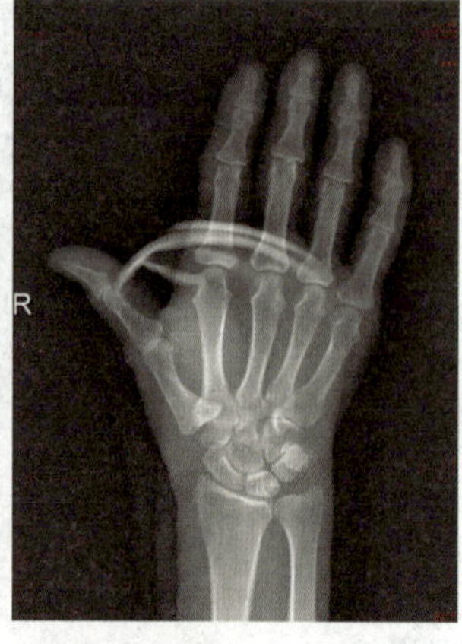

病例 28-7　大多角骨切除、异体肌腱填塞，掌骨悬吊固定。X 线见第 1 掌骨无明显下沉

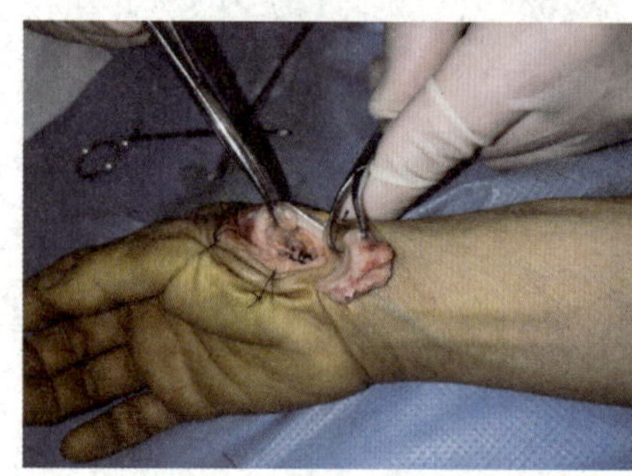

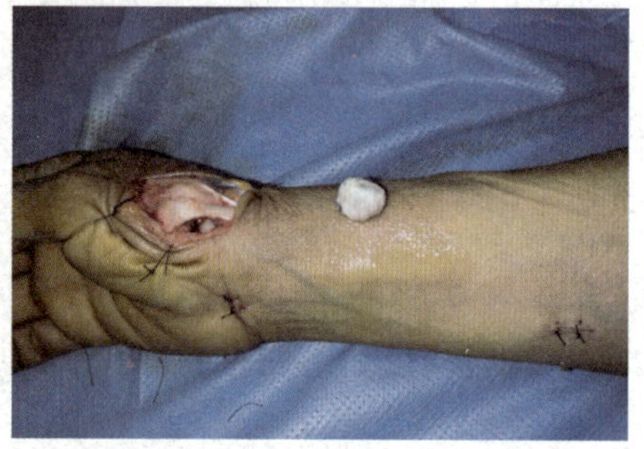

病例 28-8　大多角骨切除、自体肌腱填塞后部分桡侧腕屈肌腱加强

（编辑：成杰　审阅：张磊）

病例二十九　痛风

一、病历摘要

患者男，51 岁，5 年前无明显诱因出现双手、左足、右肘出现肿物，开始约“米粒”大小，偶有疼痛不适，未予重视，后来肿物逐渐增大，疼痛程度及频率明显增加。患者既往体健。专科查体：右手示指掌指关节及中环指近指间关节背侧、左手示中指掌指关节及中指近指间关节背侧、右尺骨鹰嘴背侧可见多发皮下隆起肿物，直径约 1cm~2cm，质硬，活动度可，未及血管搏动，无明显压痛。门诊行 X 线检查见双手局部骨质缺损，呈穿凿样改变；右肘尺骨鹰嘴外侧边缘密度增高，局部骨质破坏（病例 29-1 图示）。

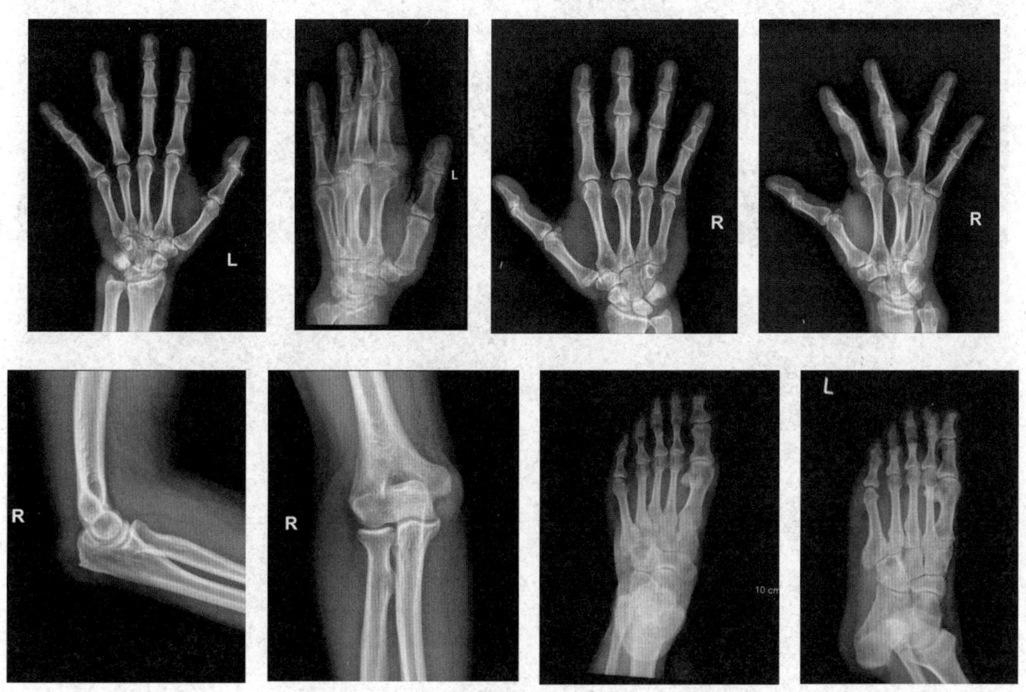

病例 29-1　术前 X 线显示双手局部骨质缺损，右尺骨鹰嘴以及左足第一跖趾关节可见尿酸盐沉积及局部骨质、关节破坏

二、入院诊断

双手、左足、右肘多发痛风石。

三、诊疗经过

1. 入院后检查

完善术前常规检查，血尿酸检验：596umol/l。

2. 治疗情况

在全身麻醉下行双手、右肘、左足痛风石切除术，术中见双手多个掌指、指间关节、右肘关节背侧、左足第一跖趾关节多发熟石灰样痛风石浸润，关节面破坏，关节囊、关节韧带及部分肌腱破坏，部分痛风石液化。给予刮除关节、骨质、韧带周围的痛风石及部分被浸润的软组织（病例 29–2 图示），反复冲洗后对破坏的关节囊及韧带缝合修复，左足第一跖趾关节破坏严重给予清理后关节融合（病例 29–3 图示）。术后病理为痛风石伴多核巨细胞反应（病例 29–4 图示）。

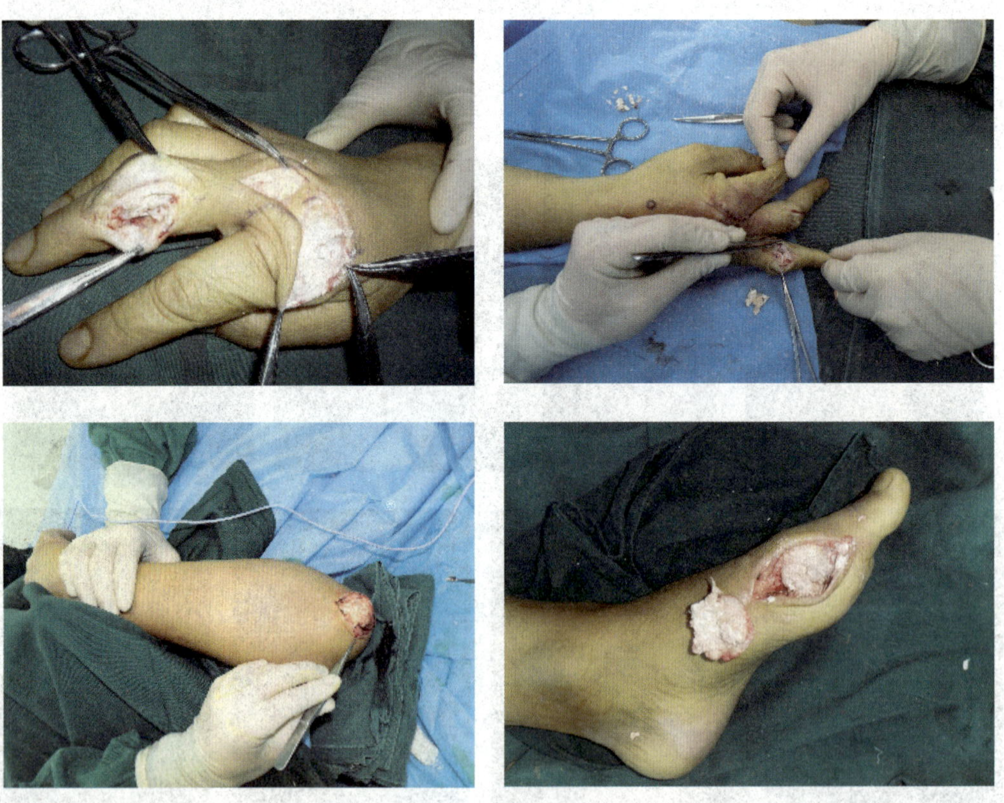

病例 29–2　术中清除双手、右肘关节、左足第一跖趾关节处痛风石（成杰 供图）

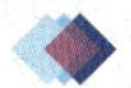

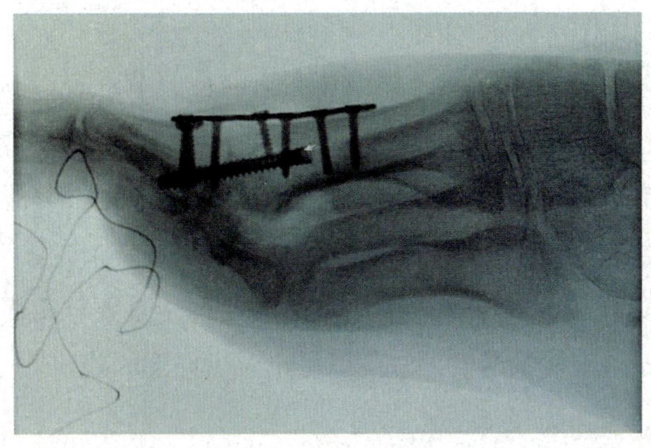

病例 29-3　左足第一跖趾关节破坏严重 术中给予行关节融合内固定

巨检：
灰白灰黄组织一堆，共大小9x8x2.2cm，切面灰白灰黄质稍硬。

光镜所见：

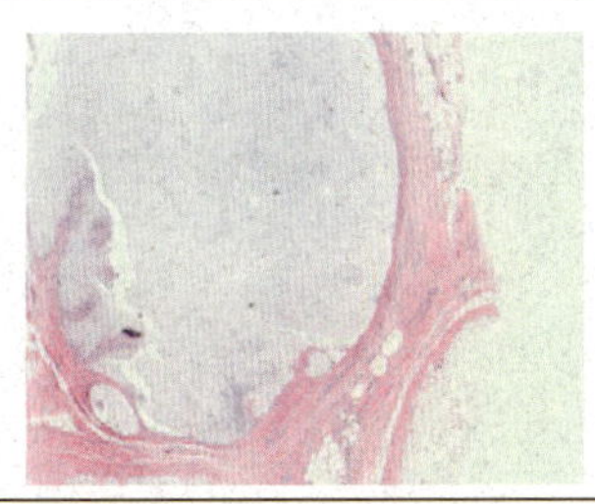

镜下描述及诊断意见：
（左手、膝、脚）符合痛风石改变伴多核巨细胞反应。

病例 29-4　术后病理学检查证实为痛风石伴多核巨细胞反应

3. 随访情况

术后指导患者低嘌呤饮食，口服非布司他片控制尿酸，定期刀口换药，并指导患者积极行功能锻炼，术后 2 周切口愈合拆线，术后 1 月门诊复查患肢功能良好。

四、诊疗经验

1. 痛风石是谷氨酸钠尿酸盐晶体及其引起的慢性类炎性肉芽肿反应组成的，往往侵蚀关节面、关节囊、韧带及肌腱。其好发部位最常见的是第 1 跖趾关节，在指间关节、踝关节、腕关节、肘关节也有出现。手术治疗的目的是矫正畸形、解除压迫以及缓解关节疼痛。

2. 因痛风石浸润于关节周围组织内，手术切除时不可避免的会伤及关节附属结构，切除后应尽量给予修复或重建，恢复关节稳定性。在关节破坏严重的患者，可考虑行关节融合或关节置换手术。

3. 因术中应尽量保留关节功能，如破坏严重需行关节融合，多数痛风石是难以彻底清除的，术后需继续配合药物治疗防止尿酸水平升高。但即便如此，术后仍可能出现残存的痛风石液化，缓慢从切口渗出，需积极换药引流，部分患者可能形成迁延不愈的窦道或溃疡。防止出现这些并发症的措施是术中要谨慎保护切口周围的皮肤血运，闭合伤口时尽量消灭死腔，对于难以彻底清除的浸润于重要软组织结构中的痛风石，术中大量生理盐水或碳酸氢钠溶液冲洗可以尽量减少局部的残留。

（编辑：成杰　审阅：张磊）

病例三十　掌腱膜挛缩症

一、病历摘要

患者男，71岁，3年前出现右手掌无痛性结节，后逐渐出现环小指进行性屈曲畸形，伴有伸指功能受限。专科查体：右手环、小指屈曲畸形，手掌尺侧皮肤粗糙、增厚、变硬，局部可触及硬性小结节，在结节表面皮肤出现横形皱褶，手掌皮肤有坚硬的条索通向环小指，被动不能伸直，背伸时皮肤紧张、颜色发白，手指端感觉、血运正常，余手指屈伸活动可（病例30-1图示）。辅助检查：超声检查见右手掌侧皮下见低回声区，范围约1.5cm×0.4cm×2.5cm，界欠清，内回声欠均匀，可见稀疏血流信号，掌腱膜挛缩症可能（病例30-2图示）。

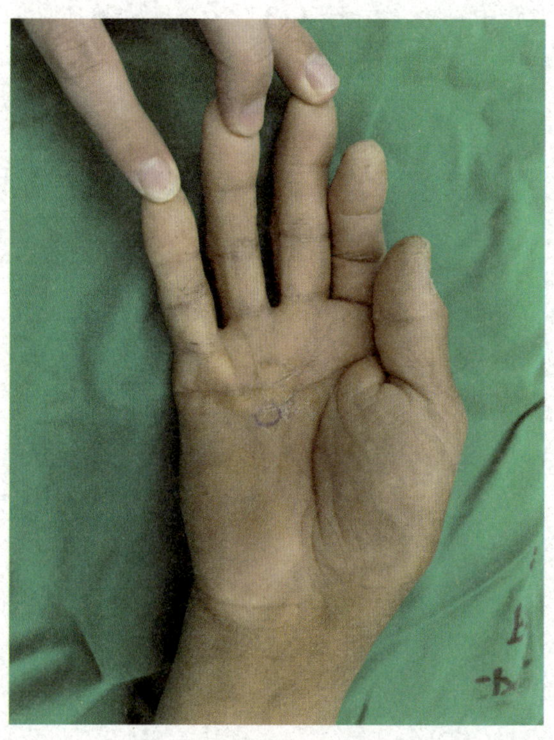

病例30-1　可见皮肤皱褶及条索状结节（韩清銮 供图）

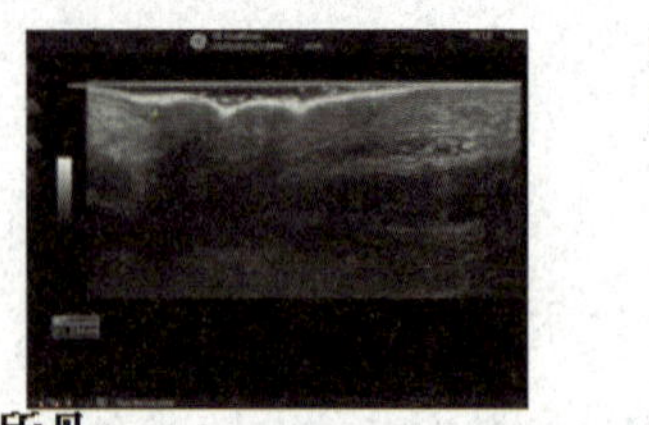
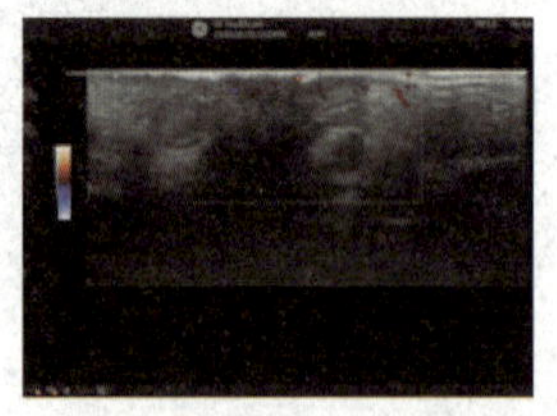

检查所见：

右手掌侧皮下见低回声区，范围约1.5cm×0.4cm×2.5cm，界欠清，内回声欠均匀，可见稀疏血流信号。

病例 30–2　超声检查可见低回声区

二、入院诊断

右掌腱膜挛缩症。

三、诊疗过程

1. 入院后检查

入院后完善术前常规检查，排除手术禁忌症。

2. 治疗情况

臂丛麻醉下行右手掌腱膜切除 + 血管神经松解术：于右手掌尺侧掌腱膜挛缩处锯齿状切口，见掌腱膜挛缩肥厚形成条索，通向环小指近节，上下分别与皮肤及屈肌腱鞘粘连，左右与神经血管束粘连（病例 30–3 图示），完整切除增生肥厚的掌腱膜，松解两侧血管神经束，至手指被动伸屈活动正常（病例 30–4 图示），止血缝合。术后 24 小时内抗菌治疗，伤口按时换药。

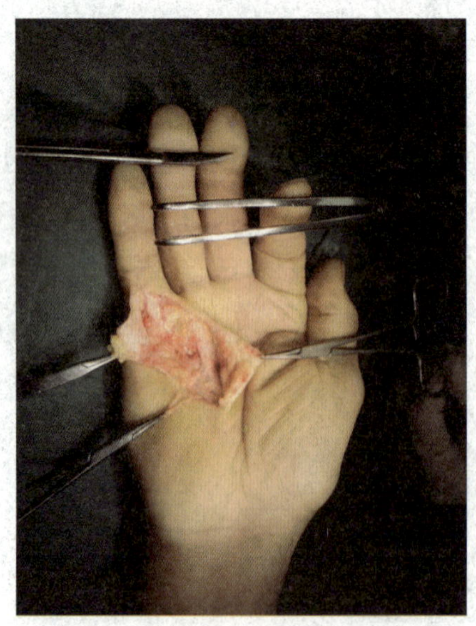

病例 30–3　可见挛缩掌腱膜与周围粘连（韩清銮 供图）

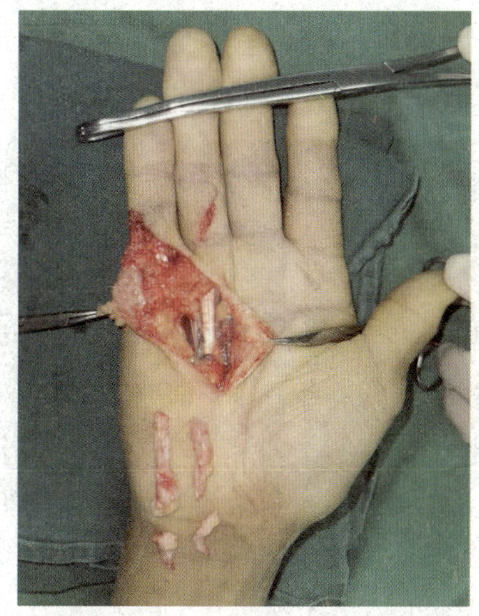

病例 30–4　切除掌腱膜，松解腱鞘及血管神经（韩清銮 供图）

3. 随访情况

术后 3 天伤口出血减少肿胀减轻后开始伸屈功能锻炼，2 周伤口愈合后拆线，3 周后手指伸屈活动度明显改善（病例 30–5 图示）。

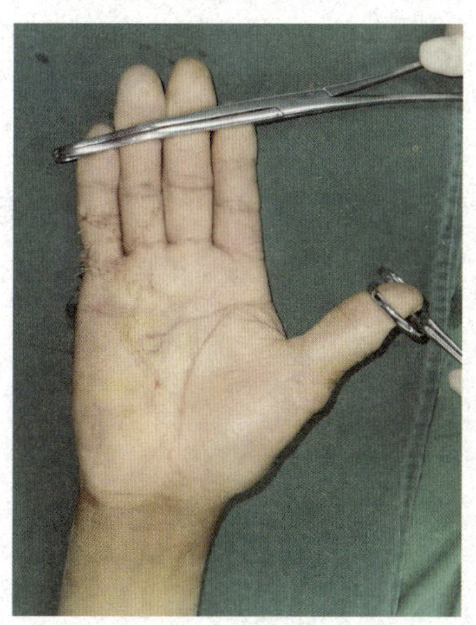

病例 30–5　锯齿状手术切口，术后手指可伸直（韩清銮 供图）

四、诊疗经验

1. 掌腱膜挛缩症，也称 Dupuytren 挛缩，是掌腱膜持续增厚、收缩，致使掌指关节、近端指间关节发生屈曲挛缩，手掌皮肤出现硬结、皱褶。挛缩最终导致手指尤其是环小指永久性弯向掌心。病变可发生于一侧或双侧手掌，有时甚至波及足底（病例 30–6 图示）。

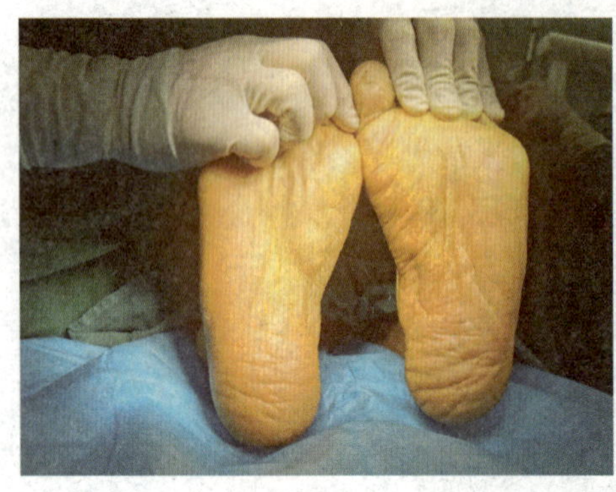 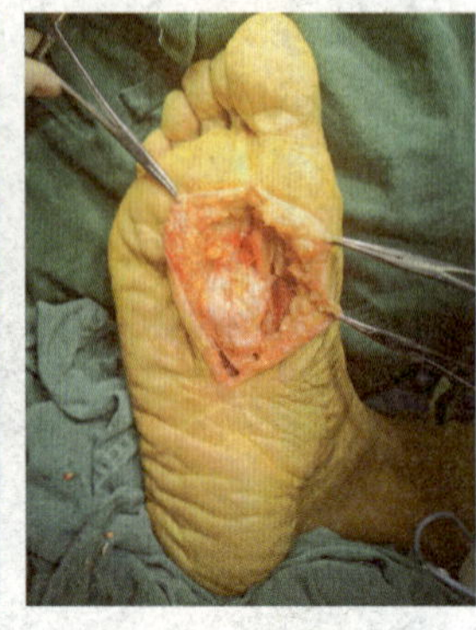 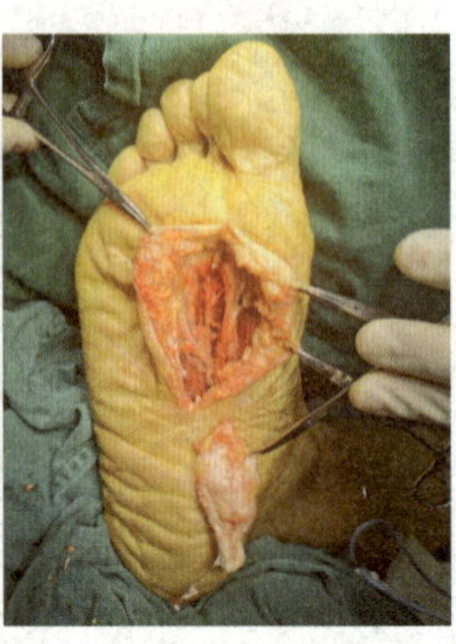

病例 30–6 足底跖腱膜挛缩症（韩清銮 供图）

2. 早期掌腱膜挛缩症，可以用支具或者用夹板固定，特别是晚上睡觉的时候可以绑直，避免持续的在夜间放松状态下挛缩，也可应用胶原酶注射在挛缩筋膜内。若后期挛缩严重，造成手指伸直受限影响手功能，或者出现疼痛，这些都是手术治疗的指征。手术切除挛缩的掌腱膜，同时做皮肤 Z 字改型延长挛缩皮肤的长度。如皮肤改型后仍不能闭合切口，可能需植皮或皮瓣转移覆盖创面，术中注意保护血管神经。

3. 掌腱膜挛缩症手术最需要注意的是对神经的保护，手术应首先在非病变部位显露神经，然后沿正常神经向病变处小心解剖分离，最终通过病变部位获得完整的神经保护。

4. 掌腱膜挛缩症长期未行治疗，可能出现手指的严重屈曲挛缩，掌侧的皮肤及血管神经均有较长的短缩，手术在保证手指血运正常的前提下无法完全伸直，如果出现在小指，也可考虑截指治疗。

（编辑：张志　审阅：张磊）

病例三十一　掌指关节绞锁

一、病历摘要

患者男，33 岁，2 周前无明显诱因出现右示指伸指受限，无明显疼痛，屈曲可。专科查体：右示指掌指关节屈曲活动正常，主、被动伸直均受限（病例 31–1 图示），指间关节活动正常，掌指关节桡掌侧轻微压痛，右手末梢感觉及血运正常。右手正斜位片见第二掌骨头桡侧有骨性突起（病例 31–2 图示）。

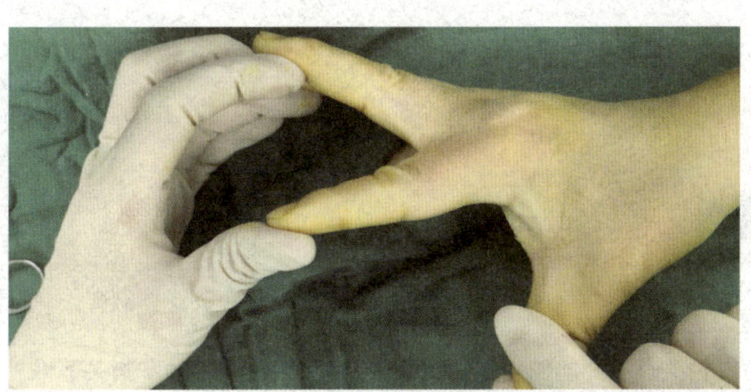

病例 31–1　示指主被动背伸均有受限（张清林 供图）

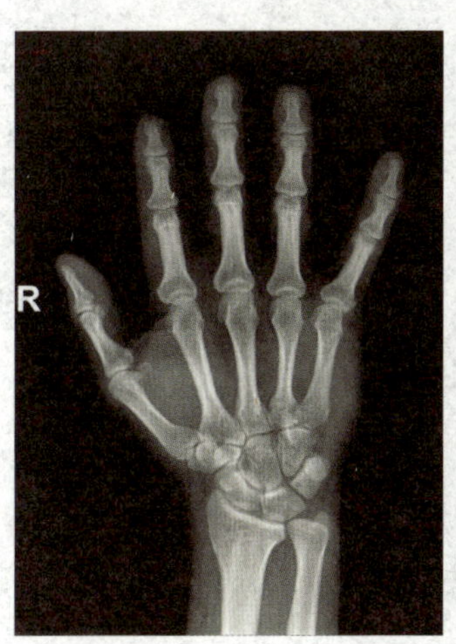

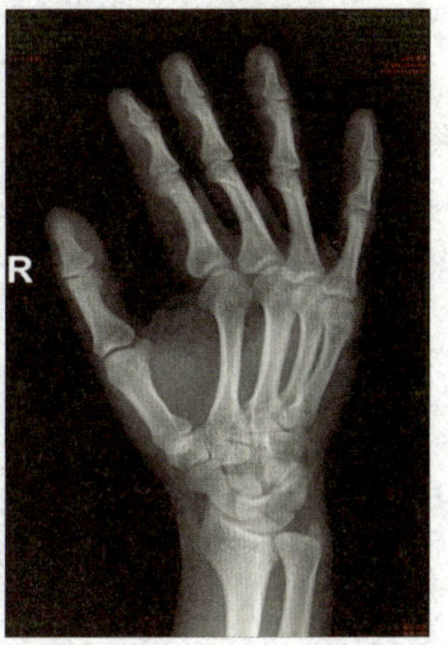

病例 31–2　术前右手 X 线片见右手第二掌骨头掌侧骨突

二、入院诊断

右示指掌指关节绞锁。

三、诊疗经过

1. 入院检查

入院后完善术前常规检查，排除手术禁忌症。

2. 治疗情况

在臂丛麻醉下行右示指掌指关节松解术，术中探查见掌指关节桡侧副侧副韧带部分钩挂于掌骨头髁部，髁部局部突起明显，掌指关节背伸受限，给予切除部分副侧副韧带，咬除部分掌骨头骨突，被动活动掌指关节见活动良好（病例 31–3 图示）。

3. 随访情况

术后嘱患者适当活动关节，逐渐行功能锻炼，随访 1 月见示指屈伸活动正常（病例 31–4 图示），随访半年无复发。

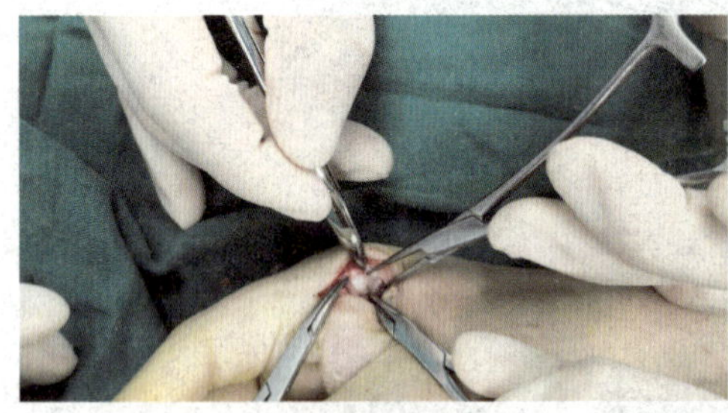
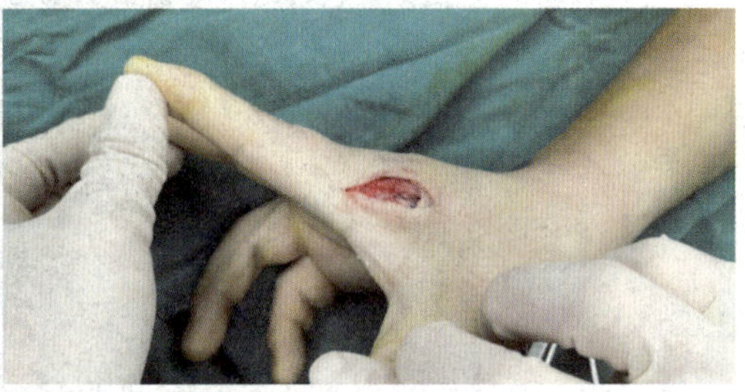

病例 31–3　术中见掌骨头髁部突起钩住副侧副韧带，切除后被动活动掌指关节恢复正常（张清林 供图）

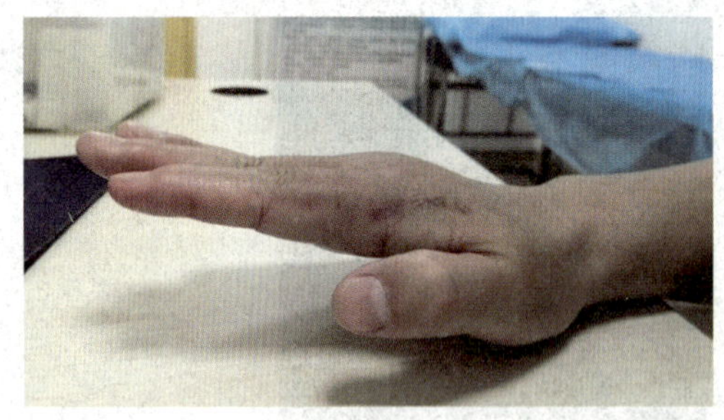
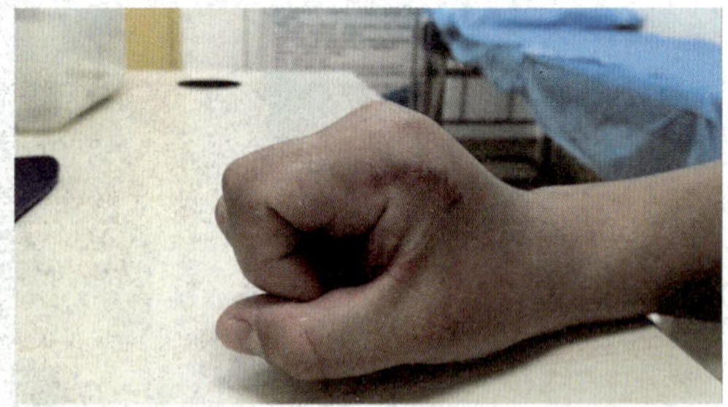

病例 31–4　术后 1 月主动屈曲示指活动良好（张清林 供图）

四、诊疗经验

1. 掌指关节绞锁最常见原因为侧副韧带或副侧副韧带被掌骨头桡侧髁或增生的骨赘卡住，示指较为多见，X 线片多可见桡侧髁突起。

2. 初次发作的掌指关节绞锁可试行手法复位，通过关节内注射局麻药物充起关节周围软组织，并行手法旋转，多能复位成功，但复位后仍有可能出现复发。手法复位不成功的或经常复发的患者往往需要手术松解，术前常规拍摄手部正斜位 X 线片，了解是否存在明显骨性突起。

3. 术中按解剖层次仔细分离探查寻找活动受限原因，根据原因给予适当松解，尽量减少对关节囊及侧副韧带的损伤，对于影响关节周围组织滑动的骨突给予切除。

4. 掌指关节绞锁松解后多数不影响关节功能，即使已存在绞锁数月仍可行手术治疗，但仍应强调术后早期功能锻炼，防止手术创伤所致的关节周围组织粘连。

（编辑：徐会　审阅：张磊）

病例三十二 Kienböck 病

一、病历摘要

患者女，44 岁，1 年前干活时右腕部扭伤，当时肿痛，活动受限，后稍减轻，未诊治，间断性疼痛至今，当地医院拍片考虑“月骨坏死”。平素身体健康。专科查体：右腕部背侧稍肿胀，压痛，以腕部背侧中央为著，手腕部屈伸旋转活动均受限，屈曲及背伸约 50°，末梢血运可。CT 检查见月骨塌陷，碎裂，坏死（病例 32–1 图示）。

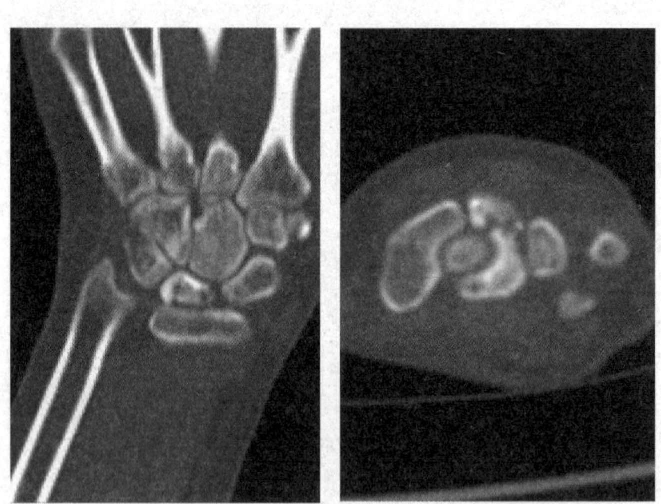

病例 32–1 CT 检查见月骨碎裂，塌陷坏死

二、入院诊断

Kienböck 病 Lichtman Ⅲ B 期（右）。

三、诊疗经过

1. 入院后检查

入院后行 MRI 检查进一步明确诊断及制定手术方案（病例 32–2 图示）。

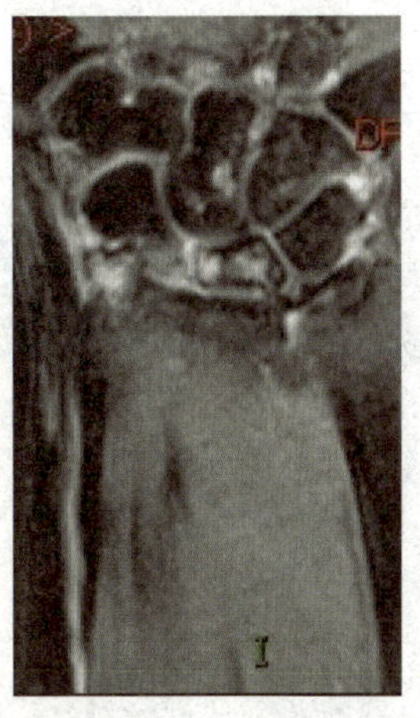

病例 32-2 MRI 见月骨信号改变，塌陷，碎裂

2. 治疗情况

在臂丛神经阻滞麻醉下行月骨摘除，骨间背神经终末支切除，掌长肌腱团填塞术。术中探查见月骨塌陷，碎裂明显，关节面剥脱断裂，色黄，血运差。术中彻底摘除碎裂月骨，取掌长肌腱，编织缝合成球形填塞月骨空腔（病例 32-3 图示）。术后石膏固定，复查 X 线片见月骨完全摘除（病例 32-4 图示）。

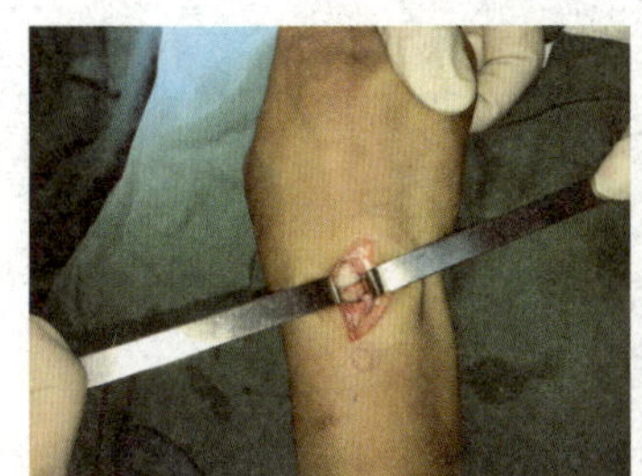

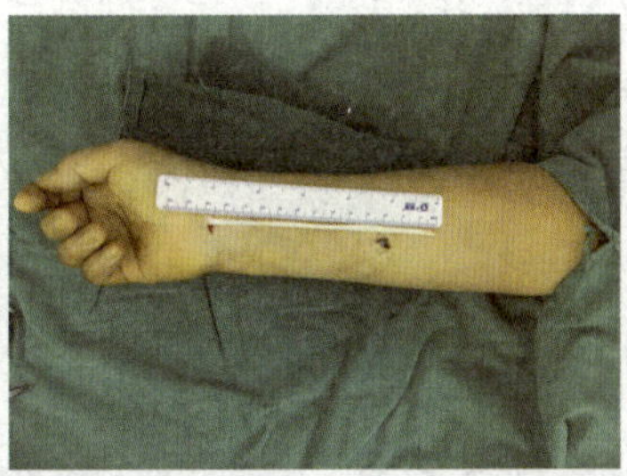

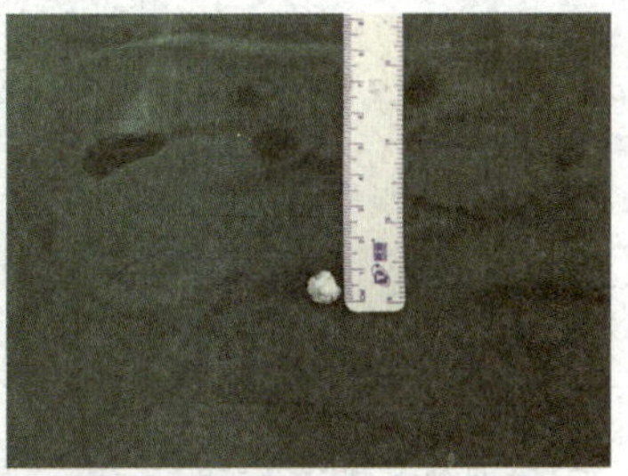

病例 32-3 术中见月骨坏死，摘除后以掌长肌腱团填塞空腔（荣存敏 供图）

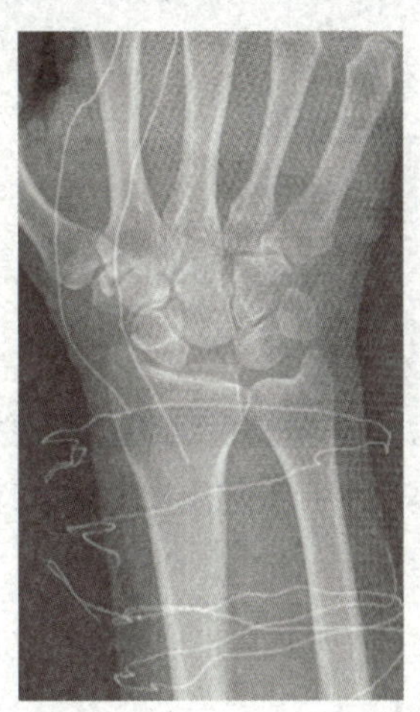

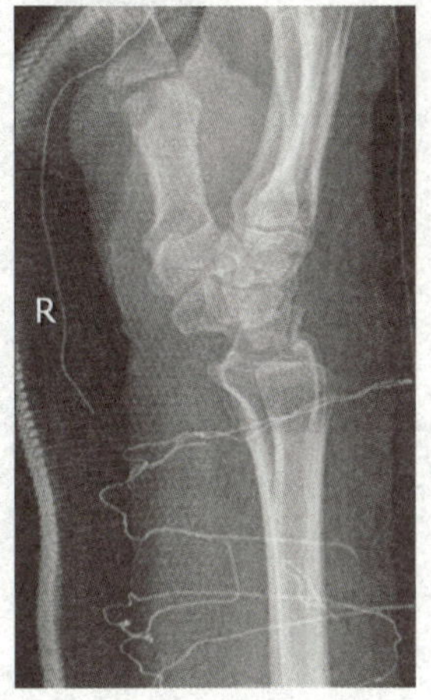

病例 32-4 术后腕部正侧位片见月骨摘除彻底

3. 随访情况

术后手指即伸屈练习，术后 4 周（病例 32-5 图示）拆除石膏，腕关节功能锻炼。

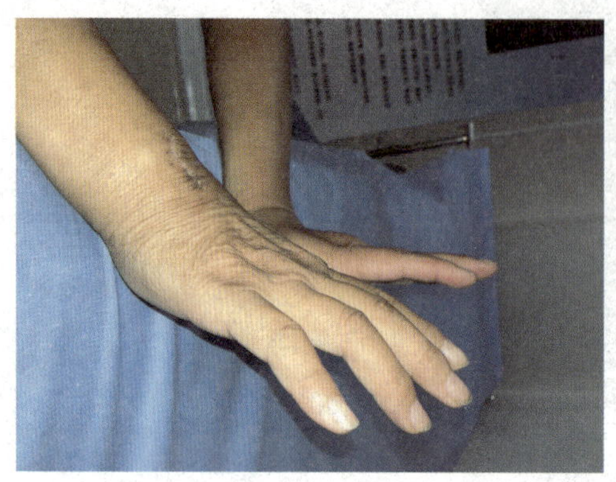
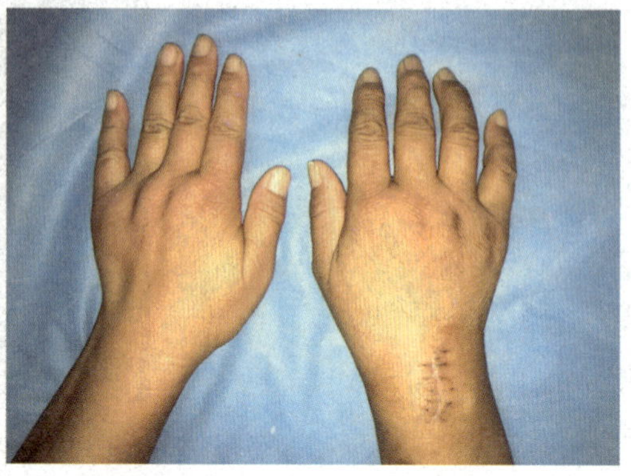

病例 32-5 术后 4 周（荣存敏 供图）

四、诊疗经验

1. 术中可将肌腱团缝合于掌侧关节囊，仔细修复关节囊以及伸肌支持带，防止肌腱团脱出。掌长肌腱较为细小或患者不同意取自体肌腱，可考虑使用异体肌腱。

2. 开放手术中同时行骨间背神经腕关节支切除有利于缓解术后疼痛症状。

3. 可以在腕关节镜下磨除月骨，稍延长 3/4 通道切口，填塞肌腱团（病例 32-6 图示）。对于Ⅲ B 期患者，可考虑月骨摘除，局限性腕关节融合（舟头融合术）（病例 32-7 图示）；也可行腕关节镜下磨除月骨，舟头融合术（病例 32-8 图示）；Ⅳ期患者，可考虑近排腕骨切除术（病例 32-9 图示）。

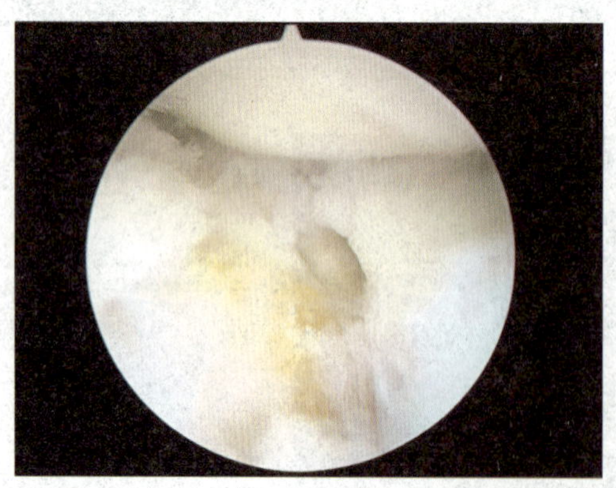
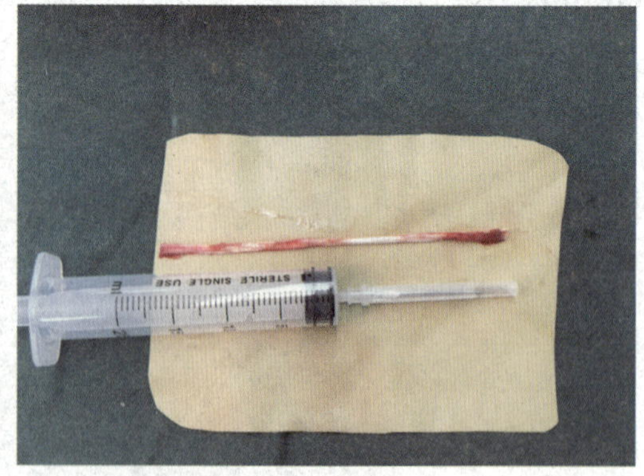

病例 32-6 Ⅲ B 期腕关节镜月骨磨除，肌腱团填塞（荣存敏供图）

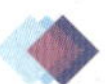

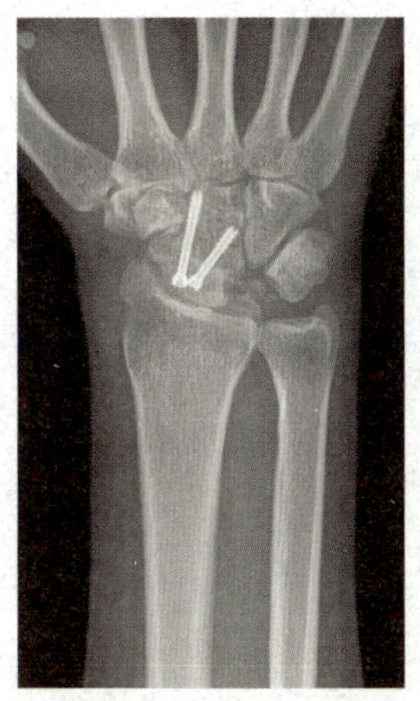

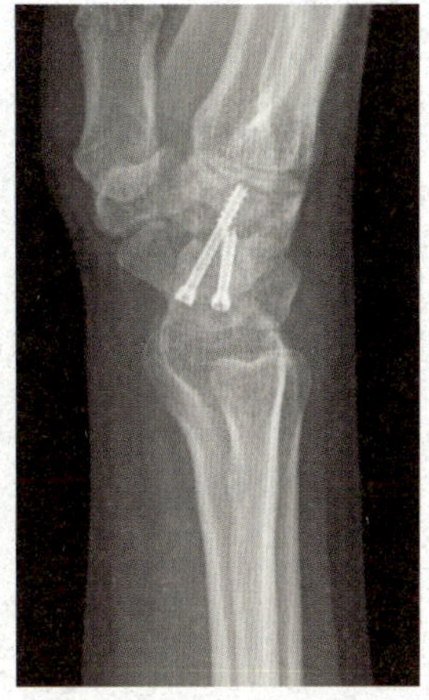

病例 32-7　Ⅲ B 期月骨摘除，舟头关节融合

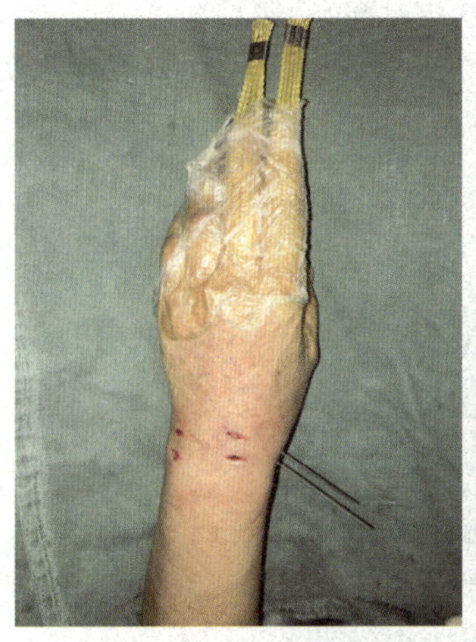

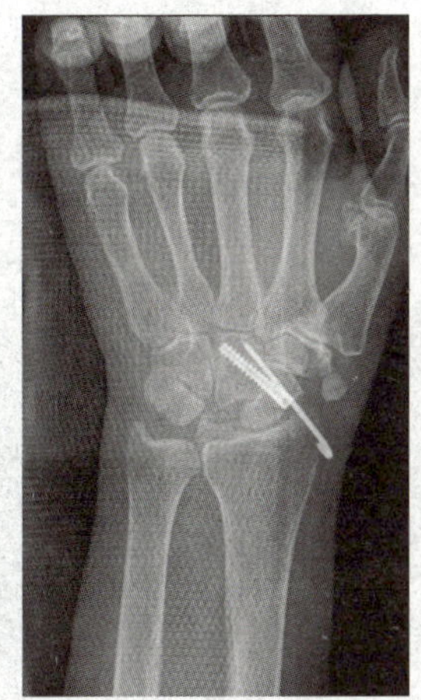

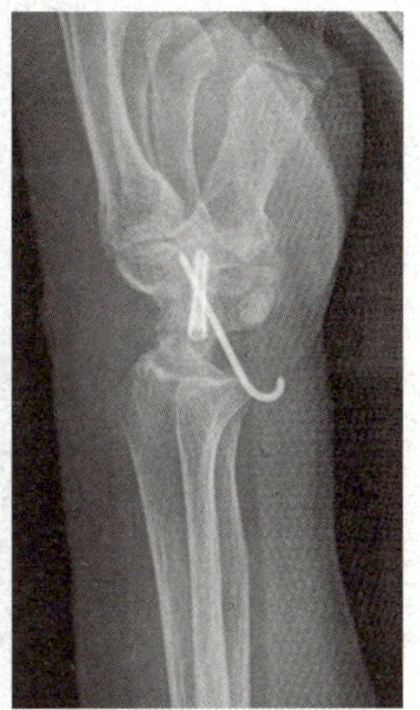

病例 32-8　Ⅲ B 期 腕关节镜下月骨磨除，舟头关节融合（荣存敏供图）

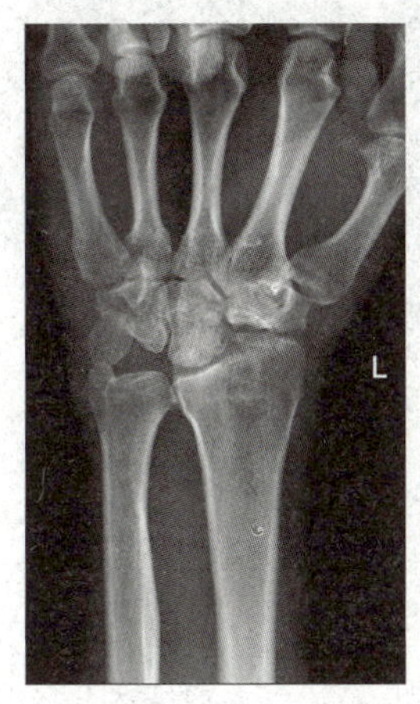

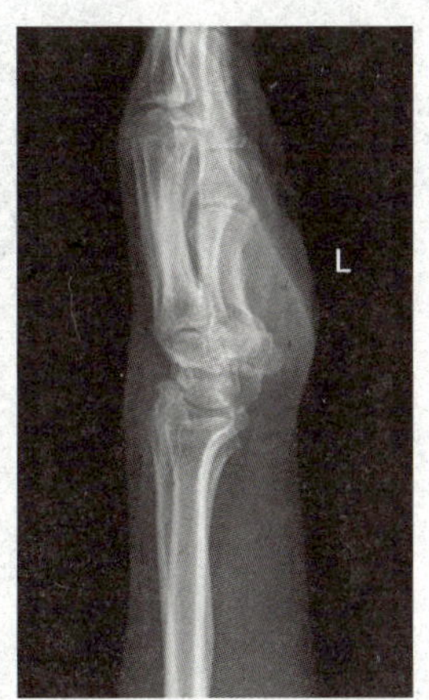

病例 32-9　Ⅳ期近排腕骨切除术后 2 年

（编辑：荣存敏　审阅：张磊）

病例三十三　尺骨撞击综合征

一、病历摘要

患者女，22 岁，左腕部尺侧疼痛 1 年，拧毛巾时疼痛明显，劳累后加重。平素身体健康。专科查体：左腕部尺背侧稍肿胀，压痛，以尺骨隐窝处为甚，旋转疼痛，前臂旋后、旋前时偶有弹响，有疼痛感，握拳尺偏时疼痛明显，被动旋前，疼痛加重，腕关节伸屈活动可。左腕关节正侧位片见尺骨正变异（病例 33–1 图示）。

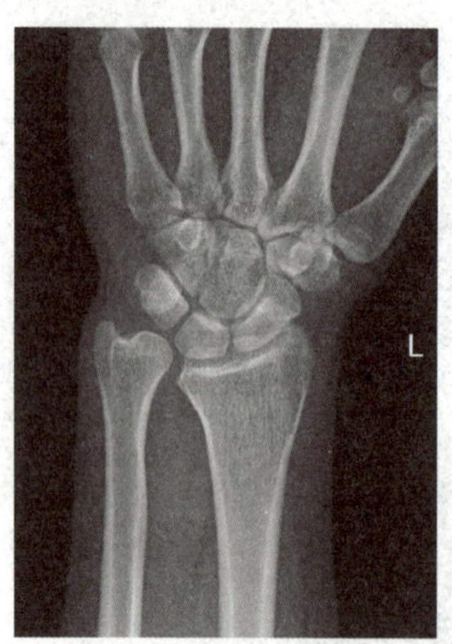

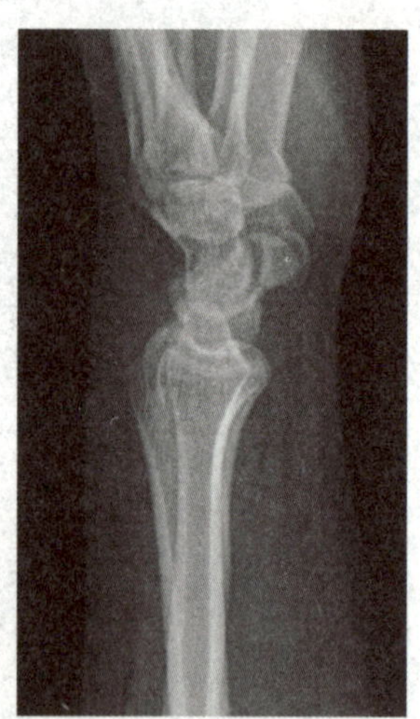

病例 33–1　尺骨正变异

二、入院诊断

尺骨撞击综合征（左）。

三、诊疗经过

1. 入院后检查

入院后行 MRI 检查进一步明确诊断及制定手术方案，MRI 见 TFCC 损伤并尺桡关节间隙少量积液，左月骨及三角骨异常信号（病例 33-2 图示）。

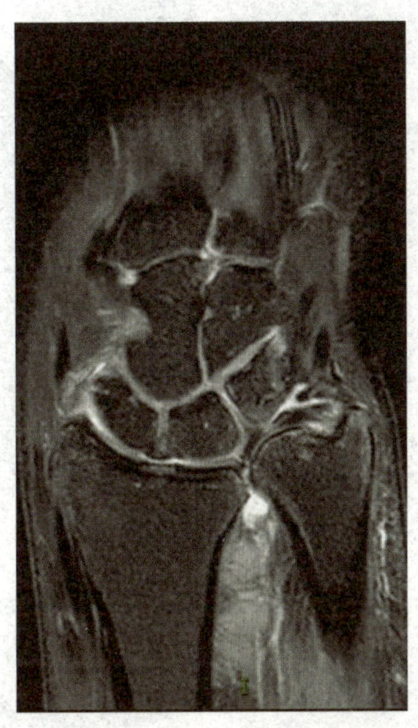

病例 33-2　MRI 见 TFCC 损伤并尺桡关节间隙少量积液，左月骨及三角骨异常信号

2. 治疗情况

在臂丛神经阻滞麻醉下行腕关节镜下 TFCC 探查、清创，尺骨干短缩截骨，石膏外固定术。于关节镜下探查见 TFCC 穿孔，破损明显，尺骨头软骨软化，周围滑膜增生。术中腕关节镜下刨刀 TFCC 清创，清理滑膜，尺骨干截骨（病例 33-3 图示），钢板外固定。术后拍片见尺骨短缩长度、钢板固定满意。

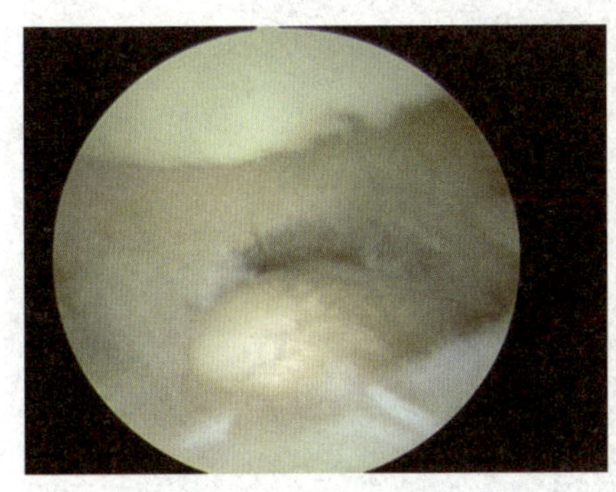

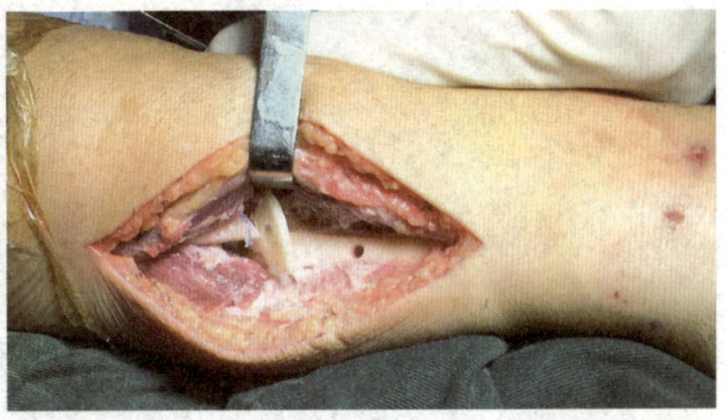

病例 33-3　关节镜下探查 TFCC 穿孔，尺骨头软骨软化；尺骨斜行截骨 2mm（荣存敏 供图）

3. 随访情况

术后屈肘长臂支具外固定 3 周，短臂支具外固定 3 周。术后 3 月复查见截骨线模糊（病例 33-4 图示），腕部功能逐渐康复。术后 14 个月腕部功能恢复好（病例 33-5 图示），再次手术取出内固定物。

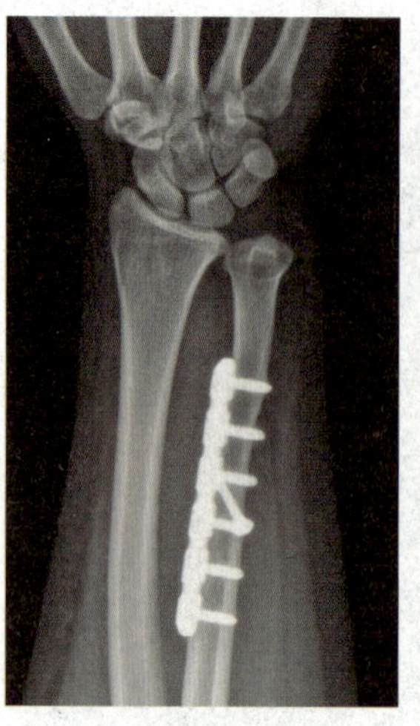
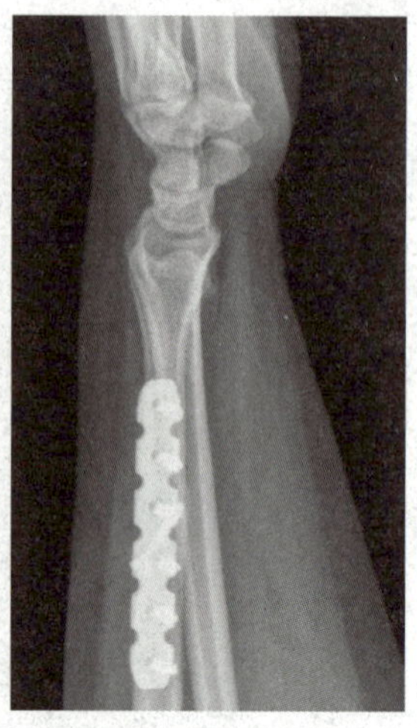

病例 33-4　术后 3 月复查见尺骨截骨线模糊

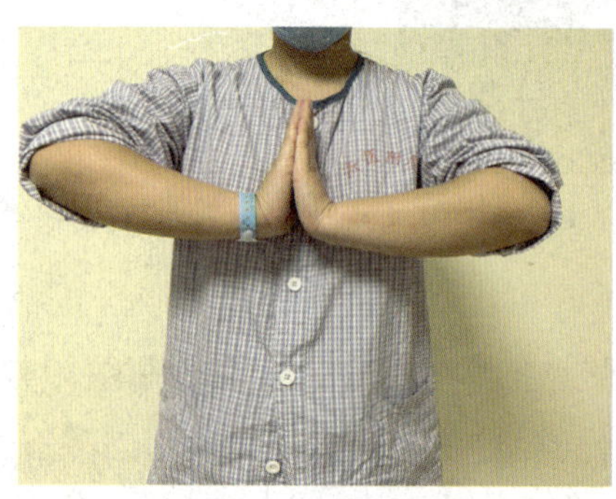
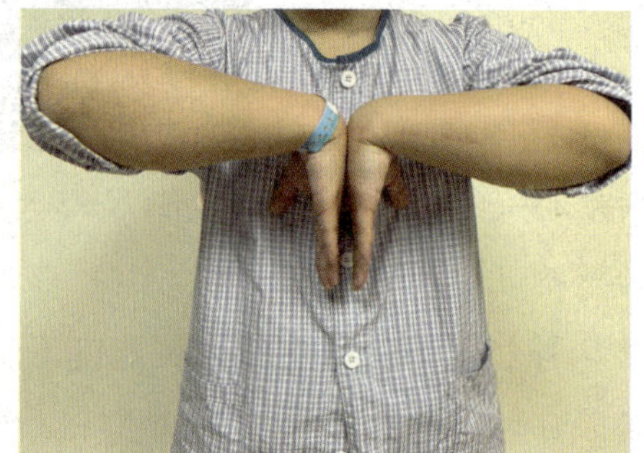
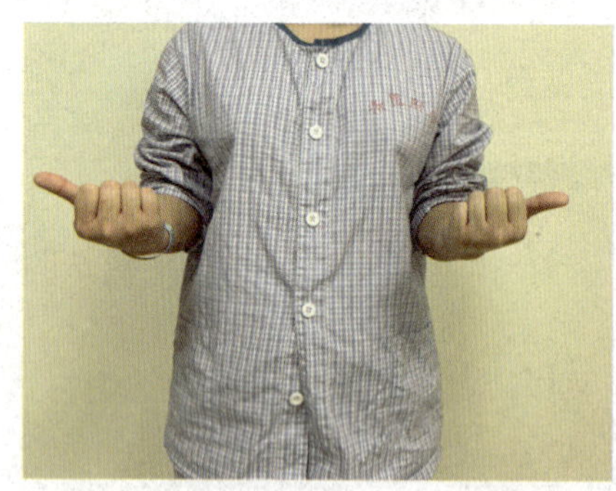
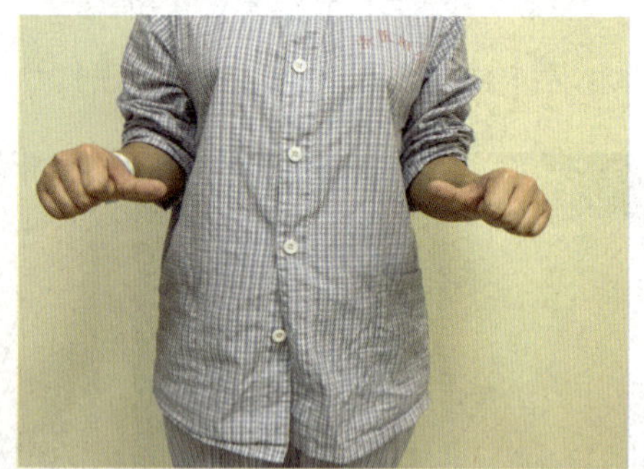
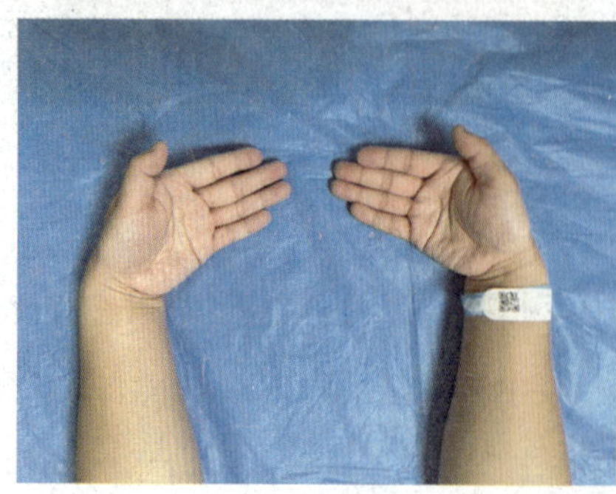
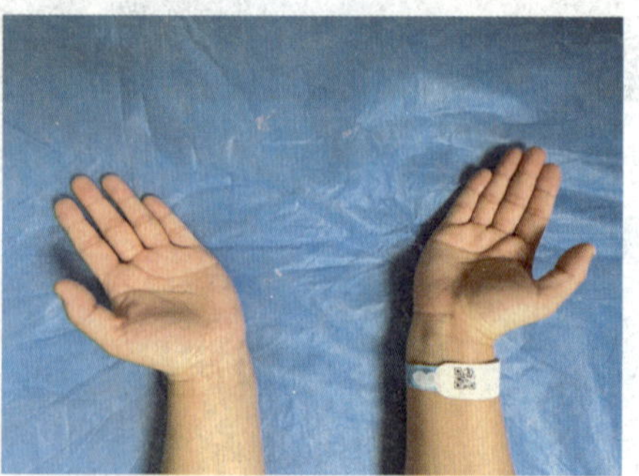

病例 33-5　术后 14 个月取内固定物时，腕关节功能恢复好（荣存敏供图）

四、诊疗经验

1. 对于 TFCC 中央型穿孔者，也可考虑关节镜下尺骨头部分切除术（Wafer 术）（病例 33-6 图示）。另外还可选择的截骨位置有尺骨干截骨、干骺端截骨（病例 33-7 图示）、尺骨远段截骨（病例 33-8 图示）。内固定方式可选择钢板或螺钉固定。

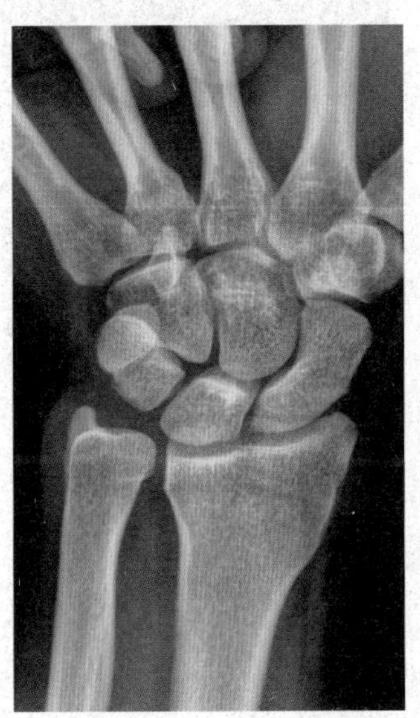
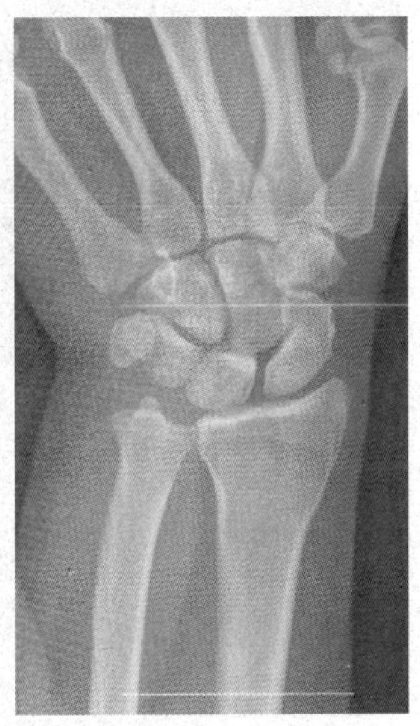

病例 33-6　腕关节镜下 Wafer 术术前、术后 X 线片

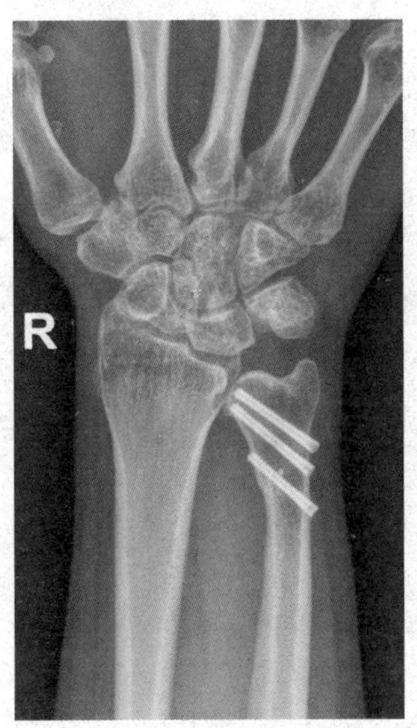

病例 33-7　干骺端截骨术后 X 线片

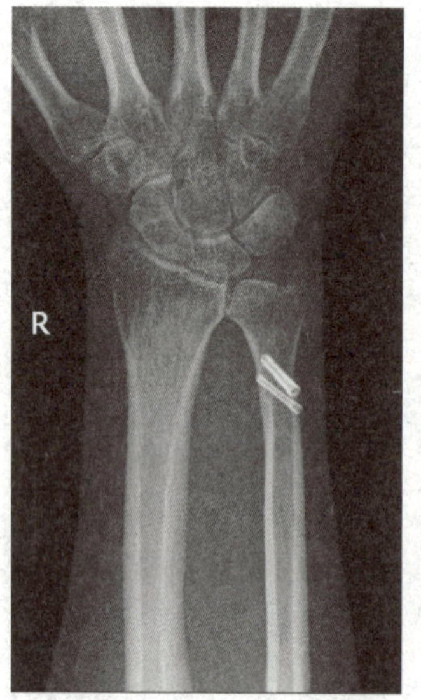

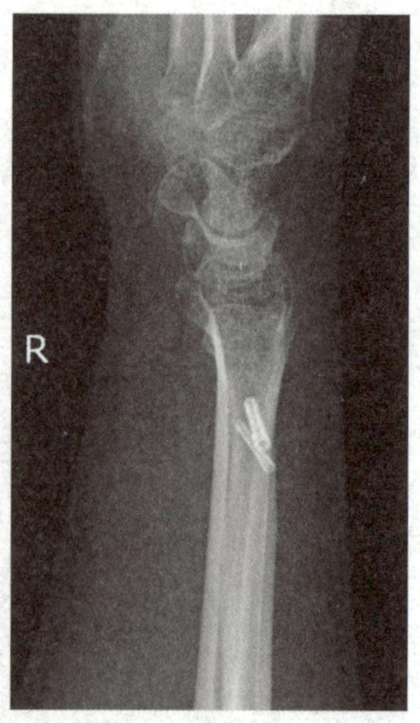

病例 33-8　尺骨远段截骨螺钉固定术后 X 线片

2. 伴有远端桡尺关节（DRUJ）炎、类风湿性关节炎者，可考虑 Sauvé-Kapandji 手术（病例 33-9 图示）和尺骨远端切除术（Darrach 手术）（病例 33-10 图示）。Sauvé-Kapandji 手术由于保留了对尺侧腕骨的支撑，降低了腕骨向尺侧移位的机率，可能更适合年轻的活动较多者；而 Darrach 手术更适合老年人、低需求者。Sauvé-Kapandji 手术和 Darrach 手术建议同时行尺骨近端残端稳定术，防止尺骨近端残端的不稳定。

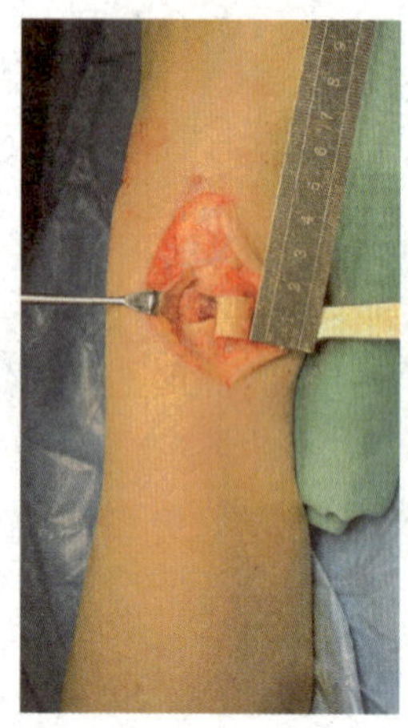

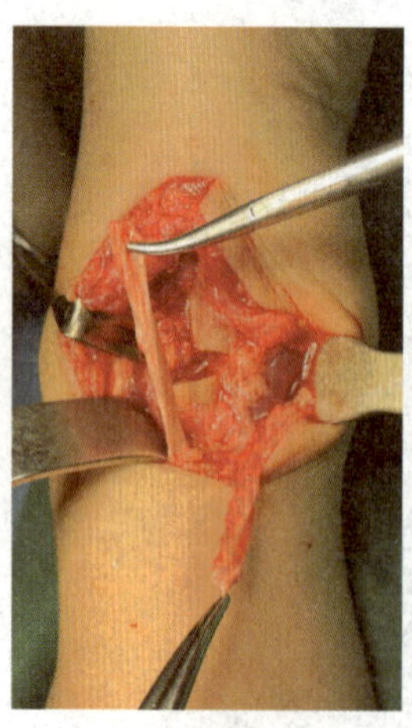

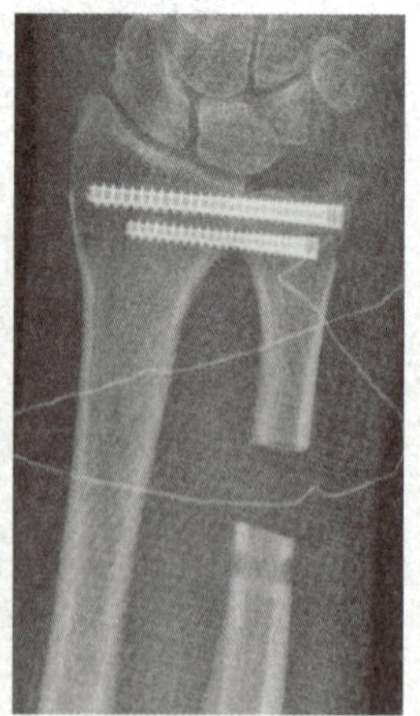

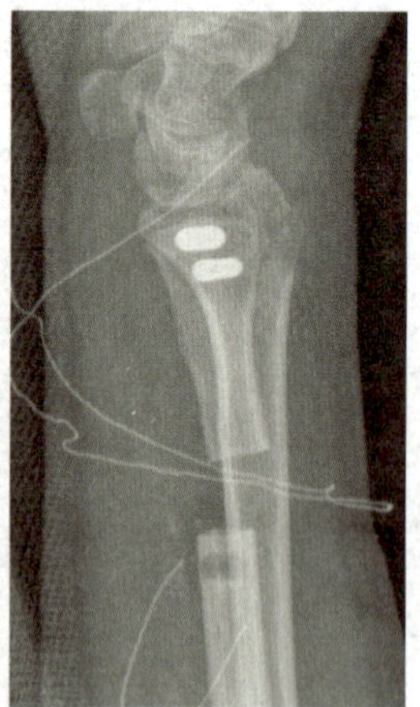

病例 33-9　Sauv é -Kapandji 术 + 尺骨近端残端稳定术（荣存敏 供图）

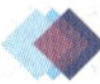

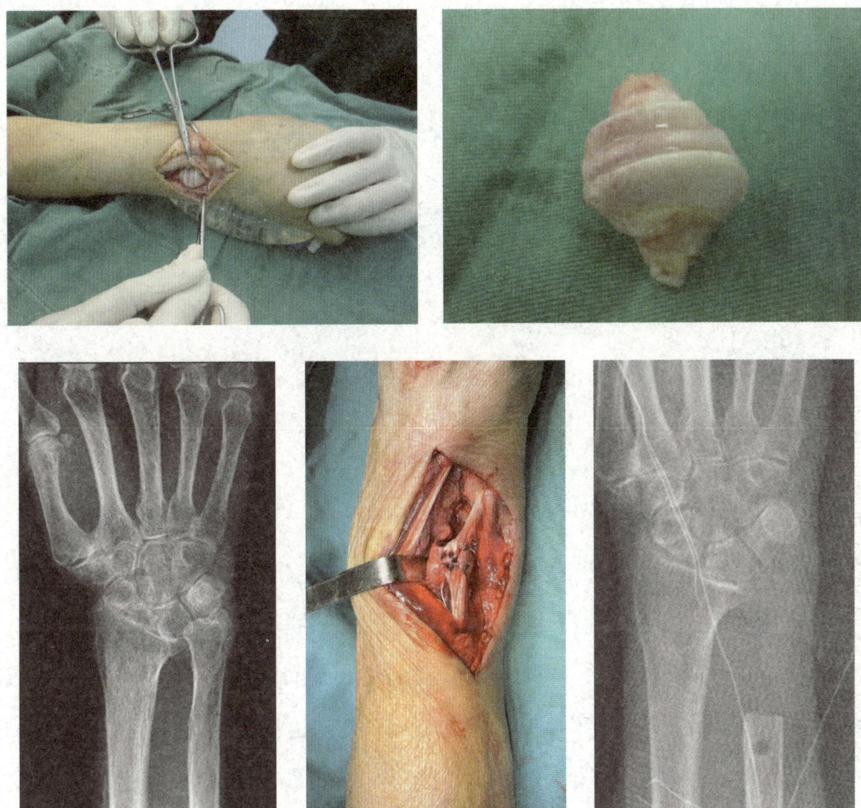

病例 33-10　Darrach 术 + 尺骨近端残端稳定术（韩清銮、荣存敏 供图）

3. 尺骨短缩截骨时要考虑到摆锯锯片的厚度，截骨后最终后前位片上获得 0 或 1mm 的尺骨负变异。钢板放置于尺骨背侧可减少内固定物的不适感。

（编辑：荣存敏　审阅：张磊）

病例三十四　胸廓出口综合征

一、病历摘要

患者男，17 岁，3 个月前出现左手麻木并活动不灵活，症状逐渐加重，给予甲钴胺等神经营养药物等治疗无明显效果。专科查体：左侧颈根部饱满，Tinel 征阳性，左肩关节、肘关节活动尚可，肌力 4 级，左尺桡侧腕屈肌力、桡侧腕长短伸肌肌力 3 级，尺侧腕伸肌、伸屈指肌力 0 级，Wright 试验阳性，左前臂尺侧、手皮肤触痛觉迟钝，Hoffmann 征阴性（病例 34–1 图示）。辅助检查：彩超检查报告左侧斜角肌间隙臂丛神经下干肿胀，胸廓出口综合征可能；臂丛神经 MRI 示左中下干受压变细，远近侧增粗（病例 34–2 图示）。

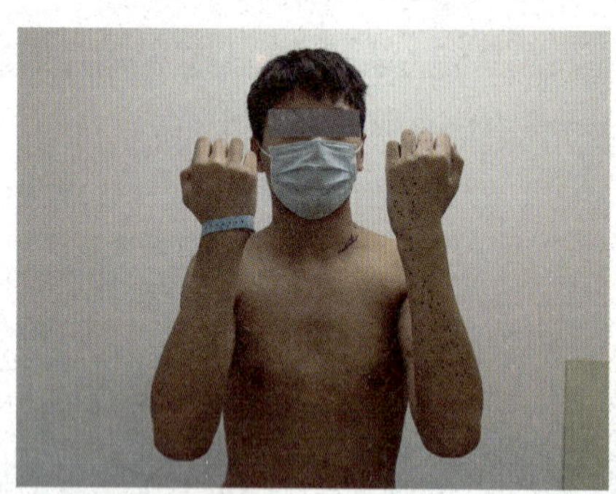
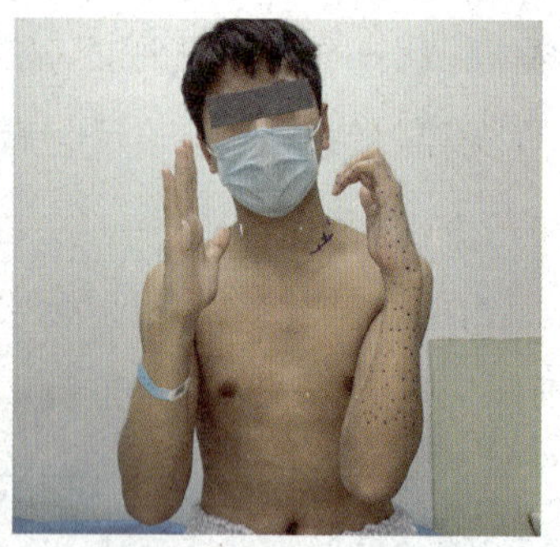
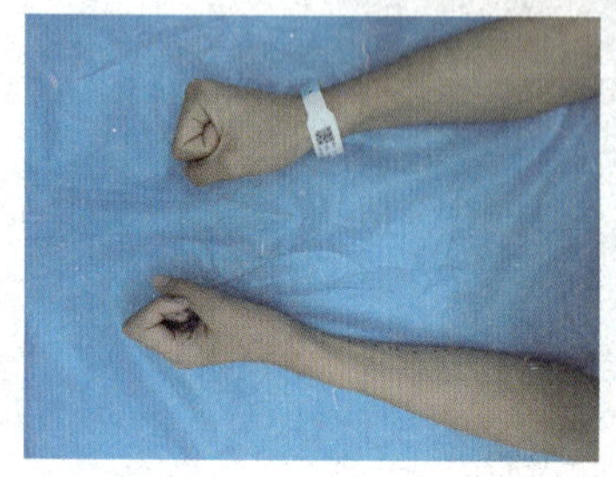
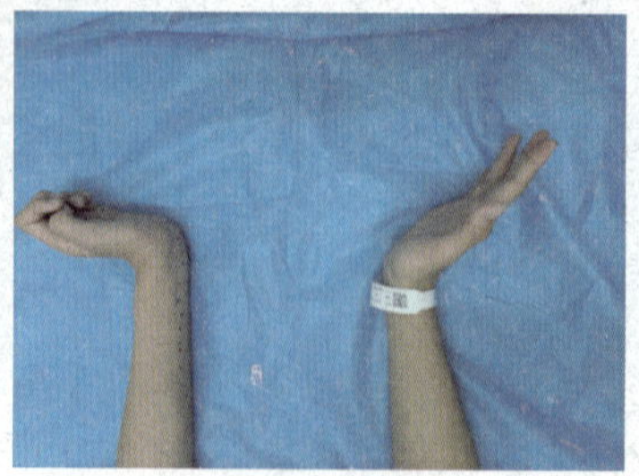
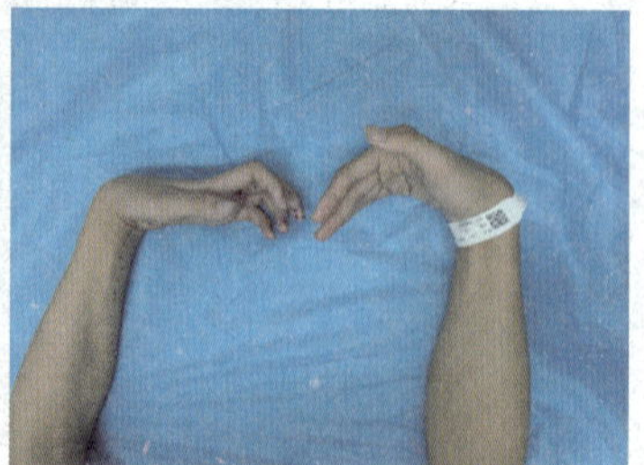

病例 34–1　患者左上肢感觉运动障碍（栗威 供图）

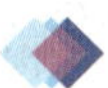

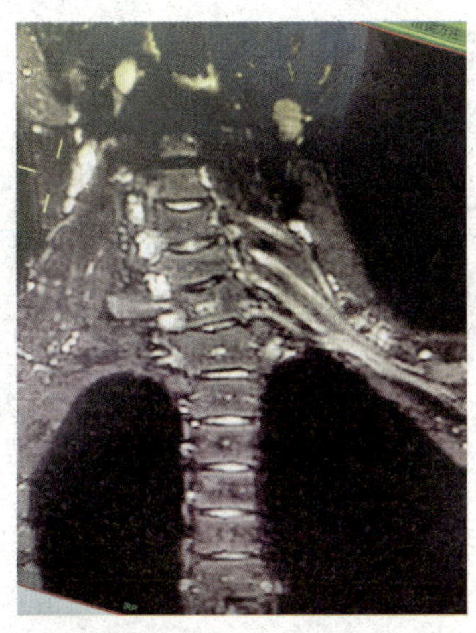

病例 34-2　磁共振显示有腱束压迫臂丛神经（栗威 供图）

二、入院诊断

胸廓出口综合征（左）。

三、诊疗经过

1. 入院后检查

术前完善常规检查。

2. 治疗情况

于全麻下行左臂丛神经探查松解术。取锁骨上入路（病例 34-3 图示），术中见臂丛神经中下干受前方前斜角肌的腱束压迫，局部有哑铃状改变，给予切断切除腱束，松解臂丛神经（病例 34-4 图示）。术后患肢前臂吊带制动 2 周，切口一期愈合。门诊指导进行康复功能锻炼。

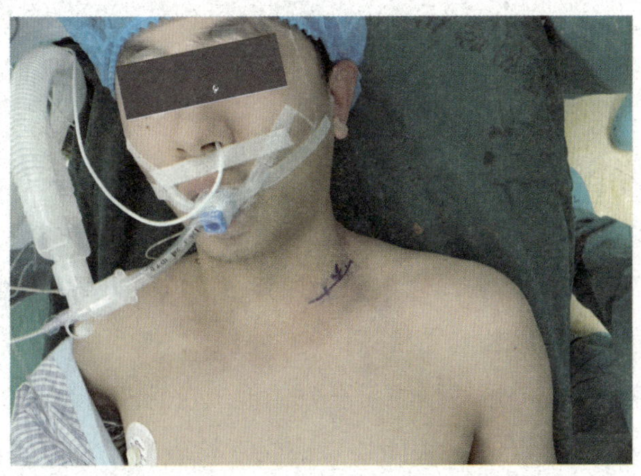

病例 34-3　手术入路切口：锁骨上 1-2cm，沿皮纹切开（栗威 供图）

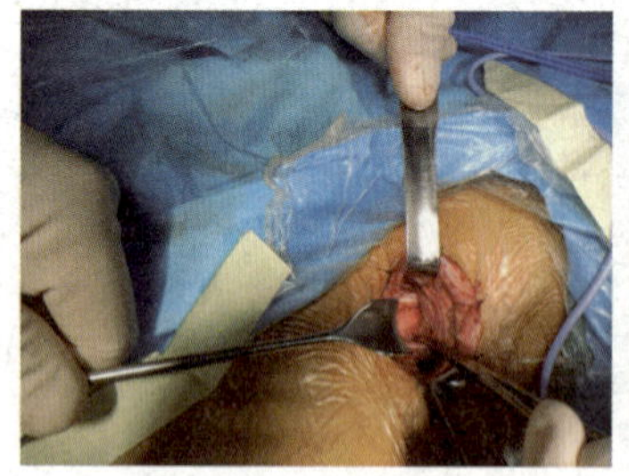 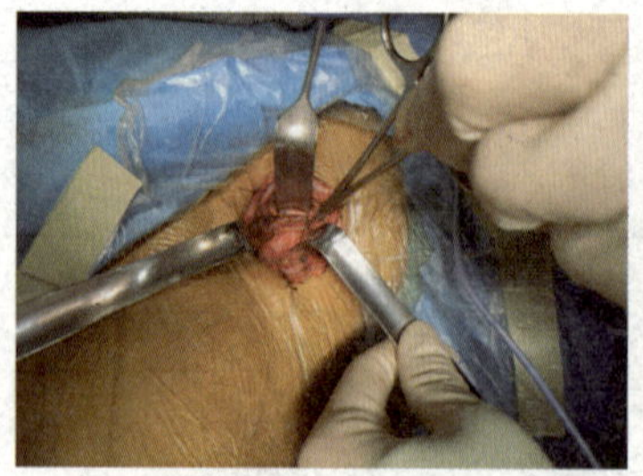 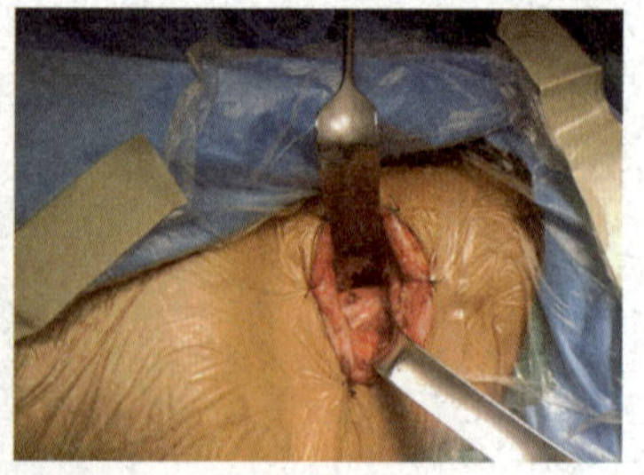

病例 34-4　术中见臂丛受前斜角肌前缘明显增厚腱束压迫，给予切断切除腱束松解神经（栗威 供图）

3. 随访情况

术后第二天患者感左上肢感觉迟钝减轻，术后一个月左上肢肌力较术前增加，至术后半年左上肢肌力均恢复到 4 级以上。

四、诊疗经验

1. 胸廓出口综合征（thoracic outlet syndrome，TOS）是指因解剖、病理生理等原因导致臂丛神经或锁骨下动、静脉在胸廓出口处受压迫而引起的一系列上肢神经、血管病变的统称。临床上将 TOS 分为神经型 TOS 和血管型 TOS。血管型 TOS 较少见。神经型 TOS 临床上主要表现为前臂的疼痛、麻木、乏力、感觉异常。前臂反复的活动后症状可加重，典型表现为前臂尺侧皮肤的感觉异常及手内在肌的萎缩。血管型 TOS 分为静脉型及动脉型。静脉型 TOS 主要发生于各种原因导致的锁骨下静脉病变，主要表现为前臂的肿胀、发绀。动脉型 TOS 通常由锁骨下动脉受压引起，表现为患肢的疼痛、苍白、无力、桡动脉搏动减弱等，情况较严重。TOS 较为少见，诊断难度大，在诊断胸廓出口综合征时，应注意和臂丛神经肿瘤、臂丛神经急性外伤、臂丛神经炎、颈椎病、肘管综合征等病症相鉴别。临床医生可根据专科检查，包括 Adson 试验、Wright 试验、Roos 试验等，结合 B 超、X 线、CT、MRI 等辅助检查对此类疾病进行诊断。

2.TOS 的治疗分为保守治疗及手术治疗。先进行 1~3 个月保守治疗，可通过热敷、理疗、按摩、姿势纠正训练等改善和缓解症状。如保守治疗无效，可进行外科手术干预。手术入路分为锁骨上入路、腋入路及后入路三种。术中应注意：

（1）要进行臂丛神经的整体探查，应仔细注意有无其它病变，尤其术中探查和术前评估不一致时，术中需考虑是否要扩大探查范围或于显微镜下仔细检查神经；

（2）所有压迫神经的结构均需解除；

（3）术中神经外膜或周围适量注射复方倍他米松悬液；

（4）术中应注意确切止血，关闭切口前注意检查有无淋巴漏或胸膜破裂。术后可适量应用脱水、抗水肿药物，皮质激素用药时长不超过 72 小时，神经营养药物给予间断服用，至患者感觉、运动完全恢复或恢复到最佳程度（如经过连续 2 个月观察，患者感觉运动障碍无继续恢复迹象可考虑已达最佳程度）。

3. 虽然临床上对 TOS 的认识不断加深，但对此病的诊治仍存在较大争议。

（编辑：栗威　审阅：韩清銮）

病例三十五
腕管综合征及骨间掌侧神经卡压综合征

一、病历摘要

患者女，35 岁，因反复右手麻木并握力减小 2 年，加重 3 个月入院。专科查体：右上肢肌肉无明显萎缩，右前臂近段掌侧压痛明显，并有麻胀感，右手拇指、示中指指端皮肤触痛觉稍迟钝，右手拇长屈、示中指屈指深肌力 4 级，屈指浅肌力 5 级，环小指屈指深肌力 5 级，对掌对指活动好，Hoffmann 征阴性。正中神经彩超检查报告：正中神经前臂中远段有正中动脉伴行，正中神经呈双束。肌电图提示正中神经腕到掌段传导减慢，潜伏期 4.5ms。

二、入院诊断

右腕管综合征，骨间掌侧神经卡压，永存正中动脉，双束正中神经。

三、诊疗经过

1. 术前检查

入院后完善术前常规检查。

2. 治疗情况

于全麻复合神经阻滞麻醉下行正中神经探查、骨间掌侧神经松解、腕管松解术。术中探查见旋前圆肌深头及指浅屈肌后缘有腱束压迫正中神经及骨间掌侧支，有轻度哑铃状改变（病例 35–1 图示），给予切断切除腱束松解，神经膨起、松弛（病例 35–2 图示）；于腕部掌侧切口见屈指支持带增厚，正中神经呈双束并有正中动脉伴行，给予切开屈指支持带（病例 35–3 图示）。术后给予口服甲钴胺治疗，并进行康复理疗，无特殊制动。

3. 随访情况

术后第一天患者感觉右手屈指肌力较前增强，麻木减轻，门诊随诊左手活动逐渐改善，术后三个月右上肢肌力恢复5级。

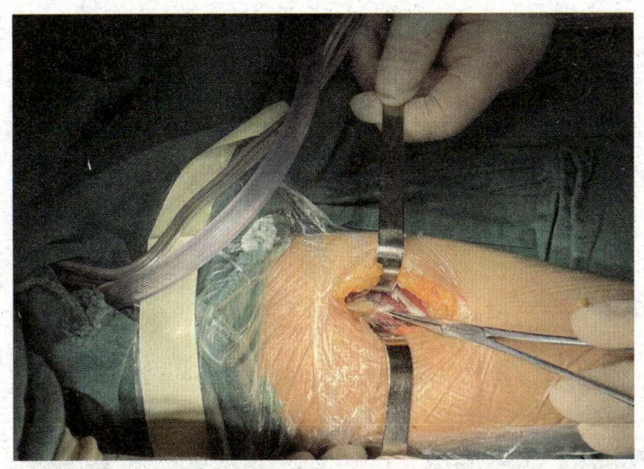

病例35-1　术中见骨间掌侧神经受旋前圆肌深头和指浅屈肌腱膜压迫（栗威 供图）

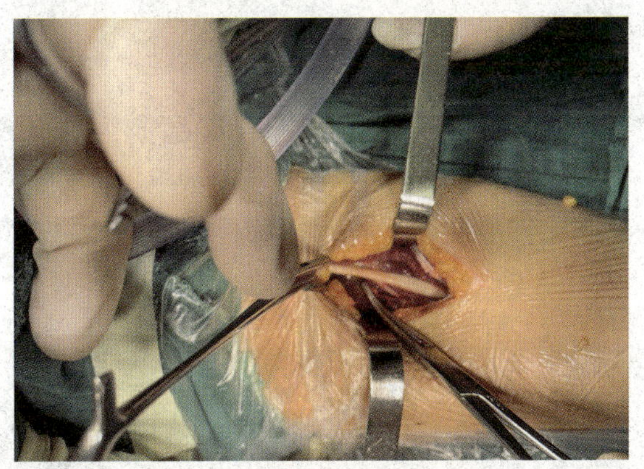

病例35-2　术中切断切除压迫神经的腱膜、彻底松解神经（栗威 供图）

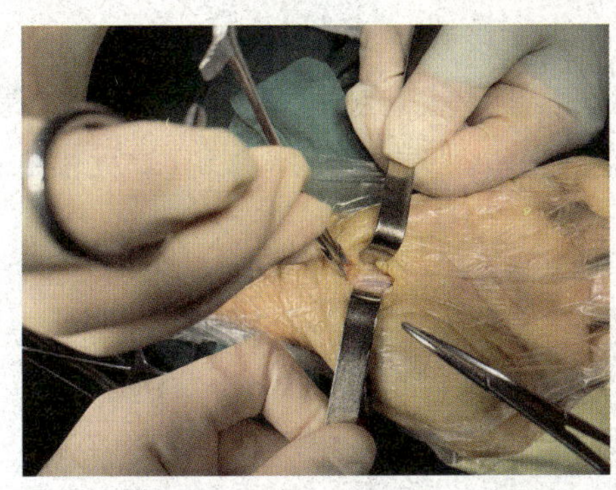

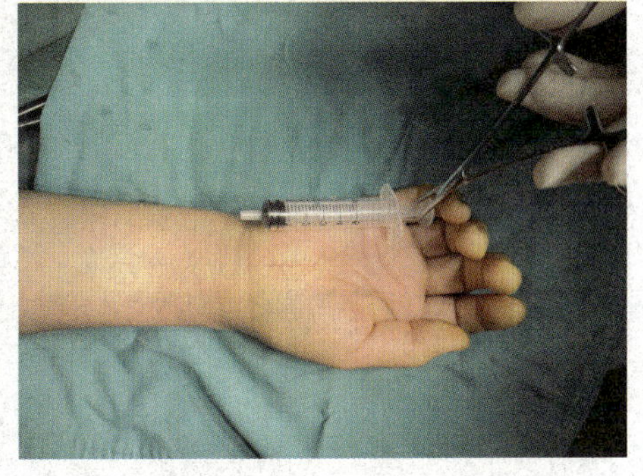

病例35-3　腕部切口见腕横韧带增厚、正中动脉、双束正中神经、正中动脉受卡压，及术后切口（栗威 供图）

四、诊疗经验

1. 正中神经卡压常见的因素有肱骨内上髁 Struthers 韧带、旋前圆肌腱弓、屈指肌腱腱弓、腕管屈肌支持带、正中神经沙漏样变。易发因素有双束正中神经、永存正中动脉、腕管滑膜增生、手工劳动者、中年女性等。诊断时注意鉴别旋前圆肌综合征、骨间掌侧神经卡压、腕管综合征、Parsonage–Turner 神经炎、运动神经元病等。

2. 在肘部和前臂近端探查松解时需小心鉴别神经，正中神经在穿过旋前圆肌前已分出桡侧腕屈肌支、掌长肌支、屈指浅肌支、骨间掌侧神经，其中部分神经较细，要沿正中神经主干进行探查，避免误伤。因具体卡压解剖结构形态各异，且可能存在双卡的问题，故应认真术前查体及辅助检查，术中探查范围内对神经所有卡压因素都要解除，予充分松解，我们遇到过的情况如下：

（1）屈指肌腱弓仅压迫骨间掌侧神经（病例 35–4 图示）。

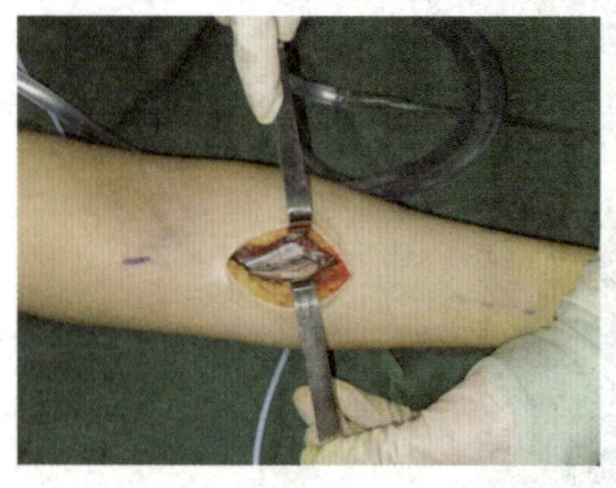
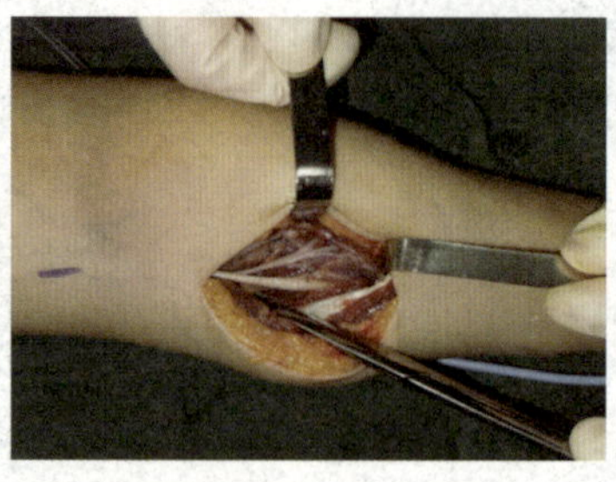
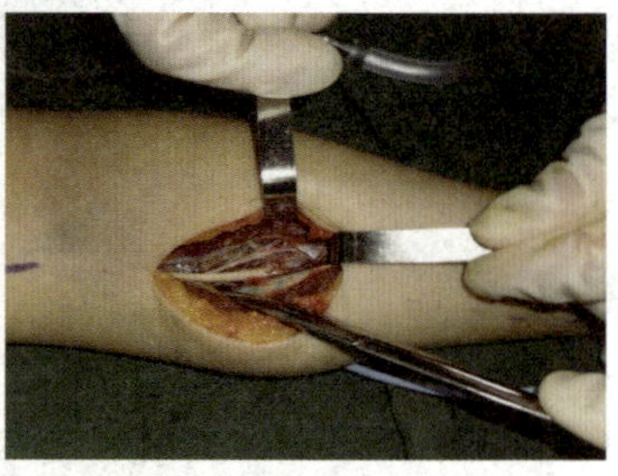

病例 35–4　骨间掌侧神经受指浅屈肌腱膜压迫，术中给予切断充分松解（韩清銮 供图）

（2）正中神经沙漏样变性（病例 35–5 图示）

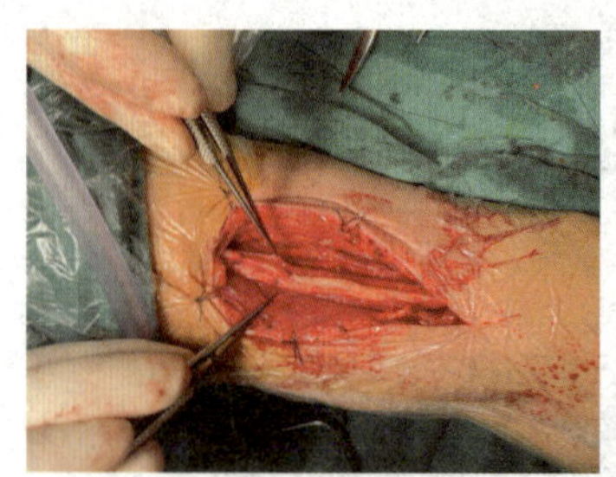
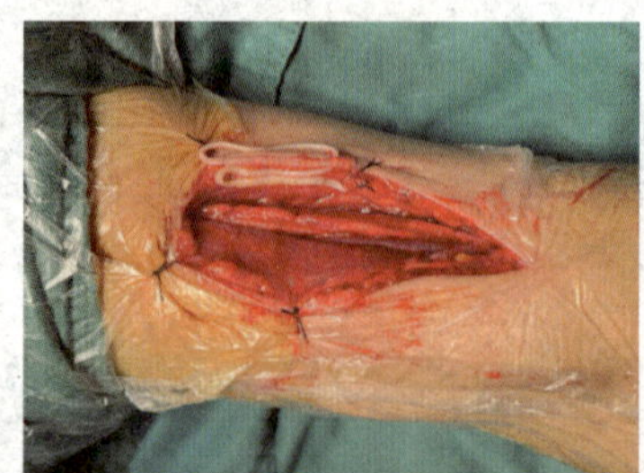
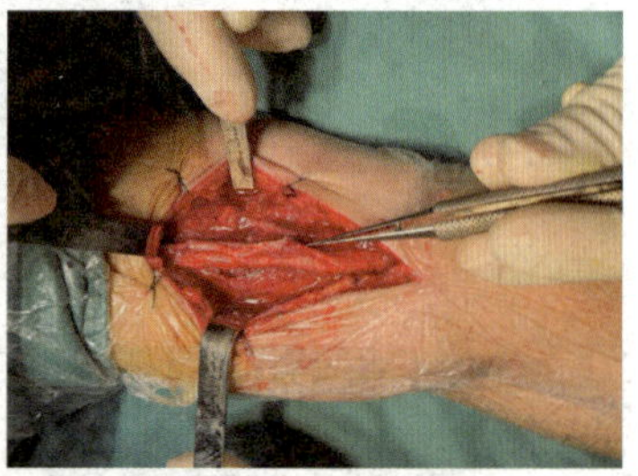

病例 35–5　正中神经于肱骨髁部存在沙漏样变性，给予切除后神经移植修复（栗威 供图）

（3）永存正中动脉并血栓形成引起腕管综合征（病例 35–6 图示）

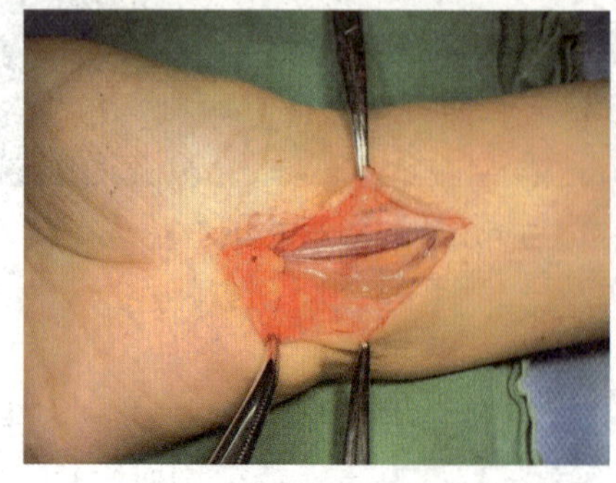
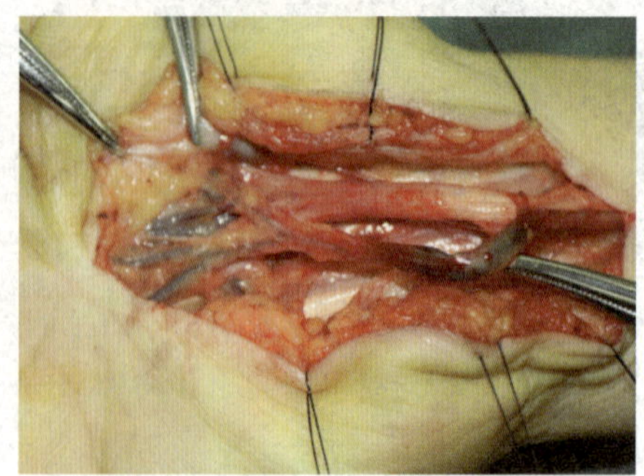

病例 35–6　永存正中动脉及动脉内血栓形成（韩清銮 供图）

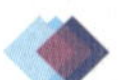

（4）正中神经变异：双束正中神经、正中神经返支呈多支变异（病例 35–7 图示）

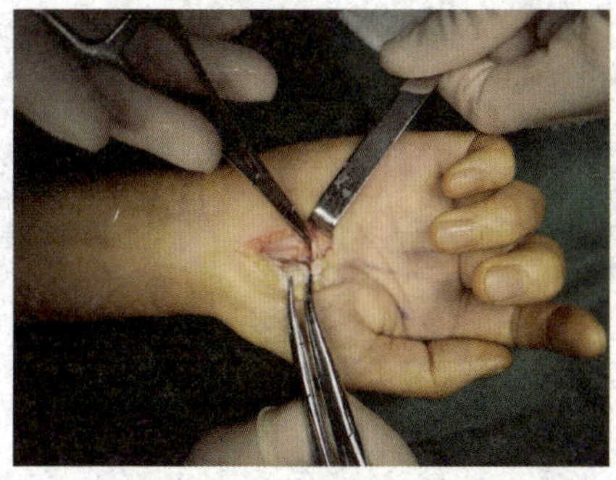
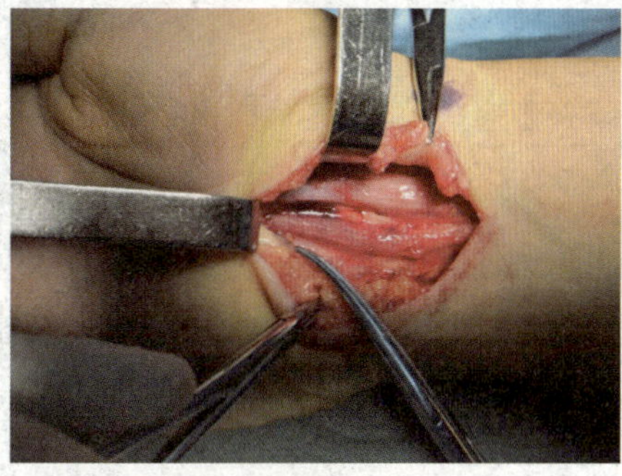

病例 35–7　存在腕双束粗大神经并受卡压，少见变异是正中神经返支为多束（韩清銮、栗威 供图）

（5）腕部正中神经内神经束沙漏样变（病例 35–8 图示）

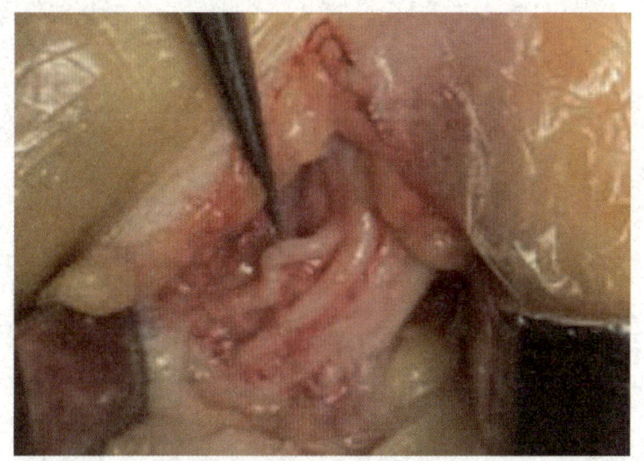

病例 35–8　正中神经于腕管段呈神经束内沙漏样变（栗威 供图）

（6）腕管内慢性滑膜炎，滑膜增生导致正中神经受压（病例 35–9 图示）

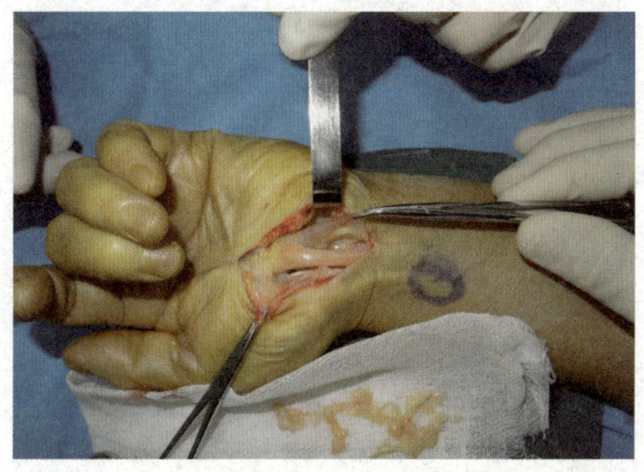

病例 35–9　切除神经周围增生滑膜（韩清銮 供图）

（7）神经占位性病变：多发神经囊肿，神经纤维瘤（病例 35–10 图示）

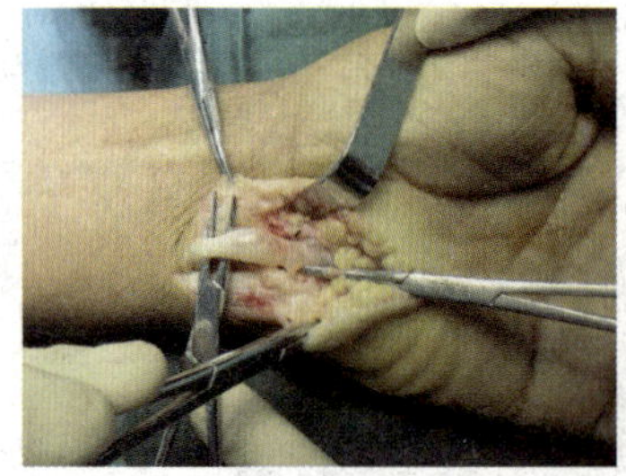 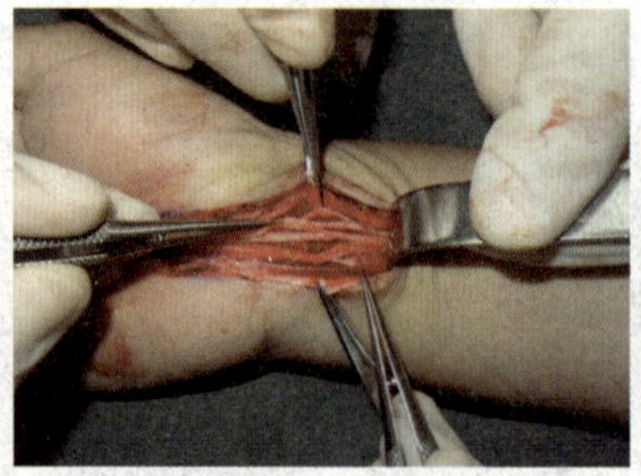 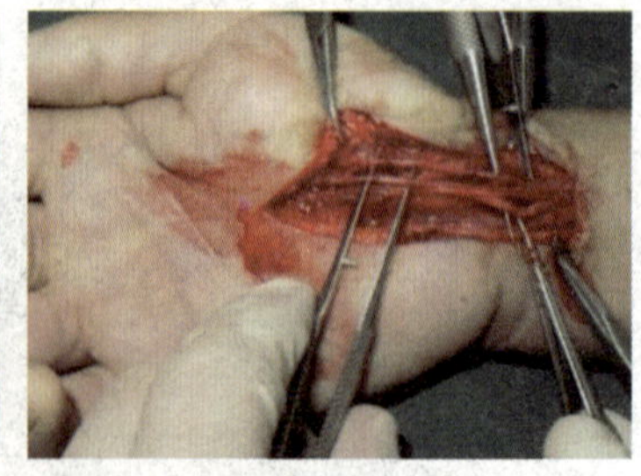

病例 35-10 正中神经内有囊肿及部分神经束瘤样结节（韩清銮 供图）

3. 术中如探查为阴性，局部大体观察无明显卡压，则需考虑患者可能情况：部分神经束沙漏样变性、神经本身变性、胸廓出口综合征等。故有术中更改手术探查范围的可能，需术前向患者说明。

（编辑：栗威、季丰　审阅：韩清銮）

病例三十六　骨间背神经卡压

一、病历摘要

患者男，63 岁，因“左手伸指活动受限 4 月余”入院，左上肢无麻木感。既往体健。专科查体：左肘关节外侧轻度压痛，左前臂近端 1/4 桡背侧深压痛，向前臂背侧放射，无明显麻木感，主动旋前正常，主动旋后力量差。左腕关节主动背伸时向桡侧偏斜，腕关节主动屈曲活动可。左手垂拇、垂指，主动伸指受限，被动伸指正常。左上肢感觉无明显异常，左手背及其虎口区感觉无明显减退。左上肢肌力检查：旋后肌 3+ 级，指总伸肌 0~1 级，小指固有伸肌 0~1 级，尺侧腕伸肌 0~1 级，拇长展、拇短伸肌 1~2 级，拇长伸肌 1~2 级，食指固有伸肌 0~1 级，余 5 级；拇指对掌、对指、合指、分指动作正常（病例 36–1 图示）。

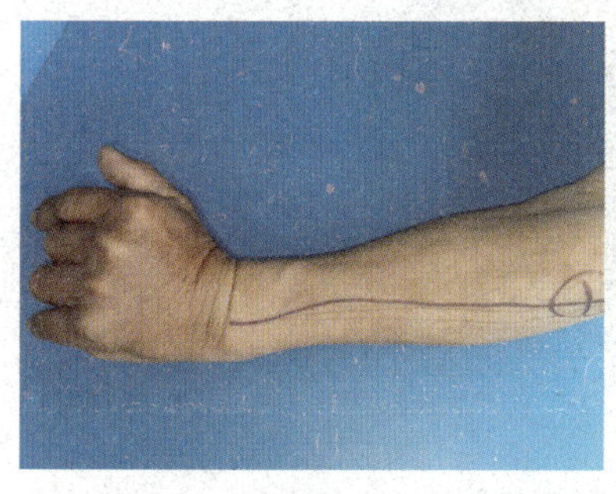
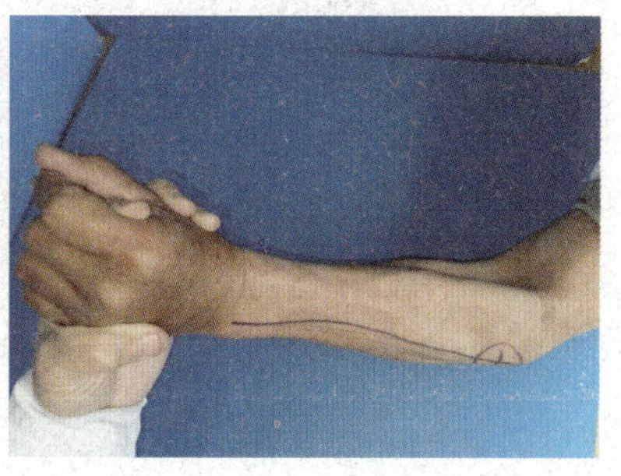

病例 36–1　腕关节主动伸腕桡偏，肱桡肌肌力正常（韩清銮 供图）

二、入院诊断

左前臂骨间背神经卡压。

三、诊疗经过

1. 入院后检查

神经超声：左侧桡神经跨肱骨桡神经沟处增粗，回声减低，连续性可。左前臂桡神经深支穿旋后肌处受压变细，束状结构模糊，两端增粗，连续性可。余桡神经未见明显异常。左上肢肌电图：左前臂水平桡神经呈神经源性损害。

2. 治疗情况

在臂丛神经阻滞麻醉下行左骨间背侧神经探查松解术，术中见桡神经被 4 束血管神经束骑跨，旋后肌腱弓卡压神经明显变细（病例 36–2 图示）。

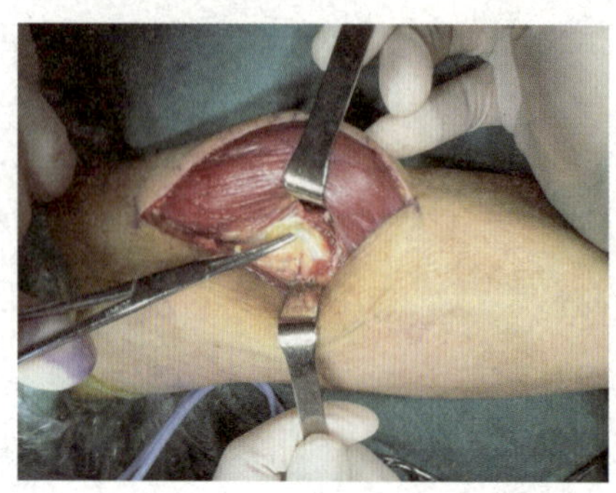
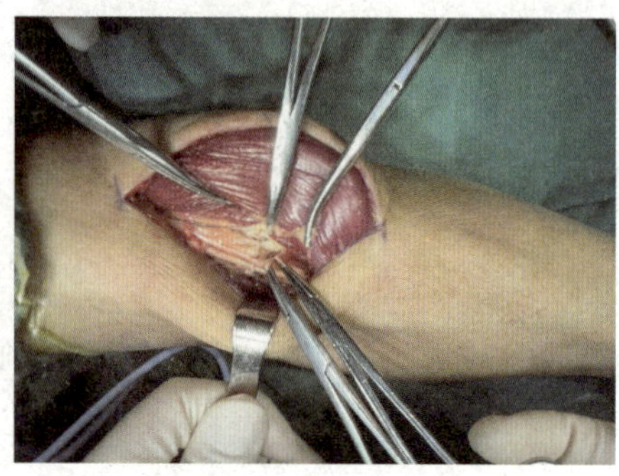

病例 36–2 桡神经深支在旋后肌腱弓卡压，神经明显变细（韩清銮 供图）

3. 随访情况

术后 8 月复查患者伸拇伸指功能恢复良好（病例 36–3 图示）。

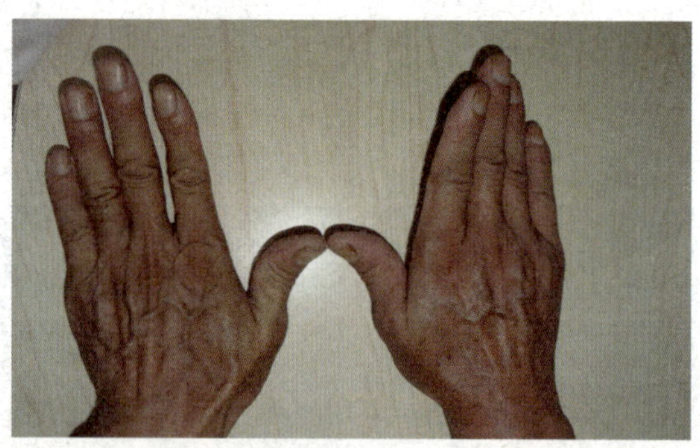

病例 36–3 术后 8 月随访，伸拇、伸指功能正常（韩清銮 供图）

四、诊疗经验

1. 骨间背侧神经卡压是指桡神经深支在旋后肌腱弓（Frohse 腱弓）处受压而引起的以伸指、伸拇功能障碍和伸腕桡偏为主要临床表现的疾病。常见病因有 Frohse 腱弓（病例 36–4 图示），血管神经束骑跨（病例 36–5 图示），异常纤维束带（病例 36–6 图示），肿物压迫（病例 36–7 图示）等。

2. 一旦确诊，建议尽早手术。

3. 术中切开旋后肌腱弓，同时探查有无异常肌肉纤维束带或血管神经束骑跨或包绕神经，神经周围有无肿物；确保神经松解彻底、充分。

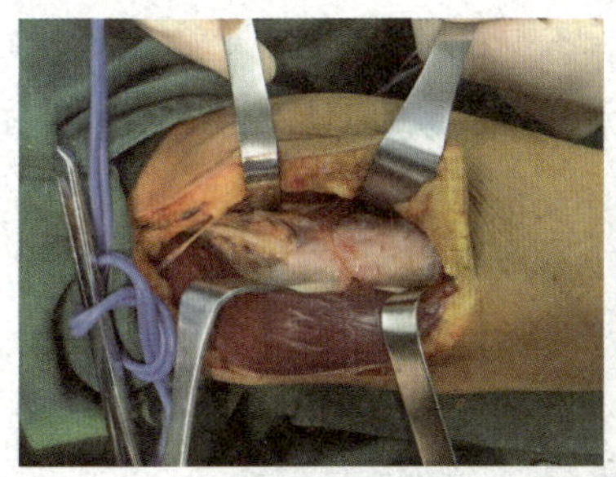
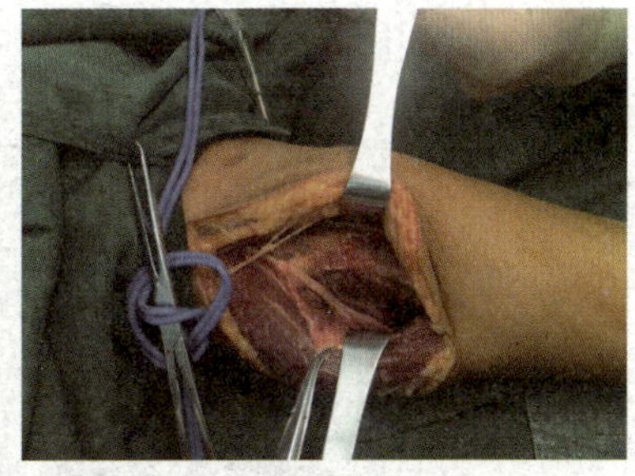

病例 36-4　宽阔的 Frohse 腱弓卡压骨间背神经，水肿明显（韩清銮 供图）

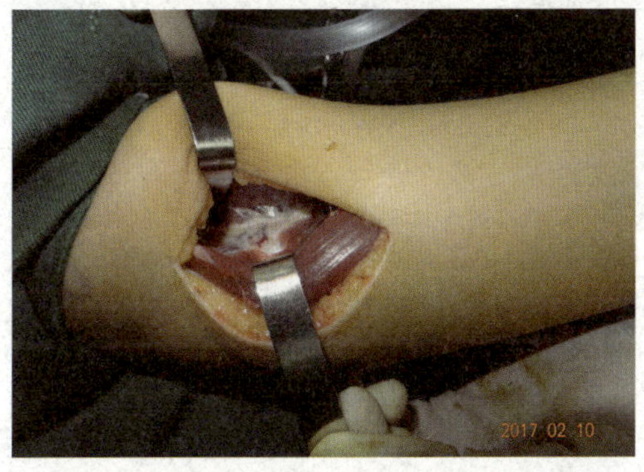

病例 36-5　多条血管神经束骑跨骨间背侧神经（韩清銮 供图）

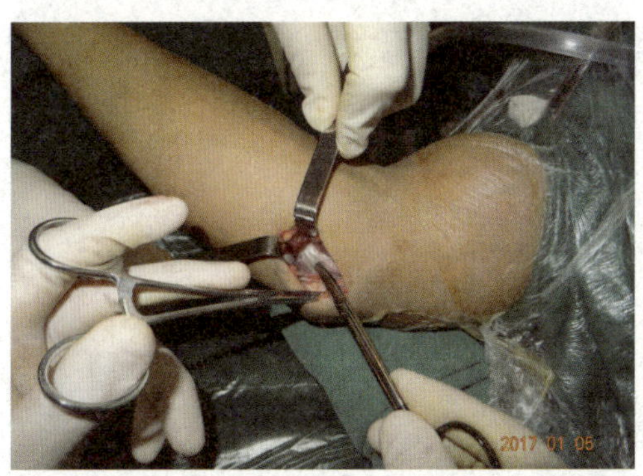

病例 36-6　异常纤维束带卡压骨间背侧神经（韩清銮 供图）

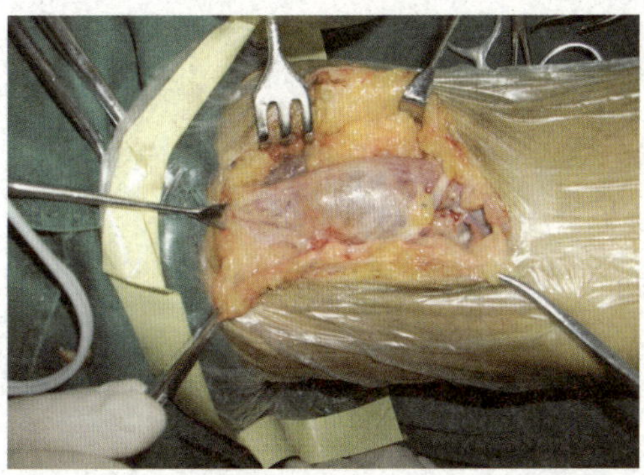

病例 36-7　腱鞘囊肿压迫骨间背侧神经（韩清銮 供图）

4. 骨间背神经松解后，绝大部分患者在术后 1~4 个月功能得到了恢复，如术后 12~18 个月后仍没有恢复，后期需要行伸拇、伸指功能重建术。编者曾遇一例 8 岁男孩，伸腕伸指障碍 1 年余，术中见骨间背神经几乎卡断（病例 36-8 图示），给予手术吻合，术后 4 个月伸腕、伸指、伸拇功能开始恢复，术后 8 月恢复接近正常。

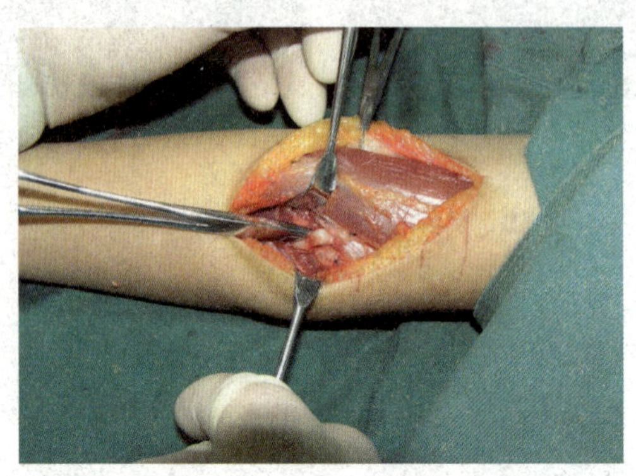

病例 36-8　神经卡压几乎断裂，术中显微吻合（韩清銮 供图）

（编辑：韩明通　审阅：韩清銮）

病例三十七　肘管综合征

一、病历摘要

患者男，53 岁，因右手尺侧半麻木 1 年余，右手活动不灵 3 月入院，10 余年前出现右肘关节伸直受限。专科查体：右肘关节半屈曲状，主动、被动均欠伸约 30°；肘部尺神经沟饱满，局部 Tinel 征（+）；右手第一背侧骨间肌严重萎缩，环小指爪形指畸形；小指及环指尺侧连同相应手掌、手背皮肤感觉明显减退，相应皮肤干燥无汗，皮肤光滑；尺侧腕屈肌肌力 4 级，环、小指指深屈肌肌力 3–4 级；不能主动行手指的合指、分指动作。夹纸试验（+），Froment 's 征（+）（病例 37–1 图示）。

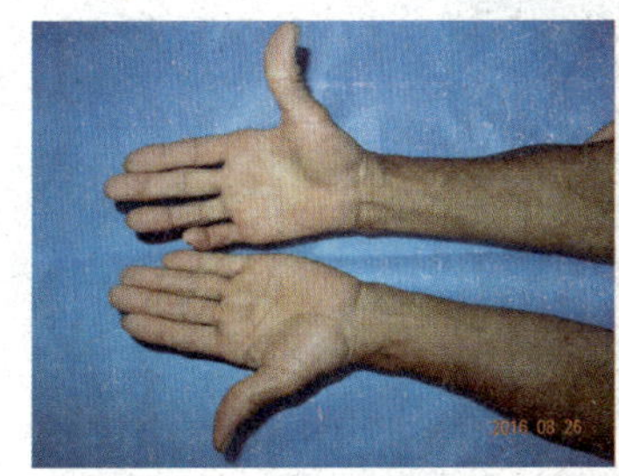

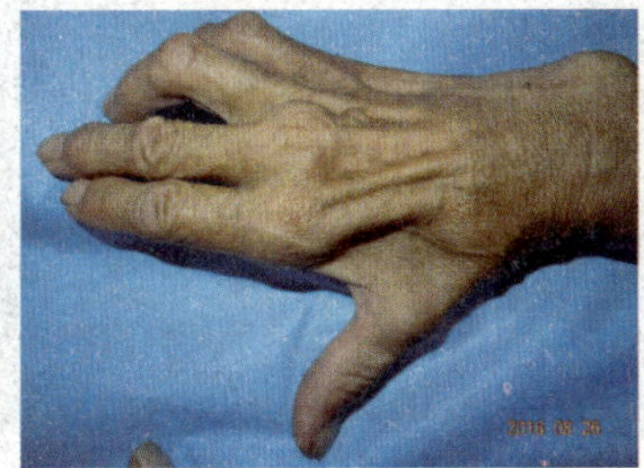

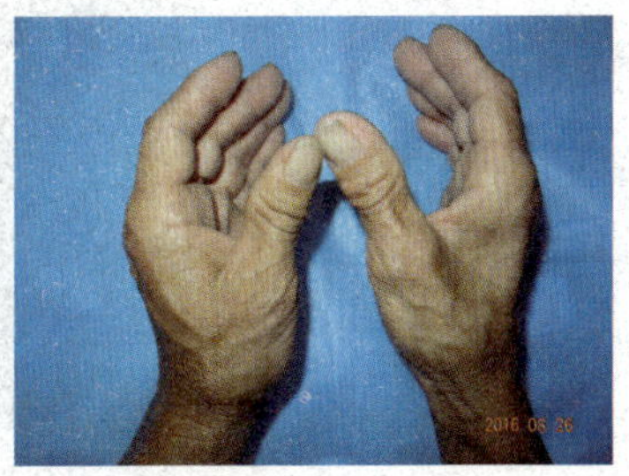

病例 37–1　右手环小指爪形指畸形，骨间肌明显萎缩（韩清銮 供图）

二、入院诊断

右肘管综合征，右肘关节骨性关节炎。

三、诊疗经过

1. 入院后检查

常规行尺神经超声和上肢神经肌电图检查，进一步明确卡压部位和卡压性质，对于伴有神经鞘瘤或囊肿顶压者一并处理。彩超：右侧肘管尺侧腕屈肌入口处尺神经受压，受压处厚约 0.13cm，近段尺神经增粗，厚约 0.38cm。肌电图：右侧尺神经受损，肘管病变可能性大。

2. 治疗情况

在神经阻滞麻醉下行右肘管切开减压、尺神经彻底松解前置术，术中情况（病例37–2 图示）；尺神经前置后需应用筋膜瓣固定（病例 37–3 图示）。

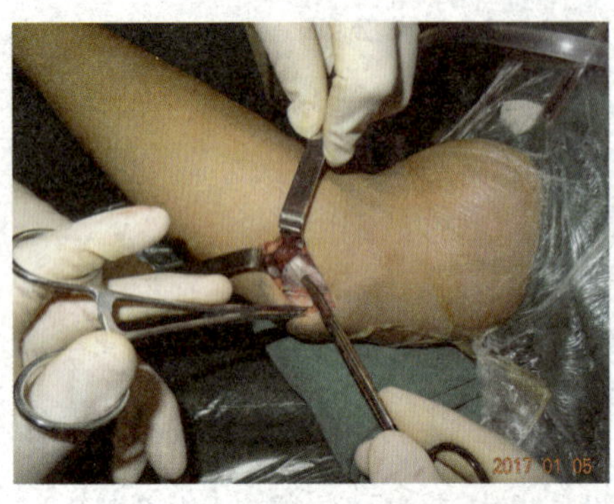
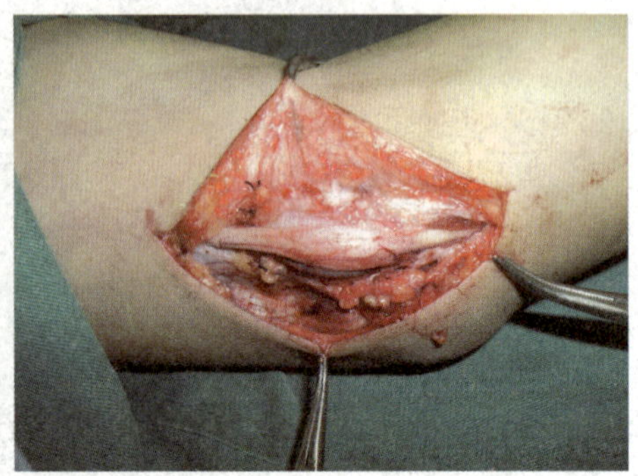

病例 37–2　尺神经在尺侧腕屈肌入口处卡压，呈“哑铃样”改变（韩清銮 供图）

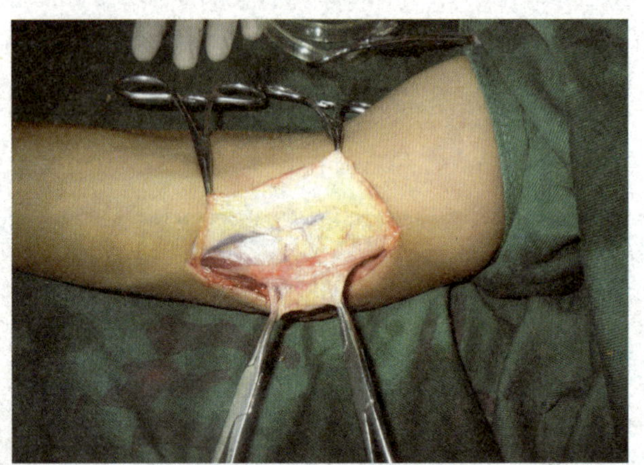

病例 37–3　将尺神经前置，应用筋膜瓣固定、防止滑脱移位（韩清銮 供图）

四、诊疗经验

1. 切皮时注意保护前臂内侧皮神经肘关节分支。

2. 尺神经前置后，肘下近端需充分松解尺侧腕屈肌内侧肌间隔及其肌膜，并探查有无血管束包绕卡压，有无肌内纤维束带卡压；肘上有无 Struthers 腱弓、滑车上肘后肌卡压等。

3. 对于肘部皮下脂肪组织菲薄者，尺神经游离在肘前，术后易受损伤，我们的经验是在尺神经走行通道切除部分屈肌腱束形成凹槽，以保护尺神经。

4. 缝合筋膜瓣时张力松紧适宜，过紧则形成新的卡压；过松则尺神经向后滑脱至内上髁最高点，增加对尺神经刺激（病例 37–3 图示）。

5. 移位后的尺神经不要出现打褶、扭曲。

6. 要常规修复尺神经前置后遗留的内侧间隙。特别是对于肘关节骨性关节炎严重，甚至有游离体者，游离体取出后要修复肘关节囊和肘管，避免术后过早活动造成肘关节液外漏形成肘管滑膜囊肿。

7. 术后常规屈肘 120 度石膏制动 3~4 周。3 月内避免患者上肢剧烈活动和过早负重。术后常规应用神经营养药物 1~2 月。

8. 肘管综合征是尺神经在肘部受到卡压引起的一系列临床征象。其典型的临床表现是环小指麻木，后期出现爪形手畸形和骨间肌萎缩，我们建议要早期明确诊断，尽可能在患者骨间肌没有明显萎缩之前手术松解，一旦形成严重爪形手、骨间肌萎缩，术后效果差，恢复慢，也易造成患者对疗效的不满意。临床上肘部尺神经卡压常见因素还有：Struthers 弓、滑车上肘肌、肘管束带卡压（病例 37–4 图示），神经周围腱鞘囊肿（病例 37–5 图示），神经纤维瘤（病例 37–6 图示）、尺神经解剖变异（病例 37–7 图示）等。

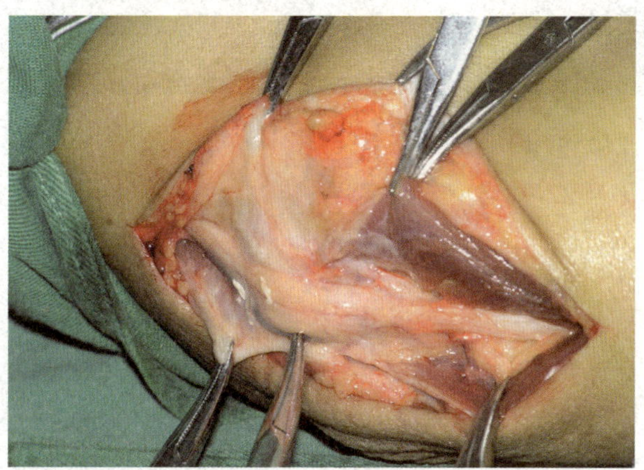

病例 37–4　尺神经肘管束带卡压（韩清銮 供图）

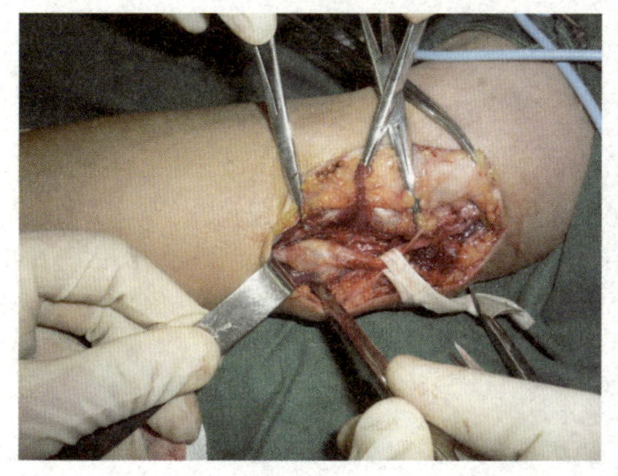

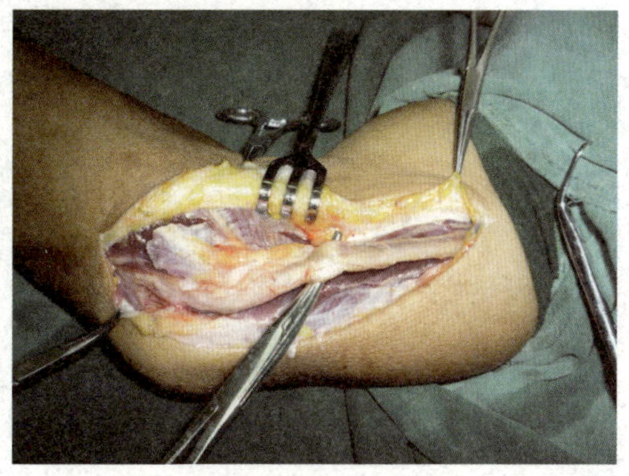

病例 37–5　神经周围腱鞘囊肿、粘液囊肿（韩清銮 供图）

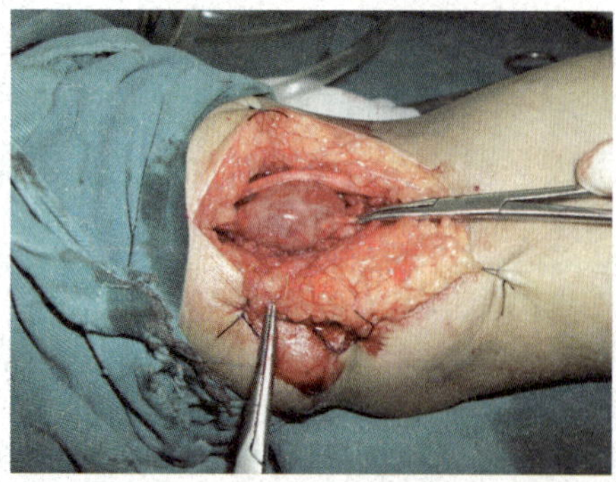

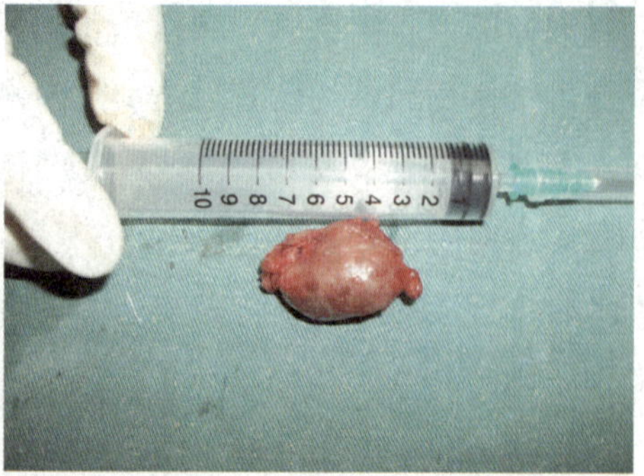

病例 37-6　神经纤维瘤（韩清銮 供图）

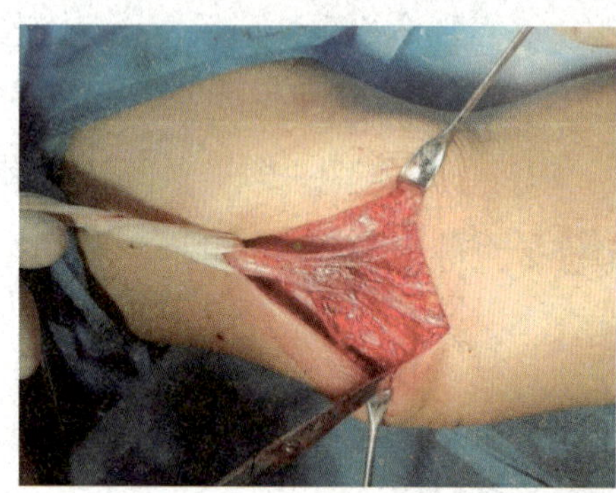

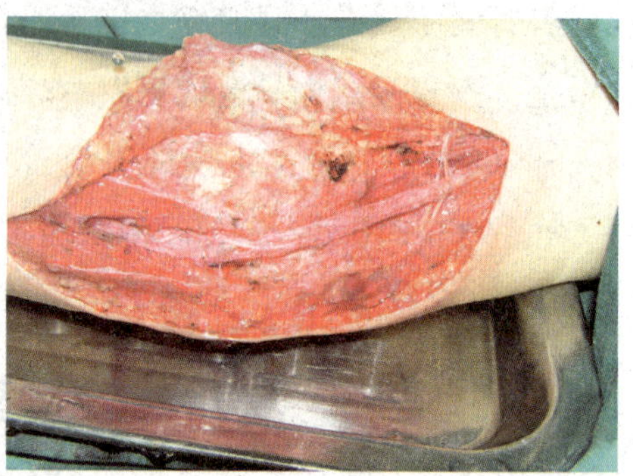

病例 37-7　尺神经解剖变异和尺神经穿过皮神经（岳建立、韩清銮 供图）

（编辑：韩明通　审阅：韩清銮）

病例三十八　腕尺管综合征

一、病历摘要

患者女，18 岁，因左手环小指麻木 3 周入院。专科查体：左手小鱼际饱满，手掌尺侧、小指及环指尺侧感觉减退，手背尺侧无明显感觉减退，腕尺管处压痛，局部 Tinel 征阳性，并指分指肌力可（病例 38–1 图示）。

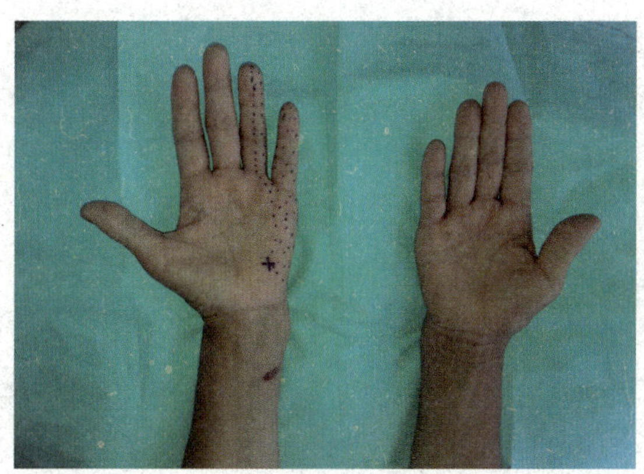

病例 38–1　左手掌尺侧、小指及环指尺侧感觉减退（密集点区）（徐会 供图）

二、入院诊断

左腕尺管综合征（III 型）。

三、诊疗经过

1. 入院后检查

彩超：左侧腕尺管入口处尺神经受压，受压处厚约 0.10cm，近段尺神经增粗，厚约 0.29cm，内回声减低，束状回声模糊。左侧肘管内尺神经未见明显异常。

2. 治疗情况

在神经阻滞麻醉下行左腕尺管切开减压、尺神经松解术，术中探查见：尺神经浅支可见分支血管缠绕，局部神经变扁（病例 38–2 图示）。

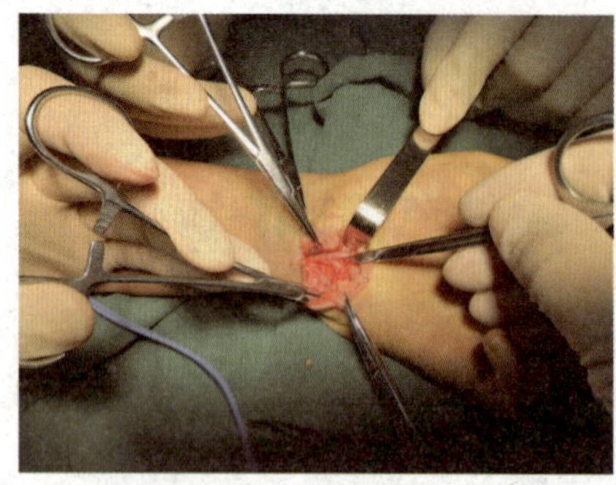
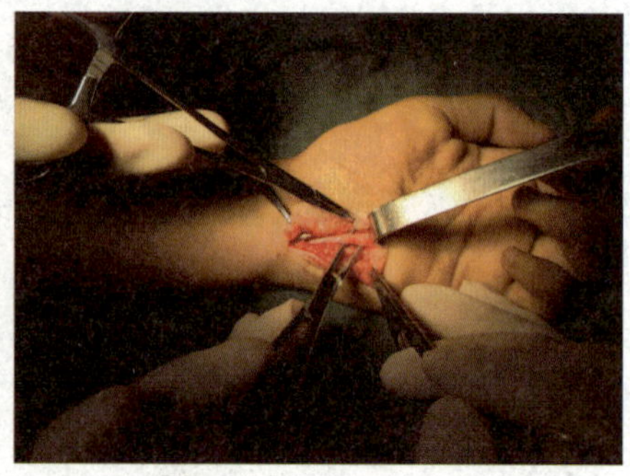

病例 38–2　尺神经浅支被分支血管缠绕，局部神经变扁（徐会 供图）

四、诊疗经验

1. 腕尺管综合征又称 Guyon 管综合征，是指神经在 Guyon 管内受压后引起的感觉、运动功能障碍。Guyon 管底部是腕横韧带和豆钩韧带，顶部为腕掌侧韧带，桡侧缘是钩骨钩，尺侧缘是豌豆骨。

2.Shea 和 McLaine 将腕部尺神经卡压根据神经在 Guyon 管内受压部位的不同分为三型。I 型：尺神经深浅支均受累，存在运动和感觉功能障碍。II 型：尺神经深支受累，只有运动功能障碍，而感觉功能正常。III 型：尺神经浅支受累，只有感觉功能障碍，而手部运动功能正常。

3. 腕尺管综合征常见原因有：小鱼际腱弓，钩骨钩骨折，腱鞘囊肿（病例 38–3 图示），神经鞘膜囊肿（病例 38–4 图示），分支血管骑跨、缠绕（病例 38–2 图示）等。

4. 尺神经最常见的压迫部位是肘管，腕部 Guyon 管受压少见，术前需仔细鉴别，防止误诊。

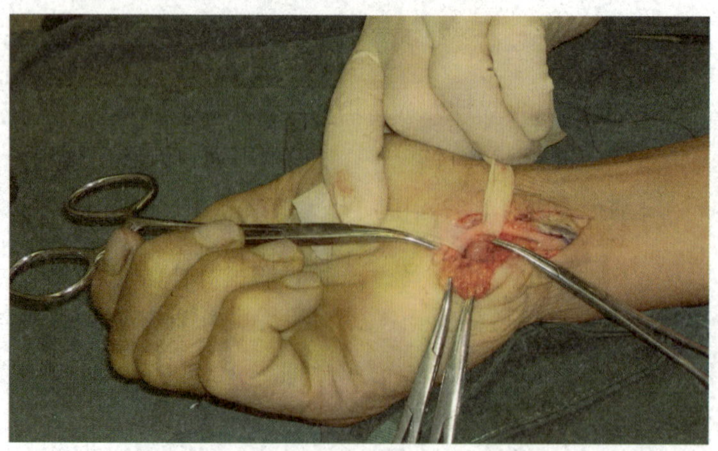

病例 38–3　腱鞘囊肿压迫尺神经（栗威 供图）

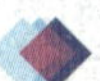

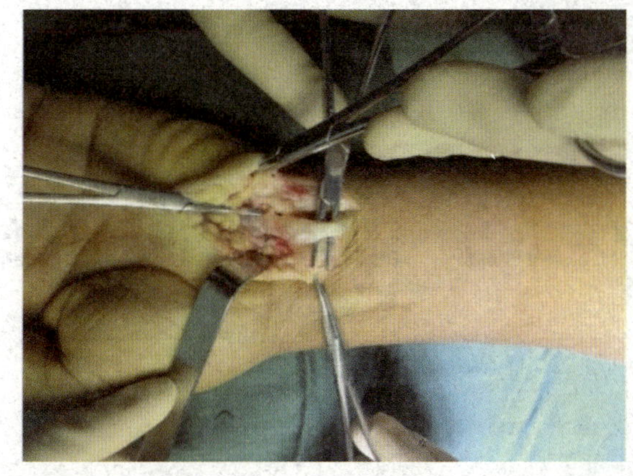

病例 38–4　神经鞘膜囊肿压迫尺神经（韩清銮 供图）

（编辑：韩明通　审阅：韩清銮）

病例三十九　周围神经沙漏样变性

一、病历摘要

患者女，27 岁，1 个月前无诱因出现左上肢疼痛并左手伸指伸腕功能障碍，在当地针灸、口服药物等治疗，疼痛减轻，左手活动障碍无变化。专科查体：左前臂肌肉萎缩，肩胛带肌、肱二头肌、肱三头肌肌力 5 级，屈指、屈腕肌力 5 级，伸腕、伸指肌力 0 级，虎口区皮肤触痛觉迟钝，Hoffmann 征阴性。辅助检查：肌电图报告左桡神经功能损害；彩超报告左桡神经有三处沙漏样改变（病例 39-1 图示）。

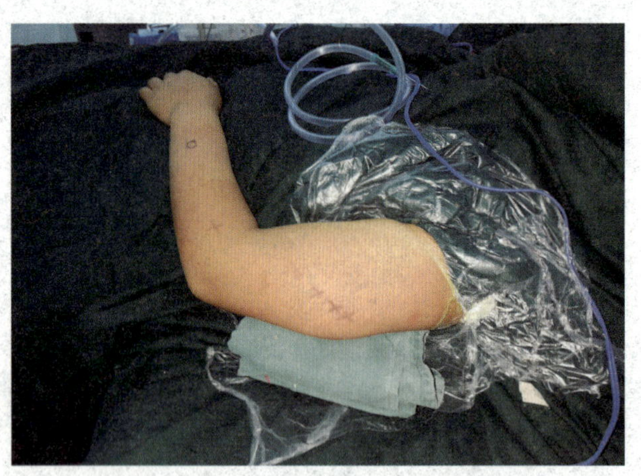

病例 39-1　术前彩超定位（栗威 供图）

二、入院诊断

左桡神经多处沙漏样变性。

三、诊疗经过

1. 入院后检查

入院后术前完善常规检查。

2. 治疗情况

在静吸复合麻醉下行左桡神经探查松解、病变段神经切除、神经移植修复手术。术中见桡神经上臂远段有三处沙漏样变性，一处轻度病变，给予外膜松解，另两处变性严重，给予切除病变段神经，取腓肠神经电缆式神经移植修复（病例 39–2、病例 39–3 图示）。术后间断佩戴伸指伸腕支具 3 周，口服甲钴胺，间断行低频电刺激治疗。术后病理结果：送检纤维结缔组织、脂肪及神经组织，伴急、慢性炎细胞浸润并血管扩张、充血及出血，其中神经组织伴粘液样变。

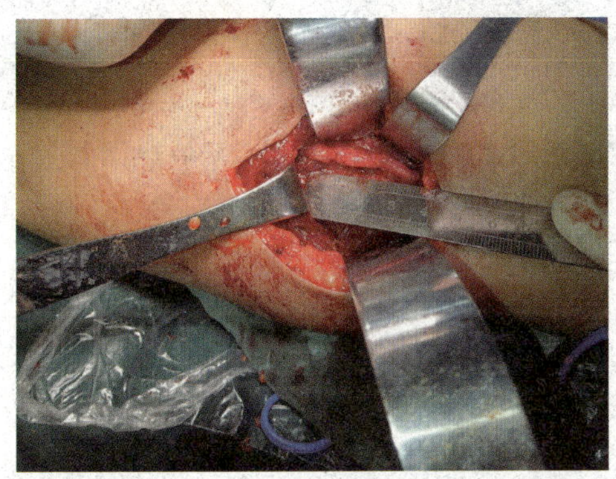

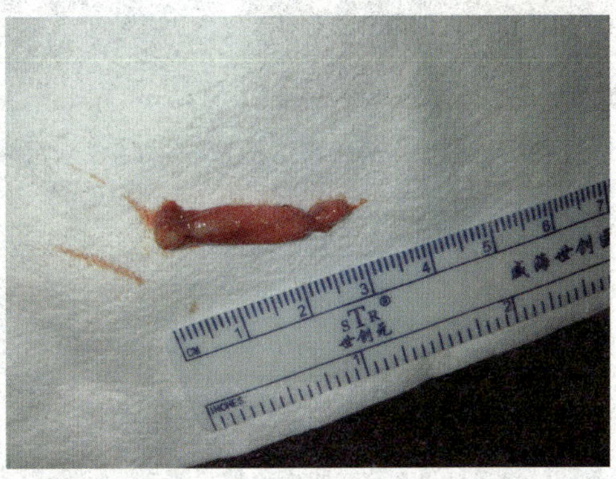

病例 39–2　术中见桡神经有 2 处相距 2cm 的严重沙漏样变性，给以切除（栗威 供图）

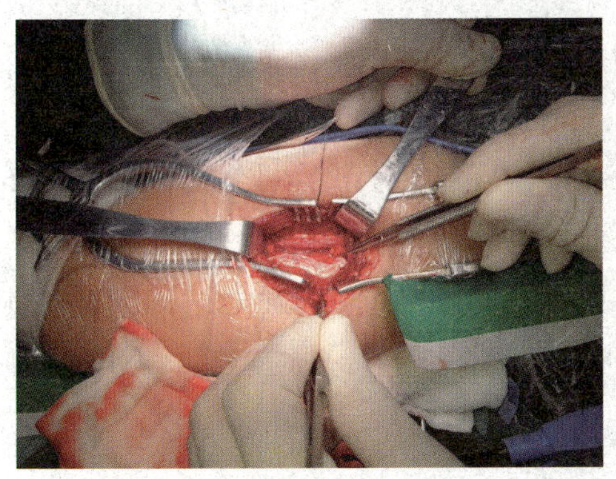

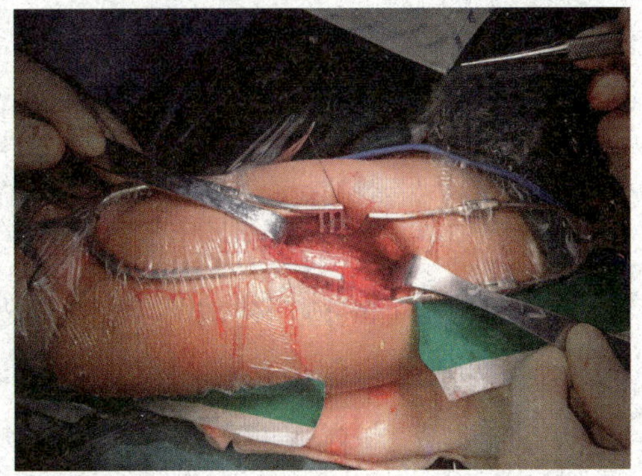

病例 39–3　腓肠神经电缆式移植修复桡神经（栗威 供图）

3. 随访情况

术后门诊随诊，术后 3 个月，桡神经 Tinel 征部位达前臂中段，术后 6 个月患者恢复伸腕功能，术后 8 个月恢复伸指功能，术后 1 年伸指伸腕肌力达 3~4 级，2 年后伸指伸腕肌力 4~5 级（病例 39–4 图示）。

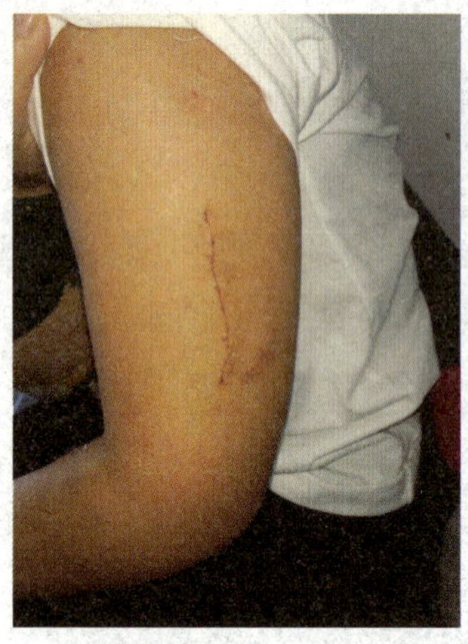
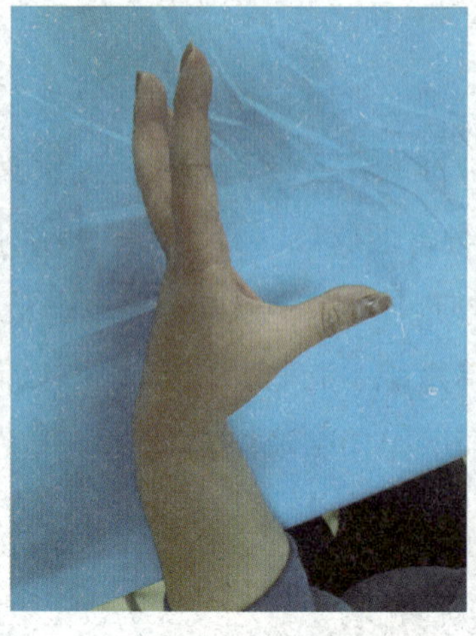
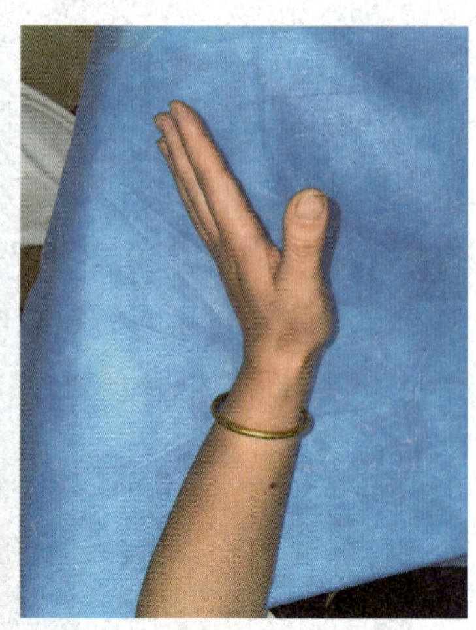

病例 39-4 术后切口瘢痕、术后 6 个月恢复情况及术后 2 年恢复情况（栗威 供图）

四、诊疗经验

1. 周围神经沙漏样变性是一种罕见的疾病，目前病因尚不明确。神经可能在受到周围肿瘤、疤痕或增生滑膜等组织压迫时出现变细，形似沙漏。多见于临近肘关节的桡神经、正中神经、尺神经。此病的特点是无明显外伤出现周围神经支配区域的感觉及运动障碍。该病与神经卡压损伤引起的周围神经症状相似，因此症状较难鉴别。如沿神经连续扣压，有时可在病变部位有压痛或特纳征阳性，有助鉴别。超声是主要诊断手段。

2. 对于神经沙漏样变性的治疗：如神经狭窄较轻或症状较轻可选择保守治疗。手术治疗主要是将狭窄处神经切除后端端吻合或神经移植，如发病时间不长，瘫痪肌肉萎缩不重，则预后较好；如时间较长、瘫痪肌肉萎缩严重，则神经移植修复可恢复感觉，运动功能多需肌腱转位功能重建。我们在不同患者的肌皮神经、尺神经、正中神经上均见到神经沙漏样变性（病例 39-5 图示）。

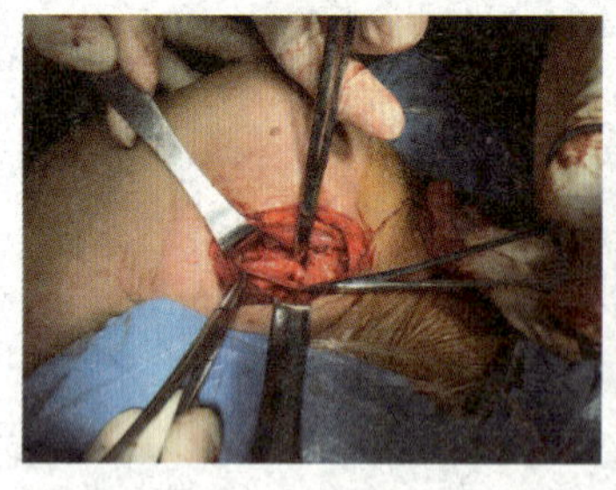
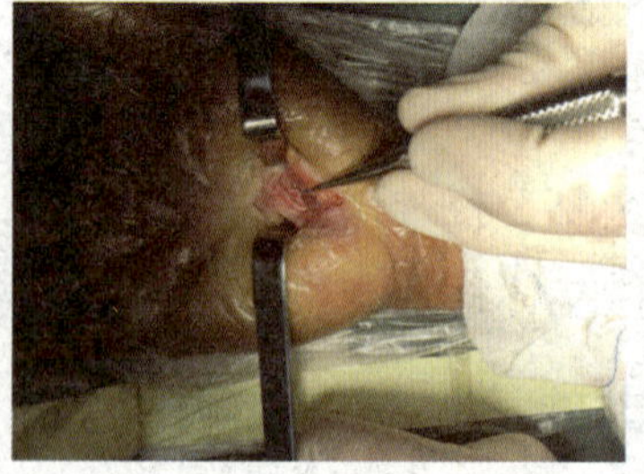
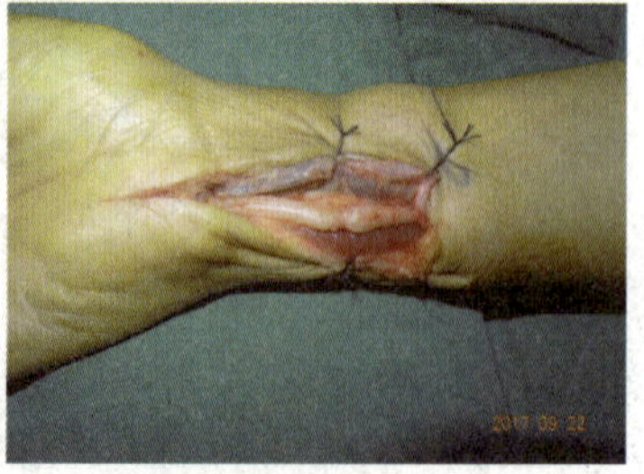

病例 39-5 肌皮神经、腕掌部正中神经束和前臂远端尺神经沙漏样变性（韩清銮、栗威 供图）

（编辑：栗威 审阅：韩清銮）

病例四十　血管球瘤

一、病历摘要

患者女，37 岁，3 年前开始出现右手环指末节疼痛，初起为隐痛，后逐渐加重，寒冷、触碰均可引起剧烈疼痛，严重时放射到手指和前臂，疼痛部位较固定。专科查体：右手环指末节可扪及局限压痛点，压痛剧烈。彩超检查：右手环指末节甲下可见约 2mm × 2mm 圆形低回声区，边界清晰，血流丰富，周围血流信号增强。

二、入院诊断

右手环指血管球瘤。

三、诊疗经过

1. 入院后检查

入院后完善术前常规检查，排除手术禁忌。

2. 治疗情况

右手环指指根阻滞麻醉下给予右手环指血管球瘤切除术，术中于右手环指末节拔甲后甲床纵行切开，探查发现肿物，大小约 4mm × 3mm × 2mm，外形为球形，质韧，边界清晰，给予完整切除（病例 40–1 图示），手术顺利。术后病理学检查结果考虑为伴异型细胞核的血管球瘤（病例 40–2 图示）。

3. 随访情况

术后 2 周复查见切口愈合良好，自感疼痛消失，局部压痛消失。

四、诊疗经验

1. 血管球瘤是血管球体增生引起的肿瘤，因其组织结构中无髓神经纤维与厚壁的毛细血管交织，所以其典型症状是疼痛，冷刺激过敏，查体压痛部位局限且定位准确。

根据其典型的症状体征，手外科医生往往能够及时得出诊断，但非手外科医生对该疾病认识较少，患者往往长期疼痛难以确诊。

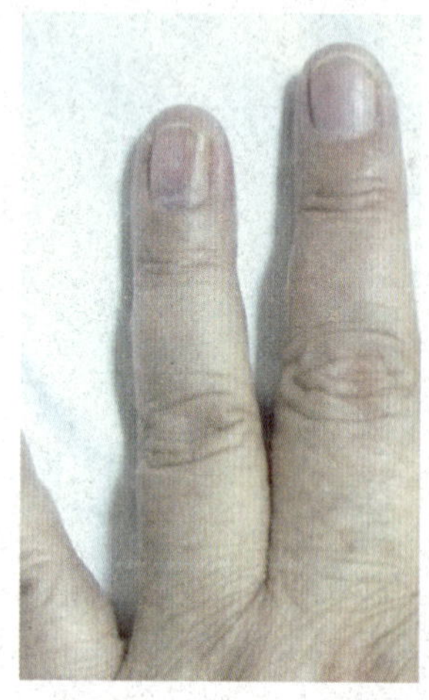
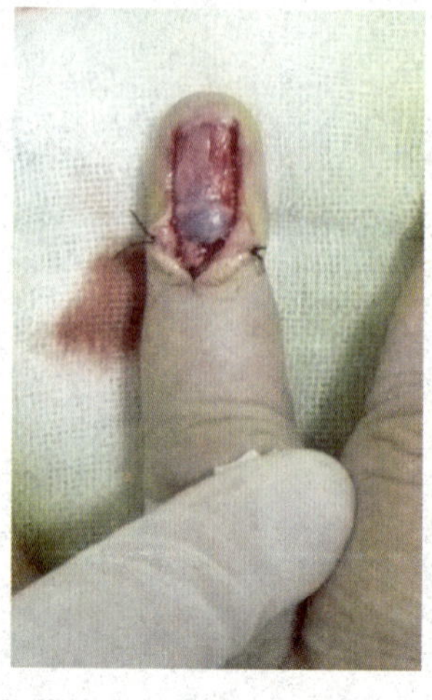
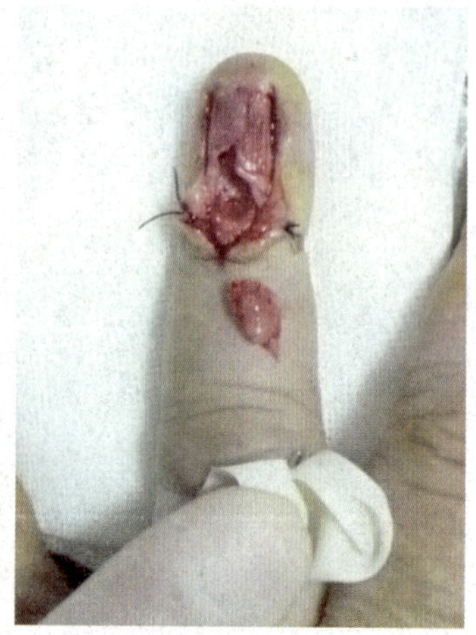

病例 40–1　环指甲下可见蓝紫色，拔甲后见甲床隆起，给予完整切除（韩清銮 供图）

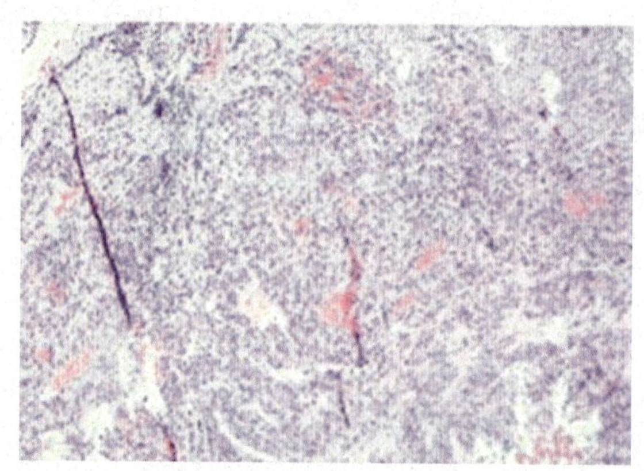

病例 40–2　术后病理提示：考虑为伴异型细胞核的血管球瘤

2. 血管球瘤较多出现在甲床下方，称为甲下血管球瘤，除其典型的症状体征外，查体还可发现指（趾）甲压痛明显部位出现蓝紫色。甲下血管球瘤的治疗也是手术切除，术中需拔甲，在甲床隆起处切开，肿瘤位于甲床与指骨之间。切除后需精细修复甲床，避免术后出现指甲脊状变形或劈裂变形。但即使精细修复甲床，术后仍有出现指甲变形的可能，术前应充分告知患者。同样四肢末梢，尤其指腹等亦可出现血管球瘤（病例 40–3、40–4 图示）

3. 血管球瘤大小不一，较大的肿瘤可压迫指骨造成骨质缺损（病例 40–5 图示），故一旦考虑为血管球瘤诊断建议常规拍摄手指正侧位片评估骨质缺损情况。

4. 非甲下的血管球瘤位于皮下，术前如不进行精确的定位术中就如同寻找异物，加之肿瘤体积较小，可能难以找到，最终造成未能切除真正的肿瘤，术后症状不能缓解。

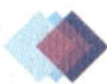

避免这种情况的关键在于术前准确定位和标记压痛部位，所以尽量选择指根阻滞麻醉，在麻醉前再次确认压痛部位。

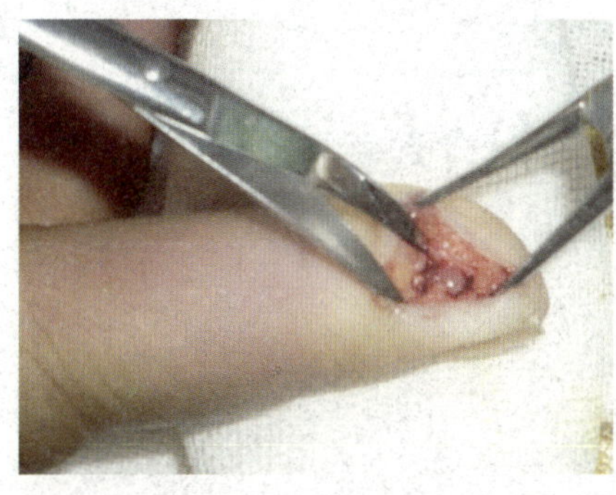
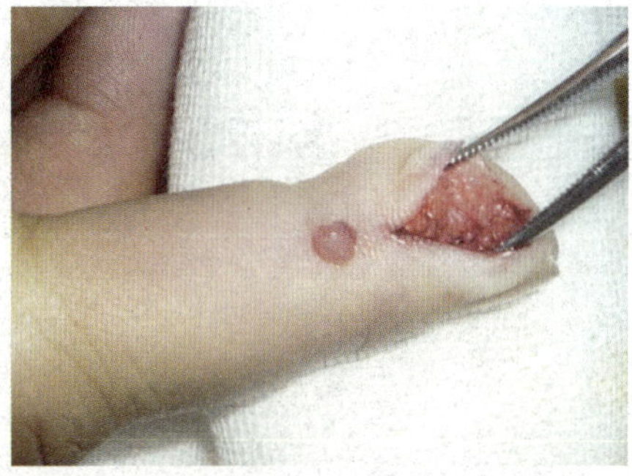

病例 40–3　术中见肿物为球形，位于指腹皮下，给予完整切除（韩清銮 供图）

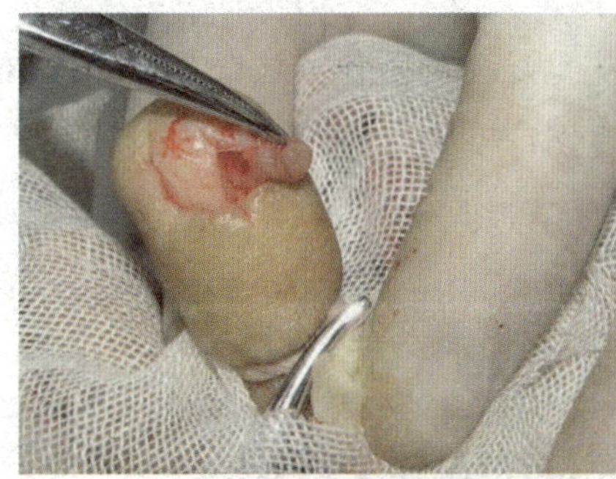
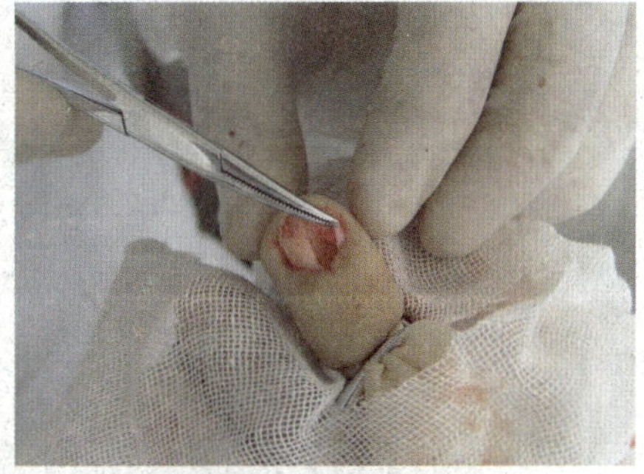

病例 40–4　第 2 趾甲床下可见蓝紫色球形肿物，给予纵行切开，肿物完整切除（韩清銮 供图）

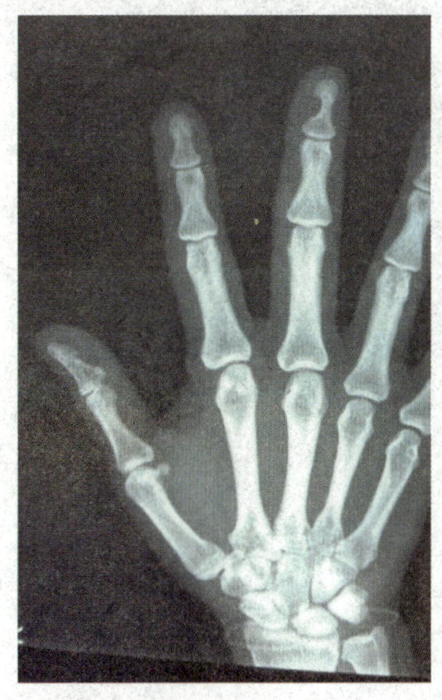
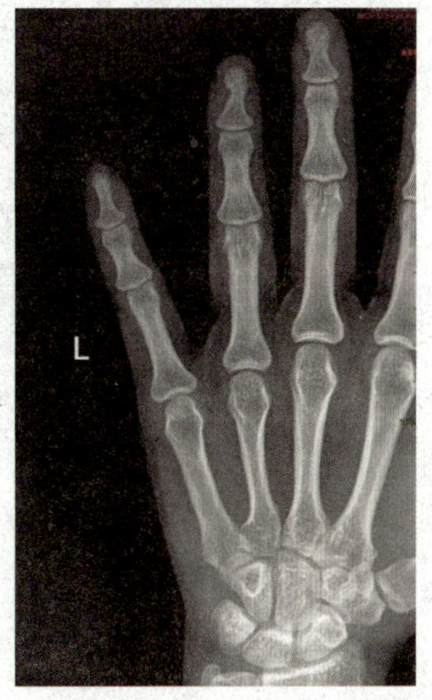

病例 40–5　两例血管球瘤患者，分别可见中指及环指末节指骨凹陷（韩清銮 供图）

（编辑：张高峰　审阅：范洪进）

病例四十一　腱鞘囊肿

一、病历摘要

患者男，59岁，1年前开始出现左前臂背侧肿物，并逐渐突起于皮肤，为进一步治疗来我院就诊，行浅表软组织彩超示：左前臂腱鞘囊肿。结合查体门诊以“左前臂腱鞘囊肿”收入院。既往1年前因左前臂外伤行手术治疗，自诉当时外伤“伤筋”了。专科查体：左前臂桡背侧囊性肿物形成，不规则，约5cm×3cm大小，肿物旁可见陈旧性手术瘢痕，肿物蒂部通向瘢痕深部，质软，边界清楚，手指活动良好（病例41-1图示）。

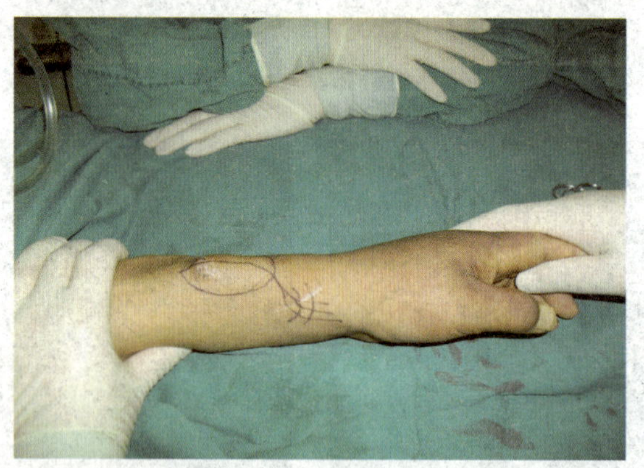

病例41-1　囊肿位于左前臂桡背侧（韩清銮 供图）

二、入院诊断

左前臂肿物（腱鞘囊肿）。

三、诊疗经过

1. 入院后检查

入院后完善术前常规检查，排除手术禁忌。

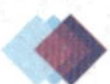

2. 治疗情况

神经阻滞麻醉下给予左前臂肌腱探查囊肿切除术，术中于左前臂肿物背侧切开，于皮下探查发现暗黄色粘液样肿物，大小约 50mm × 30mm × 20mm，质软，边界尚清晰，蒂部通往原手术瘢痕深面，来源于桡侧腕屈肌腱腱鞘，局部可见陈旧性手术瘢痕。给予完整切除肿物并去除部分增生瘢痕，松解肌腱（病例 41–2 图示）。术后病理学检查结果为符合腱鞘囊肿（病例 41–3 图示）。

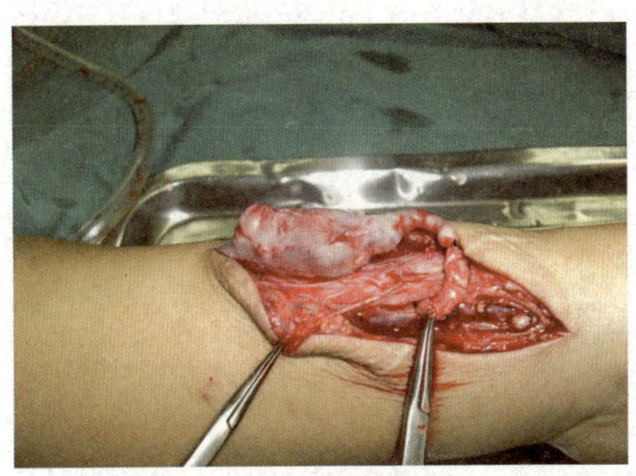

病例 41–2　术中见囊肿来源于原手术瘢痕深部、桡侧腕屈肌腱腱鞘及其周围瘢痕组织（韩清銮 供图）

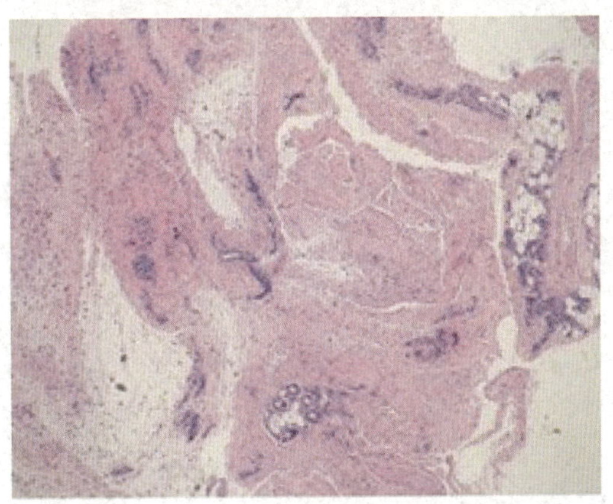

病例 41–3　术后病理结果：左前臂腱鞘囊肿

3. 随访情况

术后 2 周复查见切口愈合佳，无明显压痛。术后 1 年复查未再复发。

四、诊疗经验

1. 腱鞘囊肿主要来源于关节囊、韧带、腱鞘等结缔组织，与组织退变及慢性劳损有关，部分与外伤有关。本例即为外伤所致。

2. 腱鞘囊肿的非手术治疗复发率较高，多建议手术治疗。腱鞘囊肿与关节囊或腱鞘密切关连，最常见于腕背，起自腕舟骨及月骨关节的背侧，其次多见于腕掌面偏桡侧，在桡侧屈腕肌腱与拇长展肌腱之间；手术切除要找到囊肿根源，将囊肿蒂连同周围病变组织，以及相连的腱鞘、关节囊及韧带，彻底切除。除传统的手术治疗方式外还可在关节镜下刨开囊肿蒂部，破坏其单向阀门作用，复发率较低。

（编辑：张亮亮　审阅：韩清銮）

病例四十二　腱鞘巨细胞瘤

一、病历摘要

患者女，27 岁，5 年前无明显诱因右中指出现一豆粒大小肿物，无明显疼痛，5 年来肿物逐渐增大，未曾诊治，现肿物较大，影响功能与外观。专科查体：右中指中末节靠近远指间关节处周圈可见肿物，质韧，移动度差，压痛不明显，指腹感觉可，血运可，远指间关节运动轻度受限（病例 42-1 图示）。右中指浅表软组织彩超检查见：右中指远端指间关节周围软组织环形增厚。右中指正侧位片：1. 右手中指骨质未见明显异常；2. 右手中指软组织病变。

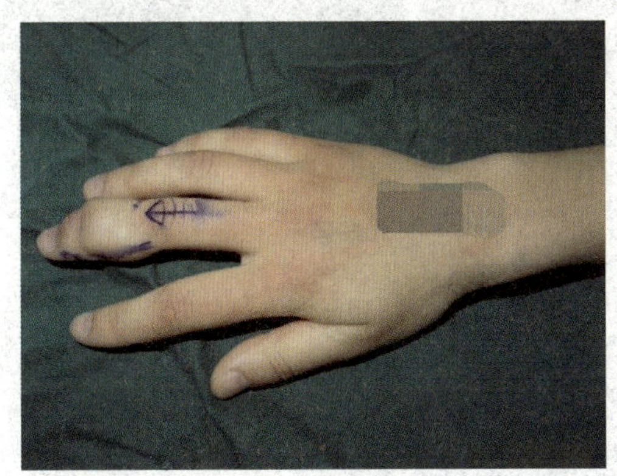
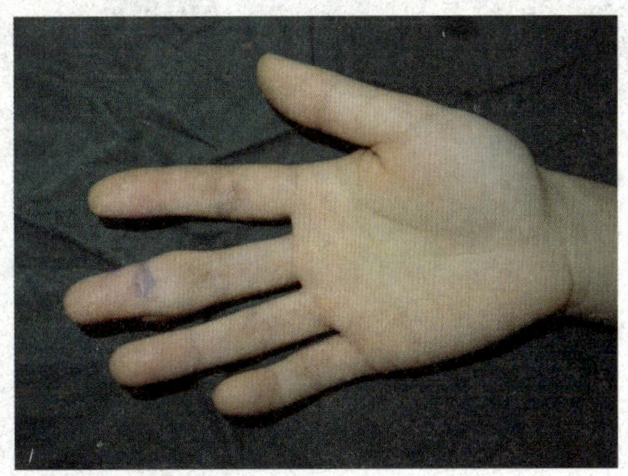

病例 42-1　标记处为肿物部位（韩清銮 供图）

二、入院诊断

腱鞘巨细胞瘤（右中指）。

三、诊疗经过

1. 入院后检查

入院后完善术前常规检查，排除手术禁忌。

2. 治疗情况

右手中指指根阻滞麻醉下给予右手中指腱鞘巨细胞瘤切除术，术中取右手中指掌侧肿物上方“S”形切口，探查见：黄褐色实性肿物大小约 2.0cm × 1.5cm × 2.0cm，与腱鞘组织粘连紧密，包绕两侧神经血管束，界限尚清楚，侵及屈指肌腱与骨质之间，于两侧皮下与背侧肿物相连，锐性分离切割，注意保护两侧神经血管，完整切除掌侧肿物，于背侧弧形切口，注意保护背侧静脉，分离暴露背侧肿物，肿物外观与掌侧相同，给予完整切除（病例 42-2 图示），手术顺利。术后病理学检查结果为腱鞘巨细胞瘤（病例 42-3 图示）。

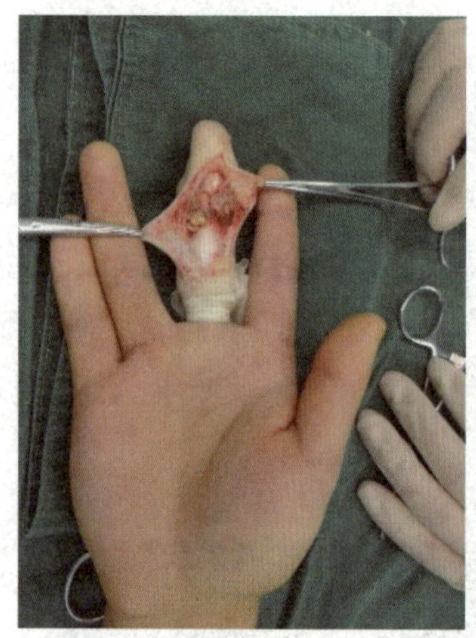
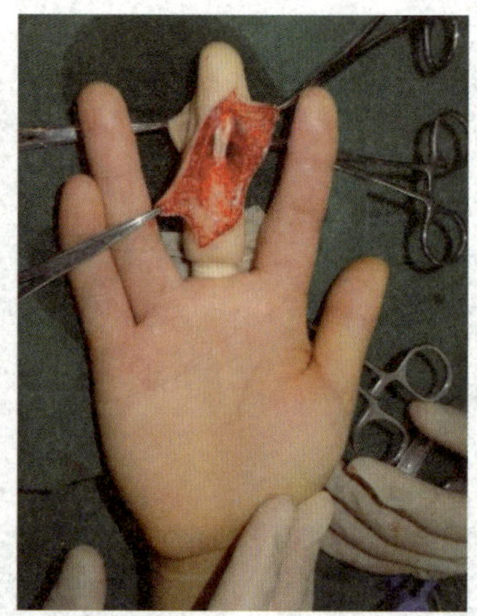
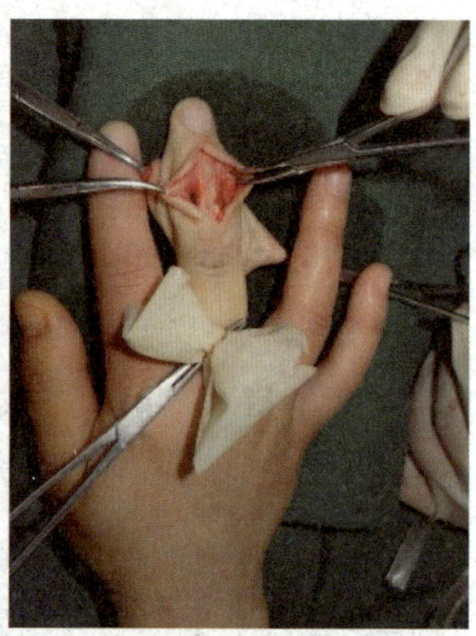

病例 42-2　术中见肿物为黄褐色实性肿物，环绕远指间关节，给予完整切除（韩清銮 供图）

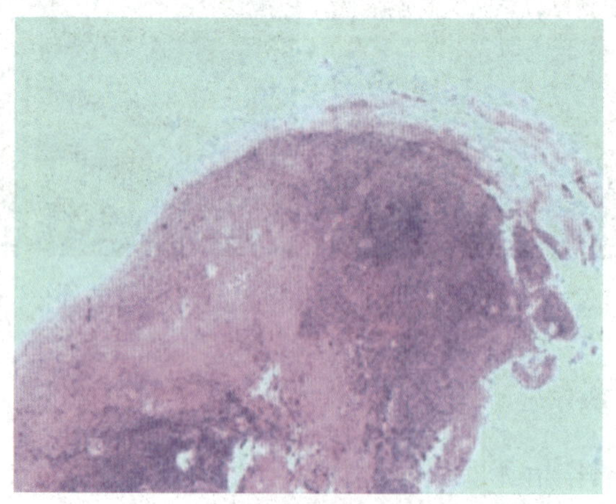

病例 42-3　术后病理结果为腱鞘巨细胞瘤

3. 随访情况

术后 2 周复查见切口愈合良好，术后 1 年随访未见复发。

四、诊疗经验

腱鞘巨细胞瘤为一种良性肿瘤，一般为圆形或椭圆形，其大小、形状、硬度各有不同。肿瘤外有包膜，呈灰黄、黄褐或红褐色，肿瘤可侵蚀关节、肌腱韧带甚至骨质。术中需彻底切除，减少复发。骨质侵蚀处可刮除植骨。如累及关节造成关节面破坏则关节融合或置换。术后复发机率较高，局部复发可再次手术切除。

（编辑：张亮亮　审阅：韩清銮）

病例四十三　粘液囊肿

一、病历摘要

患者女，59 岁，半年前开始出现右拇指背侧肿物，并逐渐突起于皮肤，无疼痛。专科查体：右拇指指间关节背侧可见大小约 1.5cm × 1cm 囊性肿物，质软，边界清楚，指间关节背侧压痛，活动稍受限（病例 43-1 图示）。浅表软组织彩超示：右拇指腱鞘囊肿；拍片示：右拇指指间关节退变，关节间隙狭窄。

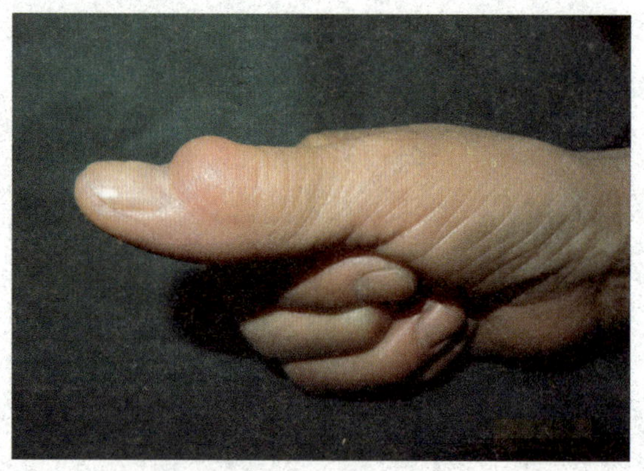

病例 43-1　囊肿位于右拇指指间关节背侧（韩清銮 供图）

二、入院诊断

右拇指粘液囊肿。

三、诊疗经过

1. 入院后检查

入院后完善术前常规检查，排除手术禁忌。

2. 治疗情况

神经阻滞麻醉下给予右拇指囊肿切除指间关节融合术，术中于右拇指背侧切开，

于皮下探查发现暗黄色粘液样肿物，大小约 15mm × 10mm × 10mm，质软，边界尚清晰，指间关节骨质增生明显，关节退变严重。给予完整切除肿物并去除关节囊及关节面，融合指间关节，手术顺利。术后拍片复查见关节对位良好（病例 43–2 图示）。术后病理学检查结果为符合粘液囊肿（病例 43–3 图示）。

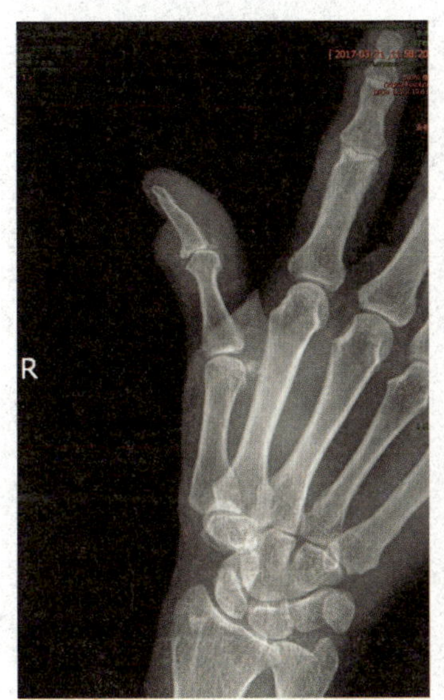

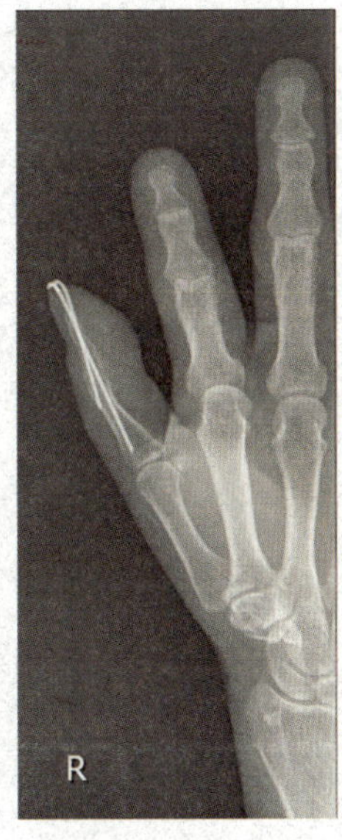

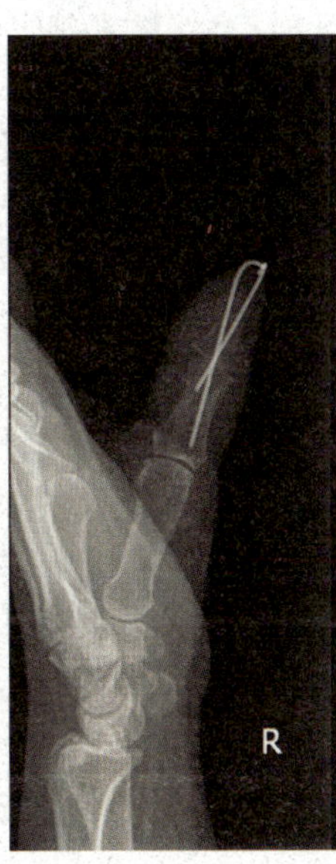

病例 43–2　术前及术后 X 线片所见

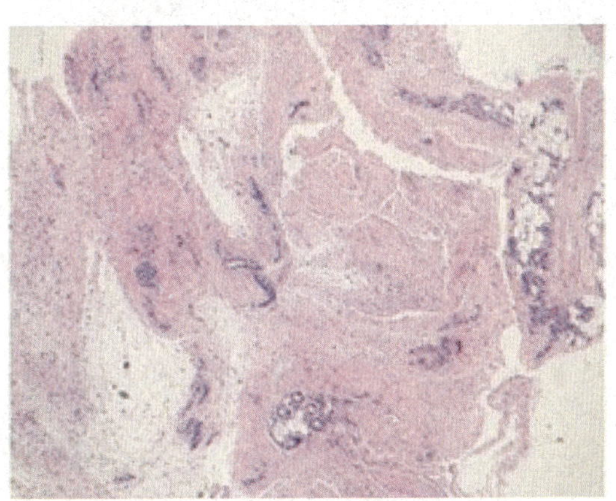

病例 43–3　术后病理为粘液囊肿

3. 随访情况

术后 2 周复查见切口愈合佳，无明显压痛。术后半年复查未再复发。

四、诊疗经验

1. 粘液囊肿多见于中年女性，好发于远指间关节背侧。直径一般不超过 1.5cm。起因于皮肤角质层的粘液性退变。组织学发现囊肿经蒂部与关节腔相通，而且其发生与退行性骨关节炎关系密切。

2. 单纯切除肿物有较高复发率，建议根治性切除，即手术切除其表面的部分皮肤，切除囊肿和蒂部及邻近部分关节囊，并同时切除骨赘，从根本上消除囊肿的发生原因。本例中患者关节退变严重，为避免术后再次复发，行关节融合术。

（编辑：张亮亮　审阅：韩清銮）

病例四十四　甲母痣

一、病历摘要

患者男，2岁，半年前右环指指甲开始出现黑线，初始较细，未在意，后逐渐增宽，来诊时约1/2指甲均呈黑色。专科查体：右环指指甲约1/2呈现黑色，宽约0.5cm，无压痛，手指活动良好，感觉血运良好（病例44-1图示）。

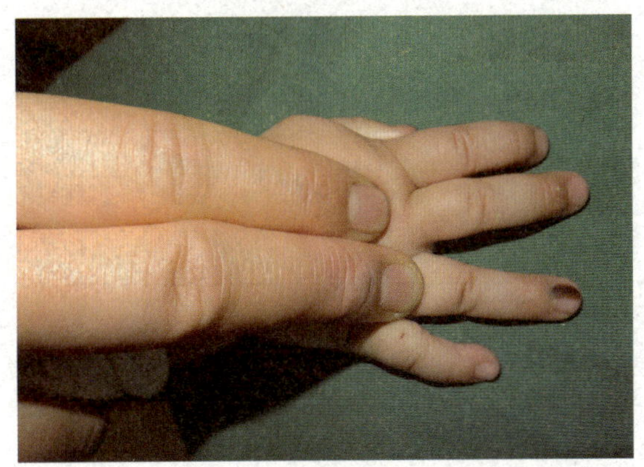

病例44-1 右环指指甲发黑（韩清銮 供图）

二、入院诊断

右环指甲母痣。

三、诊疗经过

1. 入院后检查

入院后完善术前常规检查，排除手术禁忌。

2. 治疗情况

静吸复合麻醉下给予右环指拔甲甲母痣切除甲床修整术，术中拔出指甲，见甲根处宽约0.4cm黑痣（病例44-2图示），边界尚清晰。给予完整切除黑痣及桡侧甲床、甲根，剩余甲床部分拉拢缝合（完全缝合张力稍大）。术后病理学检查结果为符合甲母痣（病例 44–3 图示）。

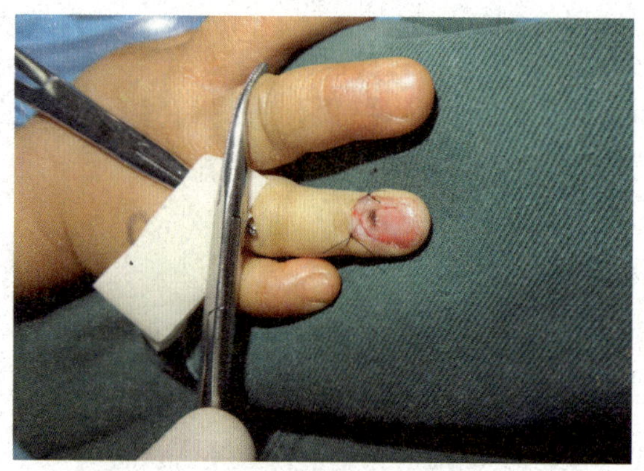

病例 44–2　术中拔出指甲后暴露甲根处黑痣（韩清銮 供图）

光镜所见：

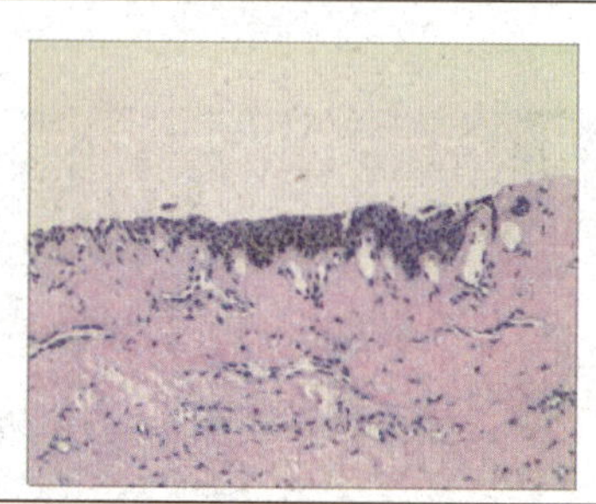

病理诊断：

（右手环指）甲母质上皮色素沉着，符合甲母痣。

病例 44–3　术后病理结果为甲母痣

3. 随访情况

术后 1 月、1 年复查见指甲偏斜生长，未再复发（病例 44–4 图示）。

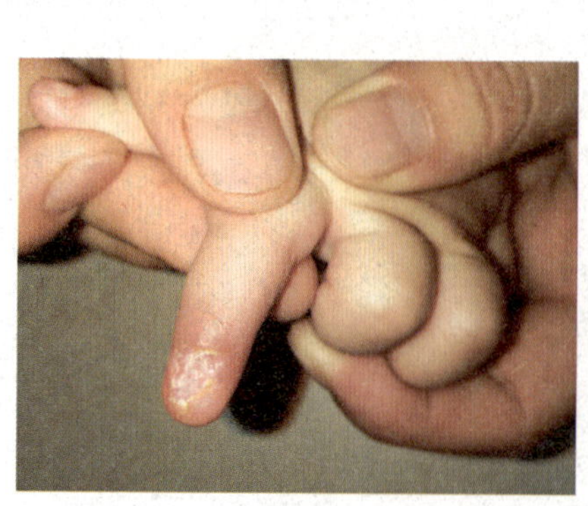

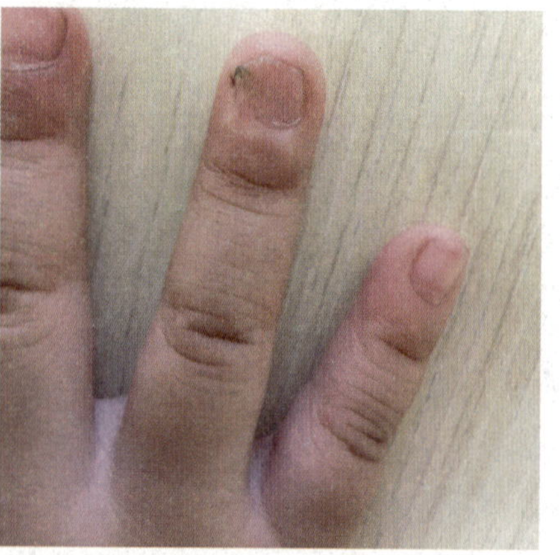

病例 44–4　术后 1 月、1 年复查，指甲生长偏斜，未复发

四、诊疗经验

1. 甲母痣是色素痣的一种，最常见的症状就是甲床黑线，容易恶变为黑色素瘤，而且容易被忽视，如果发现需及时就诊。

2. 甲母痣位置特殊，手术切除是唯一的治疗方法，目前临床常用手术方式为：拔除指甲，充分暴露黑痣，切除包括黑痣及其边缘约 1mm 范围甲床。如切除范围较大，创面难以闭合，可行甲床移植。

（编辑：张亮亮　审阅：韩清銮）

病例四十五　骨巨细胞瘤

一、病历摘要

患者男，16 岁，右腕部疼痛 1 年。专科查体：右腕关节无明显肿胀，稍压痛，腕关节活动正常，末梢血运及感觉正常。X 线检查见：右腕部桡骨远端肿物（病例 45–1 图示）。

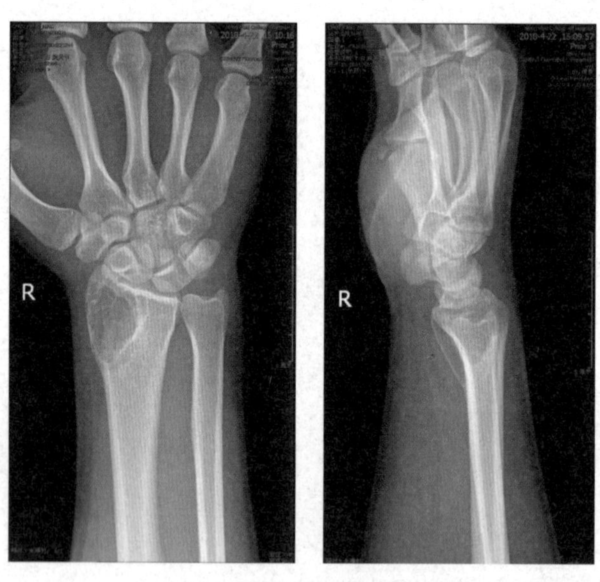

病例 45–1　X 线片可见肿物部位

二、入院诊断

右桡骨远端骨巨细胞瘤。

三、诊疗经过

1. 入院后检查

入院后完善术前常规检查，排除手术禁忌。

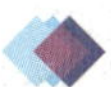

2. 治疗情况

在神经阻滞麻醉下行桡骨肿瘤刮除植骨术，术中见桡骨骨质破坏，腔内见红白相间质软“腐肉”样组织，内壁粗糙，给予完整切除肿物并局部刮除内壁及周围异常组织，局部应用无水酒精灭活，冲洗，植同种异体骨。手术顺利，术后病理学检查结果为骨巨细胞瘤（病例 45–2 图示）。

光镜所见：

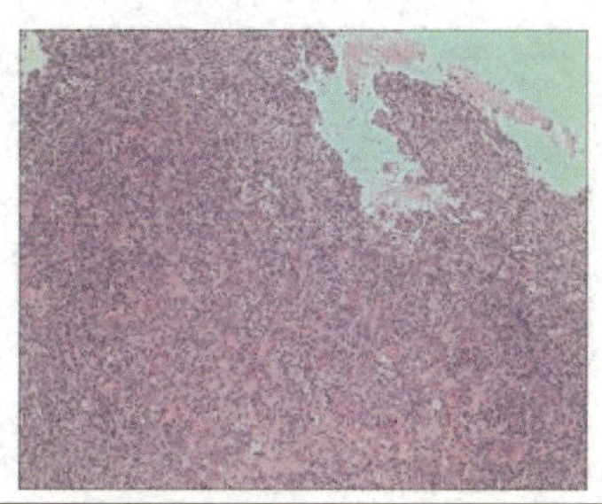

病理诊断：

（右腕桡骨）富含巨细胞的病变，建议外出会诊进一步诊断。

病例 45–2　术后病理结果为骨巨细胞瘤

3. 随访情况

术后半年拍片复查见骨质愈合良好（病例 45–3 图示），术后 1 年、3 年复查未见复发。

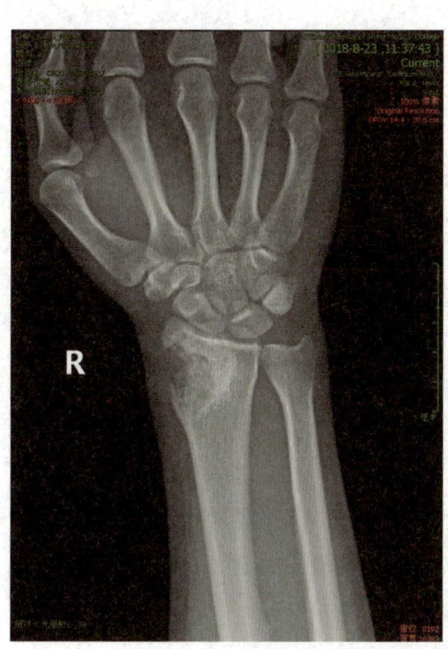

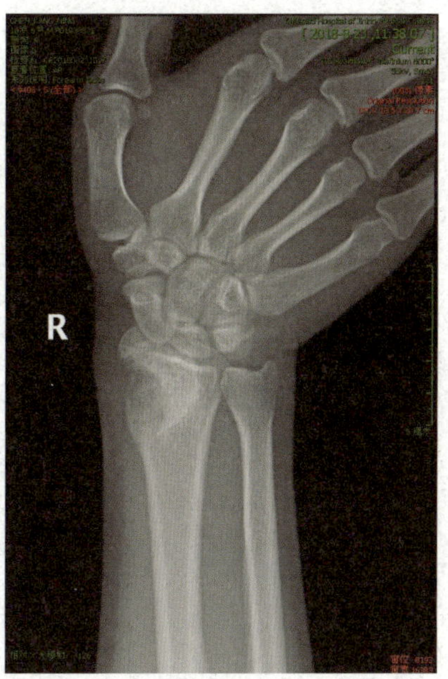

病例 45–3　术后随访半年拍片所见

四、诊疗经验

1. 骨巨细胞瘤较为常见、具有较强的局部侵袭性、常发病于青壮年，桡骨下端及掌骨发生者较多。肿瘤生长缓慢，局部逐渐膨大，可有轻度胀痛及压痛。瘤体较大时外壳变薄，触之有乒乓球感。常发生病理骨折。X 线片可显示典型的肥皂泡沫样影像。

2. 对于 I、II 级骨巨细胞瘤，可根据肿瘤大小及骨皮质厚薄情况，采用局部彻底刮除植骨，如肿瘤侵袭范围较大，可考虑大段骨切除，块状植骨或骨延长。如影响关节，桡骨远端部位缺损可行腓骨小头游离移植或 3D 打印腕关节置换。Ⅲ级巨细胞瘤，建议截肢治疗。

（编辑：张亮亮　审阅：韩清銮）

病例四十六　足部多发骨折

一、病历摘要

患者男，36 岁，5 小时前右足被车碾压，伤后足部肿痛明显。查体：右足肿胀明显，皮肤挫伤，足背广泛压痛，足背动脉搏动弱，足趾末梢感觉及血运可。足部 CT 示：右足多发骨折（病例 46–1 图示）。

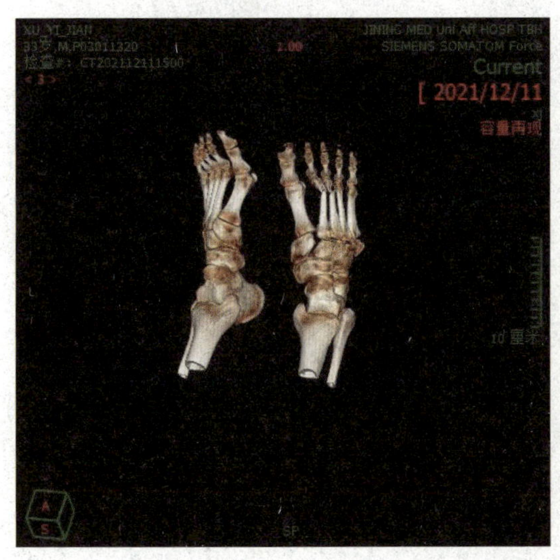

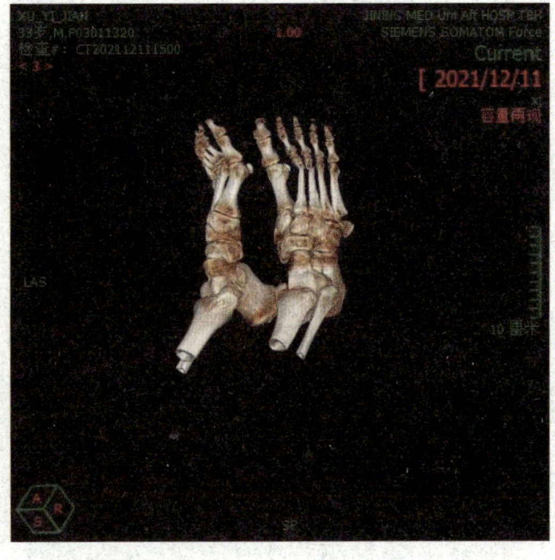

病例 46–1　足部 CT 示：右足多发骨折

二、入院诊断

右足多发骨折。

三、诊疗情况

1. 入院检查

入院后进一步完善足部 X 线片、术前常规检查，排除禁忌症。

2. 治疗情况

入院后给予消肿、止痛等对症治疗，待肿胀减轻后行“右足多发骨折切开复位内固定术（病例 46–2 图示）”，术后石膏固定 1 月，后逐渐功能锻炼，定期门诊复查，指导治疗。

3. 随访情况

术后 1 个半月拔除外露克氏针，术后 3 个月去除 Lisfranc 螺钉及第 2 跖楔关节螺钉，逐渐下地活动，术后 1 年去除剩余足部螺钉。

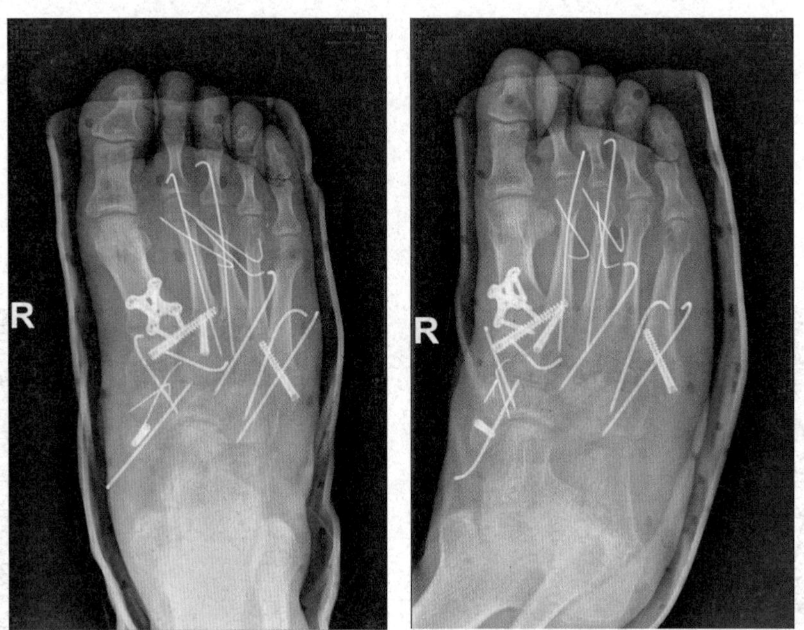

病例 46–2　右足多发骨折各部位采用不同方式固定

四、诊疗经验

1. 足部骨骼由于不在一个平面，普通 X 线片重叠较多，容易漏诊，需行 CT 检查并三维重建。足部骨折常合并跖跗关节损伤，需同时处理。

2. 足部骨折内固定方式可应用钢针、空心螺钉及钛板固定。1、2、3 跖跗关节一般可行螺钉钛板牢固内固定，4、5 跖跗关节应用钢针弹性固定。对于 Lisfranc 关节损伤，内侧楔骨与第 2 跖骨基底拉力螺钉固定对于稳定关节非常重要。

（编辑：徐会　审阅：韩清銮）

病例四十七　Lisfranc 损伤

一、病历摘要

患者男，48 岁，10 天前于高处坠落，右前足着地，当即足部剧烈疼痛，足部变形，在当地医院消肿治疗后来我院。查体：右足中度肿胀，中足外展畸形，跖跗关节广泛压痛明显，足背动脉搏动可，末梢感觉及血运良好。X 线片见 Lisfranc 损伤（病例 47–1 图示）。

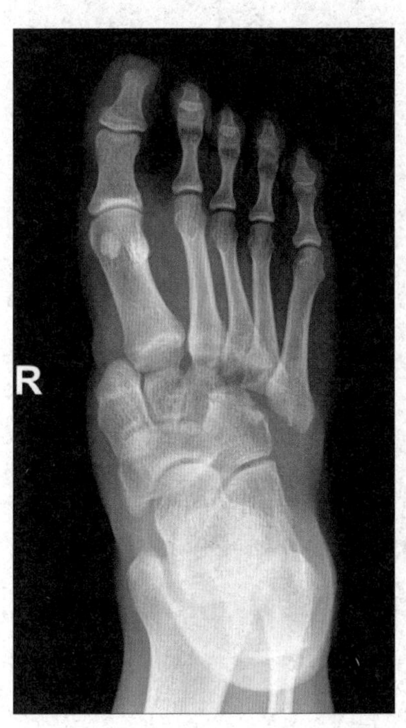

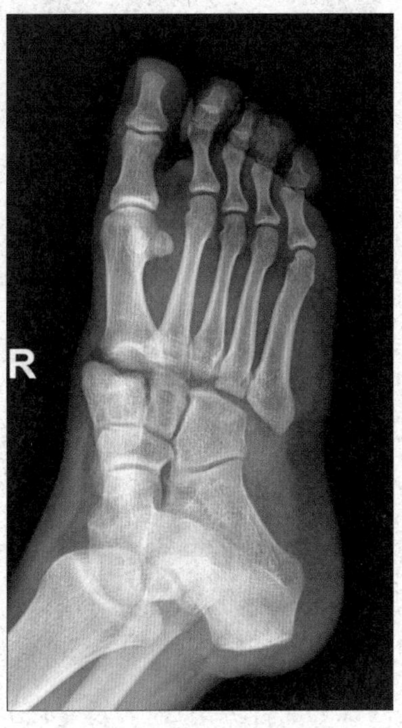

病例 47–1　右足跖跗关节同向性完全脱位

二、入院诊断

右足 Lisfranc 损伤（A 型）。

三、诊疗经过

1. 入院检查

入院后完善术前常规检查，排除手术禁忌症。

2. 治疗情况

择期在全麻下行“右足多发骨折切开复位内固定术”，术中第 1~3 跖跗关节用螺钉固定，第 4、5 跖跗关节用克氏针弹性固定（病例 47–2 图示）。

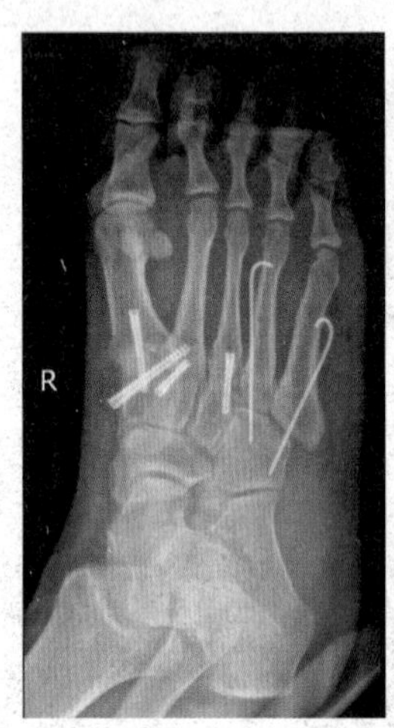

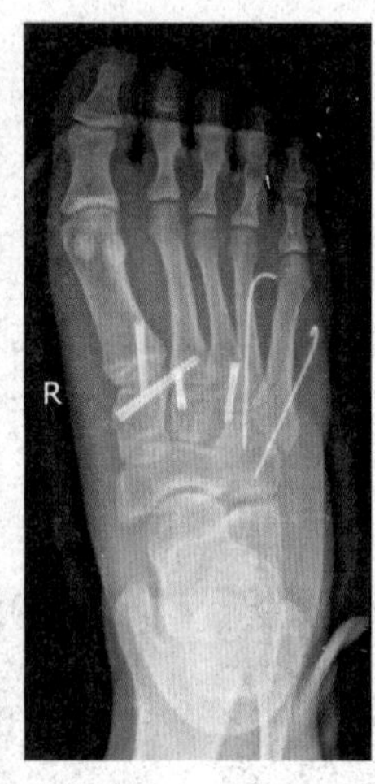

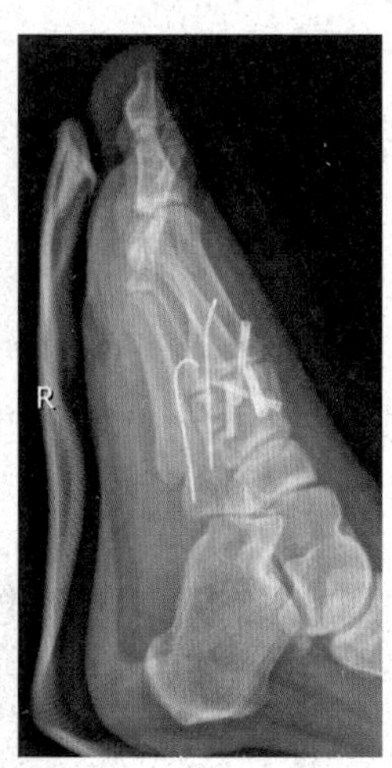

病例 47–2　右足跖跗关节脱位术后

3. 随访情况

术后给予石膏固定 1 月，术后 3 个月去除 Lisfranc 螺钉，然后逐渐下地负重行走，逐渐加大功能锻炼强度。

四、诊疗经验

1. 对于 X 线片显示可疑或虽然 X 线片显示无明显骨折或移位，但查体跖跗关节存在压痛的患者常规行足部 CT 检查，明确是否存在较小骨折块或关节轻度移位的情况。

2. 考虑到关节面碎裂、骨软骨或嵌插的软组织会影响闭合复位的精确性，对于诊断明确的跖跗关节损伤的病例，均行切开复位内固定。

3. 手术固定顺序一般由内向外，评估每一个关节的稳定性；仔细清理关节内碎骨片及软组织，对于内侧柱行螺钉或钢板加螺钉坚强内固定，同时应用 Lisfranc 螺钉打入内侧楔骨和第 2 跖骨基底部之间；对于外侧柱行克氏针弹性固定。

4. 对于第 1~3 跖跗关节，若关节面碎裂或脱位明显及陈旧性跖跗关节损伤的患者，后期出现创伤性关节炎可能性比较大，可考虑一期行关节融合，对于第 4、5 跖跗关节一般不行关节融合术（病例 47–3 图示）。

5. 术后 1.5 月拔除固定第 4、5 跖跗关节的克氏针，术后 3 个月取出 Lisfranc 螺钉及其它跨关节螺钉，然后逐渐下地负重活动；建议患者穿软垫硬底鞋，减轻地面对跖跗关节的直接作用力，缓解疼痛不适。

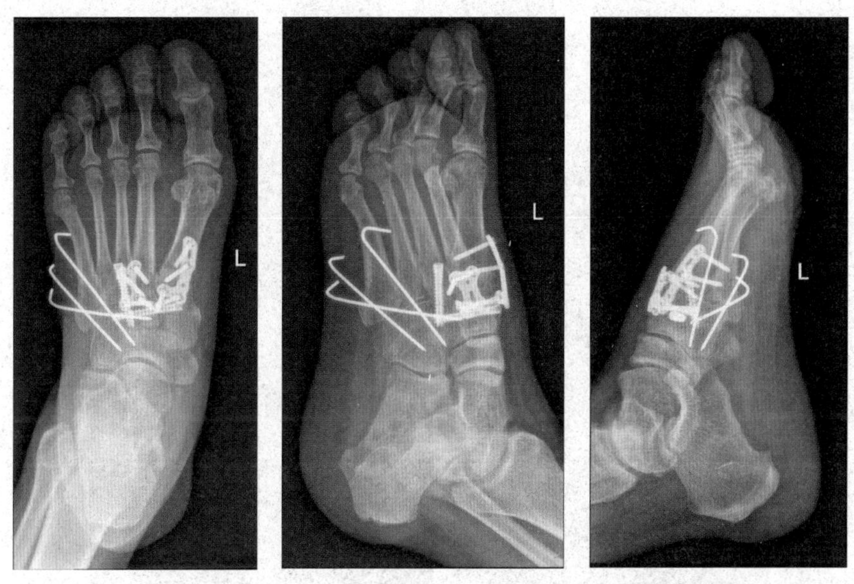

病例 47–3　左足 1–3 跖跗关节行关节融合术，第 4、5 跖跗关节克氏针弹性固定

（编辑：徐会　审阅：张磊）

病例四十八　距骨骨折

一、病历摘要

患者男，27 岁，因 6 小时前于高处坠落，致足踝部肿痛明显，不敢行走。查体：右足踝部肿胀明显，踝关节畸形，压痛并活动受限，足背动脉搏动可，末梢血运及感觉可。足部 X 线片及 CT 检查示：右距骨粉碎性骨折、右足舟骨骨折（病例 48-1 图示）。

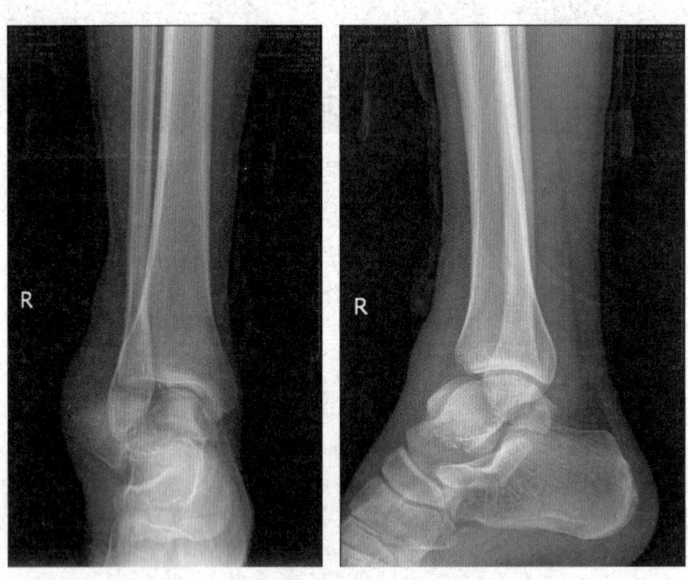

病例 48-1　右距骨体骨折，骨折端移位明显

二、入院诊断

右距骨骨折（Sneppen 分型Ⅲ型）、右足舟骨骨折。

三、诊疗经过

1. 入院检查

入院后进一步完善术前常规检查，排除手术禁忌症。

2. 治疗情况

入院后给予消肿等对症治疗，待肿胀减轻后择期行右距骨、舟骨骨折切开复位内固定术（病例 48-2 图示）。

3. 随访情况

术后 1 个月拆除石膏，逐渐行踝关节功能锻炼，术后 3 个月逐渐下地负重行走，后定期门诊复查，指导康复锻炼。术后 1 年复查可见骨折愈合良好（病例 48-3 图示）。

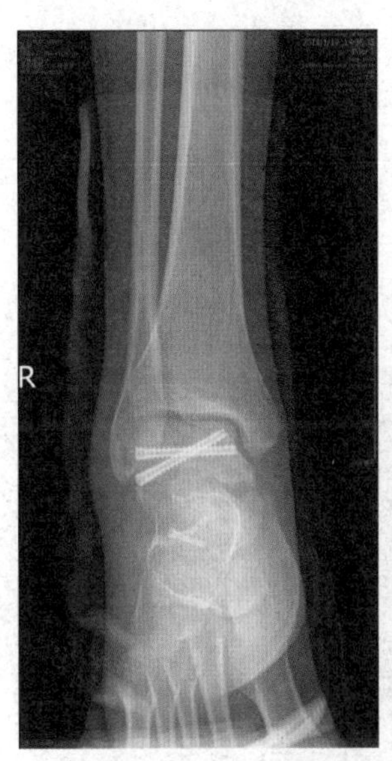

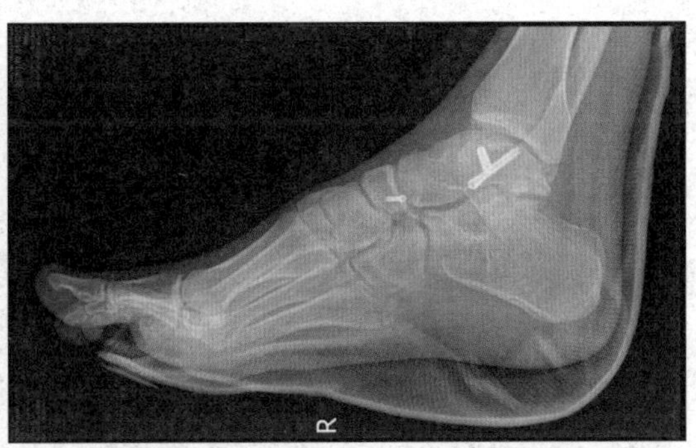

病例 48-2　右距骨体骨折、舟骨骨折术后

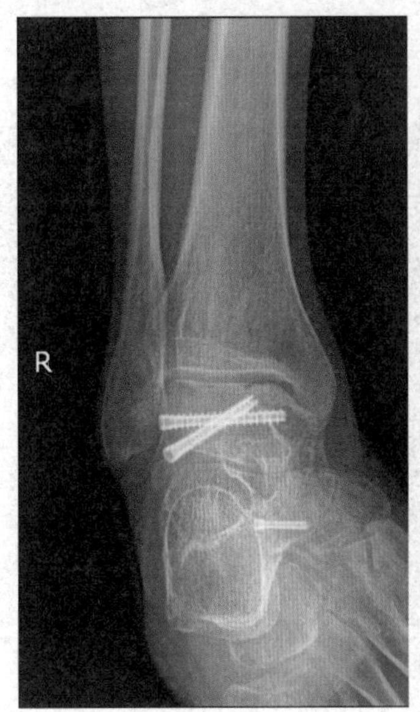

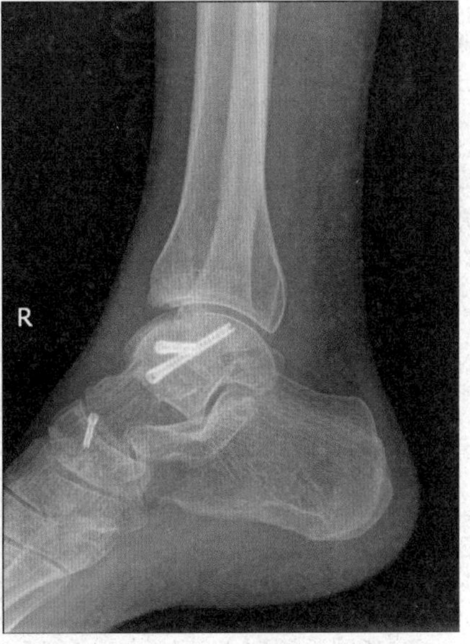

病例 48-3　术后 1 年复查右踝关节 X 线片可见距骨骨质愈合良好

四、诊疗经验

1. 距骨头骨折发生率较低，常并发距舟关节半脱位，因距骨头血供充分，发生坏死概率较低。治疗原则在于复位移位的距骨头骨折片，恢复足弓排列和长度，维持距舟关节完整及稳定。

2. 距骨颈骨折在距骨骨折中最为多见，距骨颈骨折有较高的畸形愈合、缺血性坏死、不愈合及创伤性关节炎概率。根据 Hawkins 分型，距骨颈骨折分为四型，Ⅰ型：骨折处无移位；Ⅱ型：骨折处移位或伴有距下关节的半脱位或脱位（病例 48-4 图示）；Ⅲ型：距骨颈骨折合并距骨体于距下关节和踝关节中脱位（病例 48-5 图示）；Ⅳ型：距骨颈骨折合并距骨体从踝关节和距下关节脱位，同时伴有距骨头从距舟关节脱位或半脱位。距骨颈骨折要解剖复位，恢复距骨颈的旋转、长度和角度。

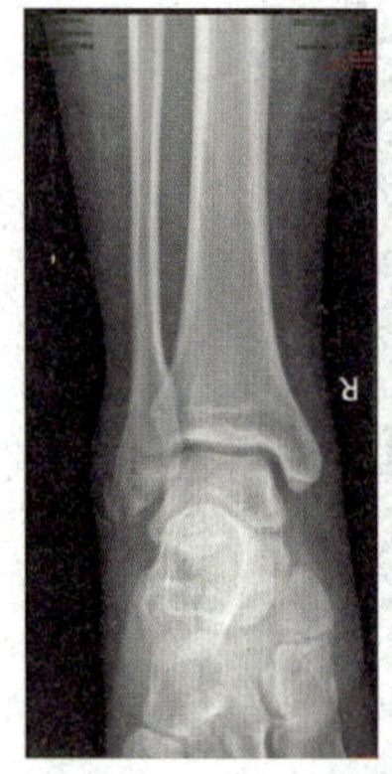

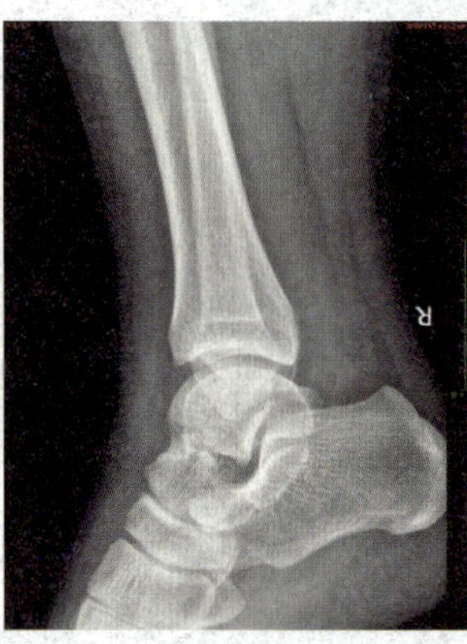

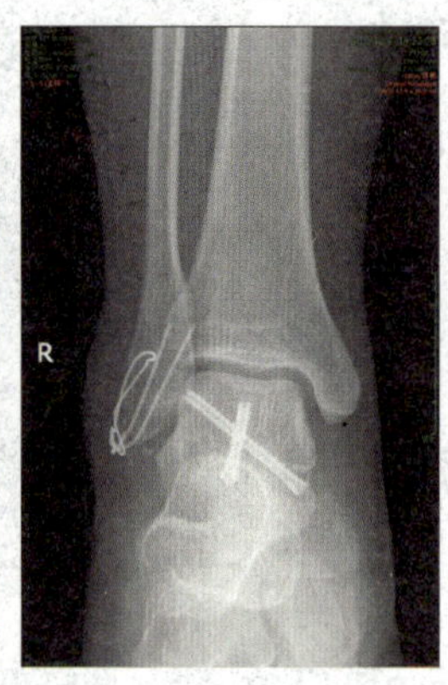

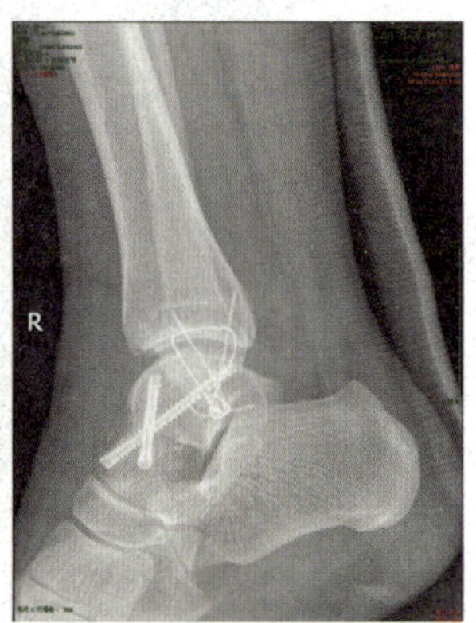

病例 48-4 距骨颈Ⅱ型骨折术前术后 X 线

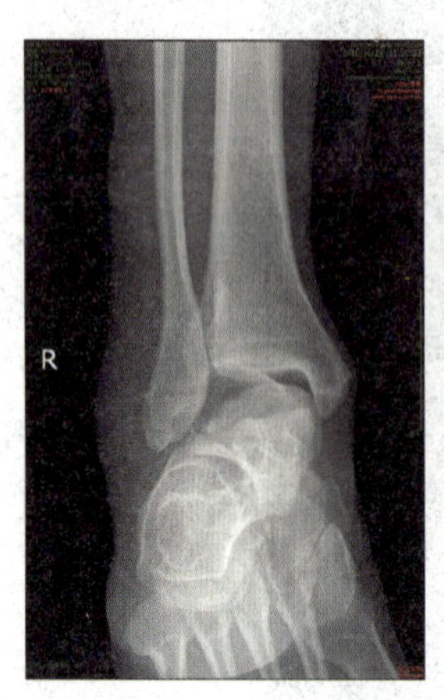

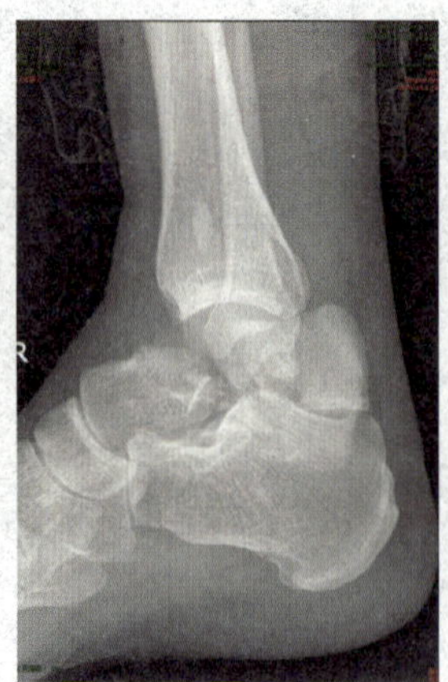
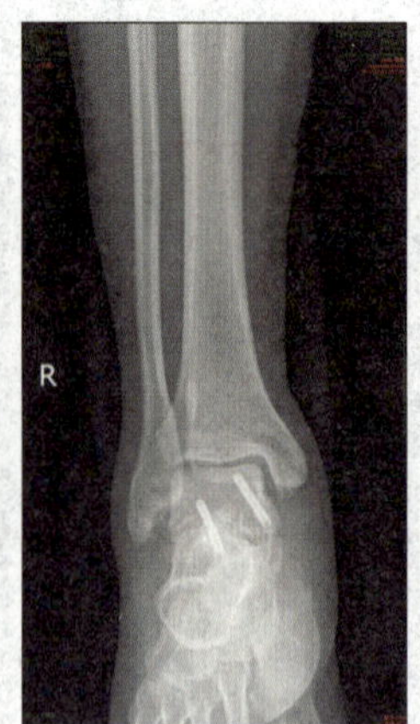

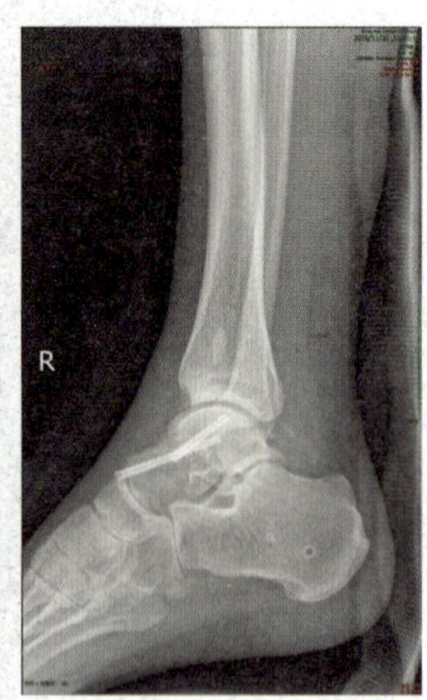

病例 48-5 右距骨颈骨折Ⅲ型术前术后 X 线

3. 距骨体骨折较距骨颈骨折少见，距骨体骨折分为距骨体剪切力骨折、距骨后突骨折、距骨外侧突骨折和距骨骨软骨骨折。本病例为距骨体剪切力骨折类型。距骨后突骨折分内侧结节和外侧结节。外侧结节骨折又称为 Shepherd 骨折，内侧结节骨折又称为 Cedell 骨折，是一种很不常见的骨折。距骨外侧突骨折，多见于滑雪事故，又称为“滑雪板骨折”。治疗上，无明显移位的骨折，可考虑保守治疗，若骨折块存在移位，应尽可能给予切开复位内固定或关节镜辅助下切开复位内固定。

4. 若后期出现踝关节创伤性关节炎、距下关节创伤性关节炎、距舟关节炎或距骨坏死，应后期行关节融合手术治疗。

（编辑：徐会　审阅：韩清銮）

病例四十九　骰骨骨折

一、病历摘要

患者女，34 岁，1 小时前被重物砸伤左足，当即疼痛剧烈，不敢活动。专科查体：左足中度肿胀，皮下瘀血，无明显渗出，足部皮肤完好，无张力性水疱，足背动脉搏动明显减弱，足趾末梢感觉及血运良好。左足 X 线及 CT 示：左足多发骨折脱位（病例 49–1 图示）。

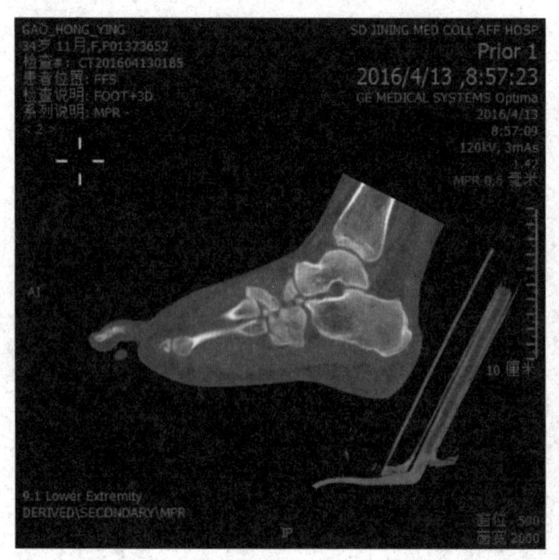

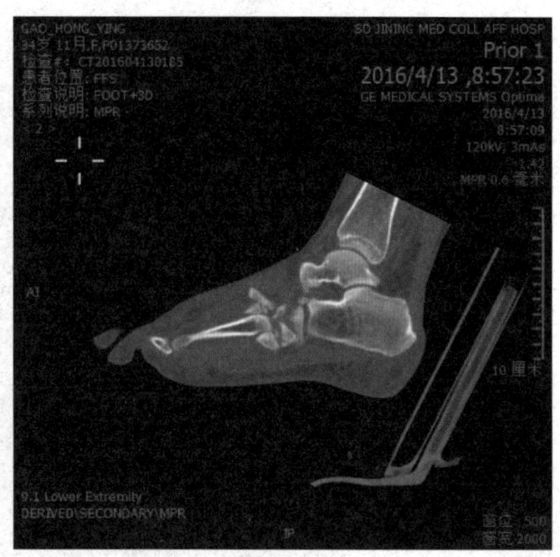

病例 49–1　左足 CT 示：左足多发骨折、左骰骨粉碎性骨折

二、入院诊断

左足多发骨折、左足骰骨粉碎性骨折。

三、诊疗情况

1. 入院检查

患者入院后完善术前常规检查，排除禁忌症，指导治疗。

2. 治疗情况

消肿后择期行“左足多发骨折切开复位内固定＋外固定支架固定术”，因骰骨粉碎性骨折，术中除应用克氏针固定外，应用外固定架将外侧柱撑开，防止骰骨压缩造成外侧柱短缩（病例 49–2 图示）。

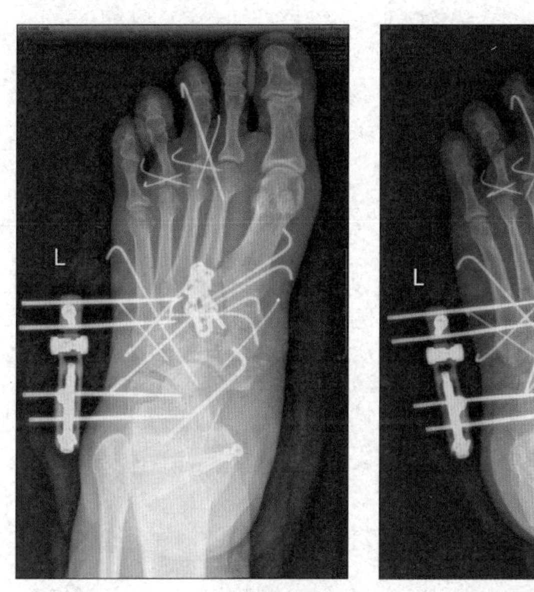

病例 49–2　左足多发骨折术后，骰骨粉碎性骨折术后

3. 随访情况

术后 1 个半月拆除外露克氏针，术后 2 个半月拆除外固定支架，逐渐下地负重行走，观察治疗；术后 1 年骨质愈合良好，足部力线良好（病例 49–3 图示）。

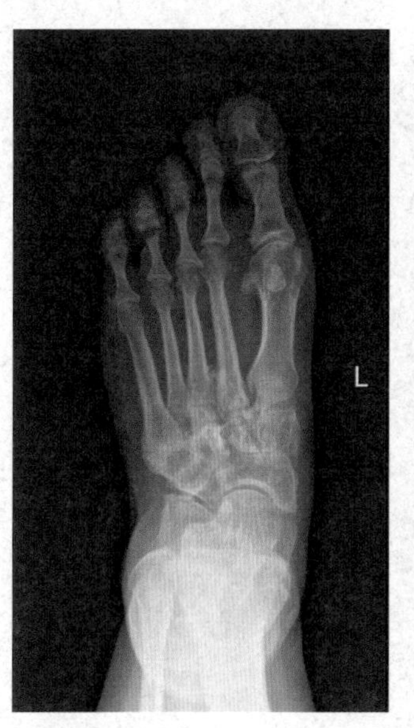

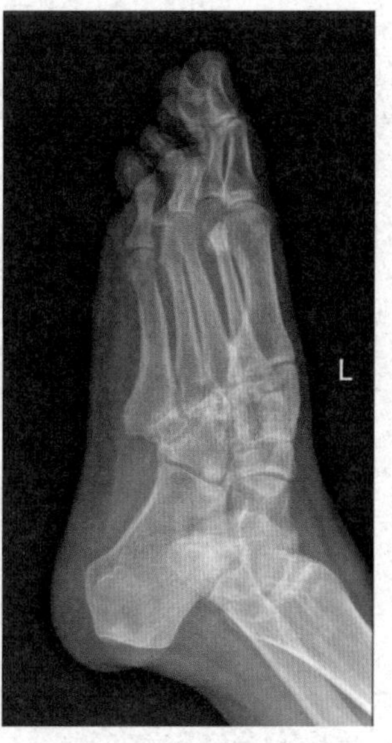

病例 49–3　术后 2 年足部力线良好，骨折处愈合良好

四、诊疗经验

1. 骰骨具有三个关节面，分别与跟骨、外侧楔骨、第 4、5 跖骨基底部相关节；因此，对于骰骨骨折应尽可能解剖复位，减少发生创伤性关节炎的机率。

2. 骰骨位于外侧柱的中间，骰骨骨折应恢复骰骨的长度，必要时可应用外固定支架，避免外侧柱短缩引起足部外展畸形。

3. 跟骰关节尽可能避免融合，但对于跟骰关节已发生关节炎，局部疼痛明显的患者，可行跟骰关节融合术。

（编辑：徐会　审阅：韩清銮）

病例五十　跟骨骨折

一、病历摘要

患者男，53 岁，因“高处坠落后右足肿痛 10 天”入院，专科查体：右足跟周围软组织肿胀，皮下可见淤血，压痛，踝关节活动稍受限。X 线片检查示：右跟骨骨折（病例 50–1 图示）。

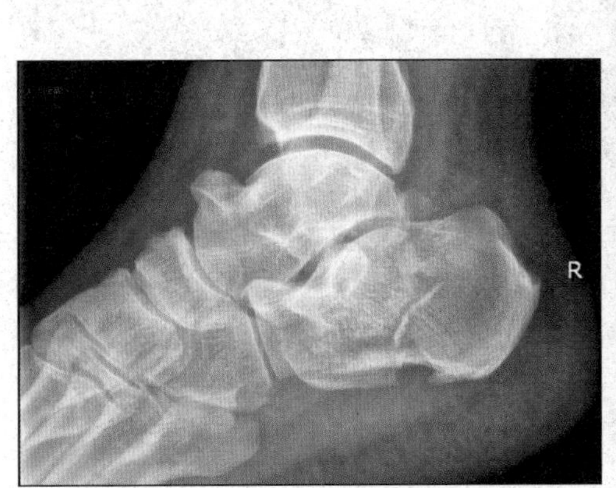

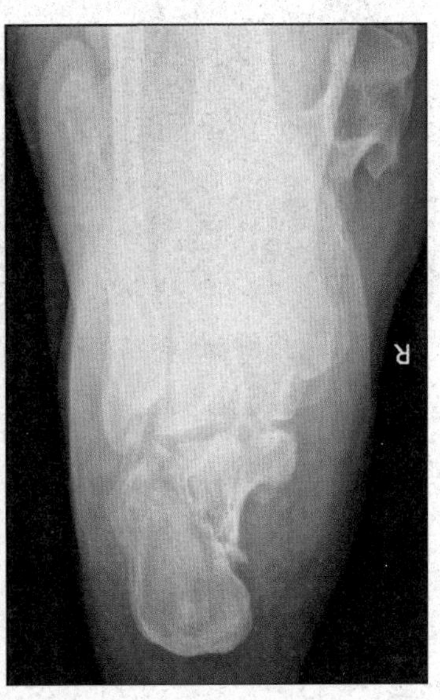

病例 50–1　右足跟骨侧轴位片可见跟骨骨折、移位

二、入院诊断

右足跟骨骨折 Sanders IIa 型。

三、诊疗经过

1. 入院后检查

入院后完善足 CT 平扫（病例 50–2 图示）进一步明确骨折移位情况。

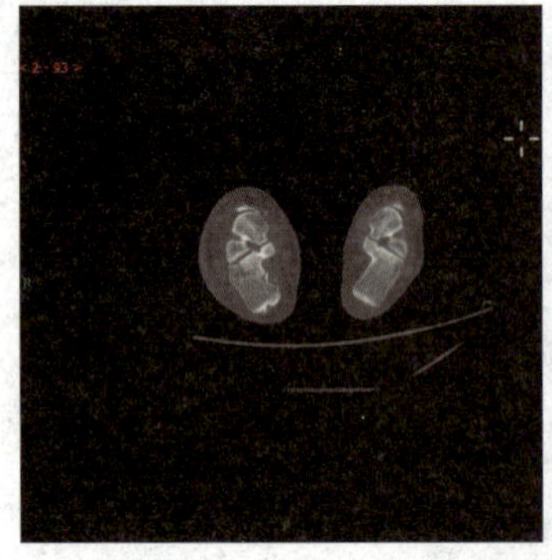
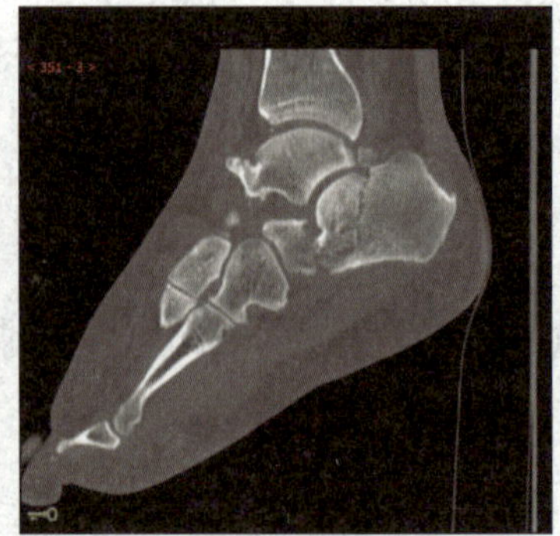
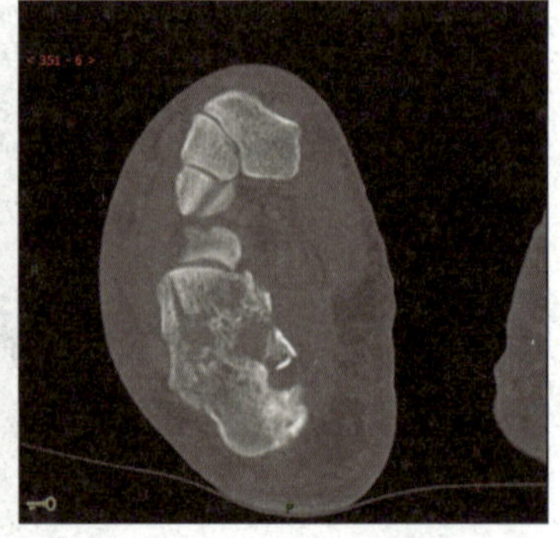

病例 50–2　CT 示跟骨关节面塌陷，跟骨增宽

2. 治疗情况

完善术前检查，排除手术禁忌后在全麻复合神经阻滞麻醉下给予跟骨骨折切开复位钢板内固定术，手术顺利（病例 50–3 图示）。

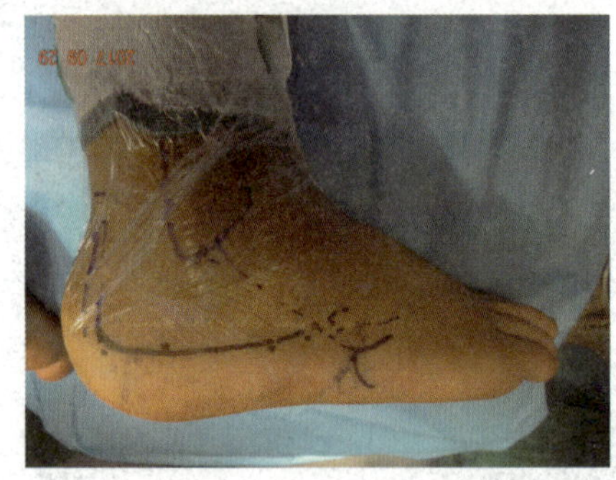
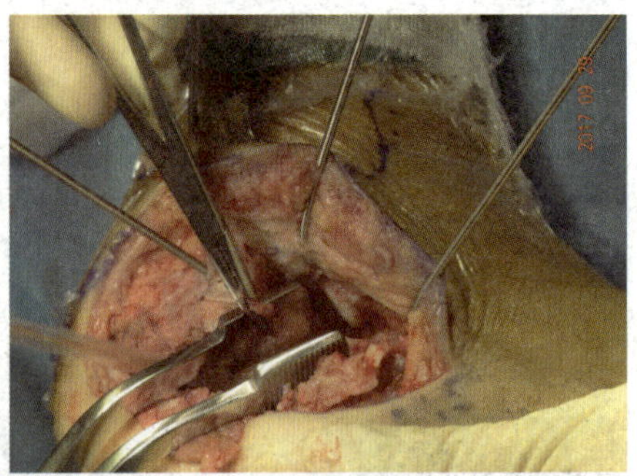

病例 50–3　术前设计切口及术中复位情况（张光辉 供图）

3. 随访情况

术后 6 周复查 X 线片见骨折线模糊（病例 50–4 图示），开始站立训练，逐渐行走。

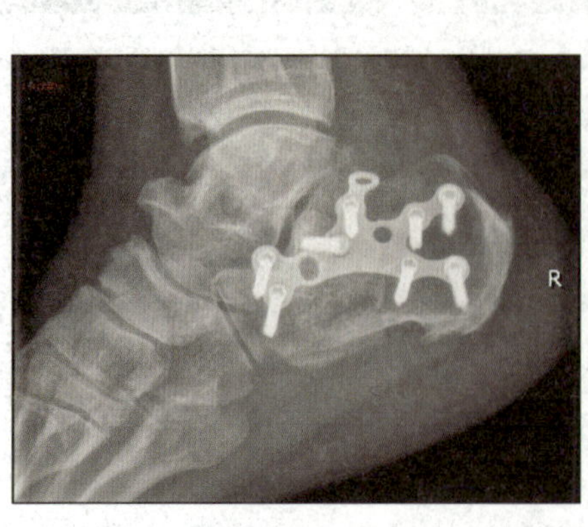

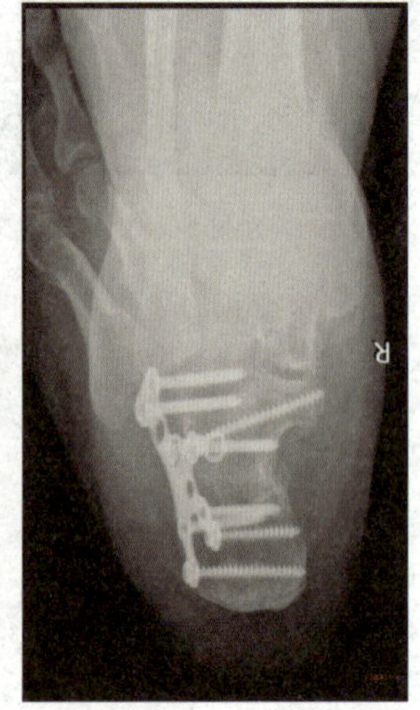

病例 50–4　术后 6 周复查见骨折线模糊

四、诊疗经验

1. 闭合性跟骨骨折如就诊时已出现局部肿胀一般不主张急症手术，否则术后容易出现皮肤坏死。应待局部皮肤消肿，皮下瘀斑基本消失，出现“橘皮征”后再行手术治疗。能有效降低皮肤坏死机率的措施有：全层掀起足跟外侧 L 形皮瓣、钢针阻挡 L 形瓣、防止拉钩暴力牵拉、缝合时深部骨膜缝合紧密、减少皮肤张力。

2. 复位时首先掀起跟骨外侧壁，探查关节面损伤情况；轴向牵引维持跟骨长度；纠正内翻。跟骨结节撬拨恢复 Bohler 角，顶起关节面，放置外侧壁恢复跟骨宽度。

3. 为进一步降低手术并发症，逐步向跗骨窦小切口（病例 50–5 图示）、关节镜下辅助复位空心钉内固定（病例 50–6 图示）、跟骨髓内钉（钉中钉）内固定（病例 50–7 图示）等微创手术发展。

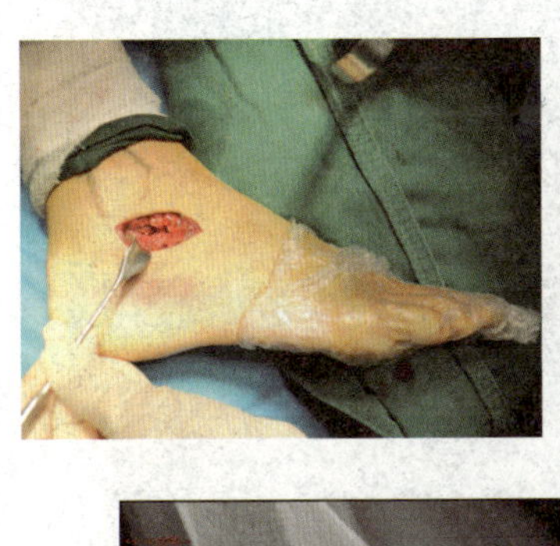
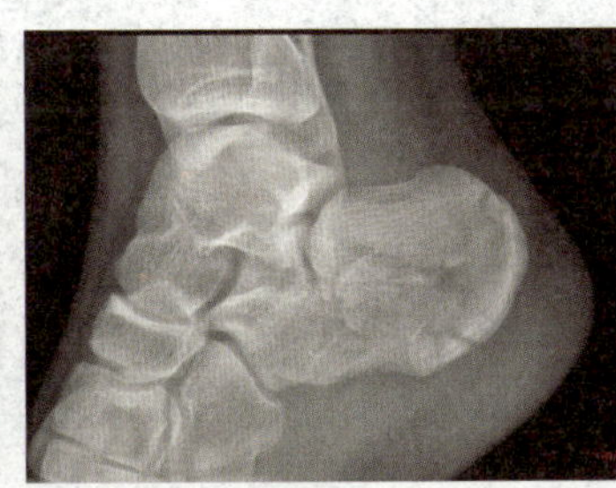
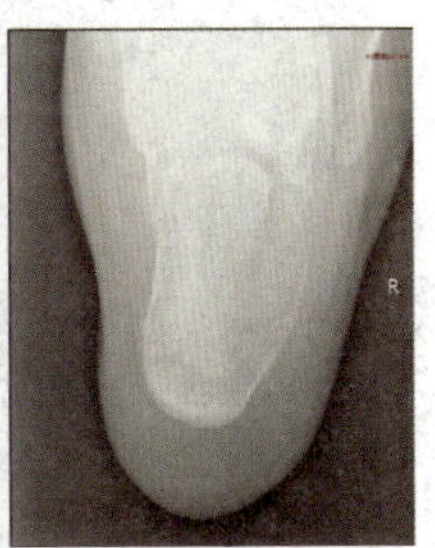

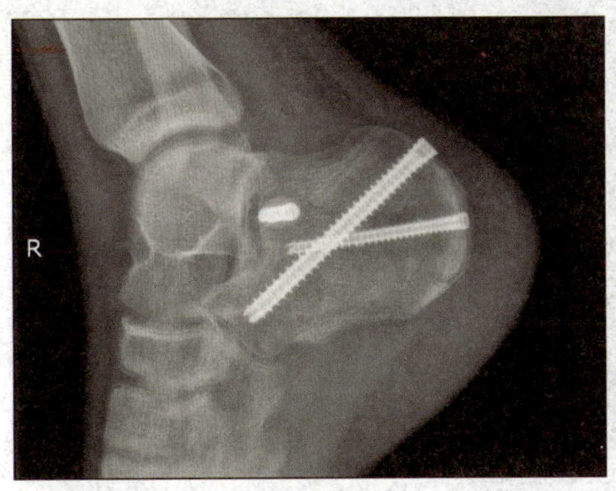

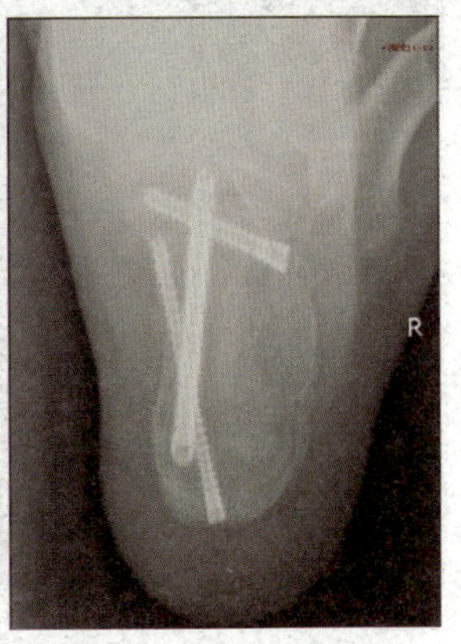

病例 50–5 跗骨窦切口手术，术前术后 X 线对比（韩清銮 供图）

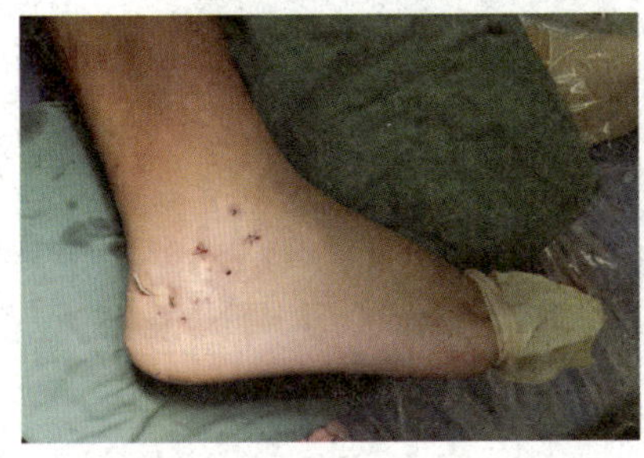
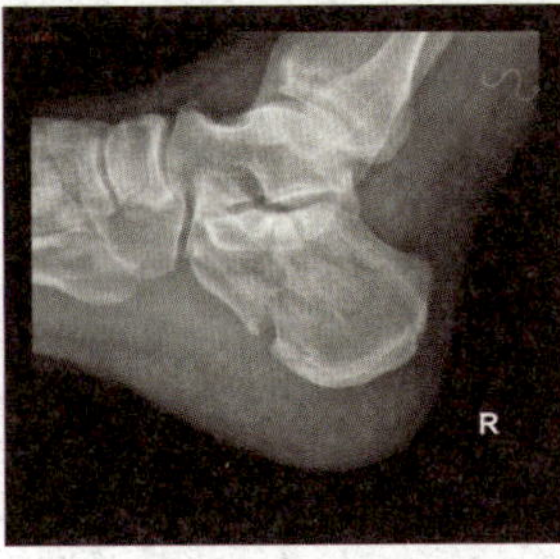

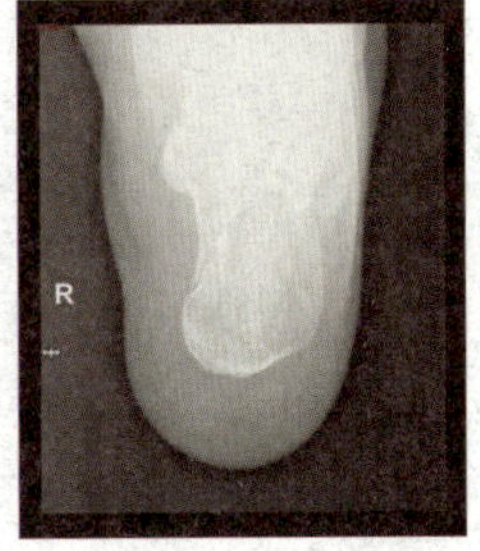

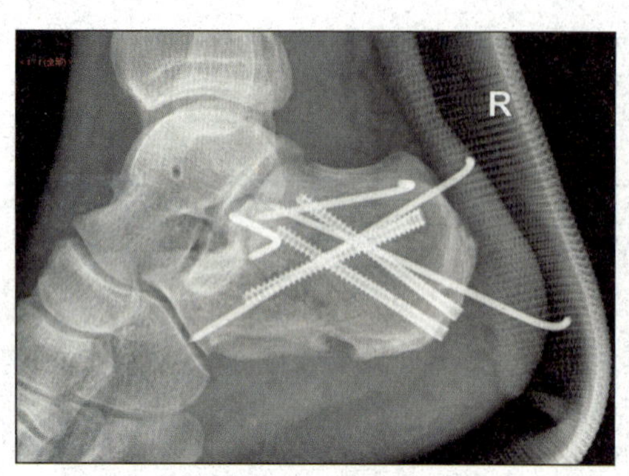

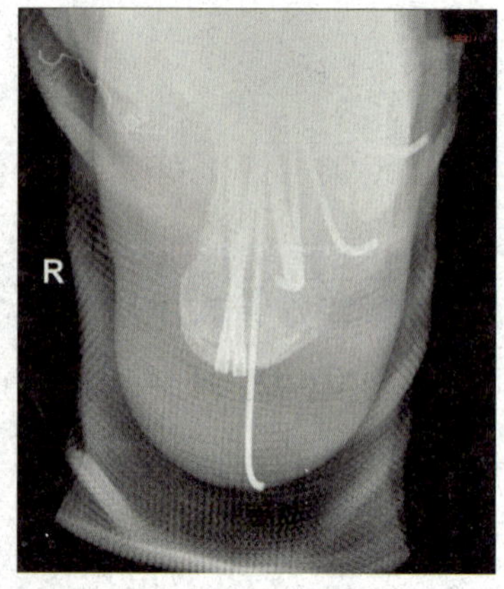

病例 50-6　关节镜辅助下经皮复位内固定，关节面复位良好（魏本磊 供图）

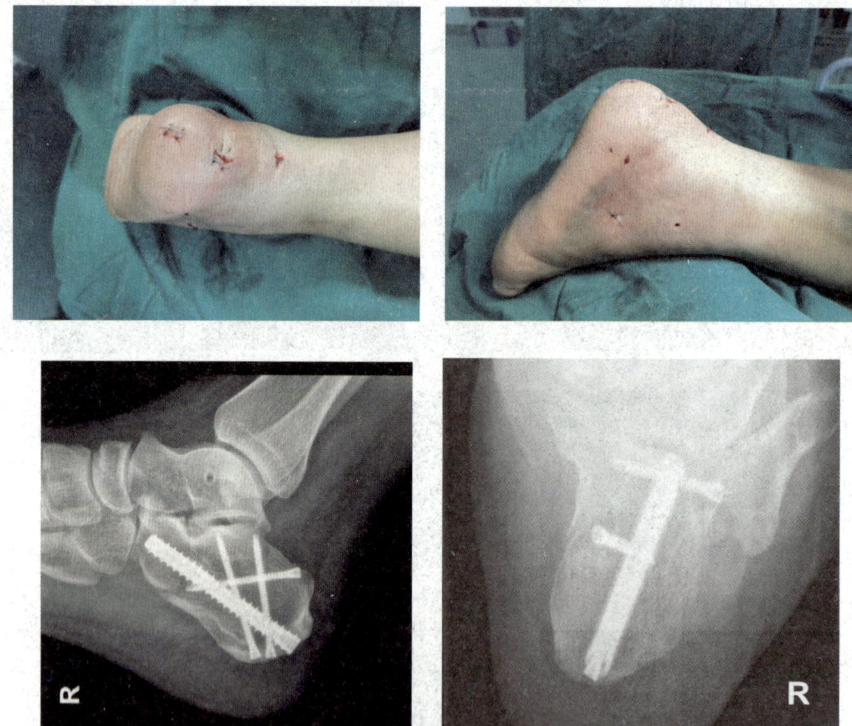

病例 50-7　钉中钉髓内多维方向固定，创伤小，恢复快（魏本磊 供图）

（编辑：张光辉　审阅：韩清銮）

病例五十一　踝关节骨折

一、病历摘要

患者男，51 岁，骑电动车时被货车撞伤，出现踝关节肿胀、疼痛剧烈、活动受限。专科查体：左踝关节肿胀，周围压痛明显，活动受限，足背动脉可触及，感觉稍减退。左踝关节 X 线片示：左侧内踝、后踝及腓骨骨折，骨折处移位（病例 51–1 图示）。

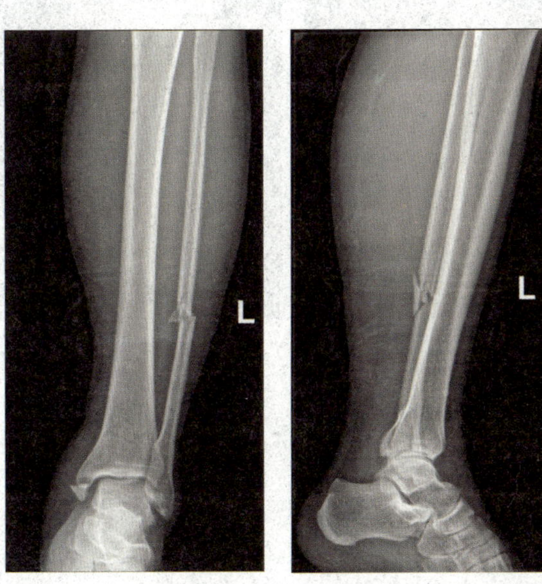

病例 51–1　左侧内踝、后踝及腓骨骨折，骨折处移位

二、入院诊断

左踝关节骨折（Lauge–Hansen 旋前外旋Ⅳ°）。

三、诊疗经过

1. 入院后检查

入院后完善左踝 CT 三维重建（病例 51–2 图示）进一步明确骨折移位情况。

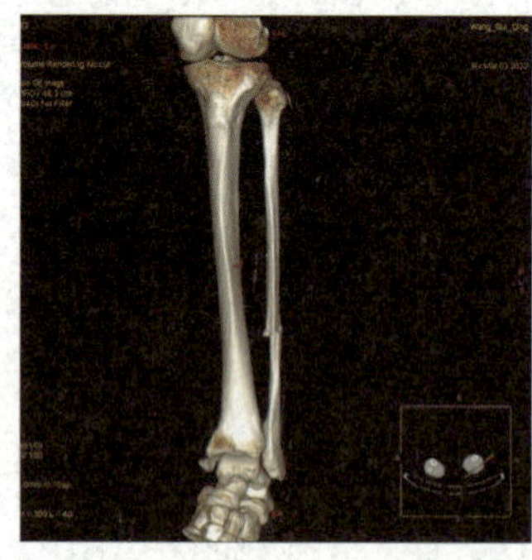
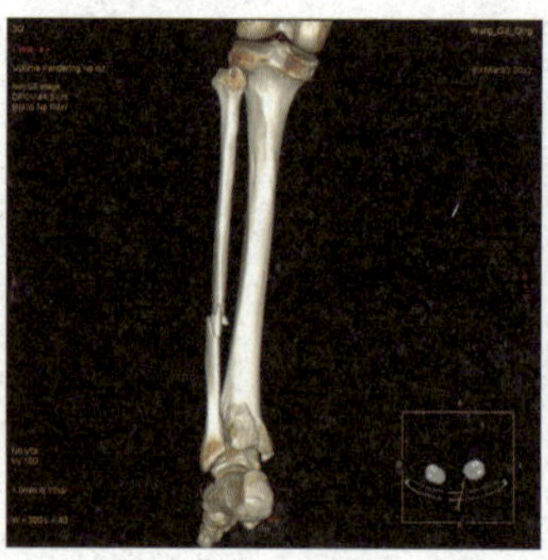
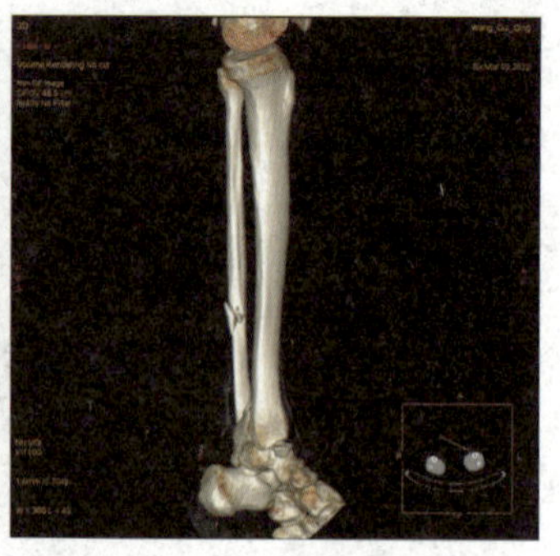

病例 51–2　三维 CT 检查示内踝后踝移位明显，腓骨高位骨折，可见三角骨折块

2. 治疗情况

完善术前检查，排除手术禁忌后在全麻复合神经阻滞麻醉下给予左内踝、后踝骨折切开复位空心螺钉及克氏针内固定术 + 下胫腓螺钉固定 + 石膏固定术，手术顺利。术后 X 线片示骨折复位满意（病例 51–3 图示）。

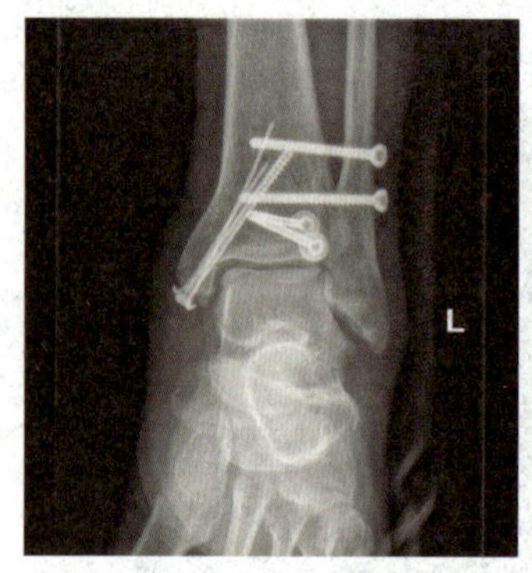

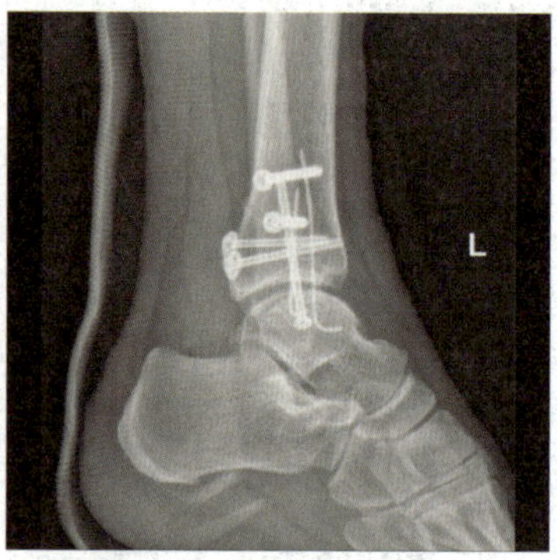

病例 51–3　术后左踝关节正侧位片见骨折复位满意

3. 随访情况

术后石膏固定 4 周，4 周后复查见骨折线模糊（病例 51–4 图示），给予去除石膏固定，功能锻炼。术后 3 个月取出下胫腓两枚螺钉。术后 1 年取出内踝及后踝内固定物（病例 51–5 图示）。

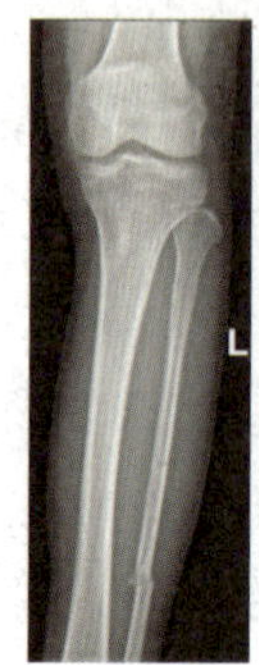

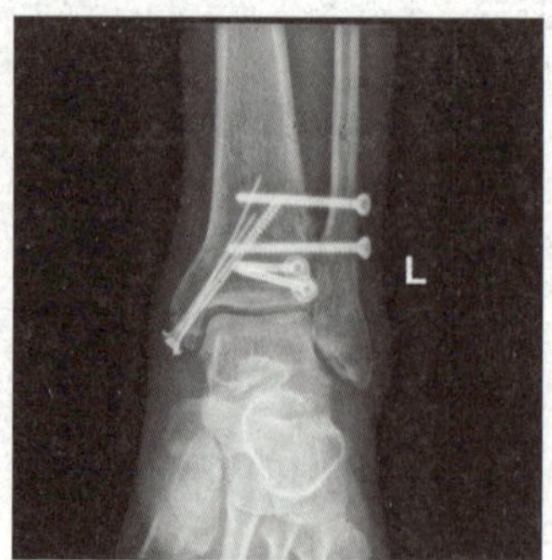

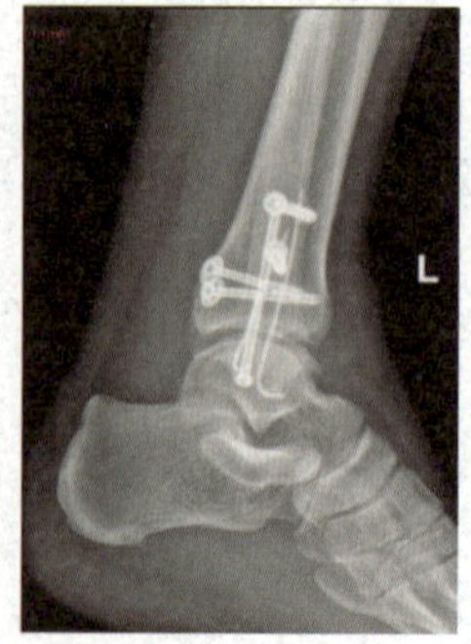

病例 51–4　术后 4 周复查见骨折线模糊

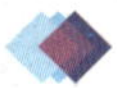

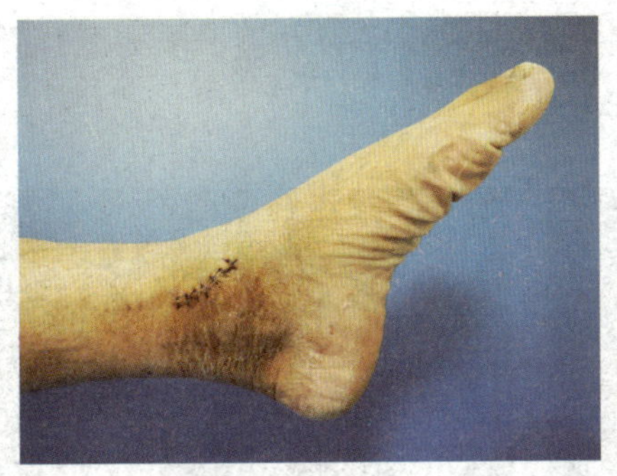
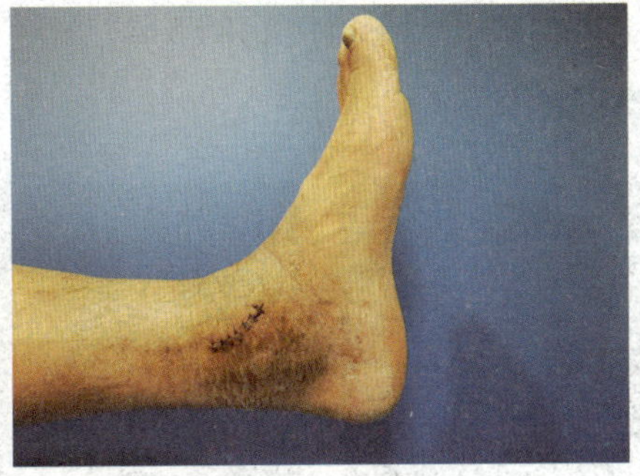

病例 51-5　术后 1 年取出内固定物术后外观照（韩清銮 供图）

四、诊疗经验

1. 踝关节骨折临床上常见的有两种分型，一种是 AO Danis-Weber 分型，主要是根据腓骨骨折线和下胫腓联合的位置关系，将踝关节骨折分为 A、B、C3 型和相应亚型。另一种是 Lauge-Hansen 分型，主要根据损伤机制分型，也是目前临床上应用最多的一种分型。主要分为四种：旋后内收型、旋后外旋型、旋前外展型、旋前外旋型。每一型又根据损伤程度进行分度。其分型优点是以损伤机制分类，对手法复位及固定具有指导意义，按损伤机制推理可以发现隐性的损伤及韧带损伤，对术中复位不良查找原因，有一定的指导意义。

2. 踝关节骨折应根据分型分度决定是否手术治疗，如需手术，最好在肿胀及水泡出现以前手术，但多数情况下已错过该时机，此时就应延迟手术至伤后 1-2 周，待水泡消失、皮肤出现皱褶以后再手术。

3. 手术时踝穴要求解剖复位，内固定必须坚固，以便早期功能锻炼，高位的腓骨骨折不一定需要内固定。术中必须彻底清除关节内骨与软骨碎片。术后早期行踝关节屈伸锻炼。

4. 旋后外旋Ⅳ° 骨折（病例 51-6 图示），需注意三角韧带修复。

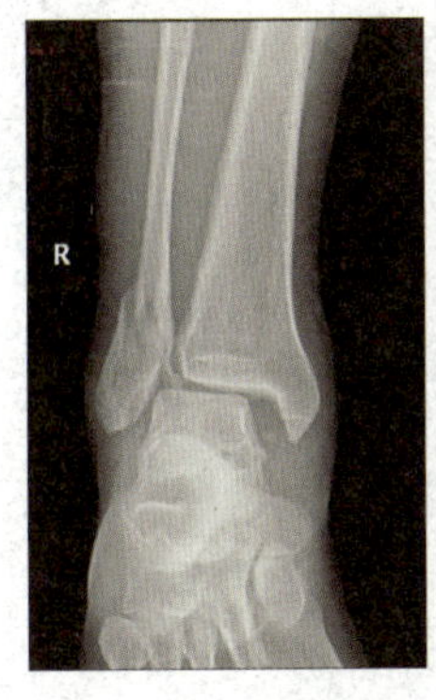

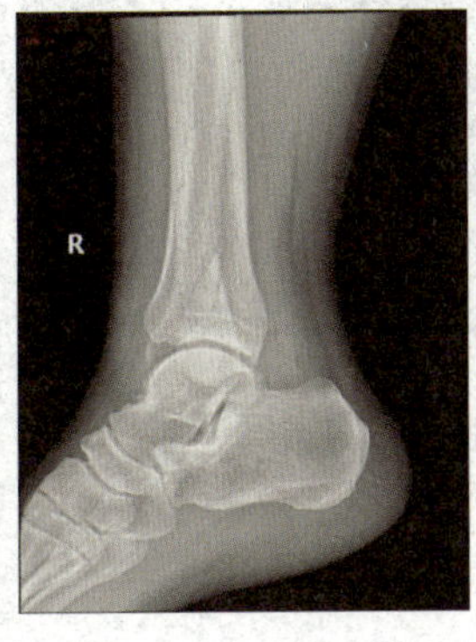

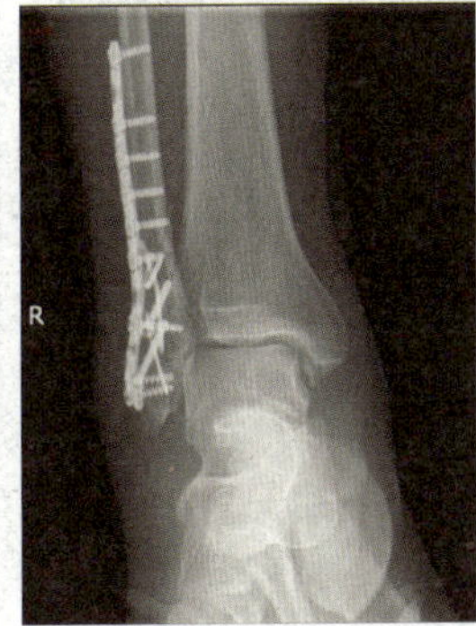

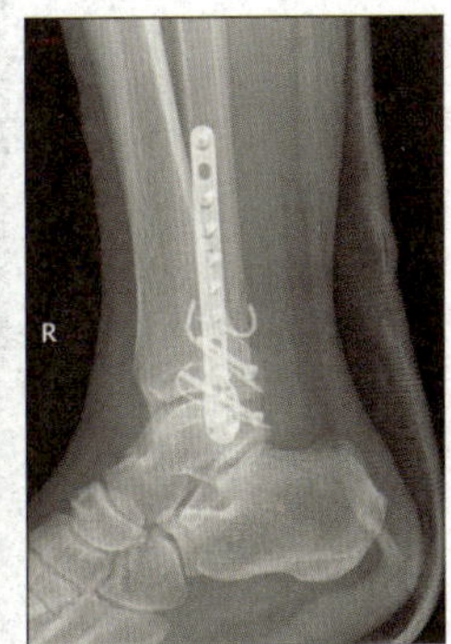

病例 51-6　旋后外旋Ⅳ° 术前术后（内侧三角韧带应用可吸收锚钉修复）

5. 旋后内收Ⅱ° 骨折（病例 51-7 图示），内踝纵行劈裂骨折，单纯螺钉固定容易移位，需内侧钛板辅助固定。

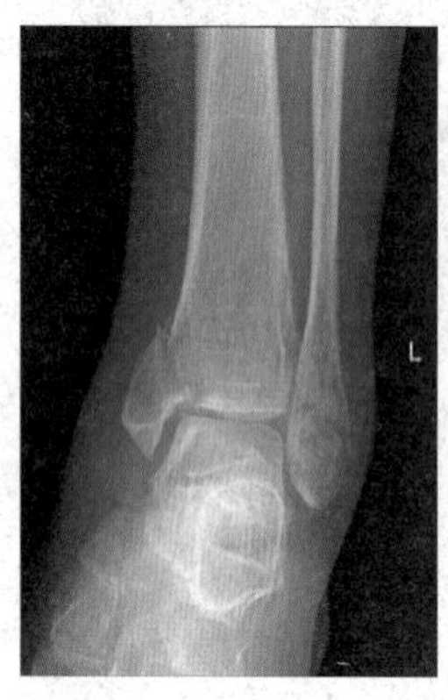

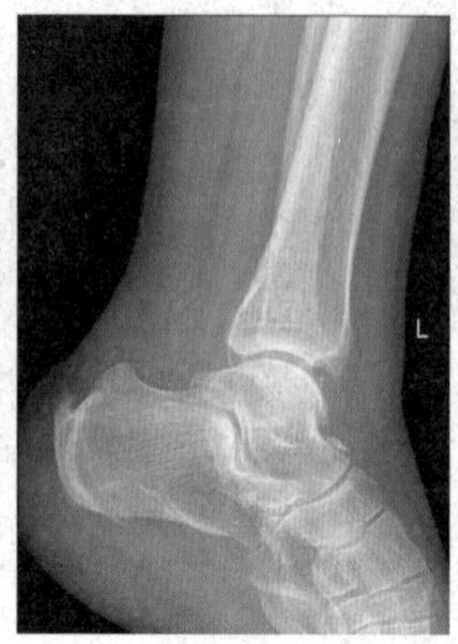

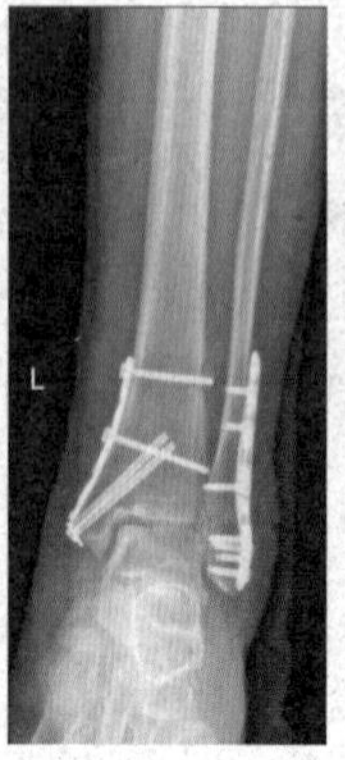

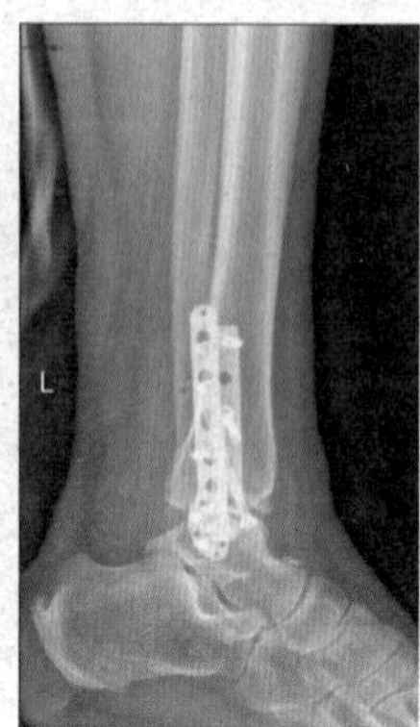

病例 51-7　旋后内收Ⅱ° 术前术后 X 线片

6. 旋前外展Ⅲ° 骨折（病例 51-8 图示），腓骨骨折主要骨折线呈横行，合并三角韧带断裂。

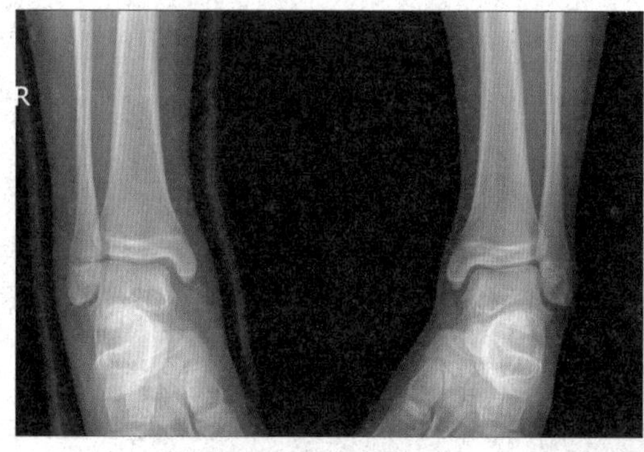

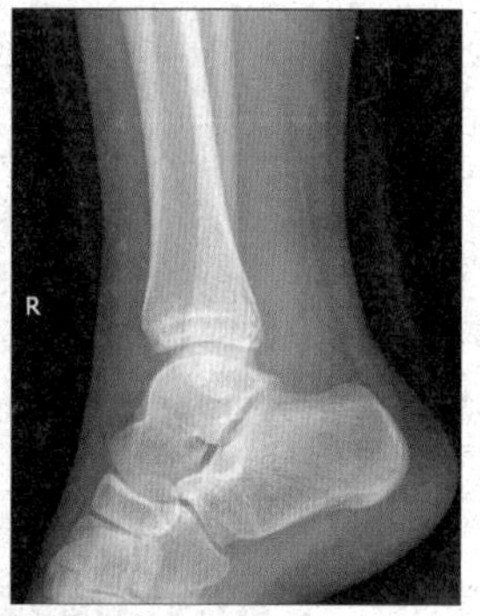

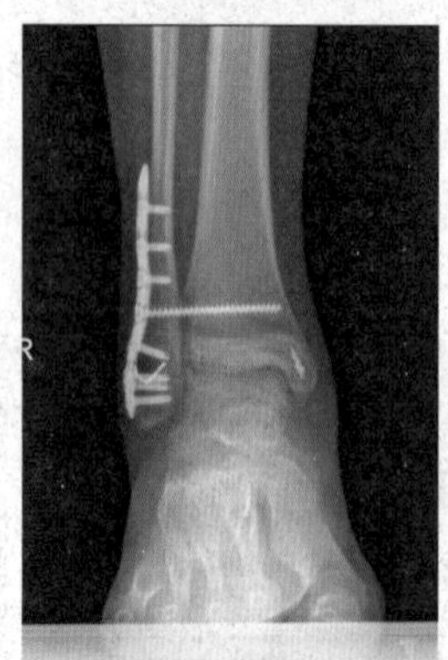

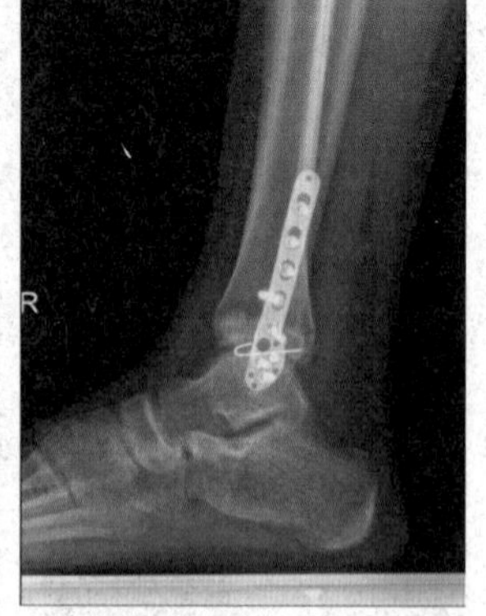

病例 51-8　旋前外展Ⅲ° 术前术后 X 线片

（编辑：张光辉　审阅：韩清銮）

病例五十二　踝关节外侧副韧带损伤

一、病历摘要

患者男，53 岁，右踝关节扭伤后疼痛 6 月余。目前行走时右外踝周围疼痛不适，行走高低不平道路和下楼梯时症状严重，休息后缓解，严重影响日常生活质量。专科查体：右外踝轻度肿胀，外踝周围及其前下压痛，跗骨窦口压痛，抽屉实验阳性，内翻应力实验阴性（病例 52–1 图示）。门诊超声检查：右外踝周围软组织轻度水肿，距腓前韧带部分断裂，连续性差。跟腓韧带和距腓后韧带连续性好。

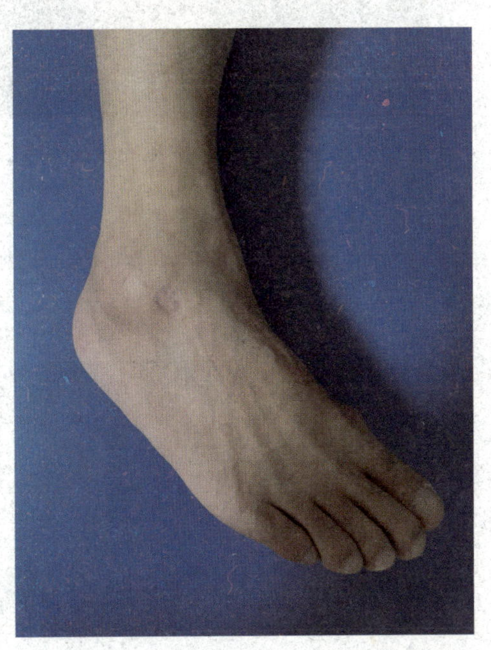

病例 52–1　右外踝肿胀，压痛点在标识处（魏本磊 供图）

二、入院诊断

右踝关节距腓前韧带损伤。

三、诊疗经过

1. 入院后检查

完善 MRI 检查，提示距腓前韧带损伤（病例 52-2 图示）。

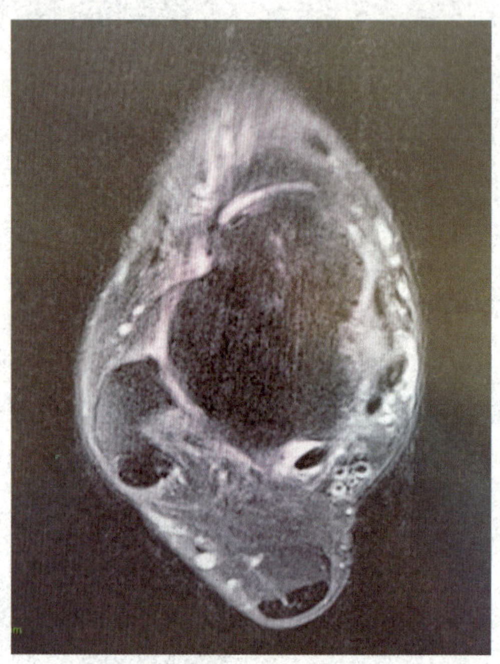

病例 52-2 术前 MRI 见距腓前韧带损伤

2. 治疗情况

在全麻复合神经阻滞麻醉下行关节镜下右踝关节清理，韧带探查修复手术，术中情况（病例 52-3 图示）。

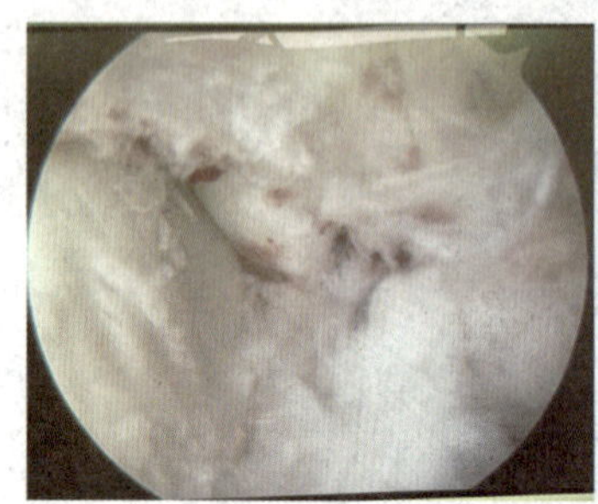
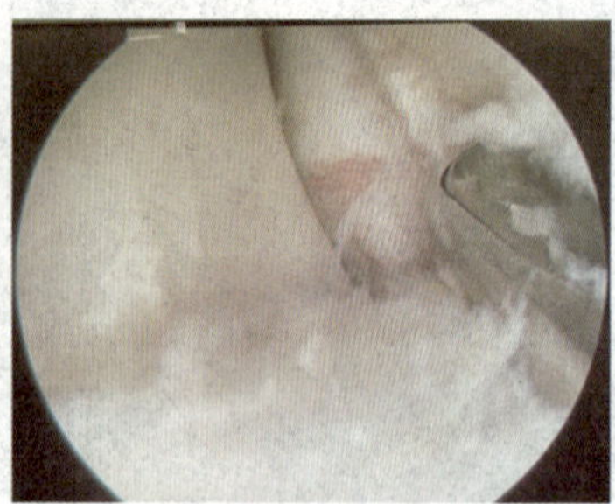
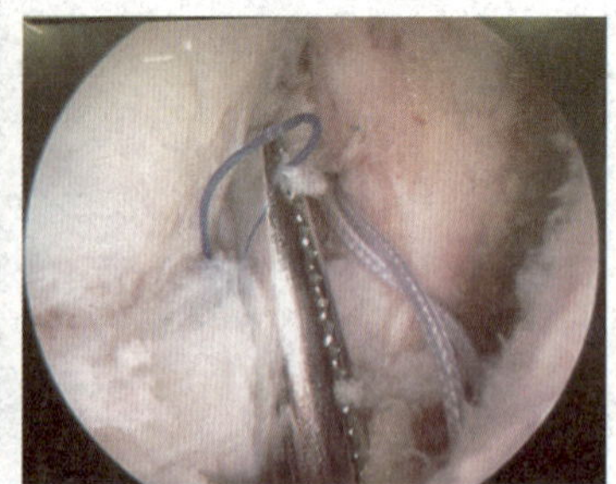

病例 52-3 关节镜下见距腓前韧带损伤并镜下穿线缝合修复（魏本磊 供图）

3. 随访情况

术后 3 周随访，踝关节稳定性好（病例 52-4 图示）。

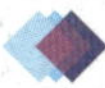

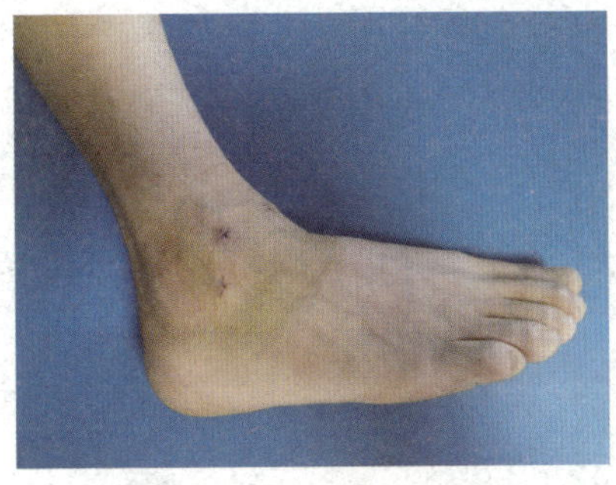
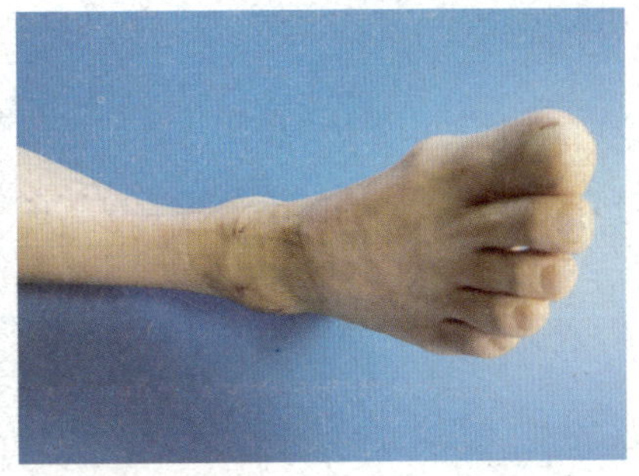

病例 52-4　术后见外踝肿胀减轻，切口愈合良好（魏本磊 供图）

四、诊疗经验

1. 踝关节扭伤后最常出现外侧的距腓前韧带和跟腓韧带的损伤，外踝周围会出现明显的肿胀、疼痛和踝关节走路不稳，内翻时疼痛明显。

2. 首先行踝关节 X 线检查，了解有无骨折；核磁共振或肌骨超声检查有无踝关节韧带损伤。急性的踝关节韧带损伤，早期冷敷和使用支具或者石膏制动，也可以使用踝关节的绑带进行固定。

3. 对于早期诊断明确，运动要求高的患者，可小切口一期探查修复。断裂部位较为清晰（病例 52-5 图示）。习惯性踝关节扭伤或长期疼痛不适，经过系统的保守治疗，疼痛症状无缓解者，建议手术治疗。

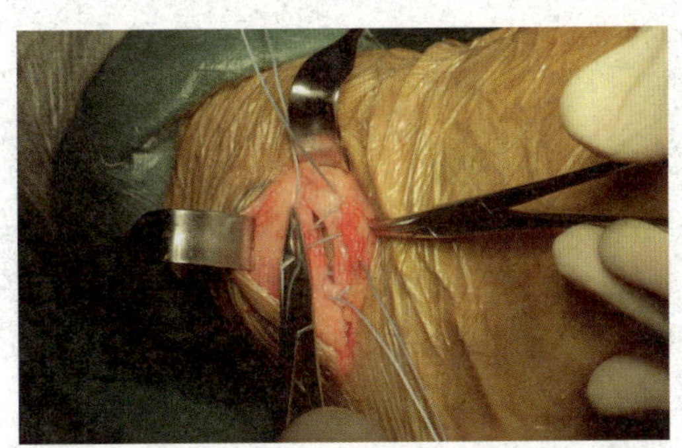

病例 52-5　外踝小切口伸肌支持带加强缝合法（韩清銮 供图）

4. 踝关节外侧韧带损伤的治疗方法有：（1）解剖重建，即踝关节外侧韧带的解剖重建。常见术式有 Brostrom 手术及其改良术式等；小切口韧带缝合 + 伸肌支持带加强缝合法和关节镜下微创套扎缝合也较为常用；（2）非解剖重建，即利用自身腓骨肌腱等重建外侧副韧带，常用的术式有 Evans，Watson-Jones 以及改良术式等；（3）利用自体或异体移植物重建，如利用腘绳肌腱、异体肌腱等重建。

（编辑：魏本磊　审阅：韩清銮）

病例五十三　跟腱断裂

一、病历摘要

患者男，30岁，1月前打篮球时出现右跟腱闭合性断裂，当地医院给予跟腱切开修复手术，术后石膏外固定，约10天后出现皮肤坏死感染，跟腱逐渐溃烂缺损。专科查体：右跟后约10cm×6cm皮肤坏死缺损，坏死创面少量渗出，肉芽组织不新鲜，跟腱缺损外露，周围红肿、压痛，Thompson征阳性（病例53-1图示）。

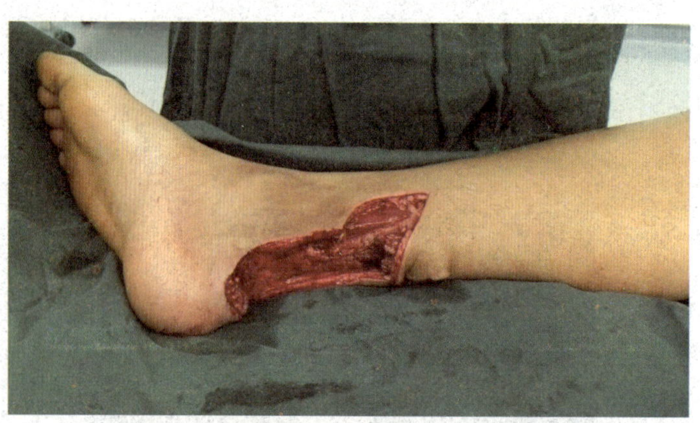

病例53-1　跟腱及皮肤均缺损（韩清銮 供图）

二、入院诊断

右跟腱断裂并缺损，右足踝皮肤缺损并感染。

三、诊疗经过

1. 入院后检查

术前完善常规检查。

2. 治疗情况

在硬膜外麻醉下行右足跟清创VSD术，术后1周在全麻下行右足跟清创+游离皮

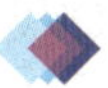

瓣修复 + 阔筋膜移植修复跟腱 + 跟腱止点重建术，术中见右足跟约 14cm × 6cm 皮肤缺损，创面内跟腱缺损至止点。于左侧大腿切取股前外侧皮瓣，携带 5cm 宽阔筋膜，将阔筋膜重叠缝合成 12cm × 2cm 筋膜束，皮瓣连同筋膜束移植跟腱缺损处，使用 2 枚跟腱锚钉固定跟腱止点，端端吻合跟腱近端与筋膜束。吻合皮瓣动静脉血管，皮瓣及筋膜束恢复血运（病例 53–2 图示）。

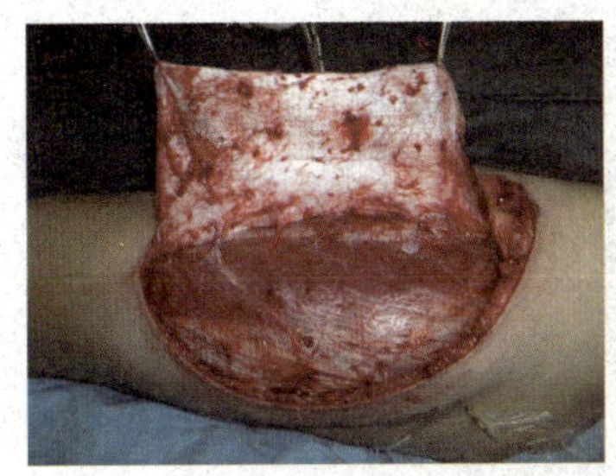
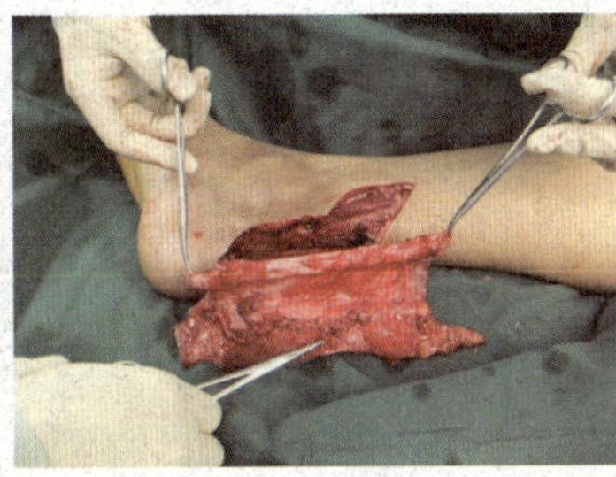
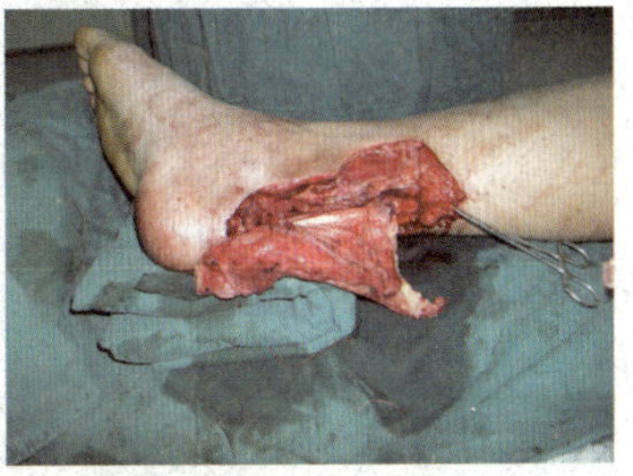

病例 53–2　带血运的阔筋膜移植修复跟腱，游离股前外侧皮瓣修复皮肤缺损（韩清銮 供图）

3. 随访情况

术后 3 月随访，皮瓣成活好，踝关节恢复跖屈功能（病例 53–3 图示）。

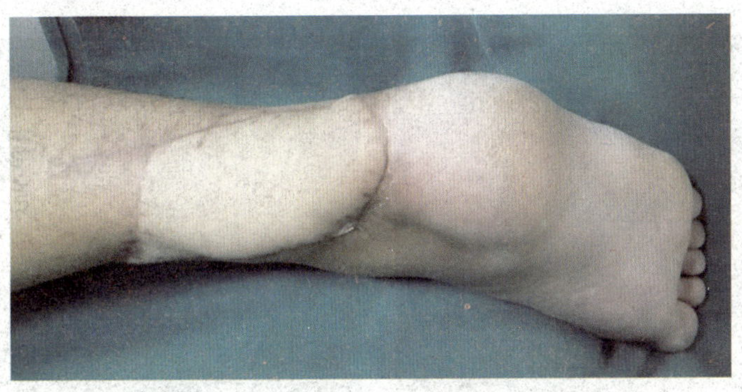

病例 53–3 术后随访情况（韩清銮 供图）

四、诊疗经验

1. 跟腱断裂修复时注意全层剥离，保护腱周膜，术中注意跟腱张力，防止过紧，避免皮肤张力高而出现皮肤坏死。切口一般选择小腿后正中或偏内侧切口，以免损伤腓肠神经。

2. 临床上跟腱断裂的修复方案很多，根据不同患者、不同伤情制定具体化个性化方案，一般常用的修复方案为：跟腱止点炎合并跟腱变性可行踇长屈肌腱转位修复术（病例 53–4 图示），跟腱断裂后束束缝合法（病例 53–5 图示），跟腱断裂后腓肠肌腱 V–Y 延长或筋膜瓣翻转修补术（病例 53–6 图示），新鲜跟腱断裂跟腱龙微创修复术（病例 53–7 图示）。

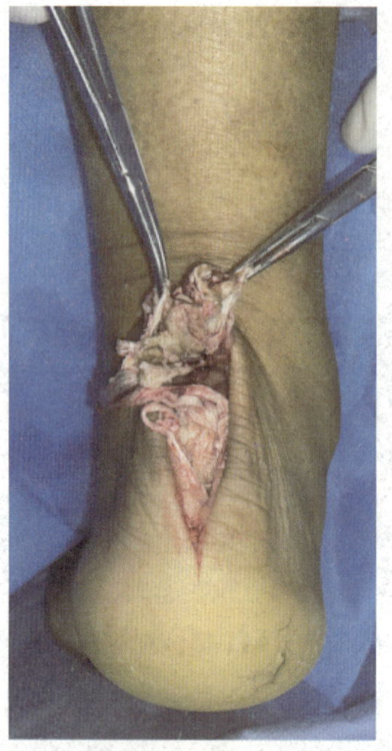
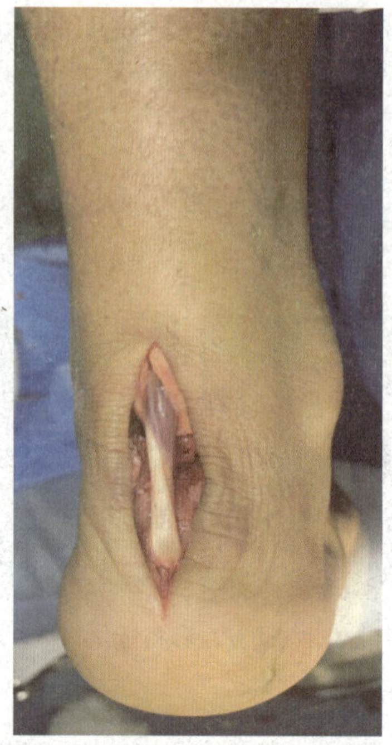

病例 53–4　跟腱断裂并变性，行踇长屈肌建转位修复术（魏本磊 供图）

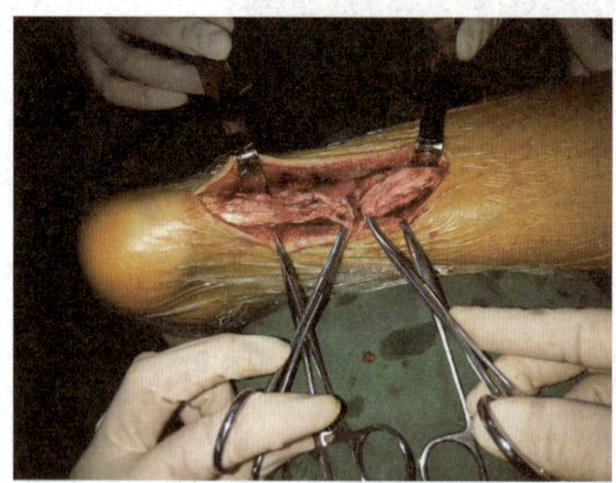
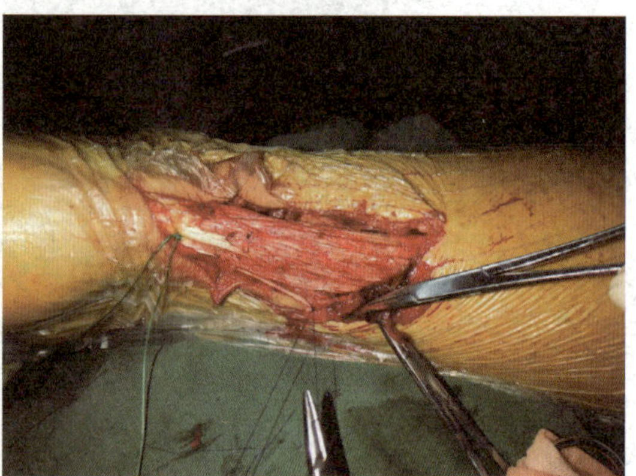

病例 53–5　跟腱断裂束束缝合（韩清銮 供图）

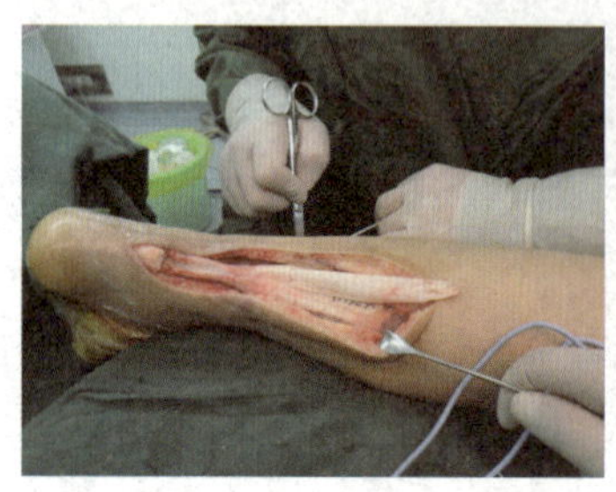
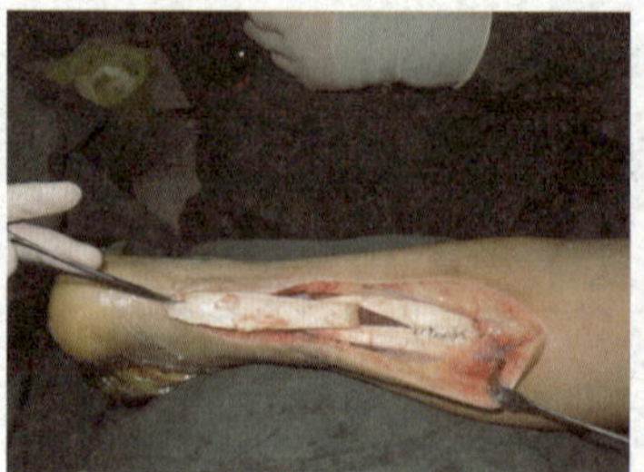
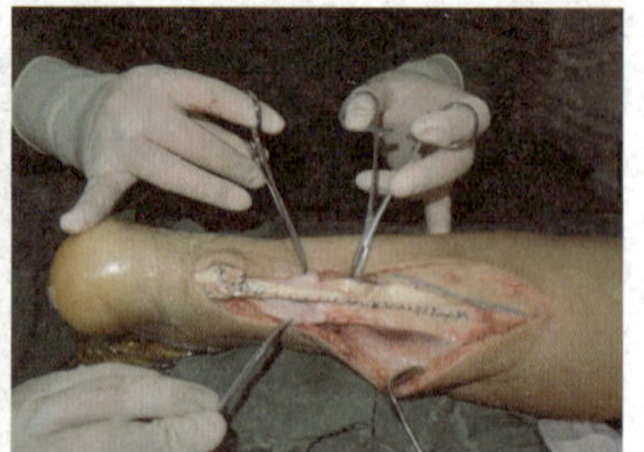

病例 53–6　跟腱断裂肌腱瓣修补术（韩清銮 供图）

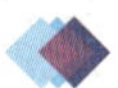

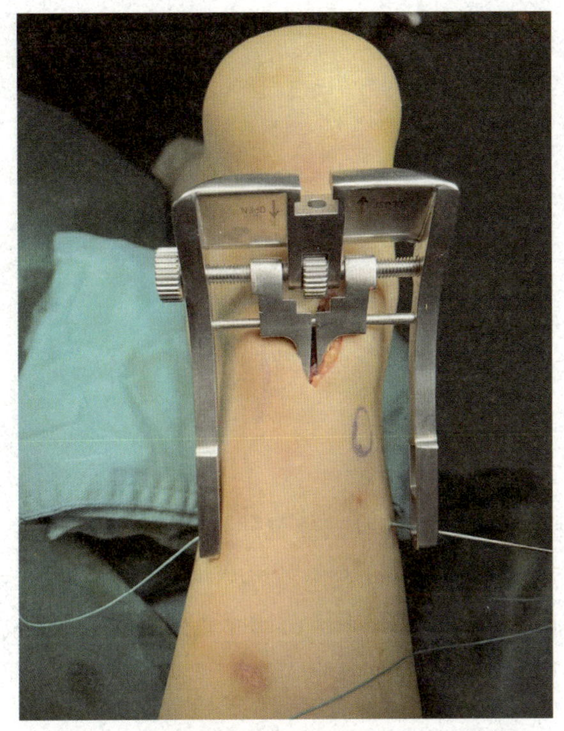

病例 53–7　跟腱断裂微创修复技术（荣存敏 供图）

3. 术后石膏外固定时间一般为短腿 4 周，后改为跟腱靴逐步负重治疗。

（编辑：魏本磊　审阅：韩清銮）

病例五十四　腓骨肌腱自发断裂

一、病历摘要

患者男，50岁，因右小腿后外侧肿痛伴足外翻无力1年余入院。既往有外踝后疼痛，局部封闭及针灸治疗病史。专科查体：右内踝可及约1cm×1cm×2cm质韧肿物，边界清，活动好；右外踝轻度肿胀，腓骨长短肌腱走行处压痛，内翻后疼痛加重，足轻度内翻，腓骨长短肌肌力约3级（病例54-1图示）。

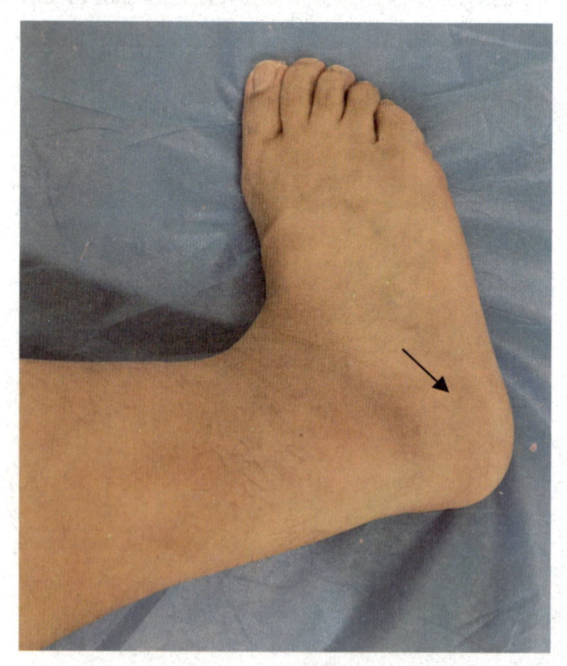

病例54-1　右外踝肿胀，压痛点在标识处（韩清銮 供图）

二、入院诊断

右腓骨长短肌腱断裂，右腓骨长短肌腱炎，右内踝囊肿。

三、诊疗经过

1. 入院后检查

术前完善 MRI 检查，提示腓骨长短肌腱炎，连续性稍差，右内踝腱鞘囊肿（病例 54–2 图示）。

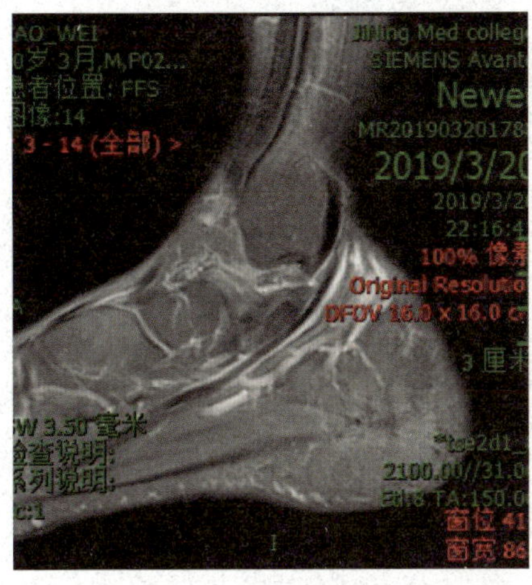

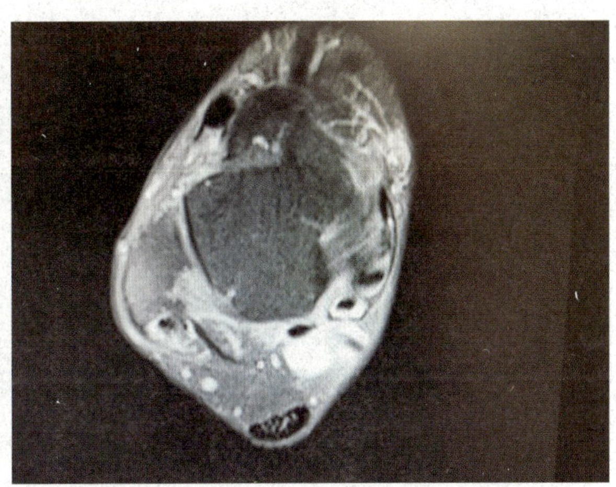

病例 54–2　MRI 提示内踝囊肿，腓骨长短肌腱炎性改变

2. 治疗情况

在腰硬联合麻醉下行右腓骨长短肌腱探查修复 + 踇长屈肌腱转位修复腓骨长短肌腱 + 滑膜清理 + 右内踝腱鞘囊肿切除术，术中探查见腓骨长短肌腱于外踝附近均断裂，远端及近端明细增粗、变性、炎性反应滑膜增厚明显，右内踝有一囊性肿物，沿胫后肌腱走行，来源屈趾肌腱腱鞘，切除增厚的滑膜及内踝腱鞘囊肿，足底切断踇长屈肌腱近端转位修复腓骨长短肌腱，远端与屈趾肌腱缝合（病例 54–3 图示）。

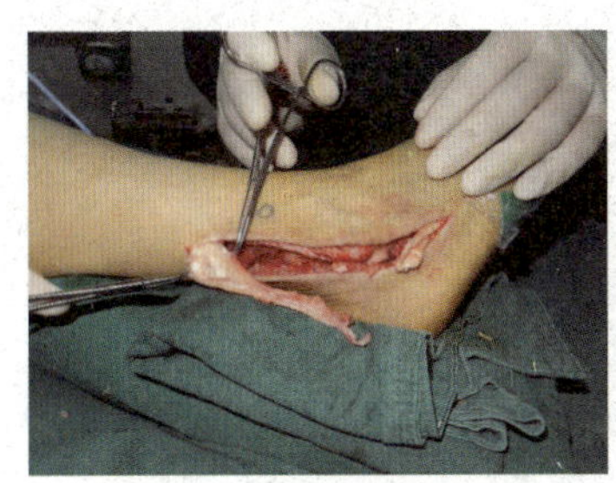

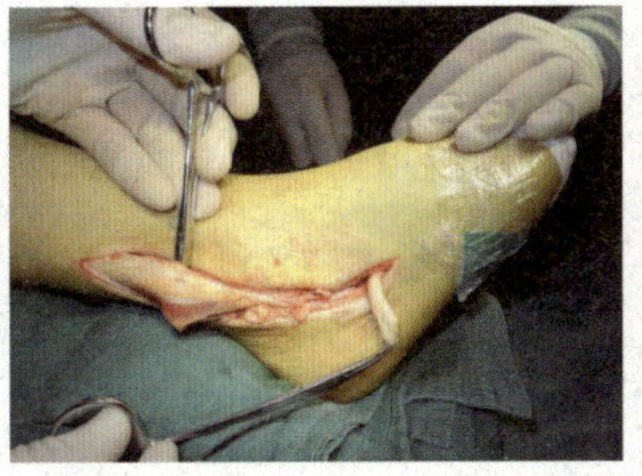

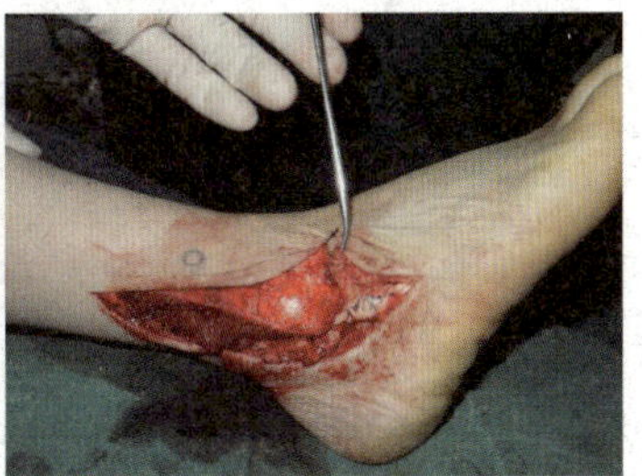

病例 54–3　踇长屈肌腱转位修复断裂的腓骨长短肌腱（韩清銮 供图）

3. 随访情况

术后 40 余天复查，伤口愈合好，无明显疼痛不适（病例 54–4 图示）。

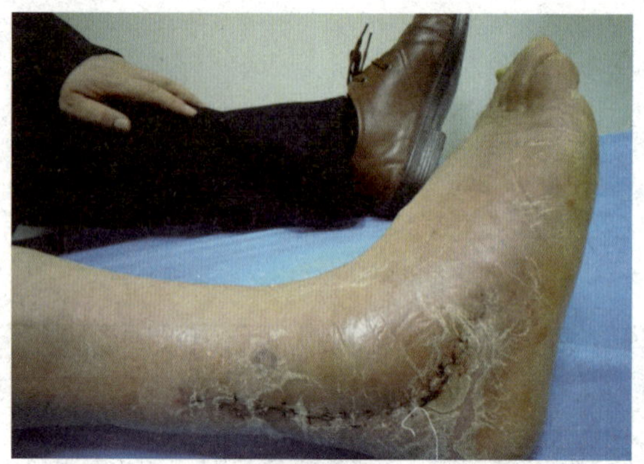

病例 54–4　术后 40 余天见足内翻矫正，恢复部分外翻功能（韩清銮 供图）

四、诊疗经验

1. 踝关节扭伤导致关节周围韧带损伤常见，腓骨长短肌腱断裂却非常罕见，腓骨长短肌腱断裂常见刺伤或切割伤，如无明显外伤，大多与腓骨长短肌腱炎慢性退变、痛风或腓骨肌籽骨炎有关。其临床表现多为外踝肿痛，外侧不稳，反复扭伤足踝，休息位时足内翻，被动内翻后诱发疼痛，外翻无力等，本病临床较为罕见，故漏诊率高。

2. 腓骨长短肌腱是踝关节外翻外展的重要结构，其断裂后可导致踝关节外侧不稳，外翻无力，长时间无力后形成足内翻畸形。本病需要与腓骨长短肌麻痹相鉴别，注意术前行肌电图检查，以资鉴别。腓骨肌腱撕裂一般分为 4 级，1 级变宽或扁平；2 级非全层撕裂，长度小于 1cm；3 级全层撕裂长度 1~2cm；4 级为全层撕裂长度大于 2cm。治疗上：新鲜断裂一般能直接缝合；陈旧性断裂存在明显肌肉萎缩或纤维化一般行肌腱转位修复，如踇长屈肌腱、趾长屈肌腱转位修复等。术后踝关节中立位石膏固定 4 周，拆除石膏后开始功能训练。

（编辑：魏本磊　审阅：韩清銮）

病例五十五　并趾畸形

一、病历摘要

患者男，1 岁。因“右足小趾并趾畸形生后至今”入院，查体：右足小趾增粗，趾间关节活动受限，第 4、5 足趾并连畸形。X 线显示右足小趾趾骨重复畸形，第 4、5 足趾并连畸形（病例 55-1 图示）

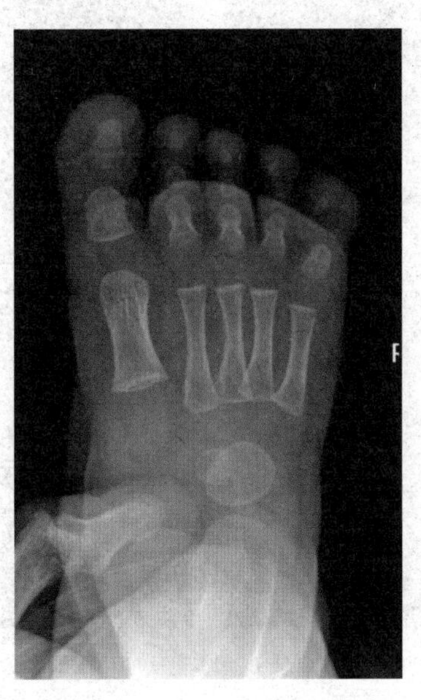

病例 55-1　术前 X 线片

二、入院诊断

右足小趾并趾多趾畸形。

三、诊疗经过

1. 入院后检查

入院后完善常规术前检查，排除手术禁忌。

2. 治疗情况

于第 4、5 足趾背侧及跖侧设计 Z 型皮瓣，于趾蹼近侧设计翼状皮瓣，切开皮肤及皮下组织，于跖背两侧相向分离直至分开第 4、5 足趾，切除第 5 足趾胫侧重复趾骨，将翼状皮瓣向远端推移成形趾蹼，小趾远趾间关节给予纠正偏斜克氏针固定。跖背侧三角瓣缝合闭合刀口，未植皮。（病例 55-2 图示）

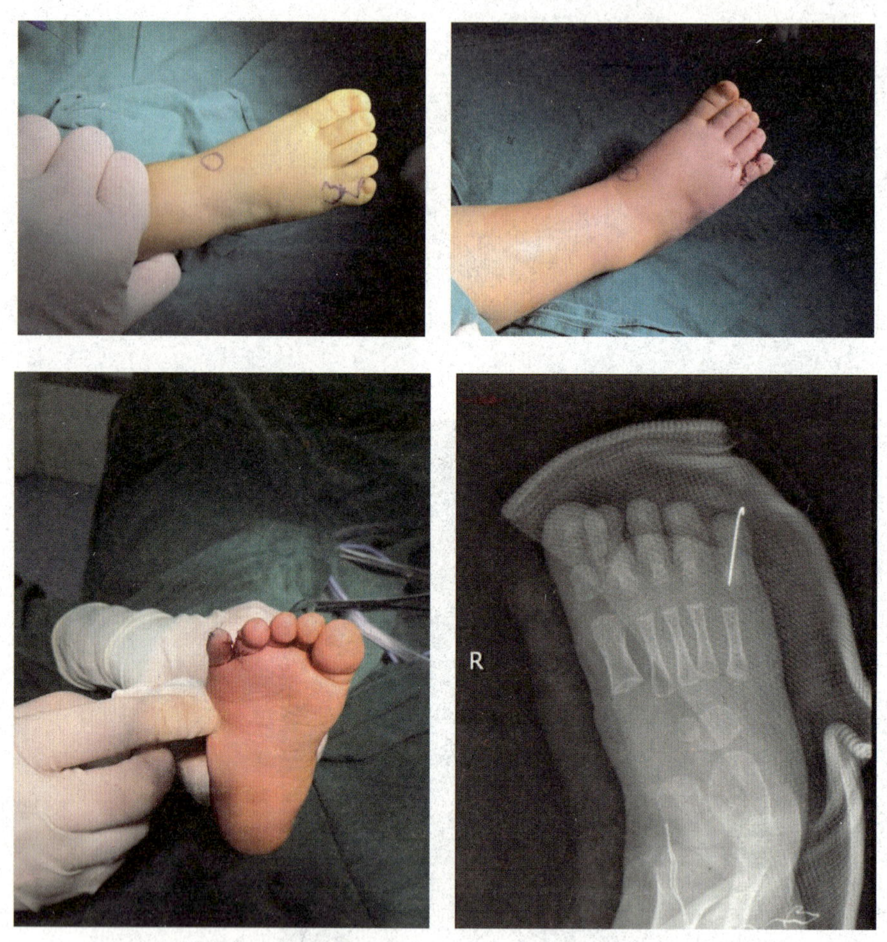

病例 55-2　术前皮瓣设计、术后外观及 X 线片（徐会 供图）

四、治疗经验

1. 并趾畸形是前足最常见的先天性畸形，部分患者存在隐性重复趾畸形，故术前必须拍 X 线片明确。

2. 推荐采用双翼皮瓣重建趾蹼。在并连趾根部背侧设计双翼皮瓣，背侧皮瓣蒂部起始于第 4、5 趾跖骨头中点连线水平，蒂部宽度为正常趾蹼宽度，两侧翼设计，一侧为等边三角形，另一侧为前倾的四边形皮瓣，皮瓣尖端为凸 V 形，较皮瓣基底增宽

1–2mm，皮瓣远端到达第 4 趾近节趾骨长度的 1/2 处，跖侧于跖趾横纹近侧 2mm 处设计锚形切口，其余背侧皮瓣尖端对应（病例 55–3 图示）。

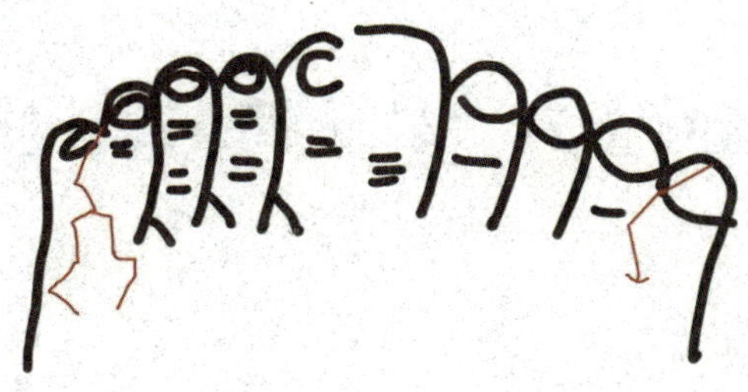

病例 55–3　术前皮瓣设计示意图

3. 并连趾体采用跖侧、背侧对偶的锯齿状切口分离，第 1 个锯齿状皮瓣尖端应和双翼皮瓣等边三角形的翼在同一侧，从而等边三角形翼状皮肤可以填补趾蹼同侧皮瓣切取后的皮肤缺损、另一侧随趾背侧锯齿状皮瓣转到趾跖侧后，原趾根部偏背侧的皮瓣切取后的皮肤缺损区会略移向跖侧，正好可由另一侧的不等边四边形翼部皮瓣来填补。分趾后的两趾侧方创面，利用切除多趾骨骼后的多余皮肤，结合创面皮下脂肪切除，跖、背侧对偶的锯齿状皮瓣一般能完全缝合。

（编辑：周广杰　审阅：栗威）

病例五十六　先天性分裂足畸形

一、病历摘要

患者男，4 岁，因双足畸形生后至今来诊。专科查体：双足分裂畸形明显，右足共二趾，踇趾及小趾间存在较深 V 形缺损，第 2、3、4 足趾均缺如；左足共四趾，第二足趾缺如，存在较深 V 形缺损，左足三四足趾并趾畸形。足趾屈伸活动可，末梢感觉及血运好。（病例 56–1 图示）

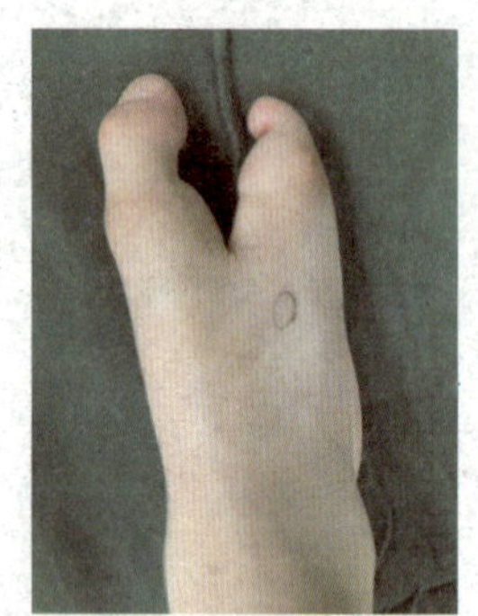
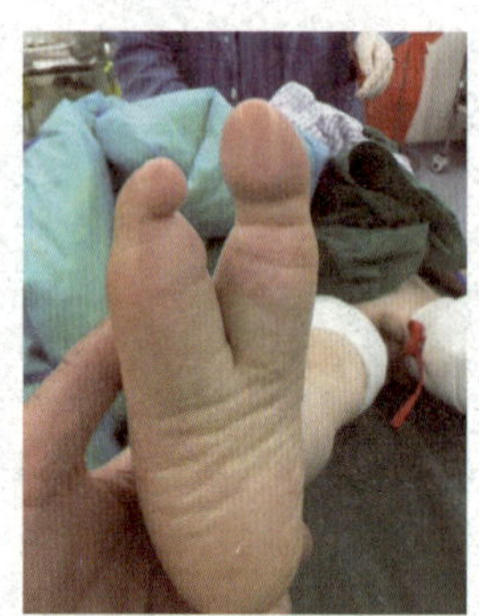
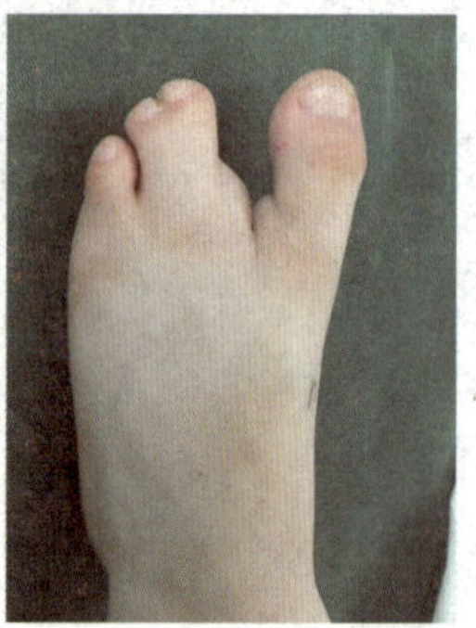
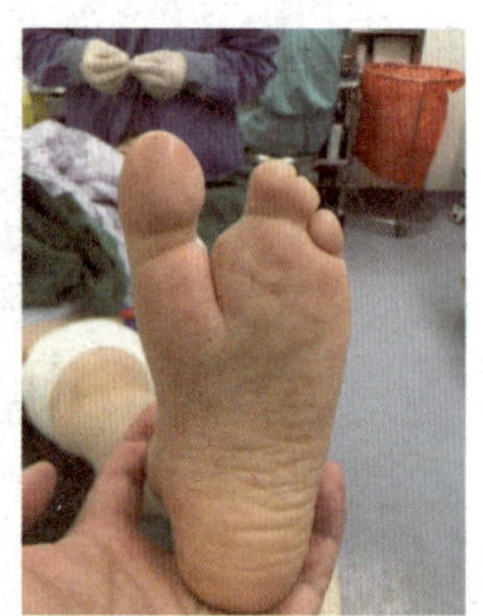

病例 56–1　双侧分裂足术前外观（荣存敏 供图）

二、入院诊断

双足先天性分裂足畸形。

三、诊疗经过

1. 入院后检查

入院后完善常规术前检查，排除手术禁忌，行 X 线显示：双足分裂改变，左足第 2 趾骨骨质及软组织缺如，左足第 3、4 趾骨趾蹼融合。右足见 3 个跖骨及 2 个足趾。（病例 56–2 图示）

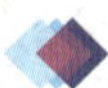

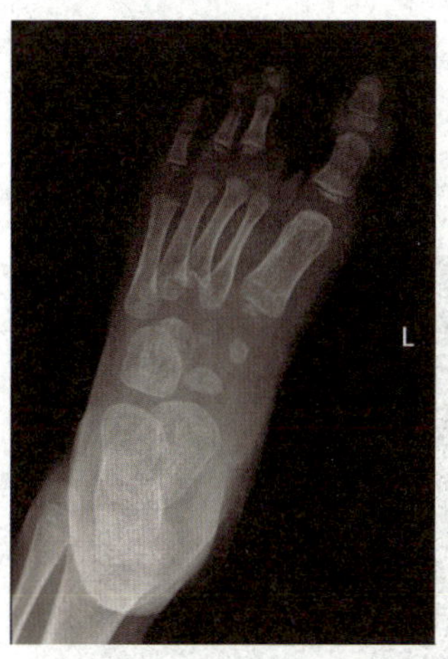

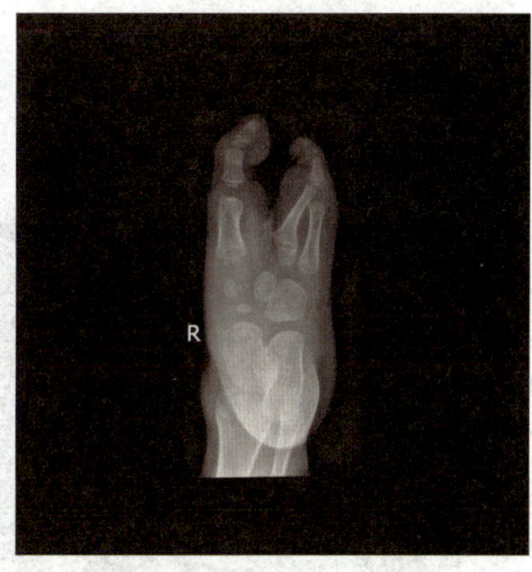

病例 56-2　术前双足 X 线片

2. 治疗情况

在静吸复合麻醉下行双侧分裂足矫形手术（病例 56-3 图示）。

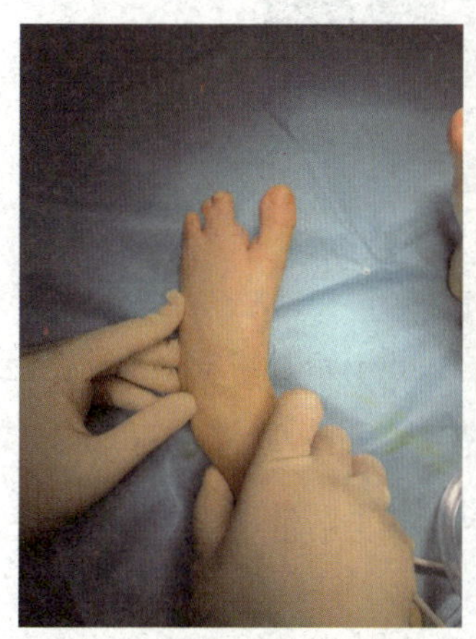

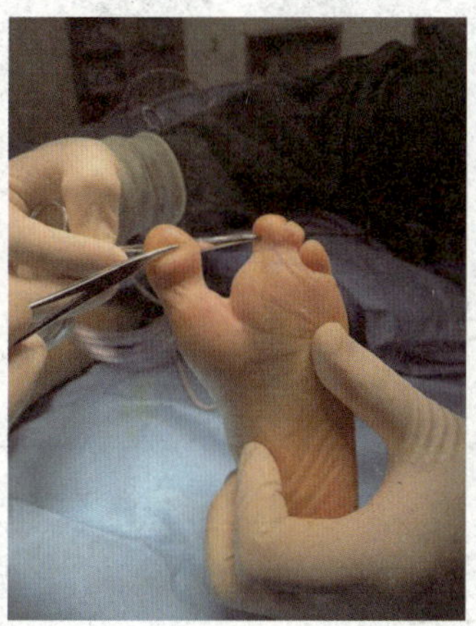

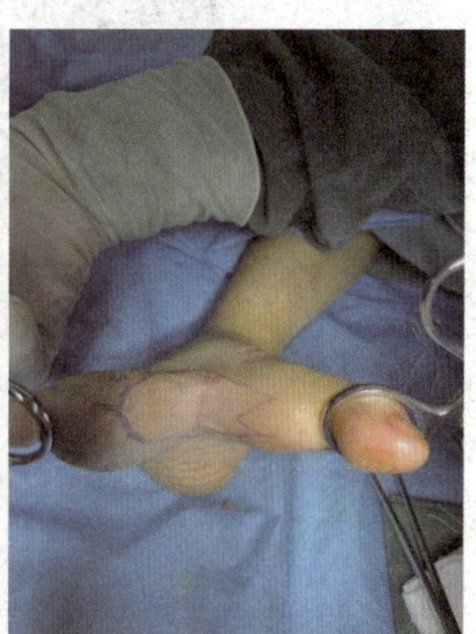

病例 56-3　术前矫形切口设计（荣存敏 供图）

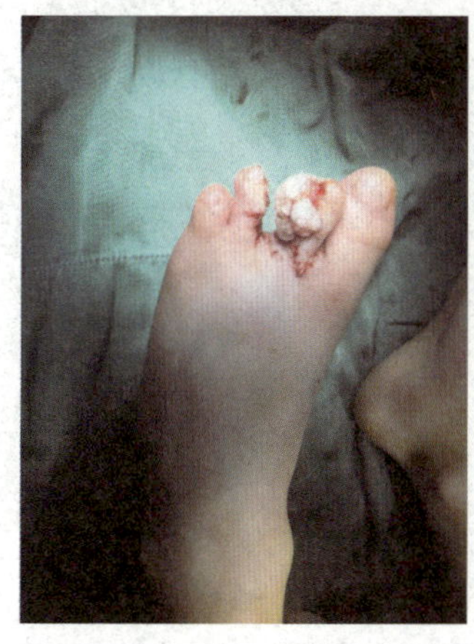

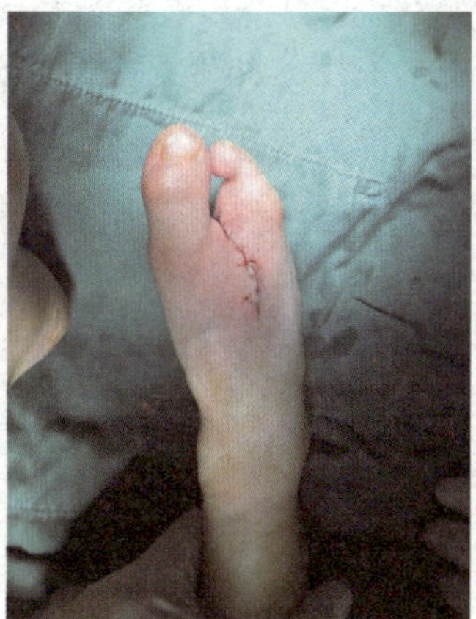

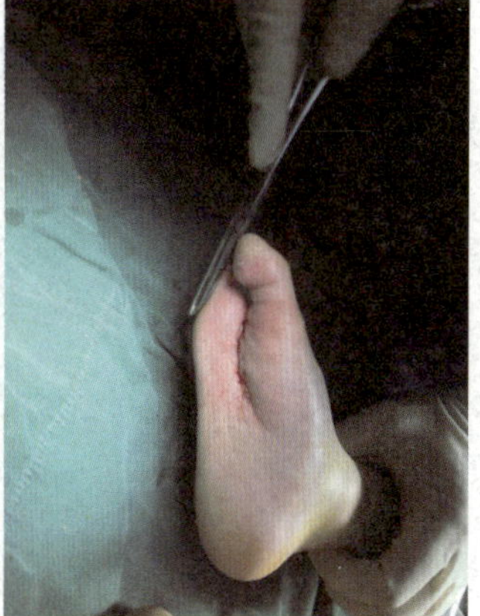

病例 56-4　矫形后左右足外观（荣存敏 供图）

3. 随访情况

术后 3 大矫形后 X 线片（病例 56–5 图示），术后 10 天植皮成活。术后 1 月随访外形满意，可行走自如。

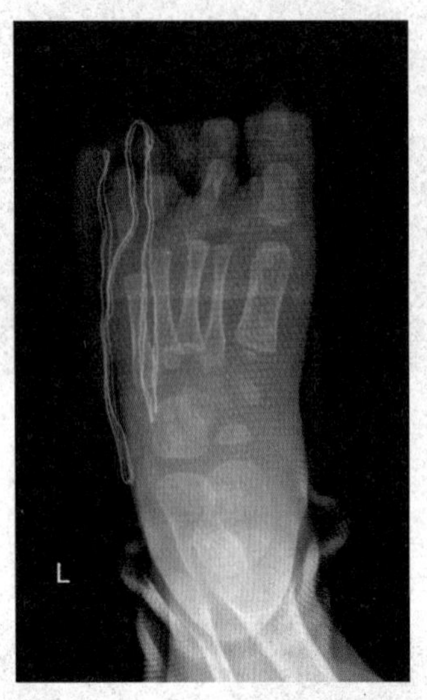

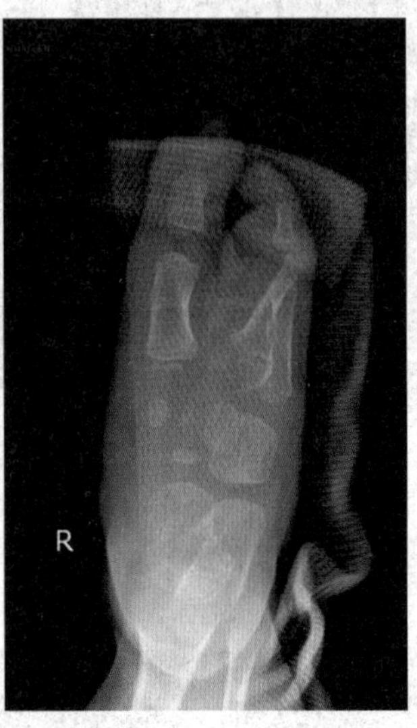

病例 56–5　术后 X 线片

四、诊疗经验

1. 先天性分裂足为少见的先天性足畸形，双侧多见。Blauth 和 Borisch 将分裂足分为 6 型，Ⅰ型：5 个跖骨正常，2–5 趾部分或完全缺如，多为 2、3 趾骨发育不全，偶尔可见交叉骨。Ⅱ型：有 5 个跖骨，但可能部分发育不良或形成骨桥。第 2 或第 3 趾列常常受累，至少有一趾缺如。Ⅲ型：只有 4 个跖骨，第 2 或 3 跖骨常缺如，其它跖骨发育不良。Ⅳ型：只有 3 个跖骨，第 2、3 或 3、4 跖骨缺如，第 2–4 趾常缺如。Ⅴ型：即典型龙虾爪，第 2 或 3 跖骨常缺如。Ⅵ型：为单列裂足，仅有第 5 列趾、跖骨。

2. 对于Ⅰ型Ⅱ型很少需要手术治疗，如果存在交叉骨可切除交叉骨有助于缩窄前足宽度。Ⅲ、Ⅳ、Ⅴ型治疗方法通常需要通过并趾的方法来闭合分裂足，如果跖趾分裂较大，需行跖骨基底截骨，使各骨向中央靠拢，用克氏针固定。对无用的跖骨可切除，并作韧带重建以稳定跖骨间距。

（编辑：周广杰　审阅：栗威）

病例五十七　巨趾症

一、病历摘要

患者女，10 岁，因“出生后发现右足踇趾粗大并逐渐生长”入院。专科检查：右足踇趾整体粗大，皮肤软组织不规则增厚至跖趾关节，趾端皮肤浅层轻度磨损、脱屑，末梢毛细血管反应 1 秒，关节活动度在正常范围（病例 57–1 图示）。

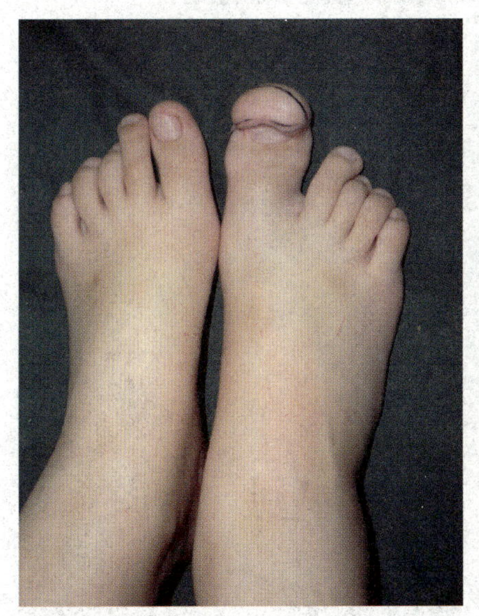
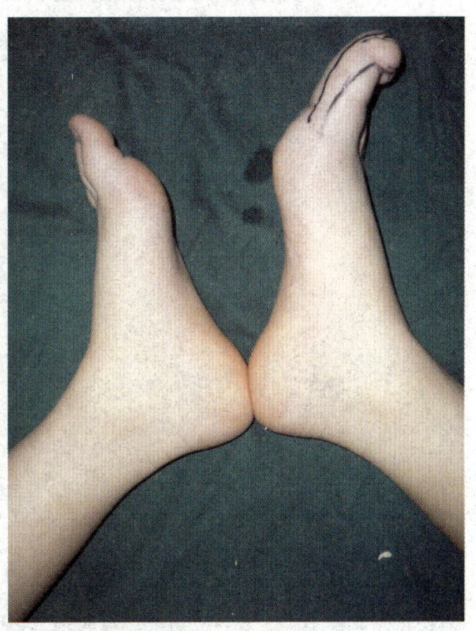

病例 57–1　双足外观（韩清銮 供图）

二、入院诊断

右足踇趾巨趾症。

三、诊疗经过

1. 入院后检查

入院后完善术前常规检查，排除手术禁忌。

2. 治疗情况

神经阻滞下行巨趾减容术，根据术前对比测量其母亲右足踇趾大小为参照，于踇趾胫侧至远端设计梭形切口（病例 57–2 图示）；切开后逐层分离，暴露胫侧增粗神经；切除冗余皮肤、软组织，将神经切断、短缩后重新吻合；进一步修剪血运不佳及多余皮肤，逐层闭合（病例 57–3 图示）。

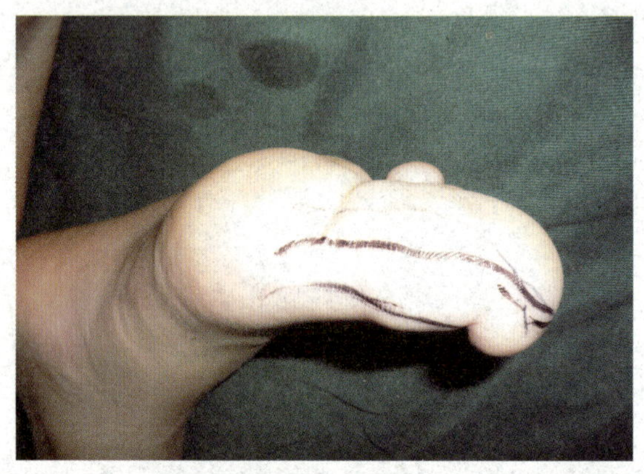

病例 57–2　切口设计利于缩减体积及缝合后避免刀口瘢痕磨损（韩清銮　供图）

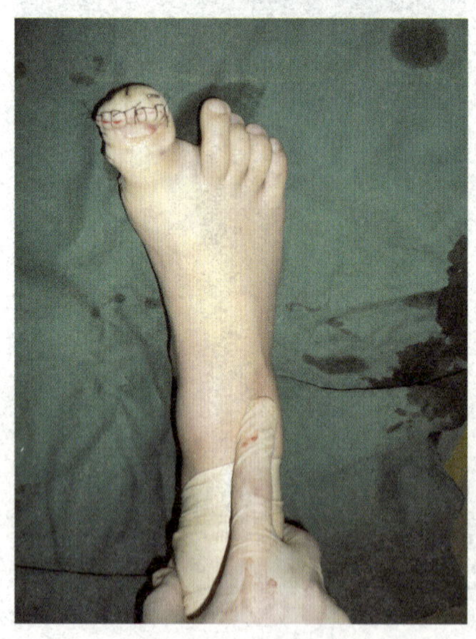

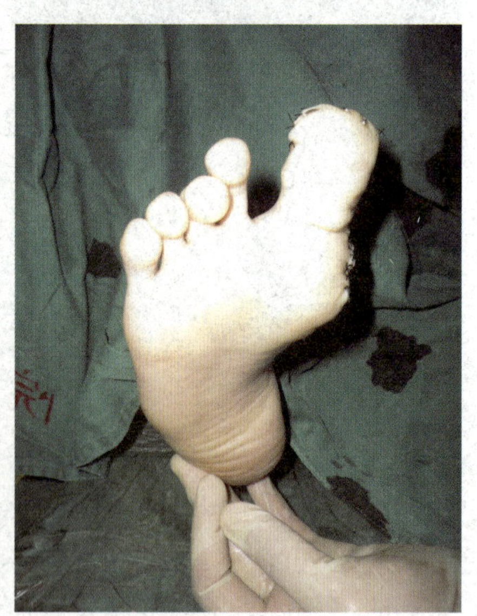

病例 57–3　间断缝合刀口，血运良好（韩清銮　供图）

3. 随访情况

术后 4 周足趾消肿良好，胫侧感觉减退，毛细血管反应 1 秒，主被动伸屈活动度恢复良好。术后右踇趾生长速度较前减缓，随生长发育体积仍增大。术后 8 年余再次来诊。查体见右足踇趾及第 1 跖列粗大，较对侧长，跖趾关节无活动度，趾间关节活动障碍。感觉减退明显，血运可（病例 57–4 图示）。X 线片见踇趾及第 1 跖骨增粗、

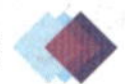

增长，关节间隙破坏（病例 57–5 图示）。

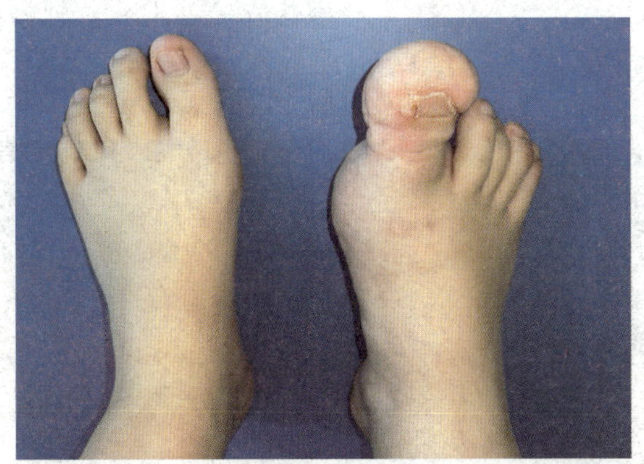

病例 57–4 术后 8 年患足外观（韩清銮 供图）

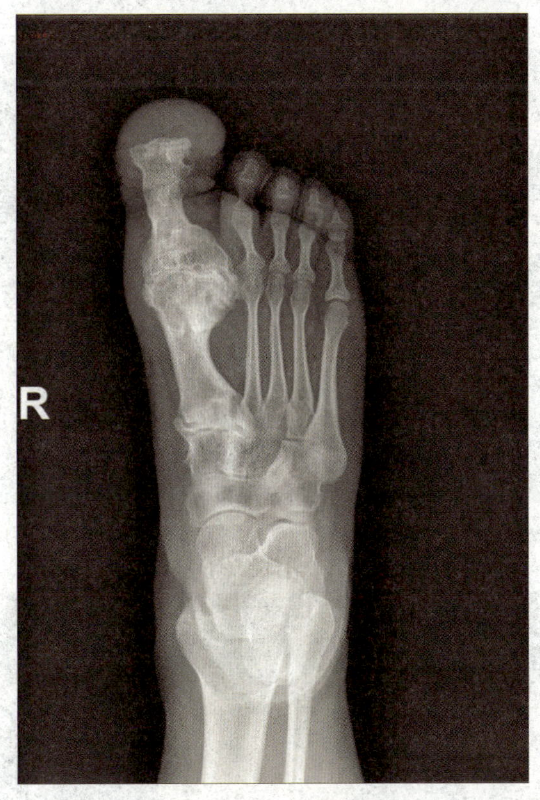

病例 57–5 术后 8 年患趾 X 线片

4. 再次治疗情况

再次入院手术治疗。于踇趾胫侧设计 Z 型切口；切开后逐层分离，剥离骨质表面软组织暴露骨骼及关节韧带（病例 57–6 图示）。切除增生骨突，较粗大骨质周圈的 3/4 切除，切除籽骨，踇趾趾骨仍较长，切除末节趾骨约 2cm，长度合适，摆锯切除踇趾背侧部分骨质，保留松质骨，磨平骨质（病例 57–7 图示）。切断踇趾趾神经，切取踇甲瓣，保留踇趾背侧皮肤软组织观察踇甲瓣血运；将神经切断，切除冗余皮肤、软组织，设计外形后逐层闭合，术后踇趾外形良好，大小与对侧相似，拍片见跖趾骨体积缩小（病例 57–8 图示）。

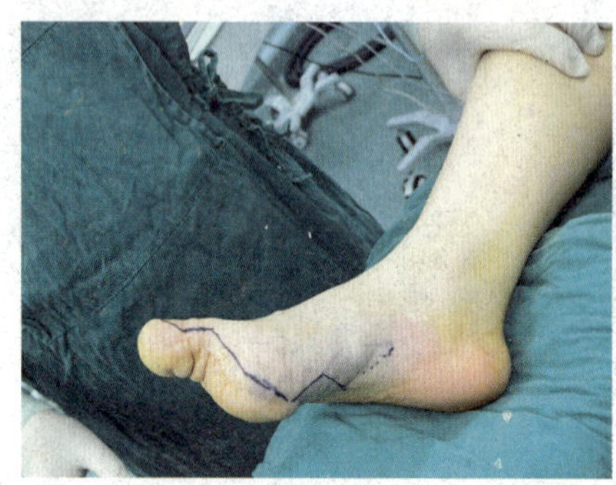
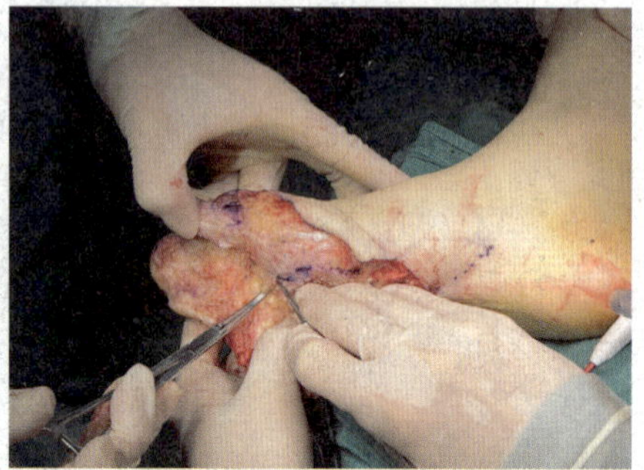

病例 57–6　Z 字切开、分离软组织，暴露骨骼及韧带（韩清銮　供图）

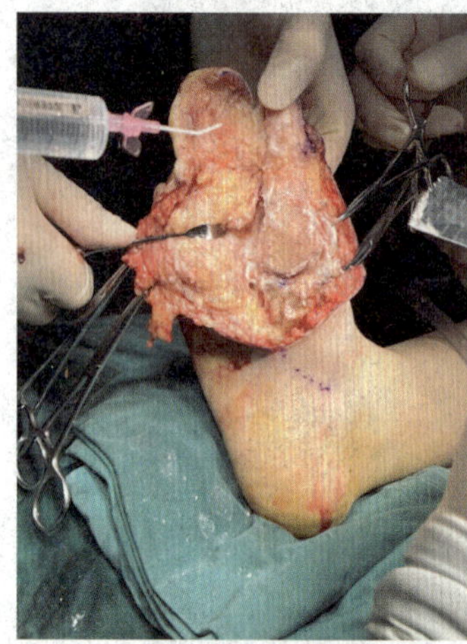
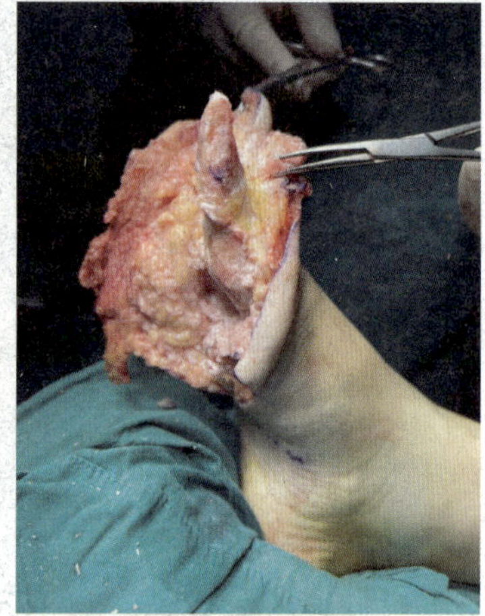

病例 57–7　摆锯修整宽大畸形骨骼（韩清銮　供图）

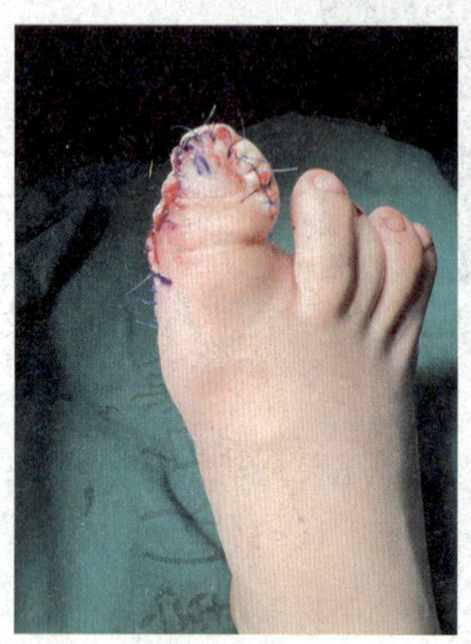
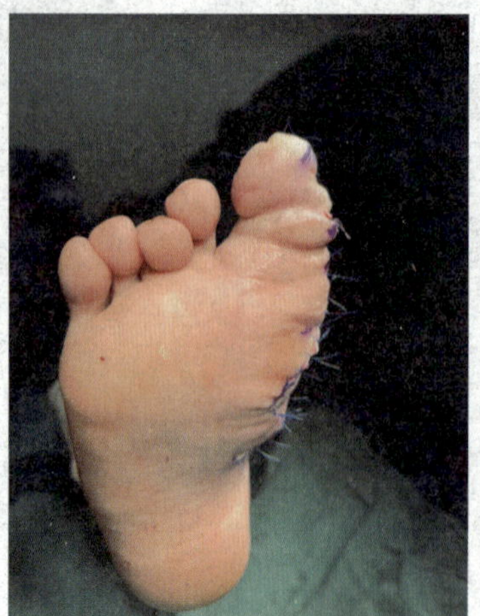
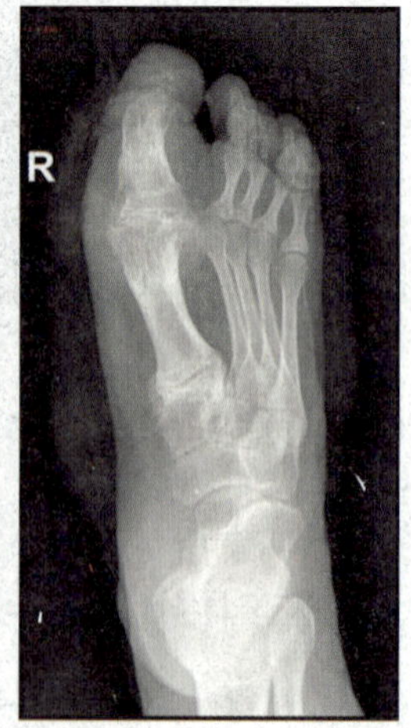

病例 57–8　修剪软组织，缝合后血运及外形良好，X 片见跖趾骨体积缩小（韩清銮　供图）

四、诊疗经验

1. 巨趾畸形临床特征：①单侧发病多，主要累及足趾，出生时即见，随身体发育而继续生长，部分病例生长加速；②与巨趾对应部位的前足多有巨变；③胫侧巨趾率高，多趾受累居多；④影响穿鞋，严重者妨碍行走；⑤ X 线片检查见巨趾趾骨粗长，与之对应的跖骨在部分病例中粗长；⑥巨趾感觉正常，关节活动不同程度受限；⑦趾神经外观正常或轻度增粗，无脂肪浸润；⑧病理均为脂肪组织或纤维脂肪组织瘤样增生；⑨可伴有远处部位的脂肪组织瘤样增生、并趾畸形和同侧下肢肥大；⑩病因不清，无遗传证据。

2. 根据术后患足穿鞋及行走情况评估术后效果，以鞋码同健足，行走无疼痛为优。

3. 手术时机应视畸形的状况决定，如果巨趾体积过大或畸形发展迅速，均应尽早手术。骺板融合的最后时机，应为畸形趾骨达到其同性上代的趾骨大小，即男孩参照父亲，女孩参照母亲。

4. 初始手术均应做皮肤软组织容积缩减术，同时可做神经切断再缝合术，以放慢足趾生长速度。对于儿童，倾向于实施软组织缩容术和骺板融合术。骺板融合对于年龄较大的儿童可能更适宜，但也不能过晚。对于严重的儿童患者和一般的成人患者，除软组织缩容术外，建议选择足趾切除术和趾列切除术。第一趾列不宜切除，以免影响负重和行走。第一趾列畸形，可行跖骨干部分切除或骺板融合术。

（编辑：陈磊　审阅：张磊）

病例五十八　踻内翻畸形

一、病历摘要

患者男，1岁，因“左足踻趾畸形自幼”入院。查体：左足前足增宽，踻趾内收畸形，踻趾可伸屈活动，第2足趾较健侧长（病例58-1图示）。X线显示：左足第1、2趾骨间隙增宽，踻趾内翻畸形（病例58-2图示）。

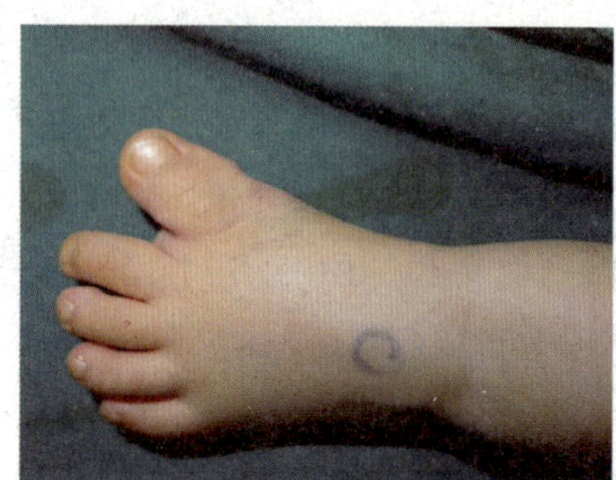
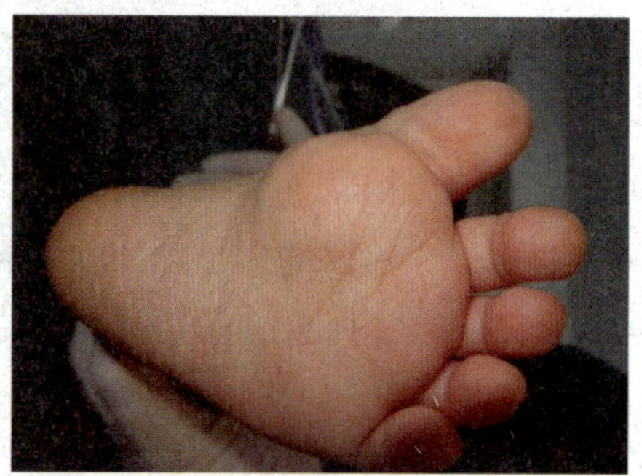

病例58-1　术前左足踻内翻外观（韩清銮 供图）

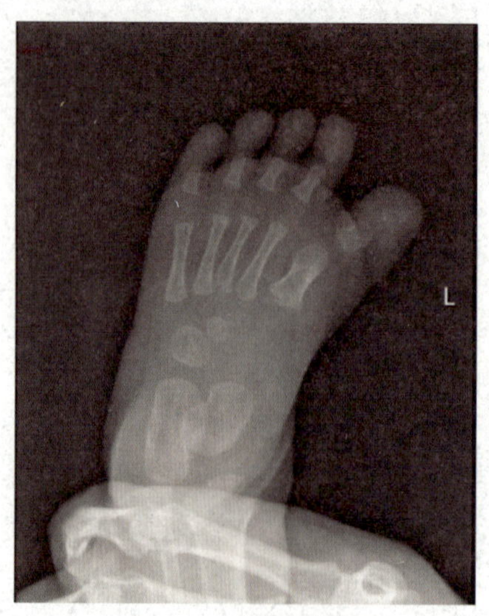

病例58-2　术前X线

二、入院诊断

先天性左足踇内翻畸形。

三、诊疗经过

1. 入院后检查

入院后完善常规术前检查，排除手术禁忌。

2. 治疗情况

在静吸复合麻醉下行踇趾内侧皮肤“Z”字改形、踇展肌延长术、关节固定、游离皮片植皮术（病例 58–3 图示）。

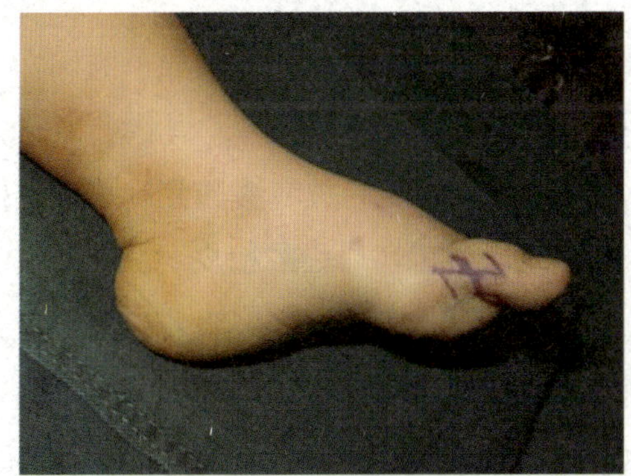
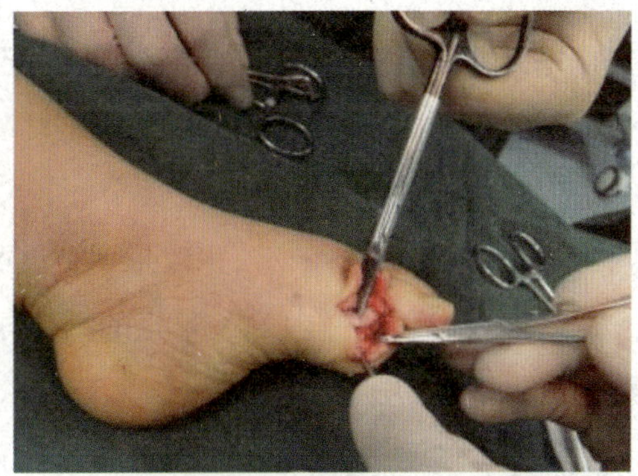
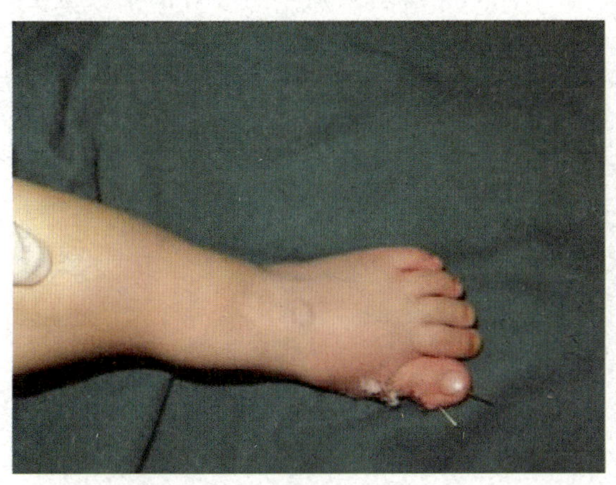
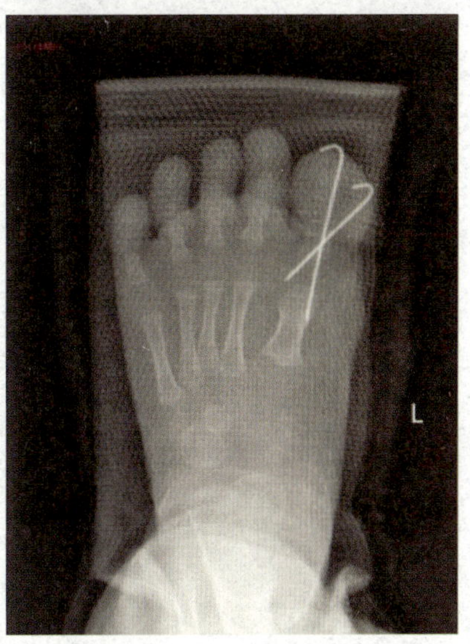

病例 58–3　手术切口设计及术中踇展肌肌腱延长、矫正后外形（韩清銮 供图）

3. 随访情况

术后石膏固定，6 周复查见切口愈合良好，外形佳，矫形满意（病例 58–4 图示）。

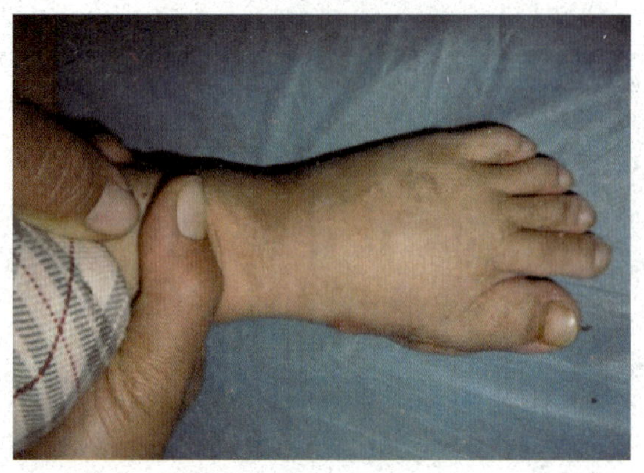

病例 58–4　术后 6 周复查矫形外观（韩清銮 供图）

四、治疗经验

1. 先天性踇内翻是踇趾在跖趾关节内翻的一种先天性畸形，发病机理不明确，手术中解剖发现踇趾内侧有一紧张的纤维索牵拉踇趾。手术方法是松解踇趾内侧紧张的纤维束带，挛缩的软组织及跖趾关节囊，收紧跖趾关节外侧的关节囊和侧副韧带，同时内侧挛缩的皮肤应行“Z”字改形，或转移外侧皮瓣覆盖切口，或植皮。

2. 因为踇内翻存在内侧一紧张的纤维索，长时间踇内翻导致踇展肌、第 1 跖趾关节囊挛缩，手术中应彻底切除瘢痕束带，松解关节囊，延长缝合踇展肌。

3. 软组织松解缝合后建议克氏针固定跖趾关节 1 个月，等待软组织愈合，恢复稳定，从而防止术后再次向内偏斜复发。

（编辑：周广杰　审阅：栗威）

病例五十九　先天性跖骨发育不良

一、病历摘要

患者女，25 岁，因“左足第 4 足趾短小畸形 25 年”入院。查体：左足第 4 足趾短小畸形，并上翘，屈伸活动受限，足趾感觉、血运正常。X 线显示：左足第 4 跖骨及趾骨短小，考虑发育所致（病例 59–1 图示）。

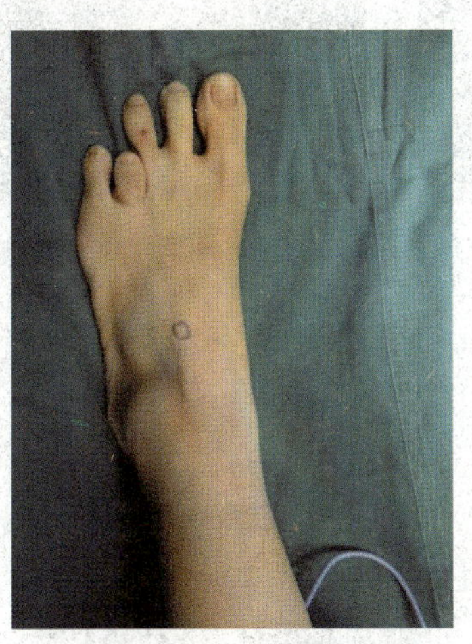
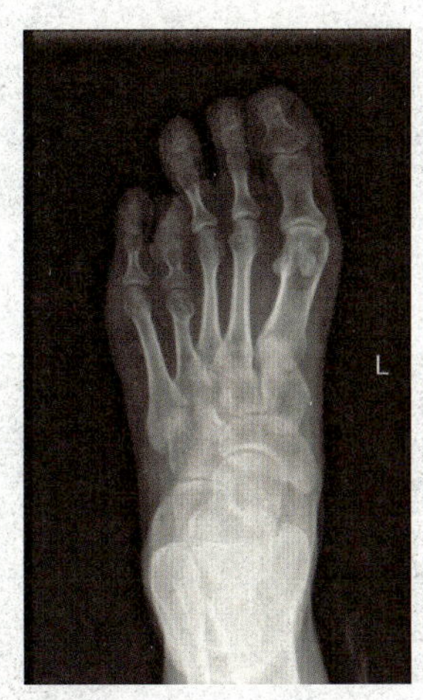

病例 59–1　术前外观及 X 线片（韩清銮 供图）

二、入院诊断

先天性第 4 跖骨发育不良。

三、诊疗经过

1. 入院后检查

入院后完善常规术前检查，排除手术禁忌。

2. 治疗情况

在全身麻醉下行外固定架固定跖骨牵拉延长术（病例 59–2 图示）。患者术后第 7

天起开始每日延长外固定支架 0.5mm，每天两次，每次 0.25mm。术后 2 周伤口愈合好（病例 59–3 图示）。术后 4 周复查 X 线片（病例 59–4 图示）。术后 5 周患者外固定架延长到达极限再次入院更换外固定架（病例 59–5 图示），继续延长外固定支架（病例 59–5 图示）。更换外固定架后 9 周复查见跖骨延长满意，第 4 趾外形恢复（病例 59–6 图示）。

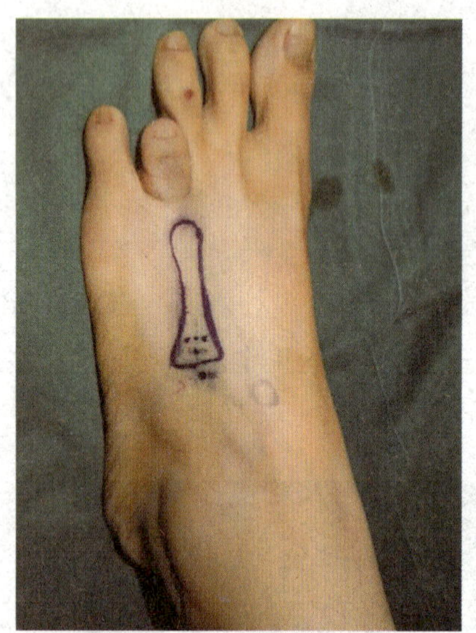
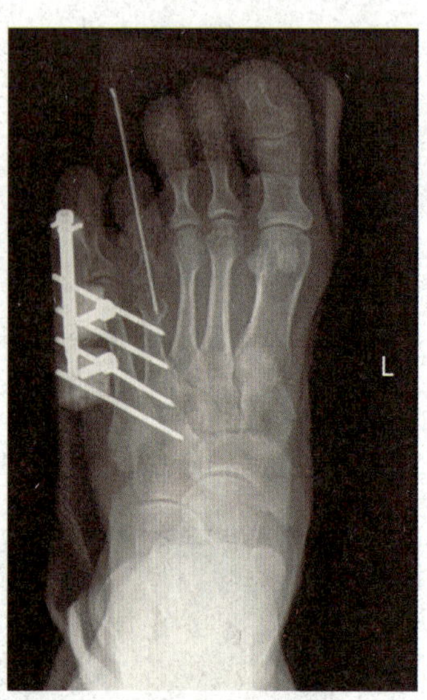

病例 59–2　术前跖骨体表投影及术后 X 线片（韩清銮 供图）

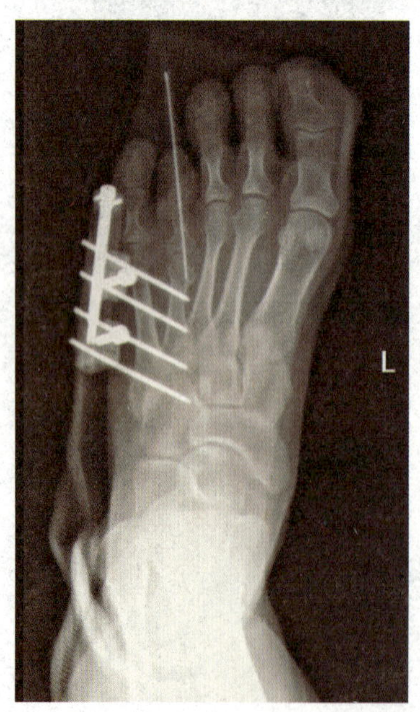

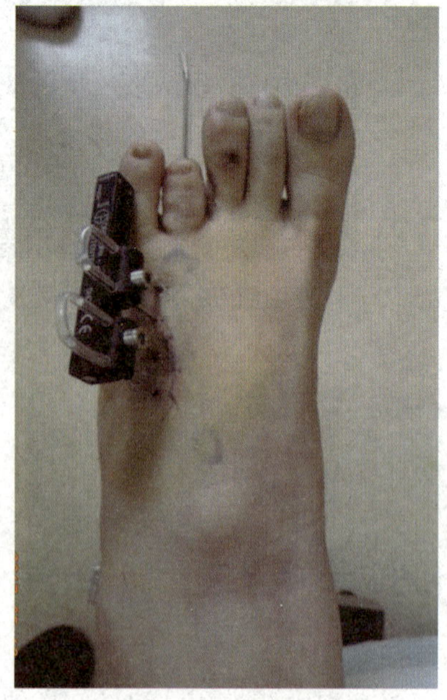

病例 59–3　术后 2 周复查 X 线片及外观照（韩清銮 供图）

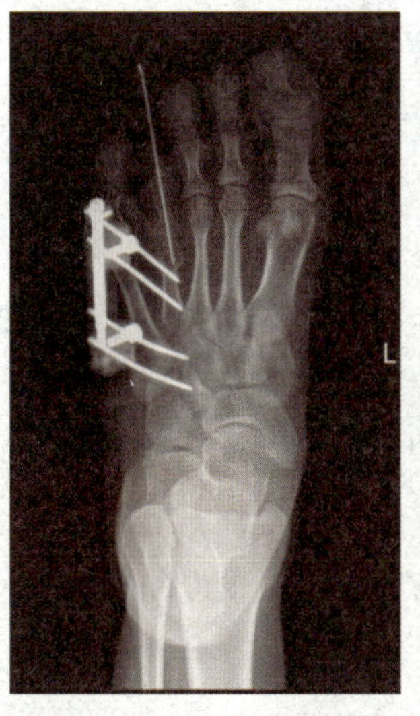

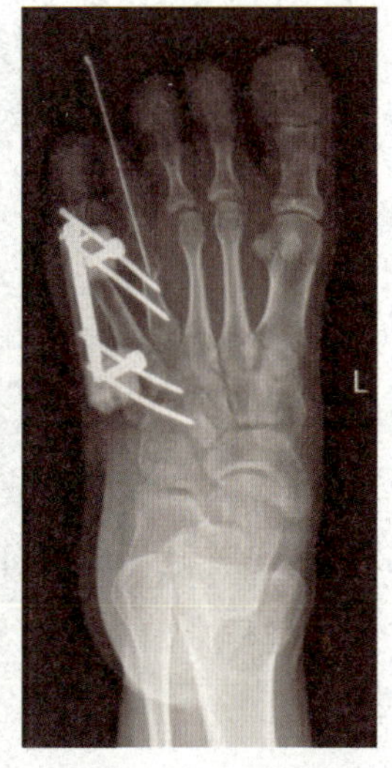

病例 59–4　术后 4 周复查 X 线片及外观照（韩清銮 供图）

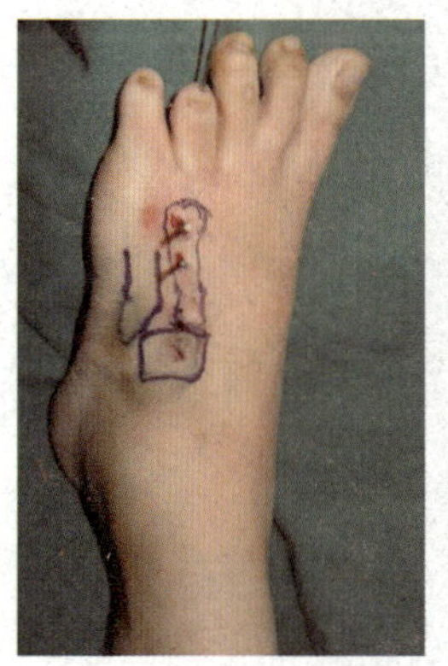

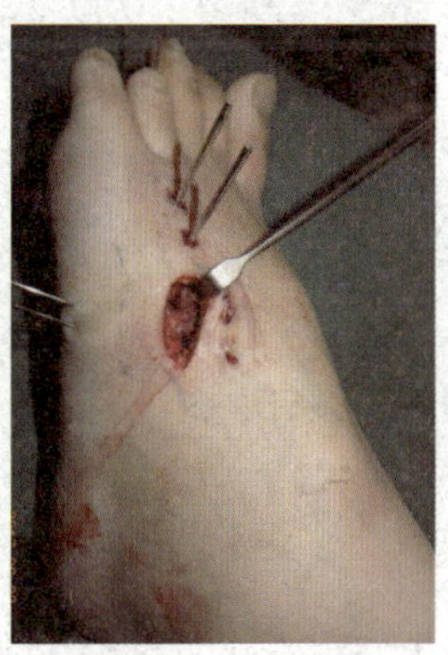

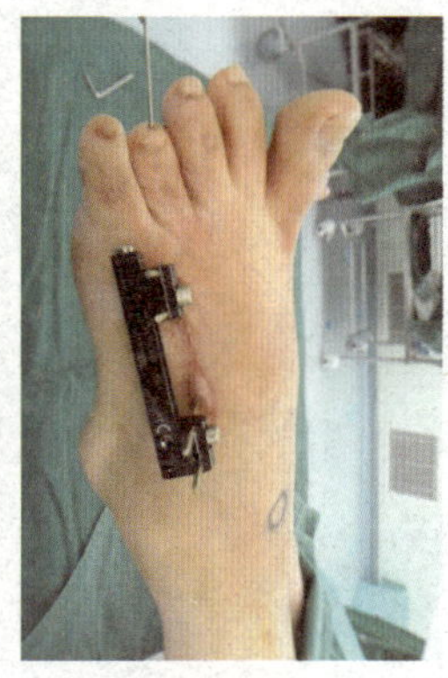

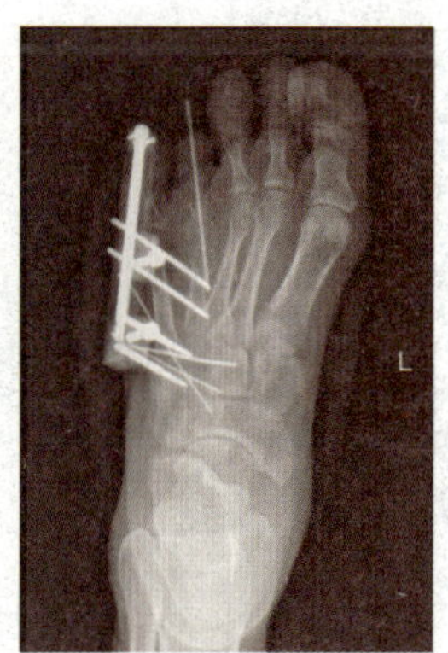

病例 59–5　调整外固定架术前外观，术中见跖骨延长骨质生长良好，
术后外观及 X 线片（韩清銮 供图）

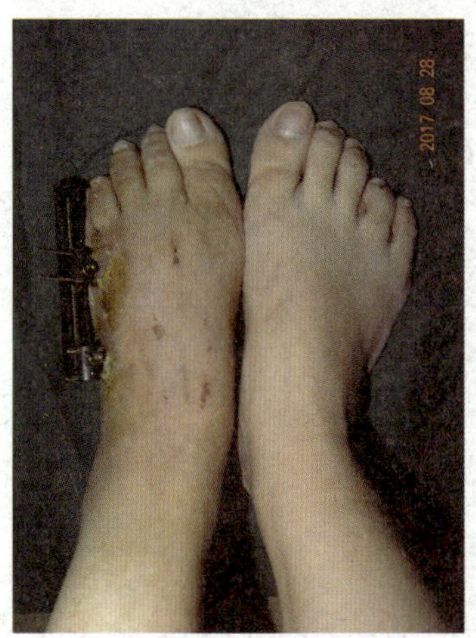

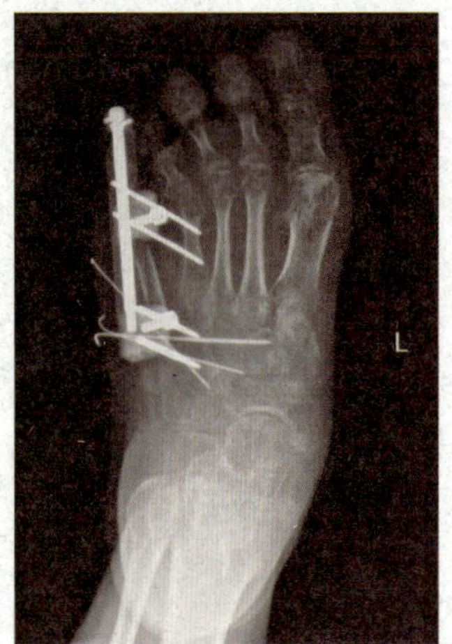

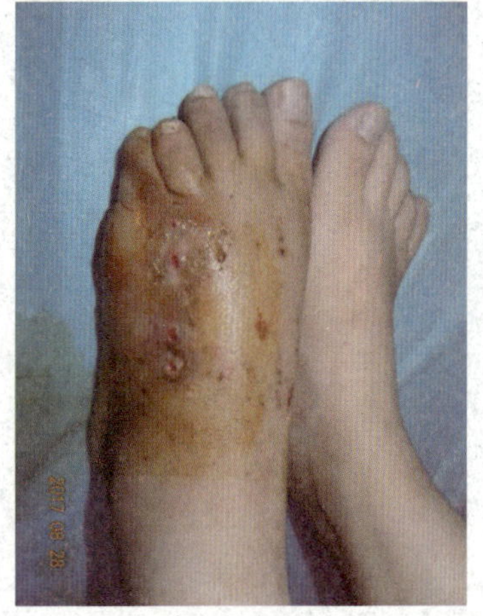

病例 59–6　更换外固定架后 9 周复查见延长满意，X 线片显示 5 个跖骨头连线
呈连续抛物线，拆除外固定装置

3. 随访情况

拆除外固定架 1 年后随访，外形满意，行走无疼痛。

四、诊疗经验

1. 先天性跖骨短小症是跖骨异常短小的一组疾病，第 1 和第 4 跖骨最常受累，有明显的遗传倾向。治疗可分跖骨牵拉延长术、跖骨即时延长术，前者临床应用最为广泛。

2. 截骨平面一般为靠近短小跖骨的基底平面，易于骨质延长。

3. 在短缩的跖骨背侧安装微型单臂外固定支架，支架的安装必须平行于跖骨的解剖轴线。否则可能在延长过程中出现跖趾关节脱位，继发间隙狭窄、关节僵硬等并发症，引起术后的功能障碍。

（编辑：周广杰　审阅：栗威）

病例六十　先天性垂直距骨

一、病历摘要

患者男，3 岁，因“双足足底扁平自幼”入院。查体：双足弓消失，足心饱满，前足外展畸形，跟腱紧张，踝关节主被动背屈稍受限，足趾屈伸肌力 5 级，趾端血运好，足背动脉搏动有力。X 线显示双足距骨与足底夹角增大，部分骨质与跟骨重叠；双足第 2 跖骨与第 2 趾骨位置后移。（病例 60–1 图示）

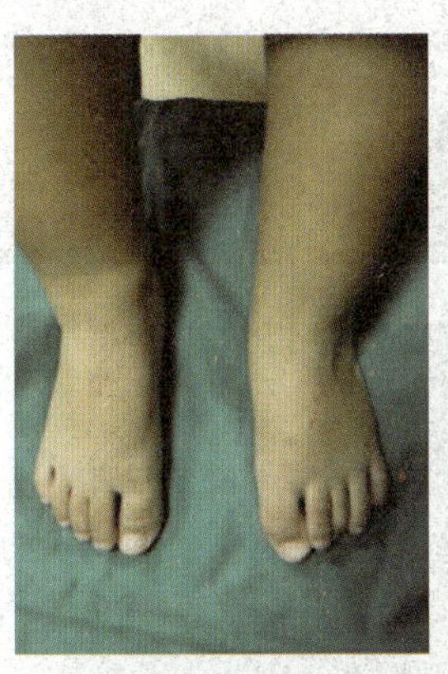
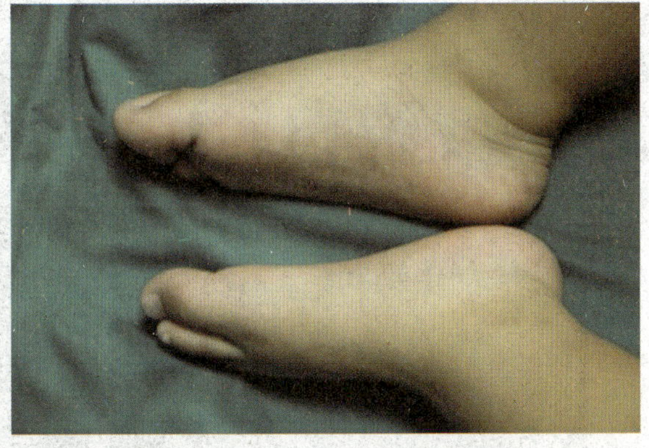
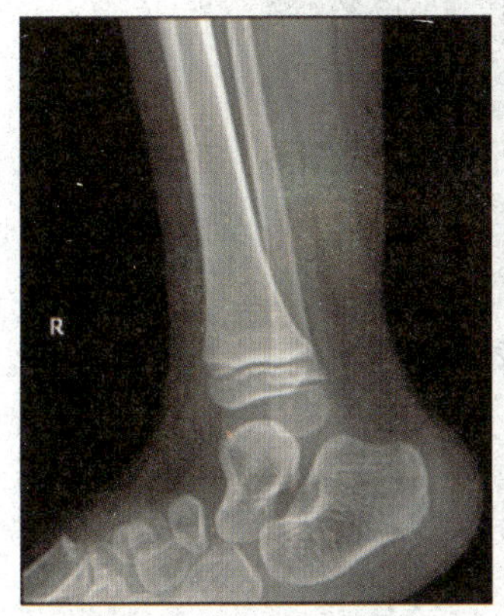

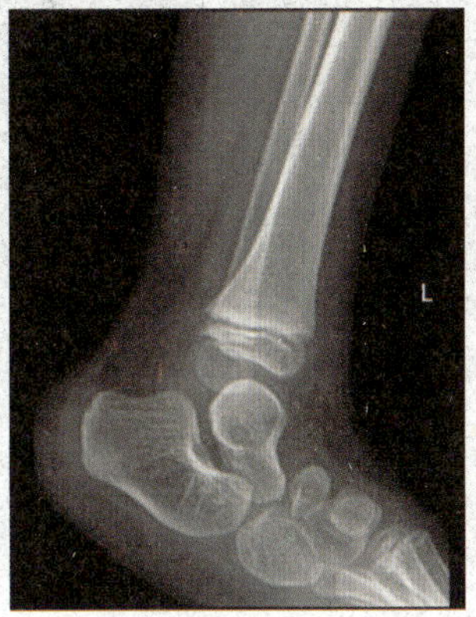

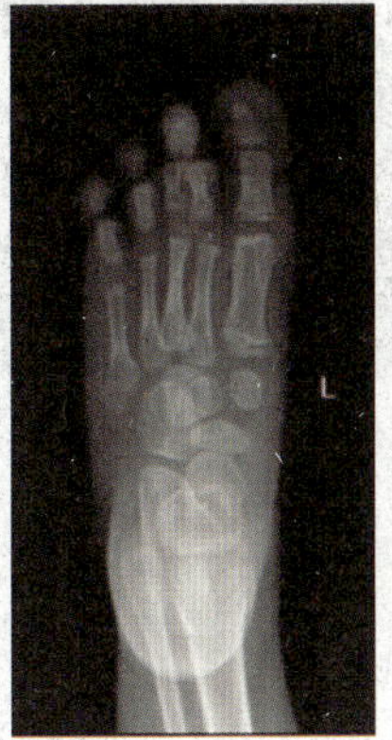

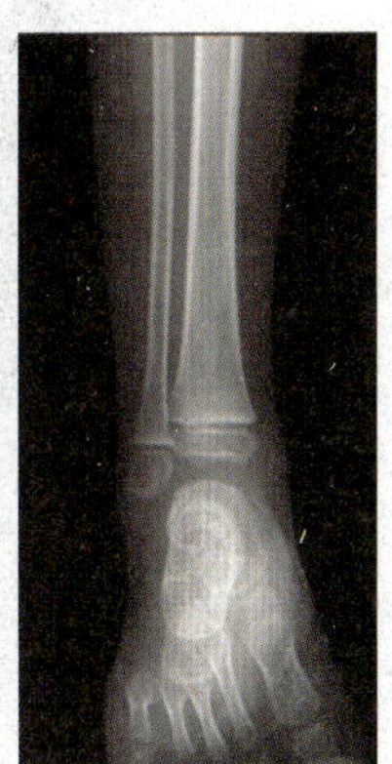

病例 60–1　术前外观及 X 线片（韩清銮 供图）

二、入院诊断

双足垂直距骨。

三、诊疗经过

1. 入院后检查

入院后完善常规术前检查，排除手术禁忌。

2. 治疗情况

在全身麻醉下行距舟、跟距关节囊、弹簧韧带松解术，胫前、胫后肌腱、跟腱延长术，距舟关节固定术，第3足趾屈曲松解克氏针固定，术后患肢支具外固定于踝关节中立位，下肢不负重功能锻炼（病例60–2图示）。

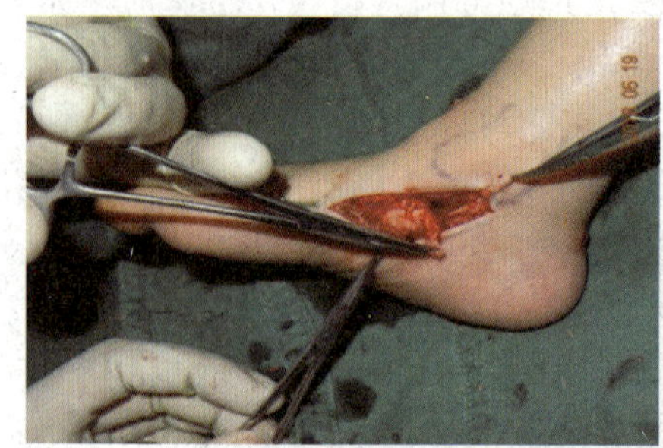
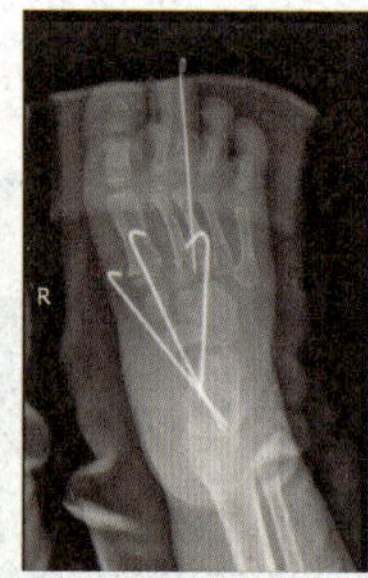
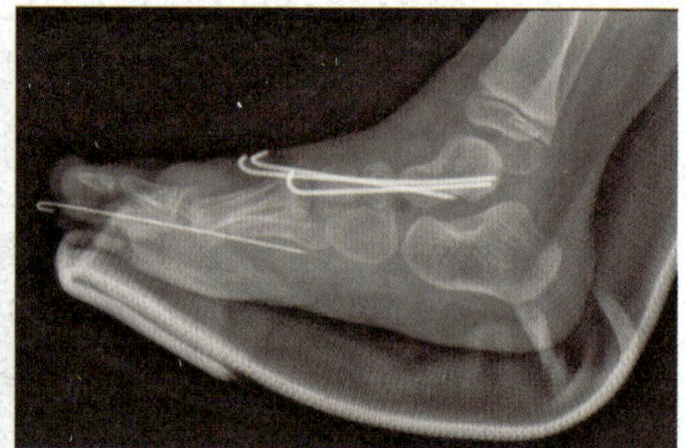
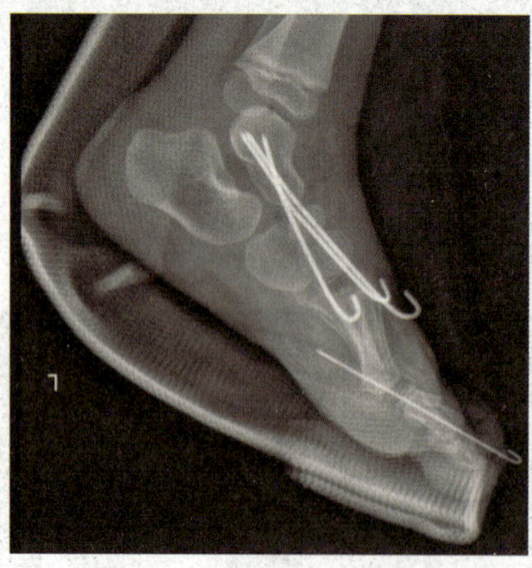
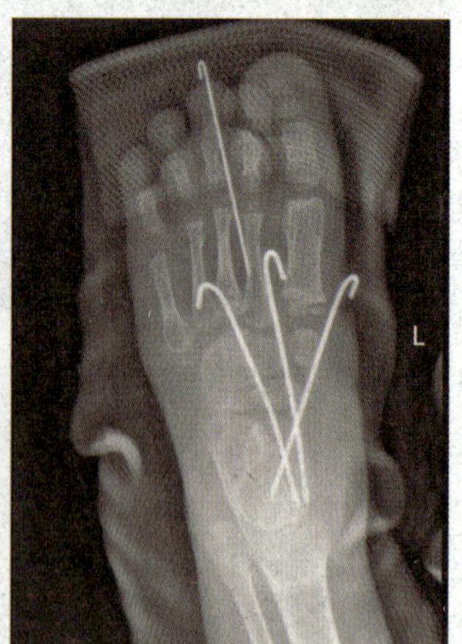

病例60–2 术中胫后肌腱延长及术后X线片（韩清銮 供图）

3. 随访情况

术后3月拔除克氏针，穿配有足弓垫的矫形鞋负重功能锻炼；术后7月复查见双足外观足弓恢复，踝足活动自如，X线片显示距舟关节匹配良好（病例60–3图示）。

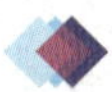

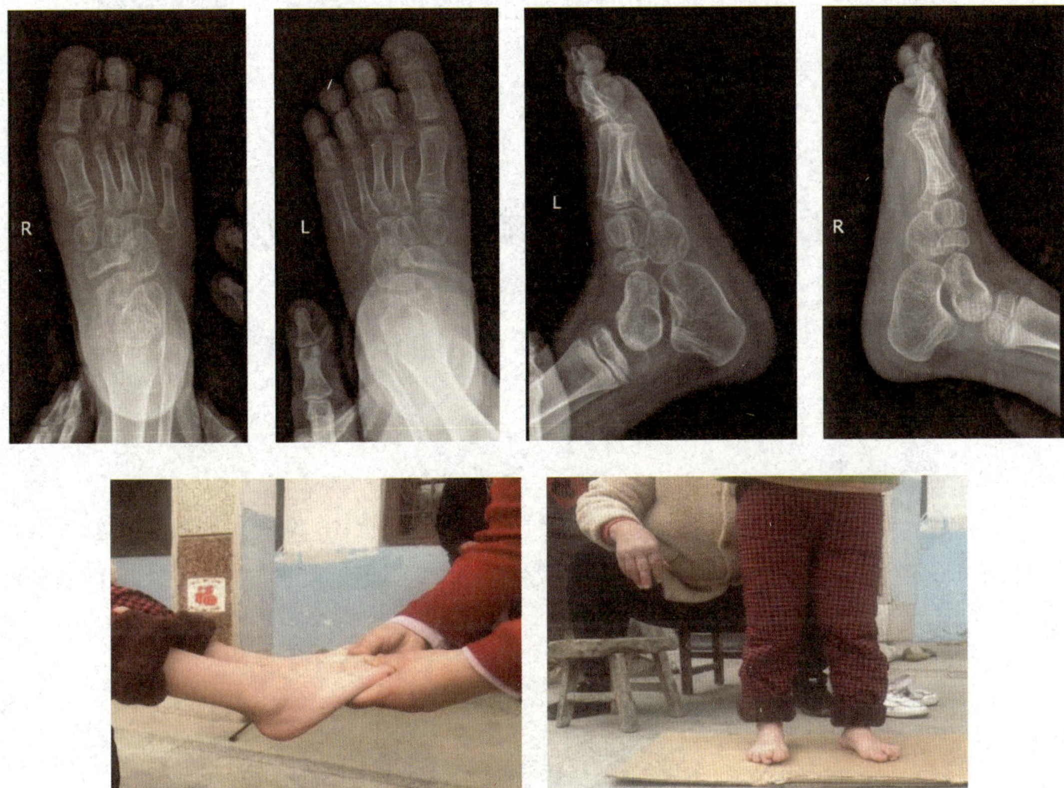

病例 60–3　术后 7 月复查 X 线片及外观照（韩清銮 供图）

四、诊疗经验

1. 先天性垂直距骨是一种非常少见的先天性畸形，病因不明确，一半为孤立性畸形，一半与神经系统异常或遗传基因有关，其中基因多样化。

2. 垂直距骨治疗目的是恢复距骨、舟骨、跟骨的正常解剖关系，为足提供正常的应力分布。有多种矫形手术方式，但易出现皮肤坏死、骨坏死、矫正畸形不足、关节僵硬等并发症。现在，多提倡微创手术矫形。另外建议患者 6 个月内开始接受矫形治疗。

3. 术后长腿石膏足中立位固定 3 个月，拆石膏后，穿配有足弓垫的矫形鞋下地行走。

（编辑：周广杰　审阅：栗威）

病例六十一　痛性副舟骨

一、病历摘要

患者女，30岁，因双侧踝关节内侧疼痛1年余入院。查体：双侧足舟骨结节处突起，舟骨结节及胫后肌腱走行区压痛，足抗阻力内翻诱发疼痛，提踵试验阳性，右侧较左侧重。（病例61-1图示）

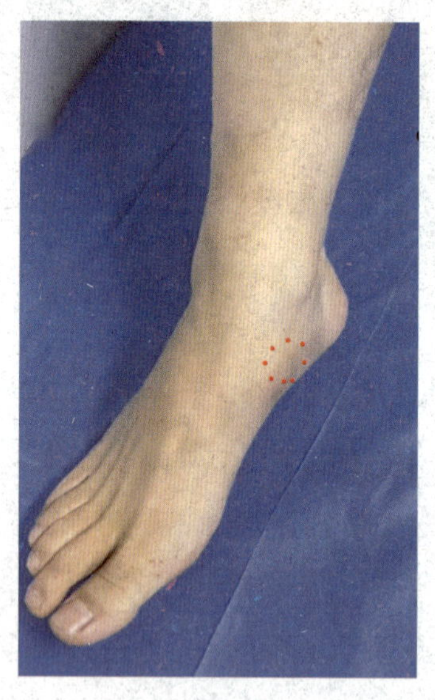

病例61-1　足副舟骨外观照（徐会 供图）

二、入院诊断

双足副舟骨（II型），胫后肌腱功能不全。

三、诊疗经过

1. 入院后检查

行双足CT检查及右足X线正侧位片检查显示：双侧副舟骨II型（病例61-2图示）。

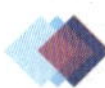

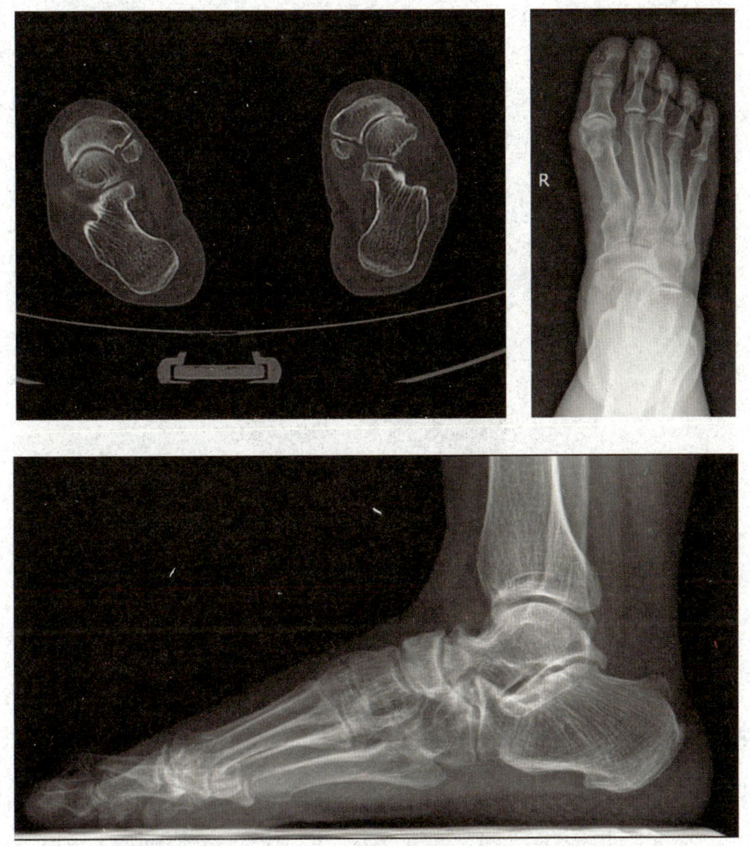

病例 61-2　术前 CT 及 X 线片显示双足副舟骨

2. 治疗情况

在神经阻滞麻醉下行右侧副舟骨切除 + 胫后肌腱止点重建（病例 61-3 图示）。

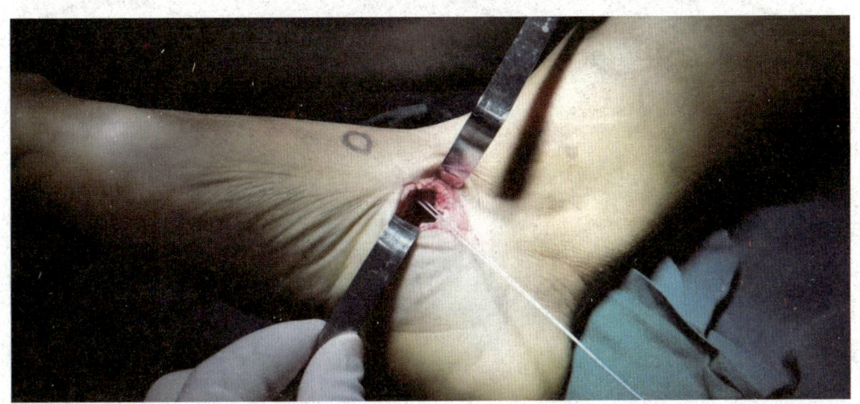

病例 61-3　术中副舟骨切除，用带线锚钉行胫后肌腱止点重建（徐会 供图）

3. 随访情况

术后 3 天复查 X 线片见副舟骨切除术后，副舟骨切除完整，舟骨外形满意（病例 61-4 图示），术后 1 月开始下地行走，术后 3 月随访无疼痛，行走自如。

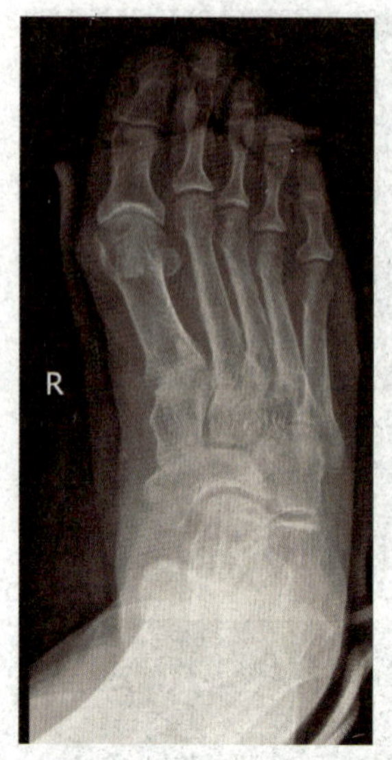

病例 61–4　术后 X 线片显示副舟骨切除完整

四、诊疗经验

1. 副舟骨是足舟骨第二骨化中心的先天性异常，通常分为 3 型，Ⅰ型副舟骨与舟骨之间没有直接接触，与其分开最大可达直径 5mm，副舟骨小而圆，位于胫后肌腱内，相当于胫后肌腱籽骨。Ⅱ型呈三角形或心型，大小约 10~12mm，通过 1~2mm 厚的纤维软骨或透明软骨与舟骨相连，形成微动关节。Ⅲ型副舟骨与舟骨体已融合，关节面消失，形成延长的弧形舟骨（病例 61–5 图示）。

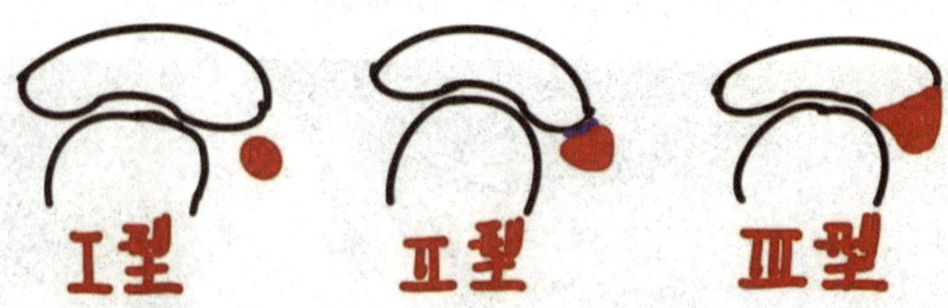

病例 61–5　副舟骨分型

2. 通常引起疼痛症状的副舟骨需治疗，大部分为Ⅱ型副舟骨，早期选择保守治疗，包括局部封闭或局部涂抹抗炎止痛药，如扁平足可加用足弓垫，保守治疗无效可考虑手术治疗。

3. 对于儿童副舟骨痛合并扁平足，12 岁以下可选择距下关节制动器微创治疗，创伤小还可恢复部分足弓，后期若疼痛不缓解，可考虑行手术切除副舟骨并行胫后肌腱止点重建（病例 61–6 图示）。

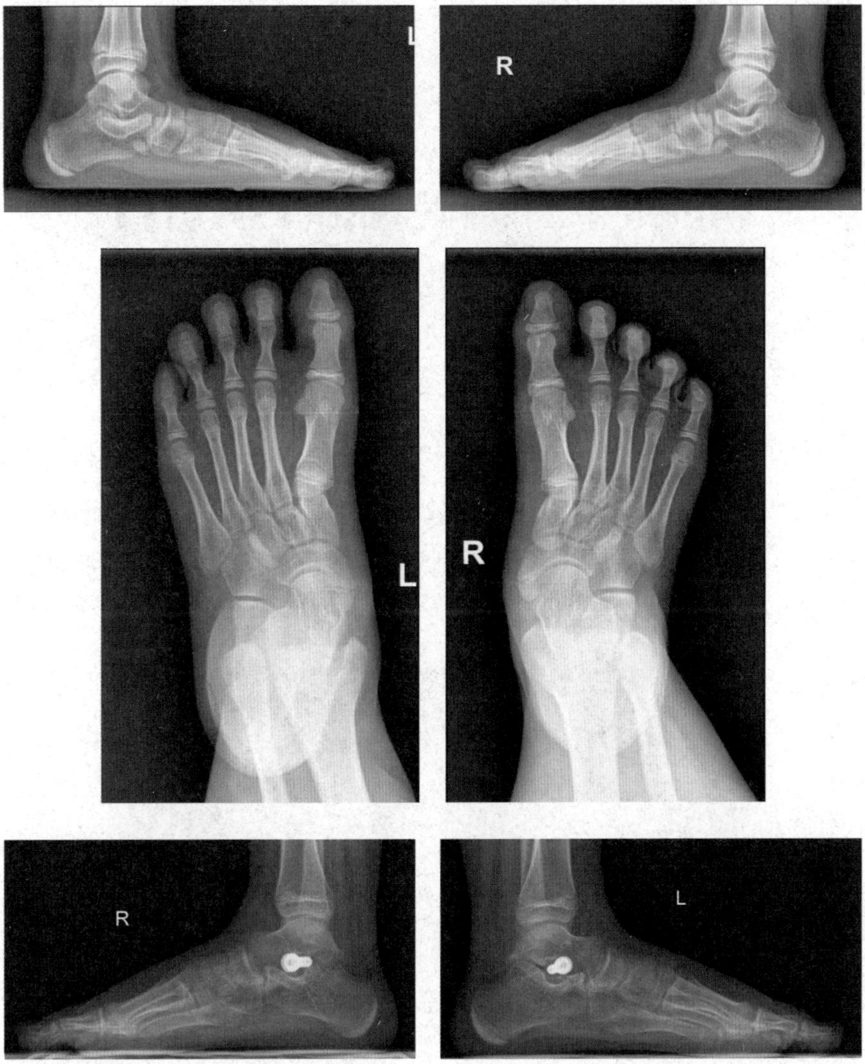

病例 61–6　儿童双侧副舟骨痛伴扁平足行双侧距下关节制动器置入

4. 青少年可选择保守治疗，等待与舟骨体融合成Ⅲ型，若成年后仍感疼痛不适，可考虑行手术切除副舟骨，使舟骨与距骨和楔骨平面相匹配，用带线锚钉或界面螺钉重建胫后肌腱止点。

（编辑：周广杰　审阅：栗威）

病例六十二　腓骨肌腱巨大籽骨

一、病历摘要

患者男，26 岁，右足扭伤后反复疼痛 2 年。专科查体：右足外形正常，骰骨跖外侧压痛阳性。腓骨短肌外翻肌力 4 级，外翻抗阻力时可诱发疼痛；腓骨长肌肌力 4 级，抗阻力可诱发疼痛（病例 62–1 图示）。

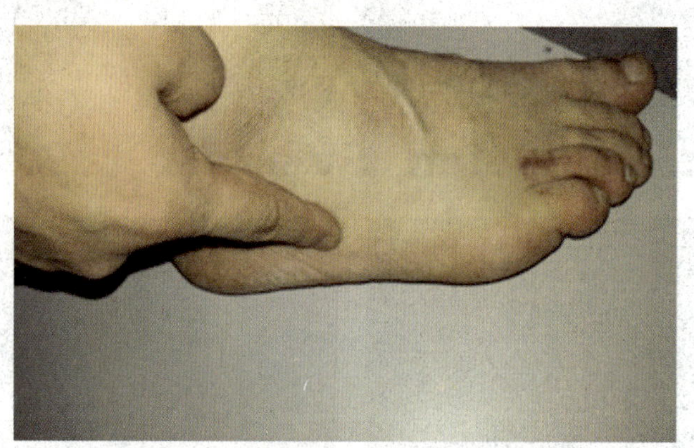

病例 62–1　疼痛位置外观（韩清銮 供图）

二、入院诊断

右足巨大腓骨肌腱籽骨。

三、诊疗经过

1. 入院后检查

入院后完善常规化验，行 X 线 CT 检查显示：右侧骰骨下缘欠规整、骨质增厚，考虑损伤所致，2. 右侧骰骨后方骨性密度影，籽骨可能，骨折后游离骨块待排。行 MR 检查显示：右足骰骨骨髓水肿并局部骨质紊乱、邻近腓骨长肌腱受压、少量积液（病例 62–2 图示）。

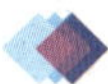

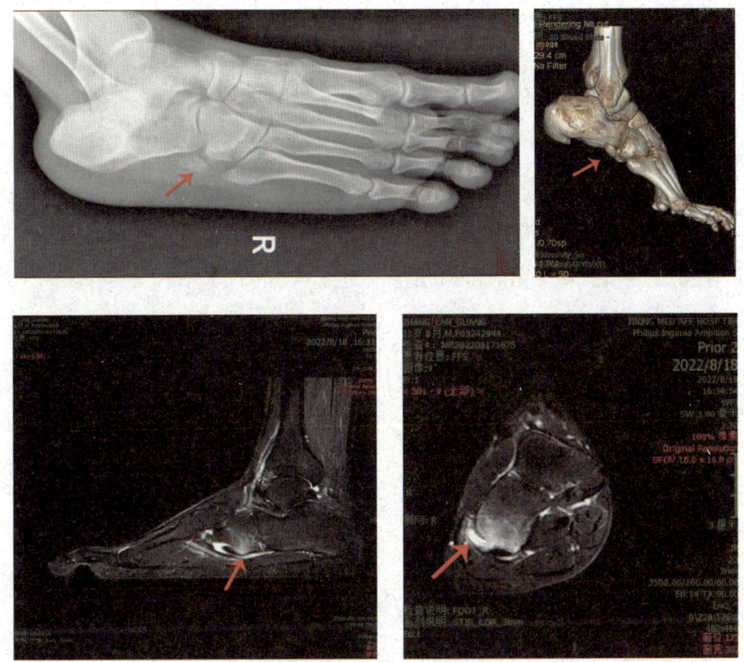

病例 62-2　术前 X 线及 CT 检查结果显示足外侧巨大籽骨，MR 显示腓骨长短肌腱走行区存在籽骨周围异常信号

2. 治疗情况

在神经阻滞麻醉下行腓骨籽骨切除 + 腓骨长肌腱端端吻合术 + 骰骨增生切除骰骨沟成形术，行踝跖屈 30° 、足外翻位石膏固定。术后 4 周，改足于中立位固定，6 周后在保护下进行负重，8 周后完全去除石膏，完全负重活动（病例 62-3 图示）。

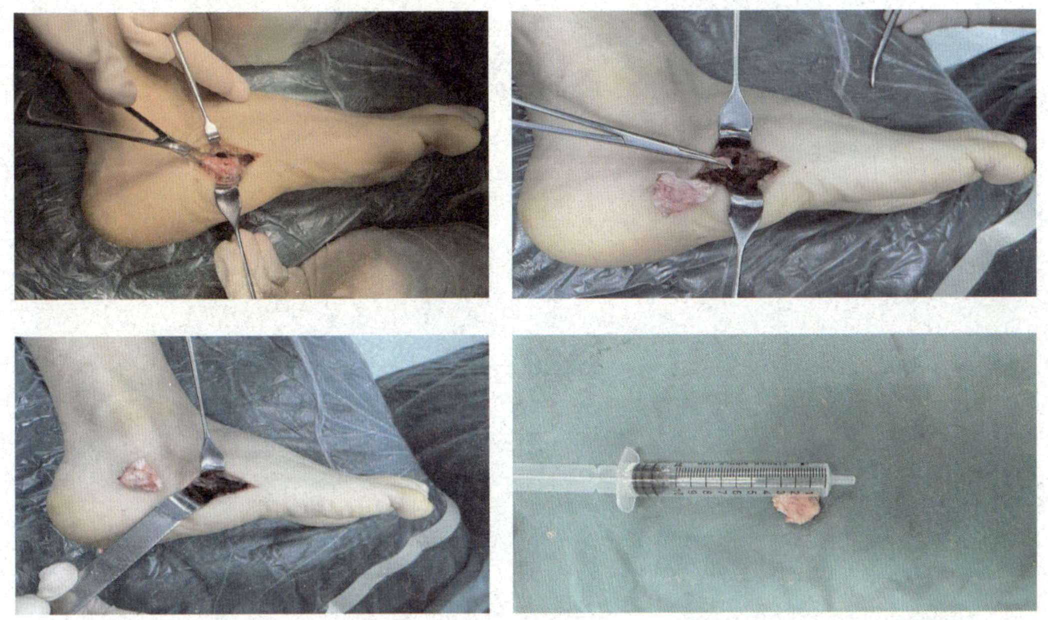

病例 62-3　巨大籽骨位于腓骨长肌腱内，完整切除籽骨，肌腱端端吻合（韩清銮 供图）

3. 随访情况

术后 3 个月复查，患足活动无疼痛，恢复原工作。

四、治疗经验

1. 腓骨肌腱籽骨（Ossa peroneum）是一种圆形或椭圆形骨，位于腓骨长肌腱内，常走行于骰骨沟内，是足部较常出现的籽骨之一，是继距骨三角骨、副舟骨后的足部第三常见足籽骨。

2. 手术治疗需注意行籽骨切除后，腓骨长肌腱连续性差，多需要修复。

（编辑：周广杰　审阅：栗威）

病例六十三　跟距骨桥

一、病历摘要

患者男，20 岁，2 年前出现右足活动后踝关节内侧疼痛。查体：右足内踝远侧局部隆起，可触及肿物，质硬，有明显压痛，被动活动距下关节活动受限伴疼痛，足趾感觉血运正常（病例 63-1 图示）。

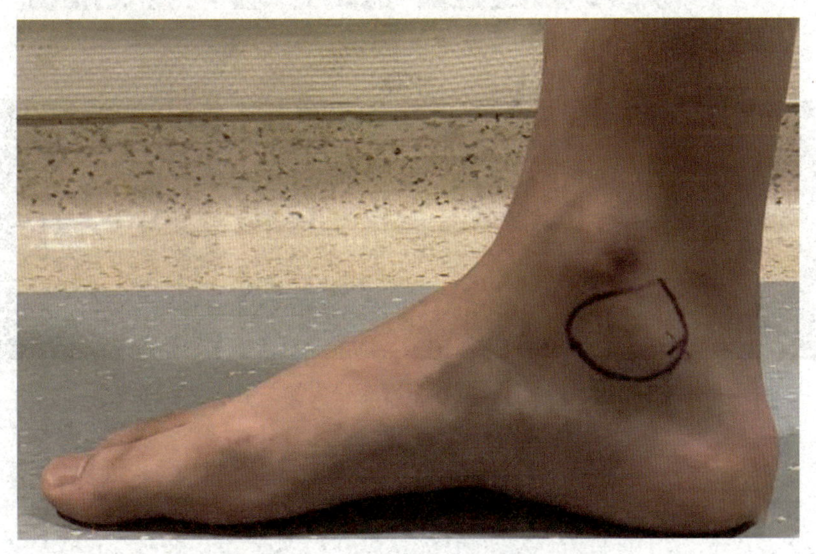

病例 63-1　术前外观（韩清銮 供图）

二、入院诊断

右足跟距骨桥。

三、诊疗经过

1. 入院后检查

入院后完善常规术前检查，排除手术禁忌，行 X 线显示：踝关节侧位片可见距骨头和载距突边缘轮廓组成环形高密度影（病例 63-2 图示）。CT 检查显示：右侧跟骨载距突及距骨内侧结节增大，相应关节面密度增高、毛糙、局部关节间隙狭窄（病例 63-3 图示）。

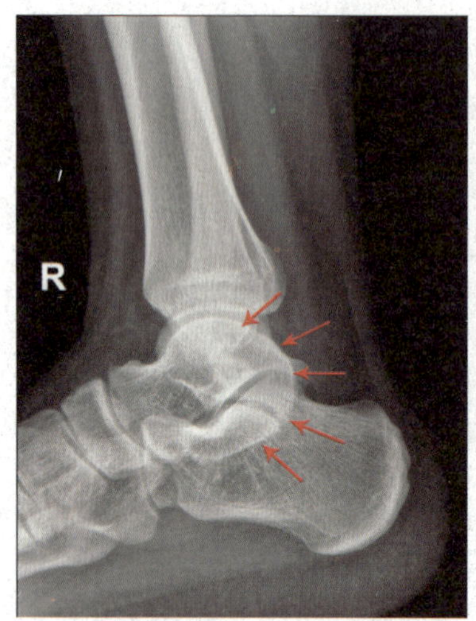

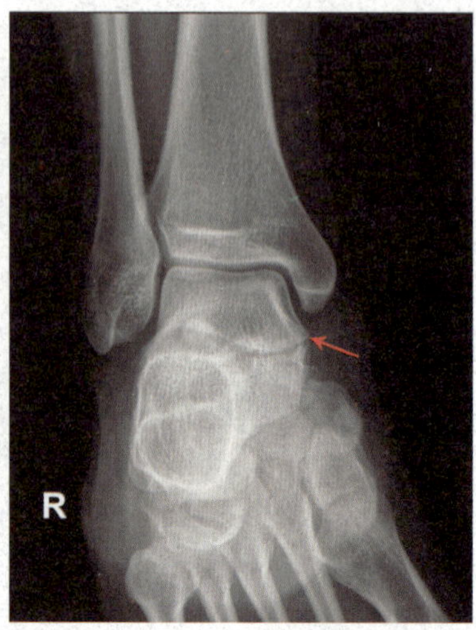

病例 63-2　术前 X 线侧位片显示 C 型征，正位片显示内侧骨性突起

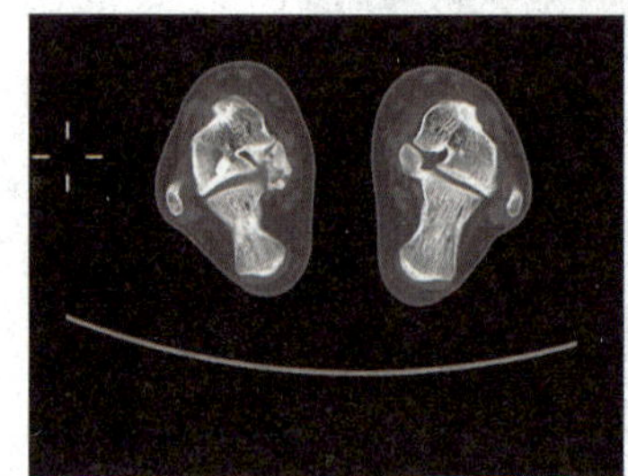

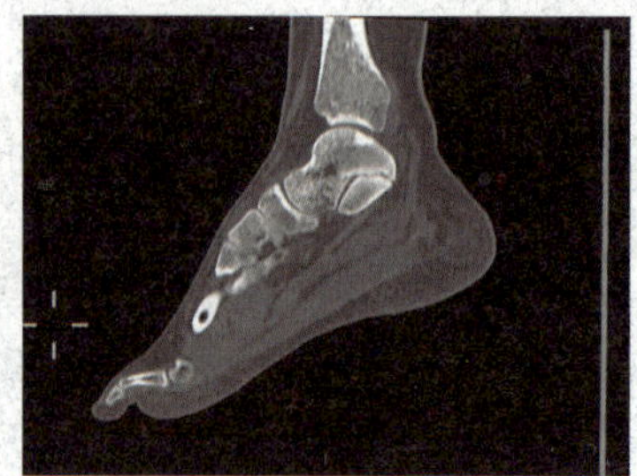

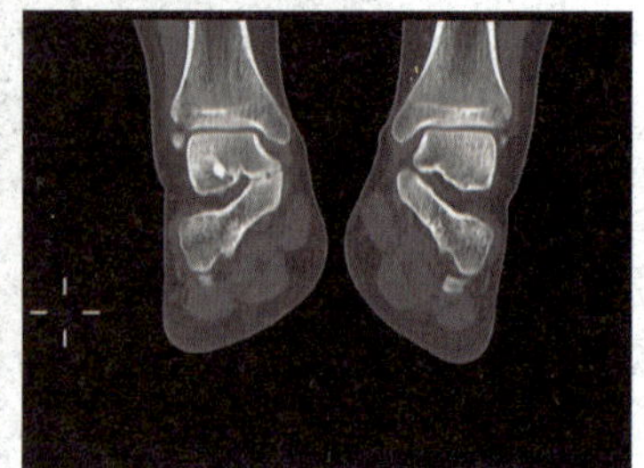

病例 63-3　术前 CT 检查显示跟距骨内侧关节增生，间隙小

2. 治疗情况

在神经阻滞麻醉下行跟距骨桥切除术（病例 63-4 图示）。术后复查见关节间隙恢复（病例 63-5 图示）。患足石膏固定 1 个月后开始负重功能锻炼。

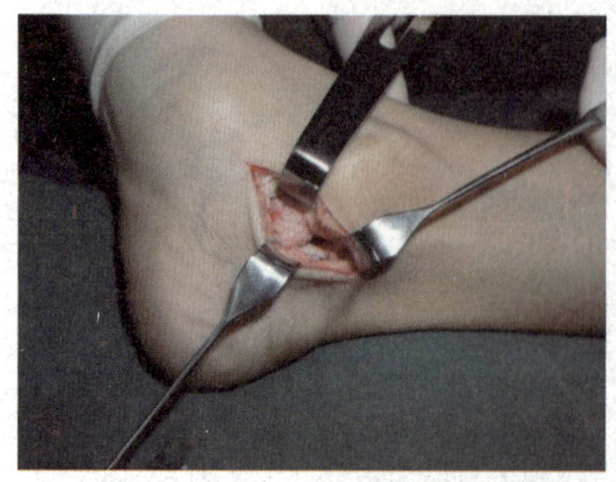

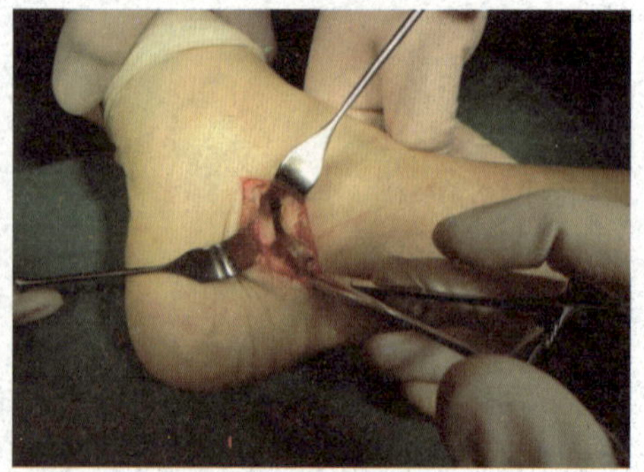

病例 63-4　术中见跟距骨桥及切除后距下关节间隙（韩清銮 供图）

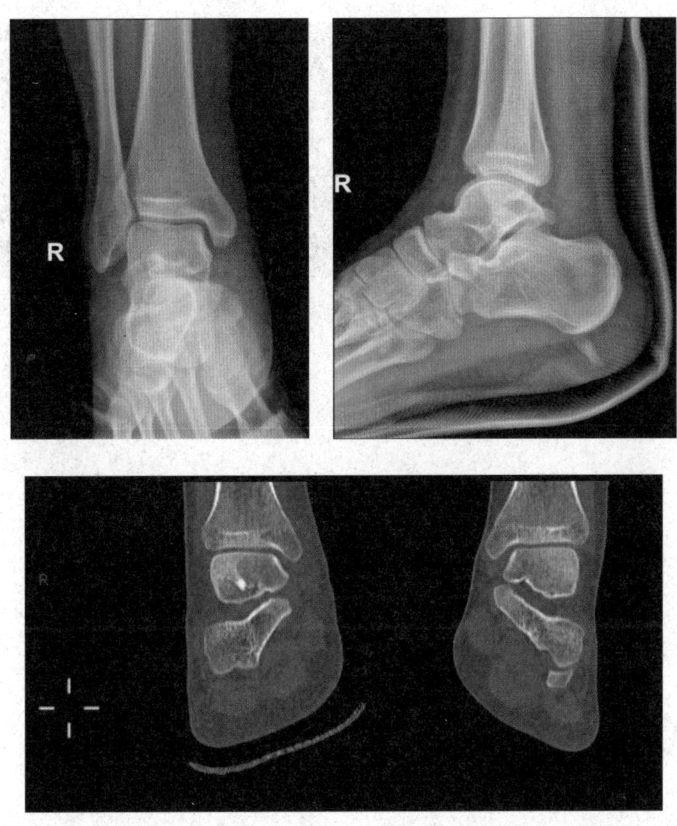

病例 63-5　术后 X 线片及 CT 显示距下关节间隙已恢复

3. 随访情况

术后 1 个月去除石膏固定，行负重功能锻炼，术后 3 个月恢复正常活动。

四、诊疗经验

1. 跟距骨桥是最常见的跗骨联合，是由跟骨和距骨之间的纤维性、软骨或骨性结构所连接形成。

2. 对于无症状的跟距骨桥不需要治疗，有症状者应根据骨桥位置、范围、症状严重程度和关节退变程度选择治疗方法。

3. 如有症状，受累关节面＜ 50%、无周围关节退变，行手术切除，手术切除应于内踝后下方骨桥最突出处为中心做斜切口，与胫后肌腱走行平行。切开屈肌支持带，将屈踇长肌腱向下方牵拉，屈趾长肌腱向上方牵拉，注意保护胫后血管神经，显露跟距骨桥。用骨刀楔形切除跟距骨桥，直至显露出跟距关节间隙，骨面用骨腊封闭止血。跟距骨桥亦可于关节镜下切除，手术经踝关节后侧入路，沿跟距关节后关节间隙向前清理到载距突，用磨钻磨除增生的骨突。

4. 如受累关节面＞ 50%、周围关节正常，应行距下关节融合术（病例 63-6 图示）。

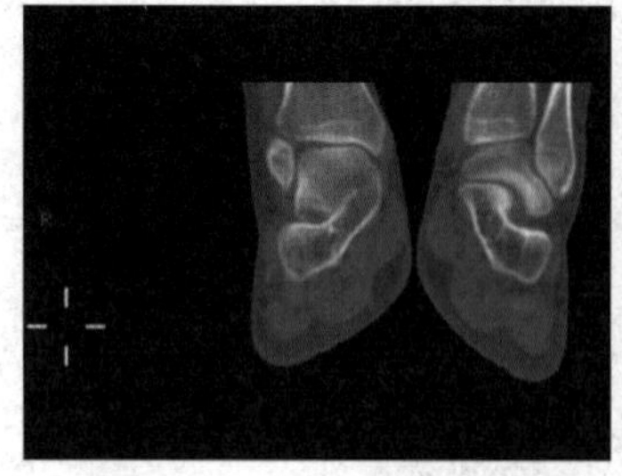
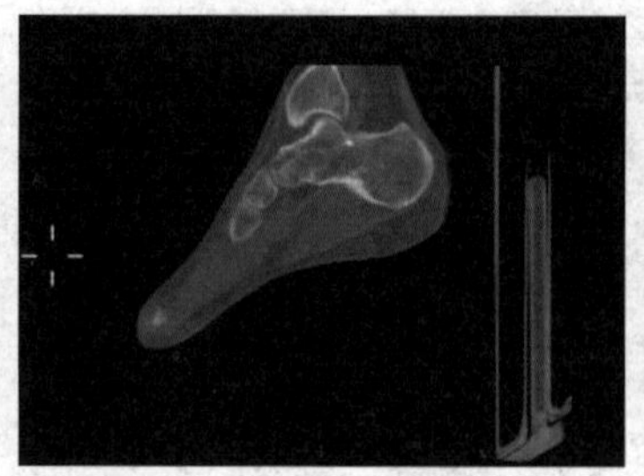
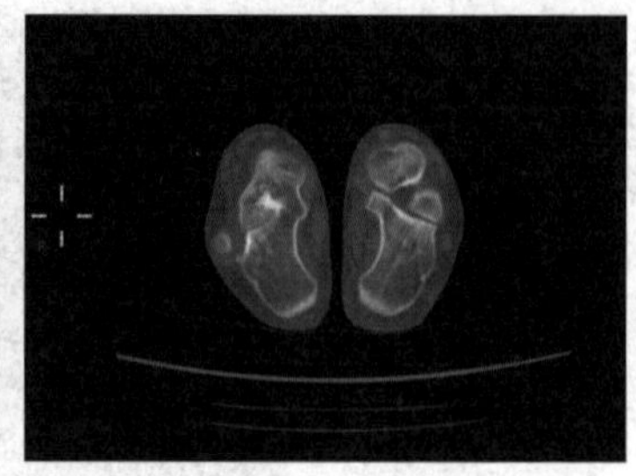

病例 63–6　受累关节面＞50%

（编辑：周广杰　审阅：栗威）

病例六十四　横向骨搬运治疗糖尿病足

一、病历摘要

患者女，63 岁，1 月前无明显诱因出现右足趾破溃疼痛，踇趾发黑，药物治疗效果不佳。既往有“高血压、糖尿病”病史 10 余年，未规范治疗。专科查体：双侧小腿下段皮肤苍白，皮肤散在色素沉着；双侧股动脉、腘动脉可及搏动，足背动脉未及搏动；右足踇趾可见局部破溃发黑，足趾颜色青紫，末梢血运差，感觉减退（病例 64–1 图示）。

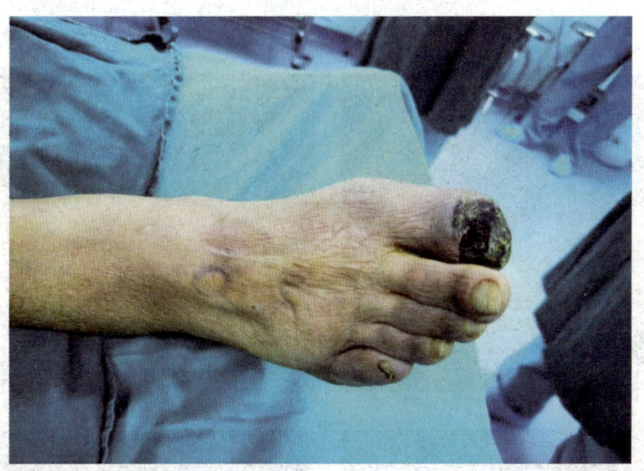

病例 64–1　右足踇趾末节发黑坏死，2~4 趾青紫（张波 供图）

二、入院诊断

右糖尿病足并踇趾坏死，糖尿病周围血管病变，糖尿病周围神经病变，高血压病。

三、诊疗经过

1. 入院后检查

入院后行下肢血管造影进一步明确下肢血管闭塞情况（病例 64–2 图示）。

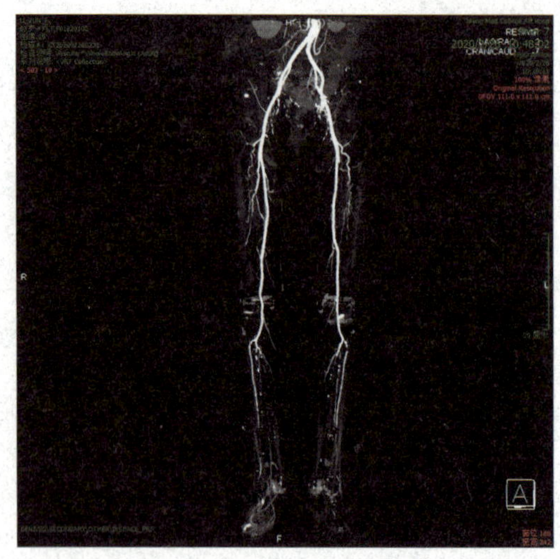

病例 64–2　示双侧胫前、胫后动脉及腓动脉闭塞（张波 供图）

2. 治疗情况

入院后控制血糖血压，完善术前检查，在坐骨神经阻滞麻醉下行右小腿胫骨近端横向骨搬运 + 右足踇趾清创术，术后 7 天通过外架向外侧牵拉骨瓣，每天向外搬移 1mm，分 3 次完成；10 天后向内侧回压骨瓣，每天向内回压 1mm，分 3 次完成（病例 64–3 图示）。

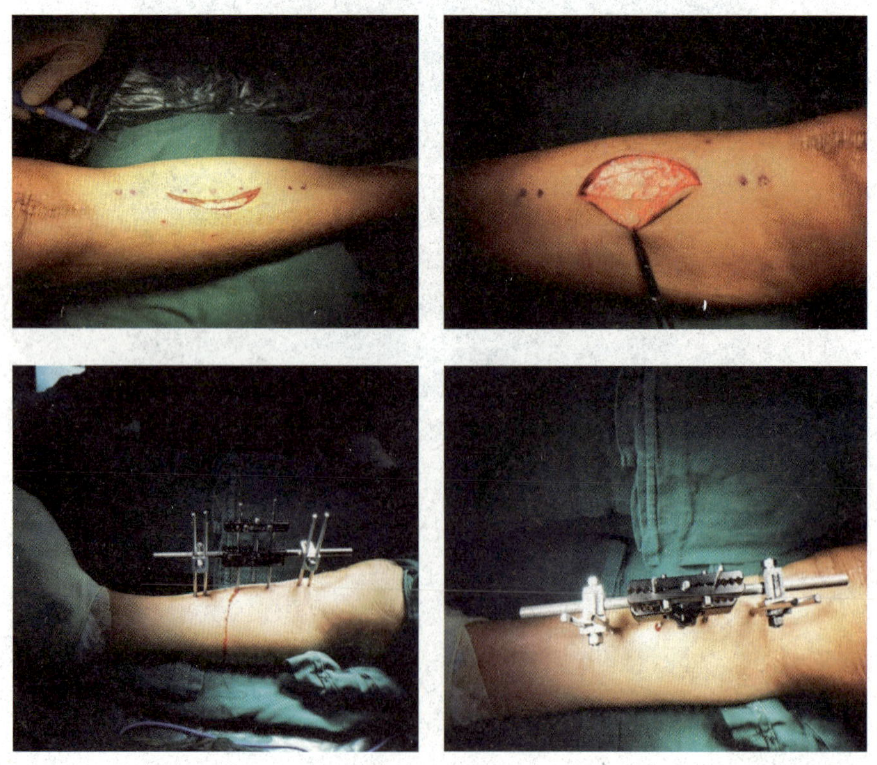

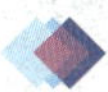

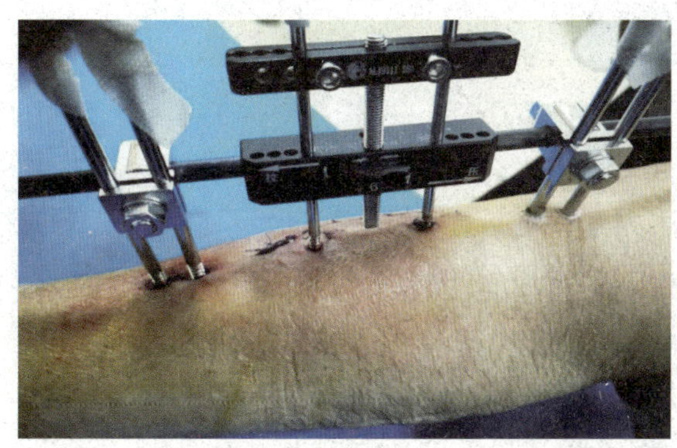

病例 64–3　定位切皮，显露骨搬运部位、安装外架及调整（张波 供图）

3. 随访情况

术后 4 周复查 X 线片见牵张回压位置好，术后 6 周复查下肢血管造影示右小腿近端毛细血管网形成，患者足部皮温较前明显改善（病例 64–4 图示）。

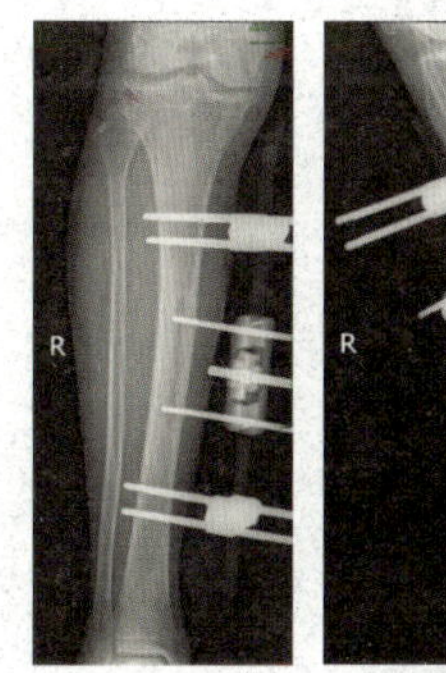

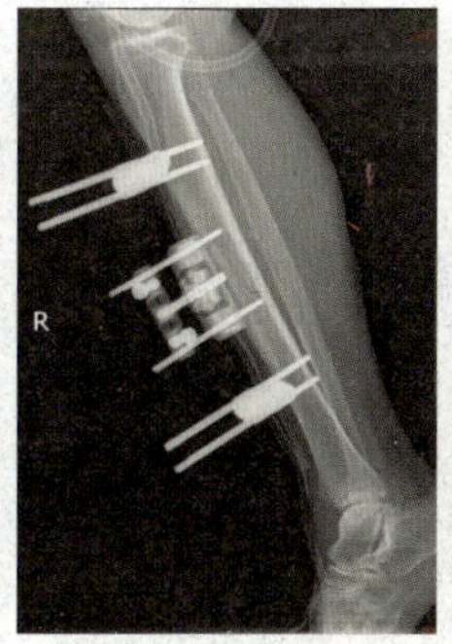

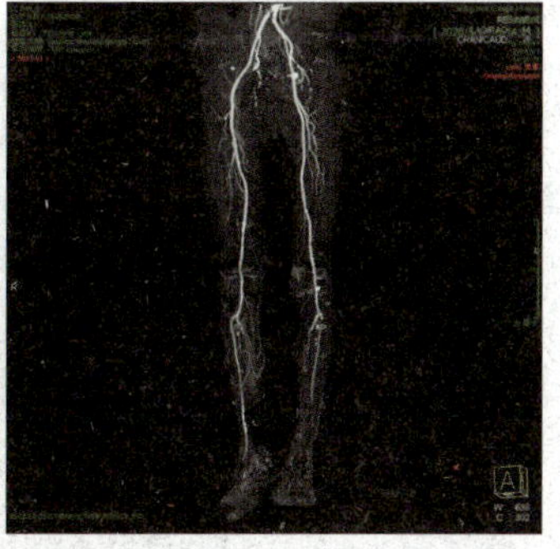

病例 64–4　术后 6 周复查下肢血管造影示右小腿近端毛细血管网形成

四、诊疗经验

胫骨横向骨搬运治疗糖尿病足为国内学者曲龙在治疗血栓闭塞性脉管炎引发的下肢溃疡患者时发现：骨牵张效应可改善患者下肢局部组织供血，由此认为胫骨横向骨搬运能够改善微血管再生。通过我们的病例发现：该技术对在膝关节以下血管堵塞的患者疗效显著，不适宜高位大血管堵塞的患者；对合并多种基础疾病无明显感染的患者，需要先改善患者的一般情况，病情稳定后在行胫骨横向骨搬运的同时行伤口清创引流换药或创面负压封闭引流。对合并感染且病情较重的患者，可先行伤口扩创引流控制感染，待全身感染症状稳定后再行胫骨横向骨搬运。骨搬运过程中若患者疼痛难忍时，可减慢牵拉速度或将牵拉骨瓣适当回压。对大部分实施骨搬运的患者，术后第 2 天即可发现其下肢皮温增高，自感症状明显改善；但其微血管网形成常常在术后 1 月。

（编辑：张波　审阅：范洪进）

病例六十五　足部气性坏疽

一、病历摘要

患者男，77 岁，2 天前干活时被铁耙扎伤左足，疼痛，出血不多，未行特殊处理，左足疼痛、肿胀渐加重，并伴流脓、发热。专科查体：左足背可见 0.8cm 伤口，持续灰褐色脓性分泌物流出，有恶臭，周围红肿明显，皮温高，伤口旁有约 4cm×3cm 大小皮肤发黑坏死，压痛明显，并可触及捻发感（病例 65-1 图示）。

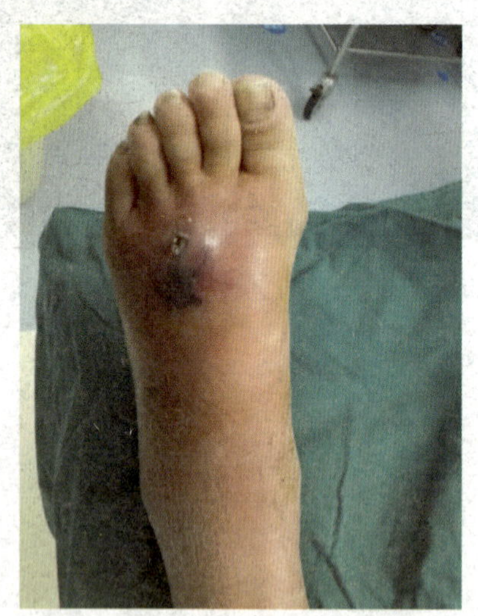

病例 65-1　伤口脓性渗出并周围红肿明显、部分皮肤坏死（魏本磊 供图）

二、入院诊断

左足气性坏疽。

三、诊疗经过

1. 入院后检查

入院后完善术前常规检查，排除手术禁忌。

2. 治疗情况

入院后给予抗菌药物治疗，并急症在神经阻滞麻醉下行筋膜切除性清创、封闭负压引流及氧气灌流术。术中见左足背筋膜坏死，筋膜间隙可见大量灰褐色脓液，恶臭味，深达骨质，周围神经血管肌腱炎性反应较重（病例 65-2 图示）。脓液培养结果回示：产气荚膜梭菌（病例 65-3 图示）、阴沟肠杆菌、大肠埃希菌。经积极给予敏感抗生素抗感染，1 周后左足炎症逐渐消退，创面经换药，肉芽生长好，创面经植皮愈合。

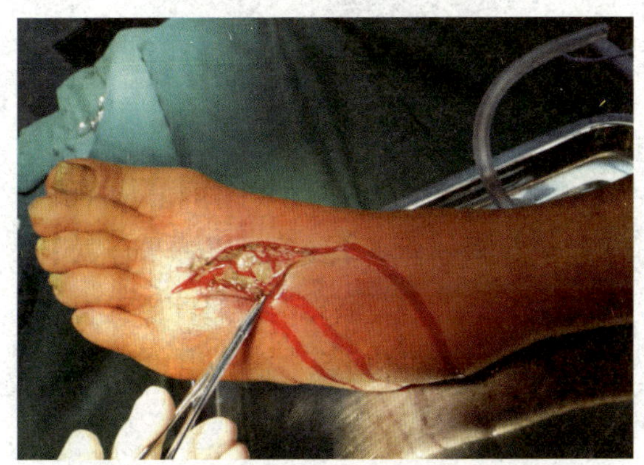

病例 65-2　术中见创面脓液情况（魏本磊 供图）

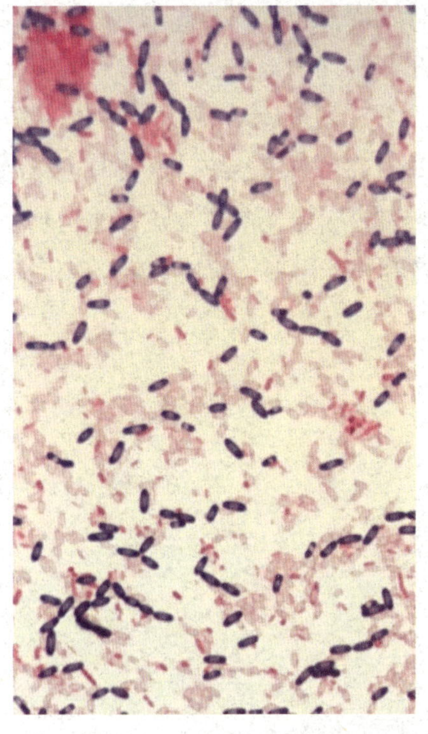

病例 65-3　细菌培养可见大量产气荚膜梭菌（魏本磊 供图）

3. 随访情况

术后 3 个月复查见创面愈合良好，功能恢复好（病例 65-4 图示）。

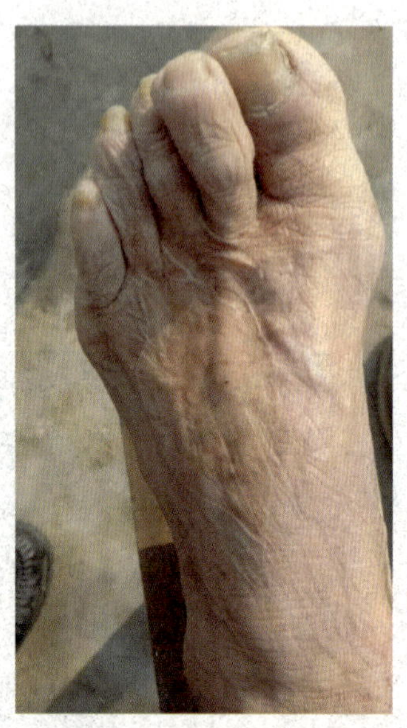

病例 65-4　植皮随访术后 3 月功能及外观良好（魏本磊 供图）

四、诊疗经验

气性坏疽是由产生气体的厌氧梭状芽孢杆菌引起的急性感染性疾病，进展迅速，可致周围组织急性坏死，患者早期中毒症状明显，且其多合并多种细菌感染。如治疗不及时可能致肢体坏死而致残，甚至危及生命。本病需早发现、早诊断、早治疗，伤口需进行开放清创、抗感染、高压氧等治疗，必要时进行高位截肢挽救生命；本例创面虽行封闭负压引流，但经冲洗管给予氧气灌流，亦达到了很好的疗效，避免了复杂的开放换药造成的患者痛苦和环境污染，为临床治疗提供了新的治疗思路。

（编辑：魏本磊　审阅：栗威）

病例六十六　踝关节结核

一、病历摘要

患者女，51 岁，1 年前无明显诱因出现右踝部肿胀、疼痛，逐渐加重，曾在当地医院就诊，经抗炎、止痛、消肿等药物治疗无明显效果，仍影响行走。9 个月前以踝关节炎行关节镜下关节滑膜切除术，术前 X 线检查未见明显骨质异常（病例 66–1 图示），术后病理报告示（右踝）滑膜组织伴大量肉芽肿结构形成，并多量淋巴细胞浸润及多核巨细胞反应（病例 66–2 图示）。术后关节肿痛仍无明显改善。10 天前无明显诱因出现内踝破溃渗出，静滴抗菌药物治疗无明显效果。患者否认有结核病史及密切接触史。专科情况：双侧小腿下段稍肿胀，右侧明显，右踝关节肿胀明显，内外踝及踝前压痛，内踝局部隆起破溃，皮温稍高，踝关节活动明显受限，末梢感觉血运可（病例 66–3 图示）。

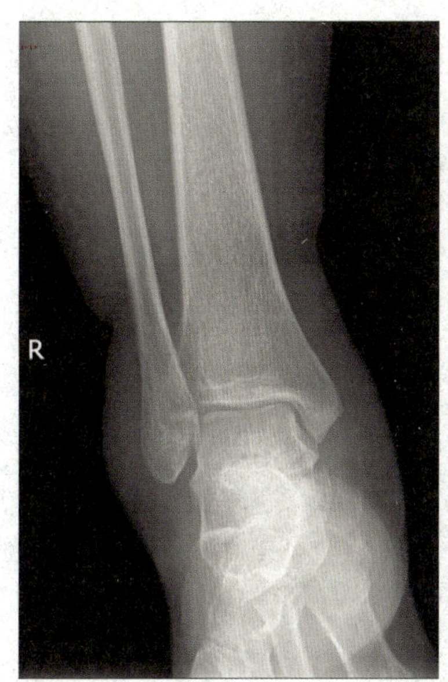

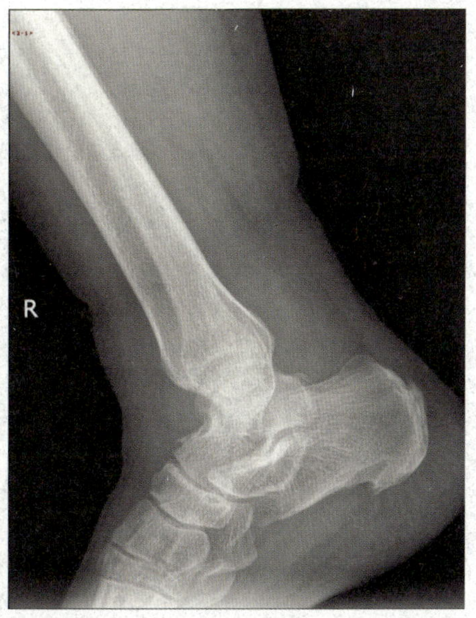

病例 66–1　关节镜术前 X 线检查未见明显骨质异常

2017-06-04 14:37	病理检查	常规病理报告
检查项目：	常规病理报告	
申请单号：		

检查所见：
灰白碎组织一堆，共大小1x0.8x0.2cm，质韧。
检查结论/诊断：（右踝）滑膜组织伴大量肉芽肿结构形成，并多量淋巴细胞浸润及多核巨细胞反应。

病例 66–2 关节镜术后病理

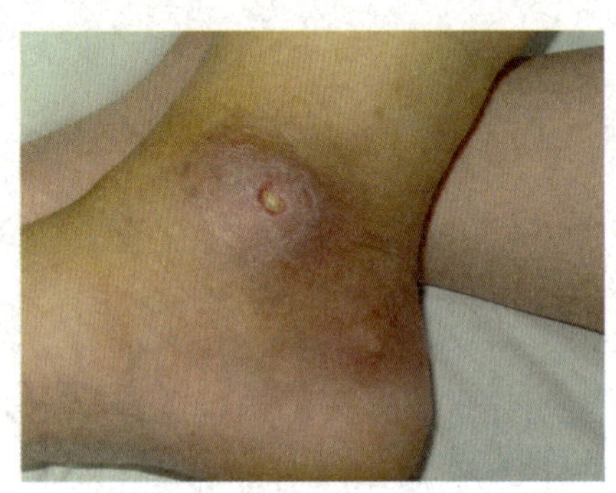 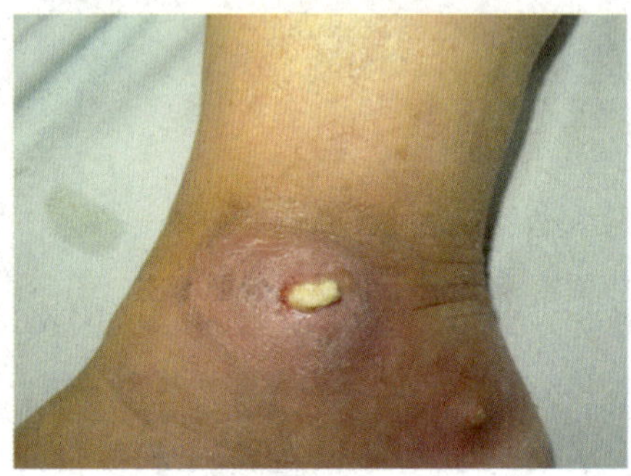

病例 66–3 入院时情况（韩清銮 供图）

二、入院诊断

右踝关节感染：关节结核待诊。

三、诊疗经过

1. 入院检查

入院后伤口分泌物结核 PCR 检测报告：结核杆菌 PCR 阳性；分泌物抗酸染色阴性；分泌物细菌培养＋药敏结果为阴性。入院后再次手术取病灶深部脓性物抗酸染色阳性，术中取病理检查报告：肉芽肿性炎伴坏死及多核巨细胞反应，抗酸染色阴性，核酸检测阳性（病例 66–4、病例 66–5 图示）。入院时 X 线片、CT、MRI 均显示踝关节、跟距关节、距舟关节骨质破坏（病例 66–6、病例 66–7、病例 66–8 图示）。

2018-03-16 14:23:40	分泌物抗酸涂片检菌	样本：其它 90	L80316598 0_1

项目名	结果	单位	标志	参考值范围
找到抗酸杆菌	+			

病例 66–4 术中取深部脓液抗酸涂片结果

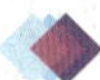

临床诊断：右踝结核

巨检：

灰白碎组织一堆，共大小6x5x2cm，质韧，部分质硬为骨组织。

光镜所见：

病理诊断：

（右踝）肉芽肿性炎伴坏死及多核巨细胞反应，结合结核杆菌基因检测符合结核。

免疫组化：抗酸（-）；

基因检测：结核杆菌（+）。

病例 66-5　术中病理及基因检测结果

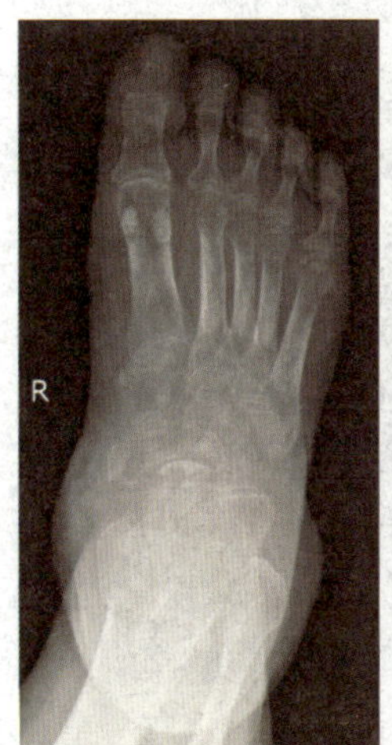

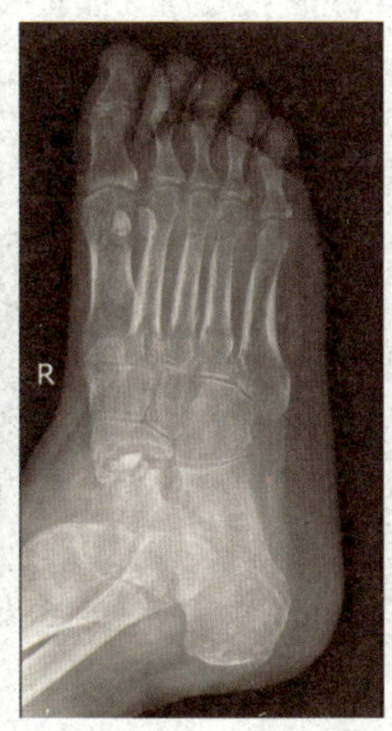

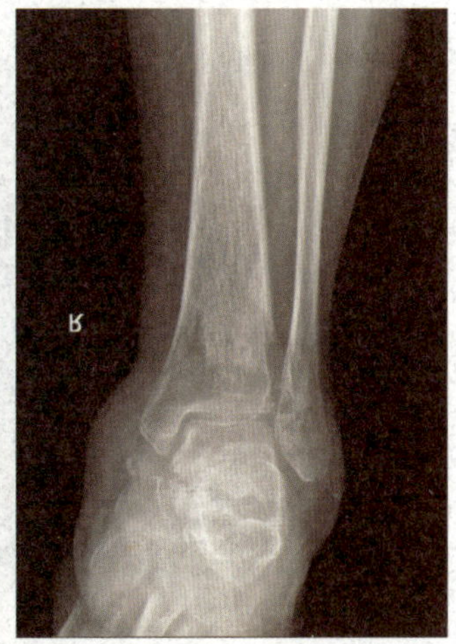

病例 66-6　入院时 X 线

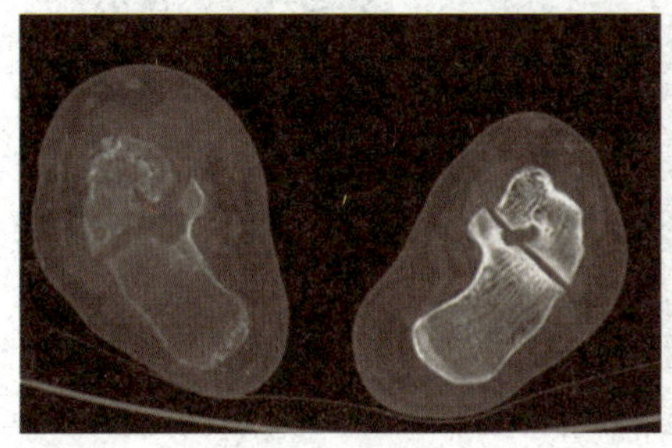

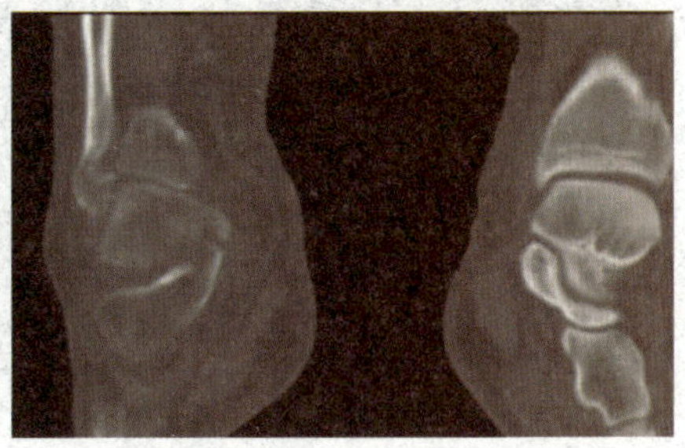

病例 66-7　CT 结果（横切面 / 冠状面）

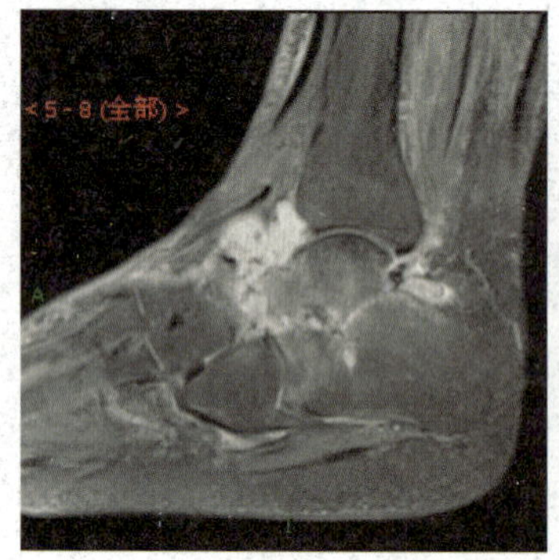

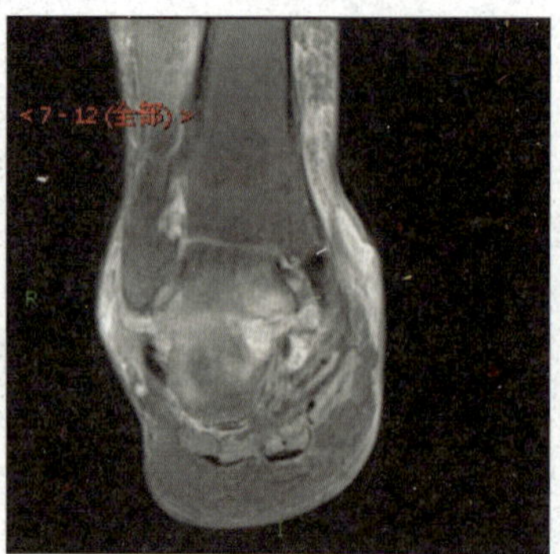

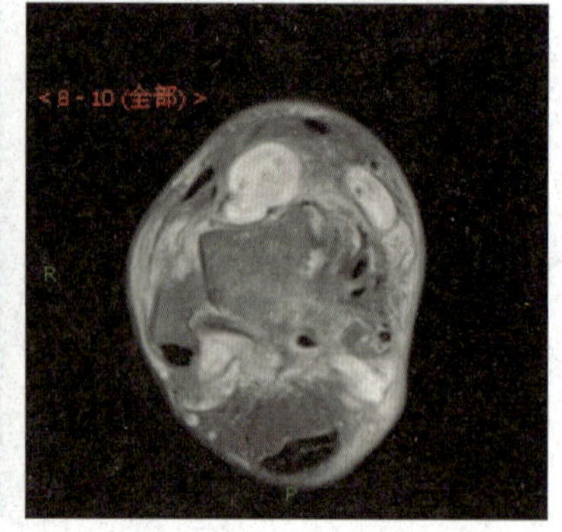

病例 66–8　磁共振结果（矢状面 / 冠状面 / 横切面）

2. 治疗情况

确诊结核后给予伤口换药，积极抗结核治疗，口服异烟肼片 0.4g 每日一次；利福喷丁胶囊 0.45g 每周 2 次；吡嗪酰胺 1.5g 每日一次；乙胺丁醇 0.75g 每日一次；护肝片 1.4g 每日三次。治疗 2 周后局部炎症减轻，在静吸复合麻醉下行踝关节病灶清理术（右）+ 含庆大霉素抗菌素骨水泥填充术，闭合创口（病例 66–9 图示）。术后 X 线片见病灶清除完全，骨水泥填充充分（病例 66–10 图示），术后 2 周拆线，切口顺利愈合（病例 66–11 图示）。术后 3 个月复查 X 线片见无新发骨质破坏（病例 66–12 图示），于静吸复合麻醉下行骨髓炎病灶清理术（右）+ 取髂骨并人工骨混合链霉素植骨术 + 足三关节融合术（病例 66–13 图示），术后 X 线片见固定位置良好（病例 66–14 图示）。

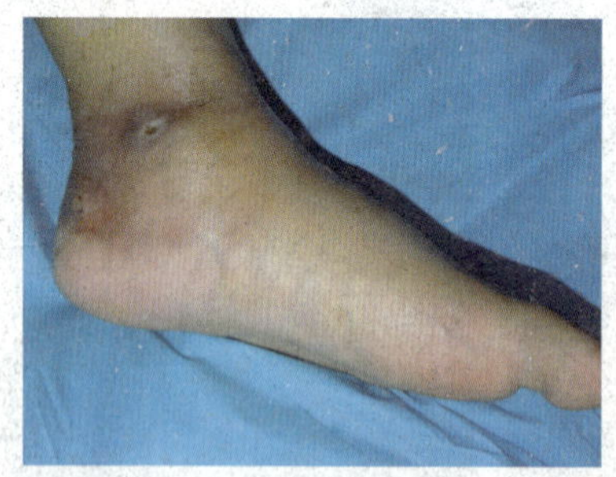
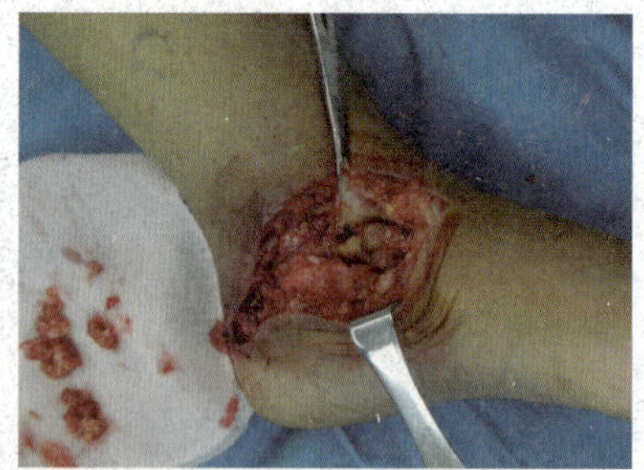

病例 66–9　术中情况（韩清銮 供图）

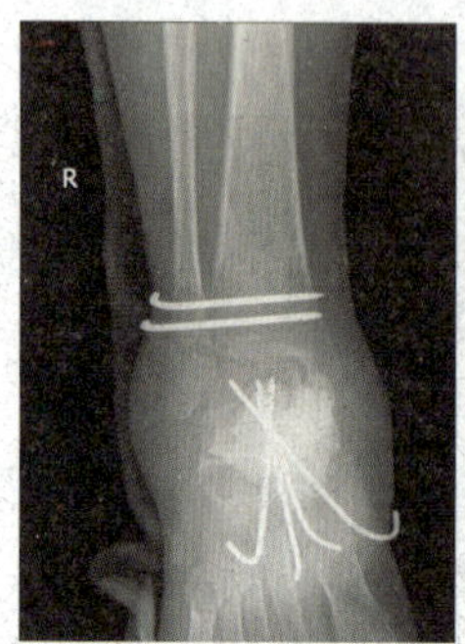

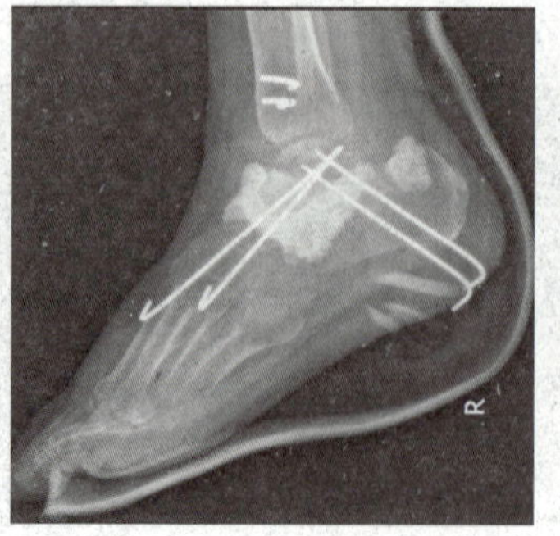

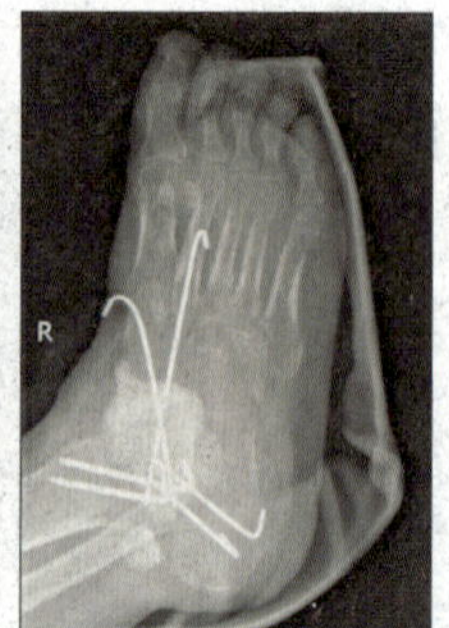

病例 66–10　术后 X 线

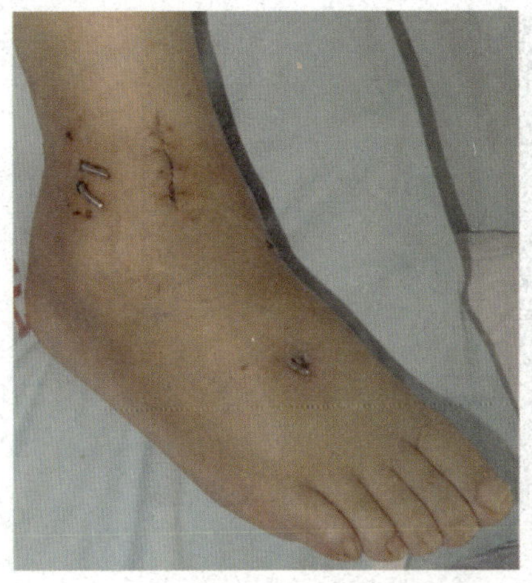
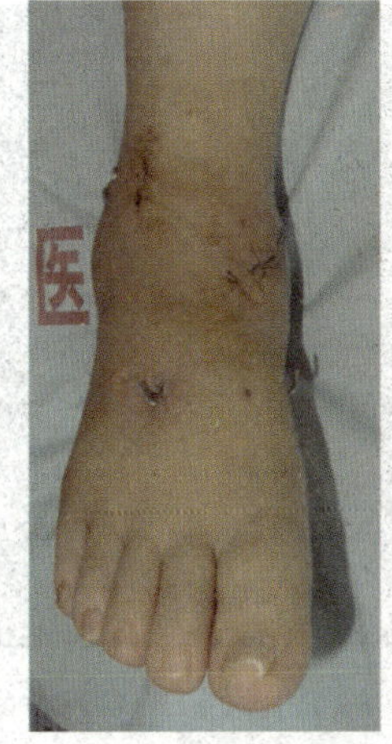

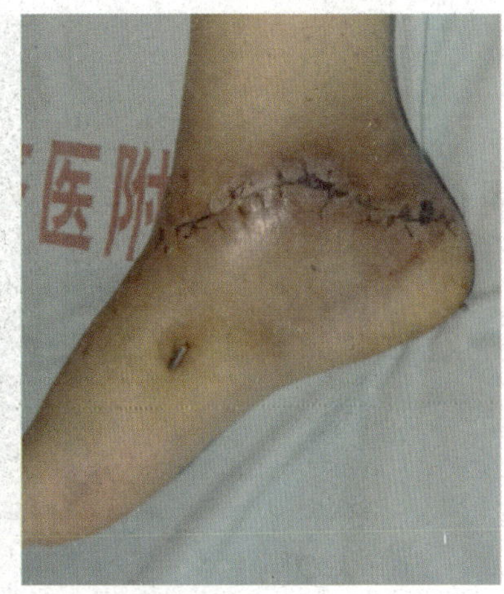

病例 66-11　术后 2 周伤口愈合（韩清銮 供图）

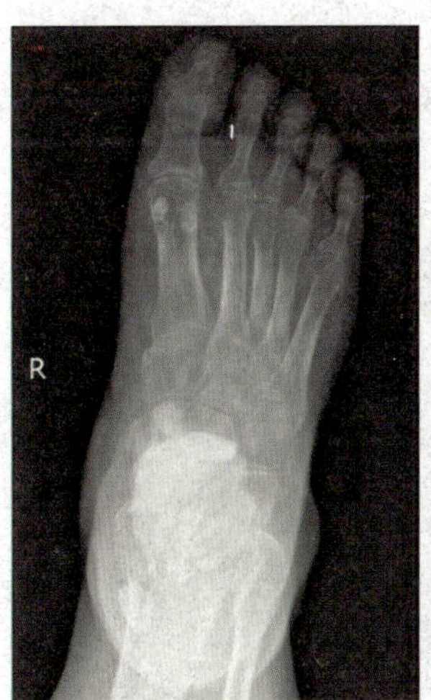

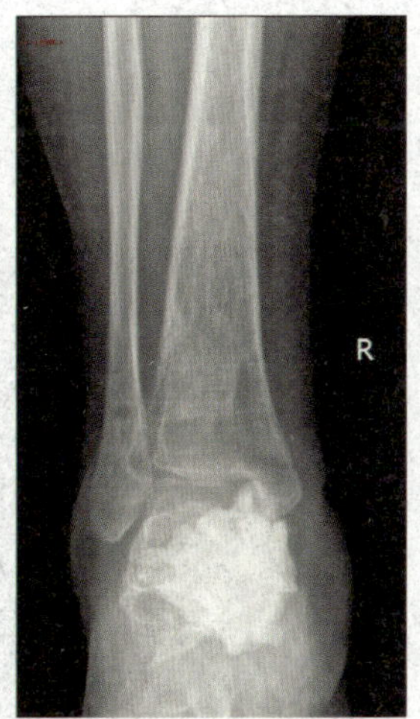

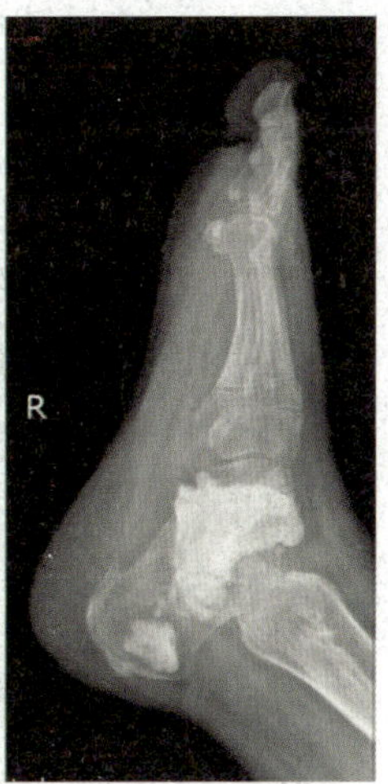

病例 66-12　骨水泥植入术后 3 个月

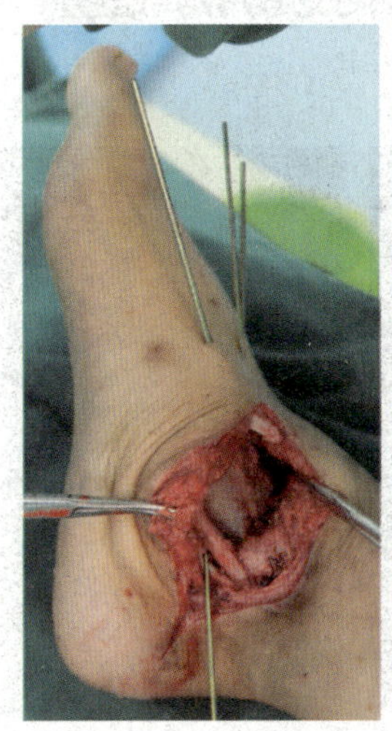
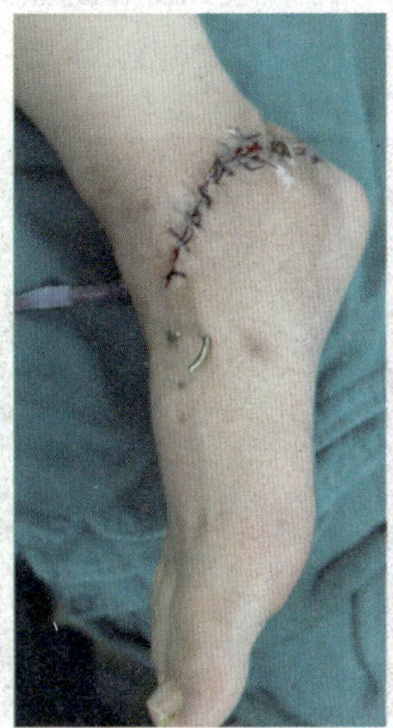
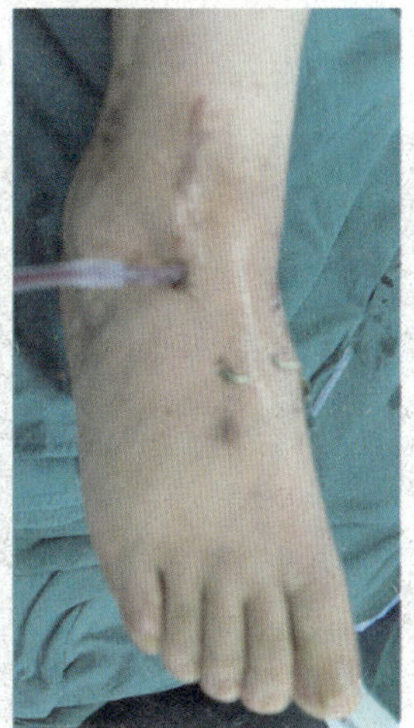

病例 66-13　第 2 次手术中情况（韩清銮 供图）

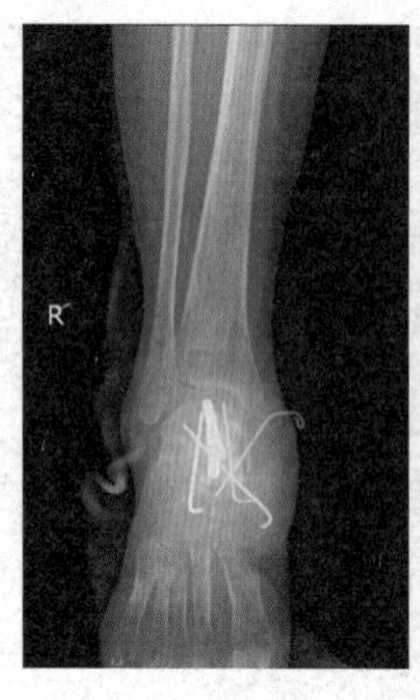

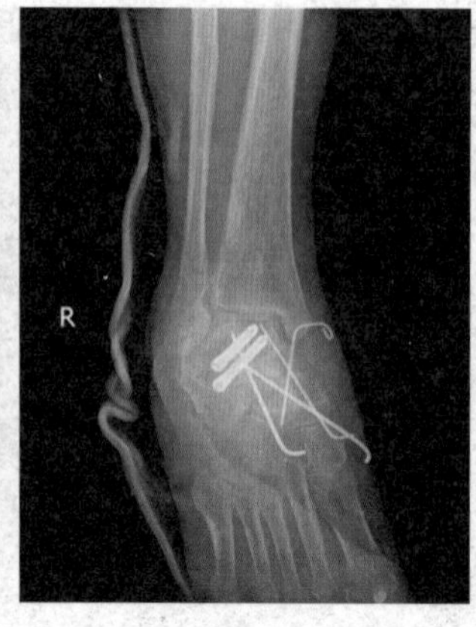

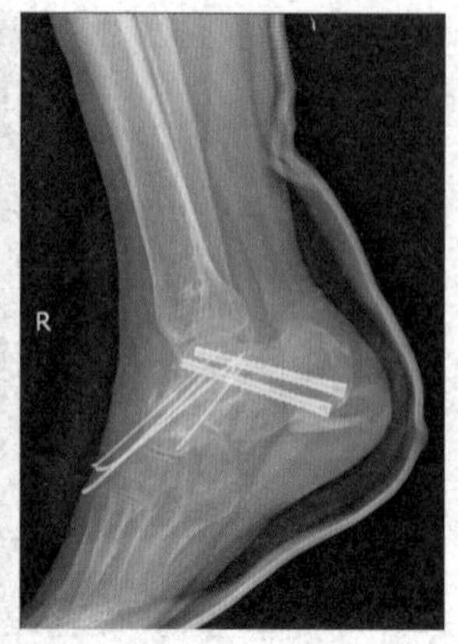

病例 66–14　植骨并三关节融合术后 X 线

3. 随访情况

关节融合术后 1.5 个月（病例 66–15 图示），拔出克氏针，行踝关节不负重功能锻炼，术后 3 个月部分负重功能锻炼，术后 4 个月完全负重功能锻炼。术后 8 个月复查，患者行走自如，无疼痛，踝关节伸屈活动范围轻度受限（病例 66–16 图示）。

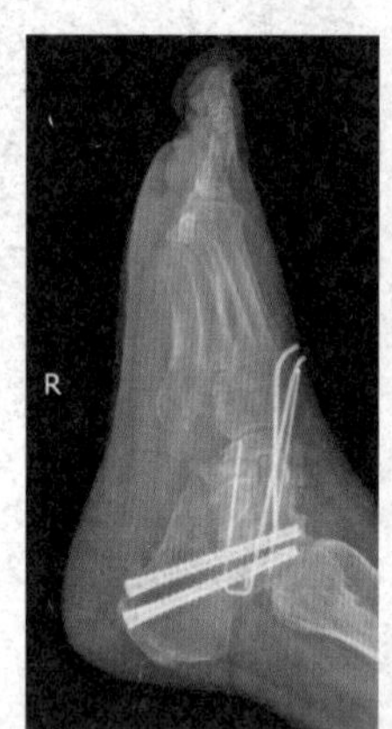

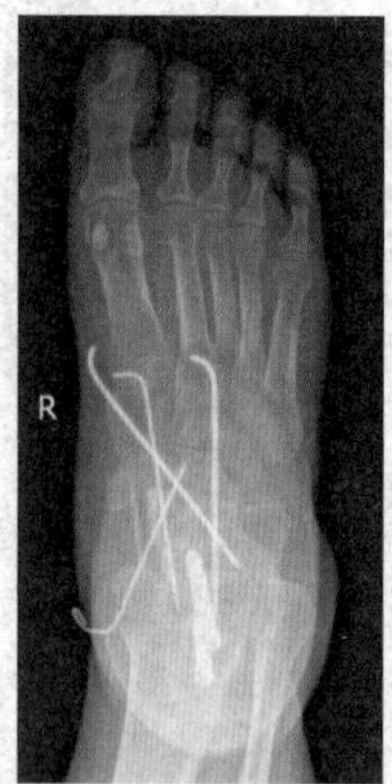

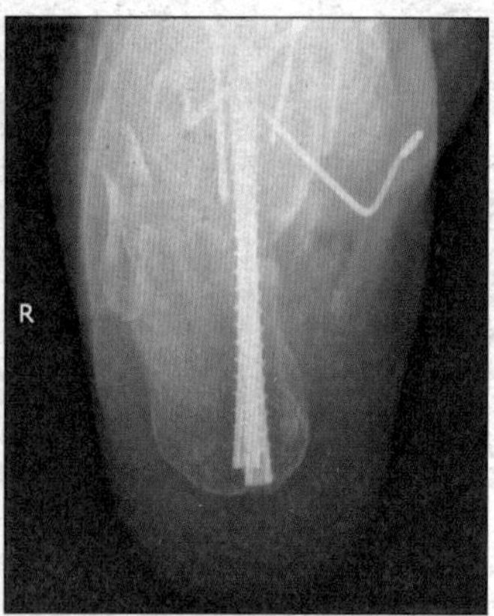

病例 66–15　三关节融合术后 1.5 月

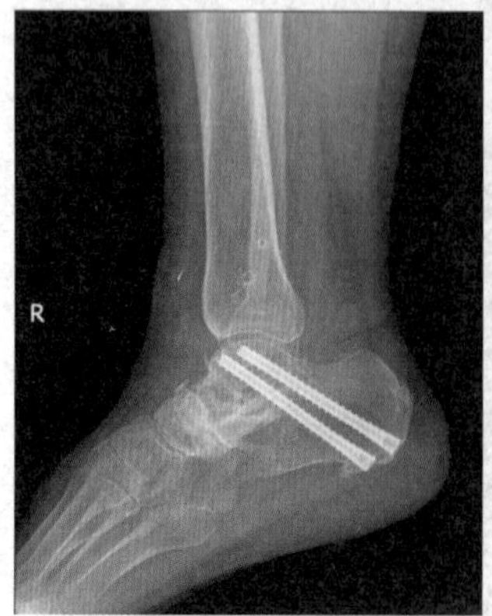

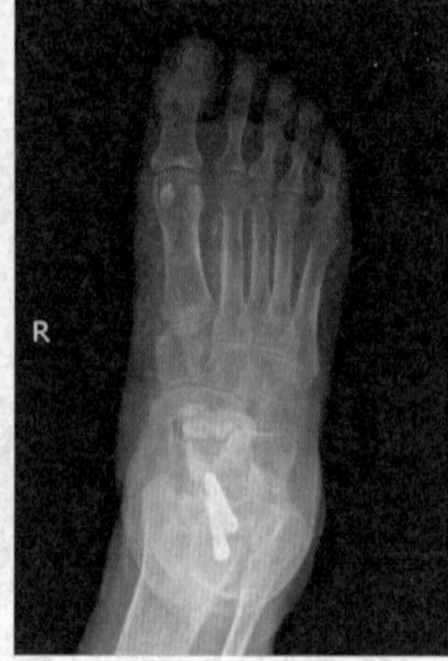

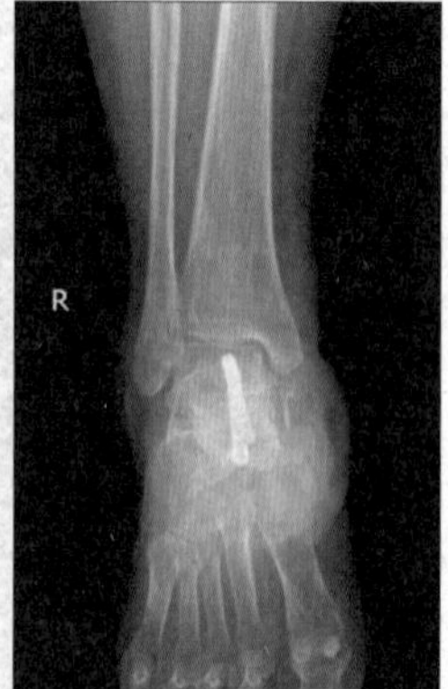

病例 66–16　三关节融合术后 8 个月

四、诊疗经验

1. 不典型关节结核诊断较困难，其原因有：抗生素的普遍应用致关节结核症状不典型；初次接诊医师因病例症状不典型和辅助检查不支持，故考虑诊断关节结核意识不强；病灶含菌量低，致抗酸染色阳性率低，甚至因受人背景基因多的影响致 PCR 阳性率亦不高。

2. 关节结核如关节面没有严重破坏情况，可以进行保关节治疗。本病例首次关节镜手术行踝关节镜下滑膜切除，虽然未药物抗痨治疗，但起到了减轻踝关节感染程度的作用，而其他未清理的关节病变持续加重；确诊后足量、有效的抗结核治疗，进一步保护了踝关节。

3. 关节结核治疗的顺序：抗痨治疗—症状减轻后手术行感染灶清理＋骨水泥植入—炎症消退病灶稳定后给予混合链霉素植骨关节融合—继续足量足疗程抗痨治疗。

（编辑：延章兴　审阅：栗威）

病例六十七　踝关节骨关节炎

一、病历摘要

患者女，51 岁，3 年前无明显诱因出现右踝关节疼痛不适，休息后可稍缓解，劳累后疼痛加重。既往体健。专科查体：右踝关节肿胀，踝关节周围无皮肤破溃，皮温不高，踝前及内踝间隙处压痛明显，踝关节主被动屈伸活动受限，术前 VAS 评分 5 分，AOFAS 评分 55 分。行 X 线及 CT 检查提示：右踝骨关节炎，距骨囊变（病例 67-1 图示）。

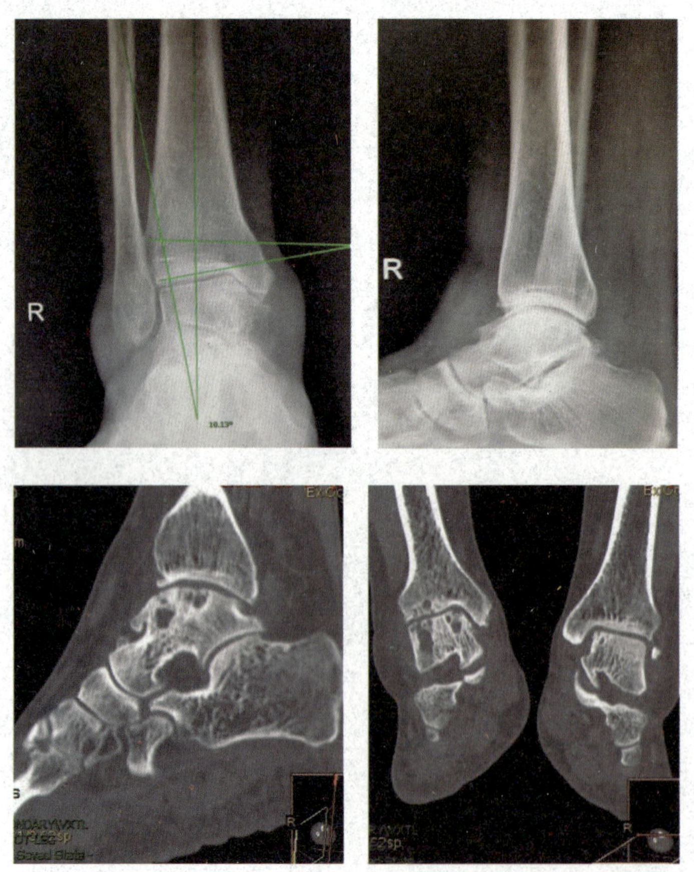

病例 67-1　术前 X 线片及 CT 显示为踝关节骨关节炎、距骨坏死并囊性变

二、入院诊断

右踝骨关节炎（Takakura3B 期）。

三、诊疗经过

1. 入院后检查

入院后完善术前常规检查，排除手术禁忌。

2. 治疗情况

在静吸复合麻醉下行右踝全踝关节置换术，术中采用 Inbone II 踝假体，术中在定位架上定位后截骨安装假体，术中透视见假体安放位置满意（病例 67–2 图示）。

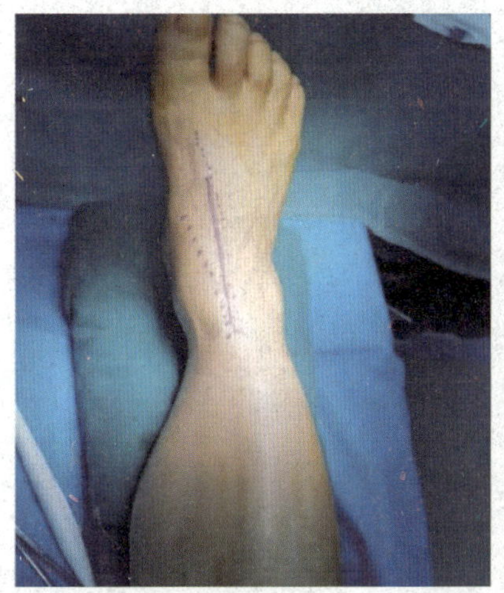
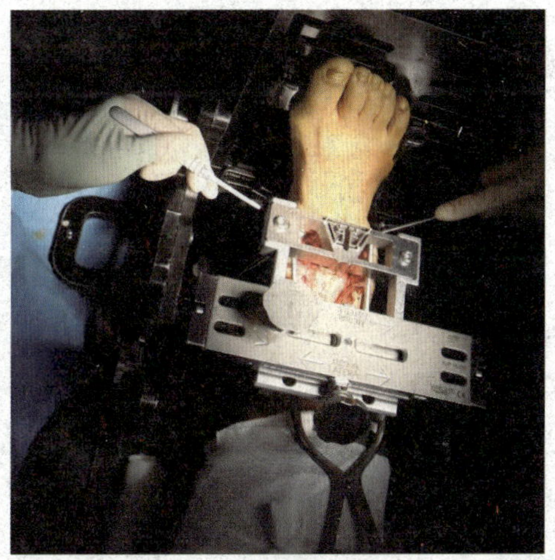
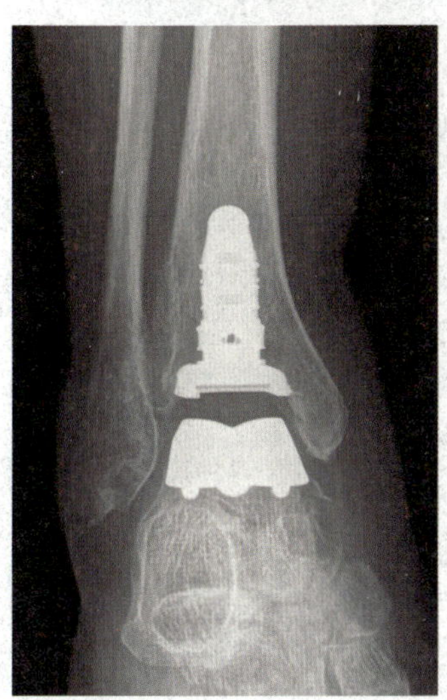
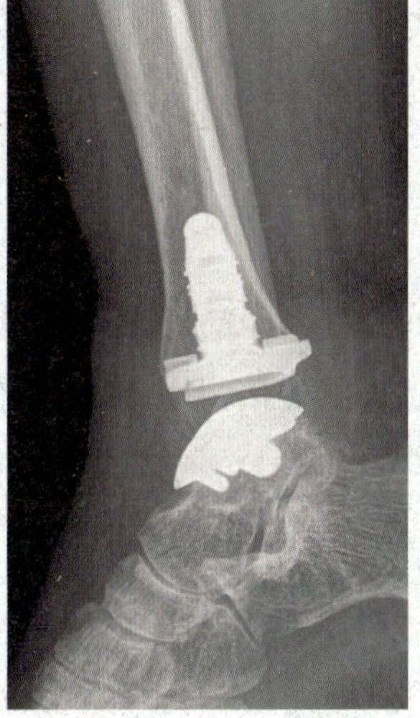
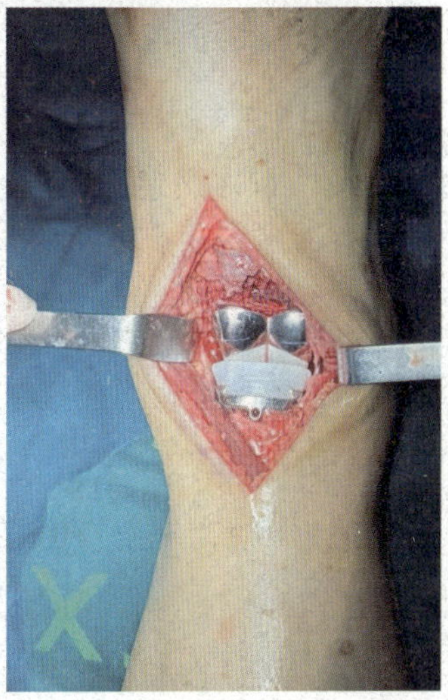

病例 67–2　踝前切口，在定位架上定位后截骨，术中透视见假体安放位置满意（韩清銮 供图）

3. 随访情况

术后1年随访，刀口愈合良好，VAS评分1分，AOFAS评分90分（病例67-3图示）。

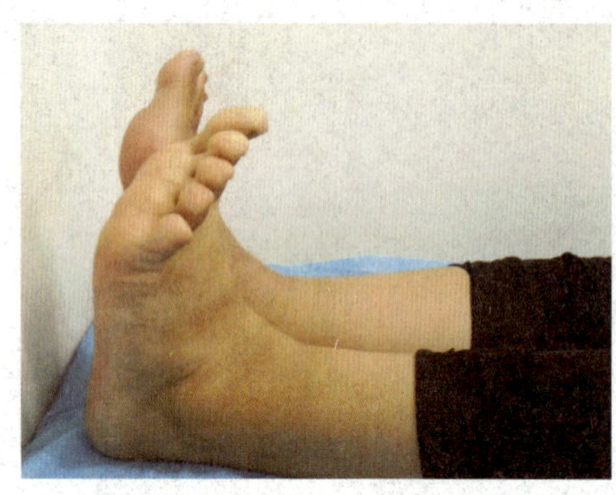
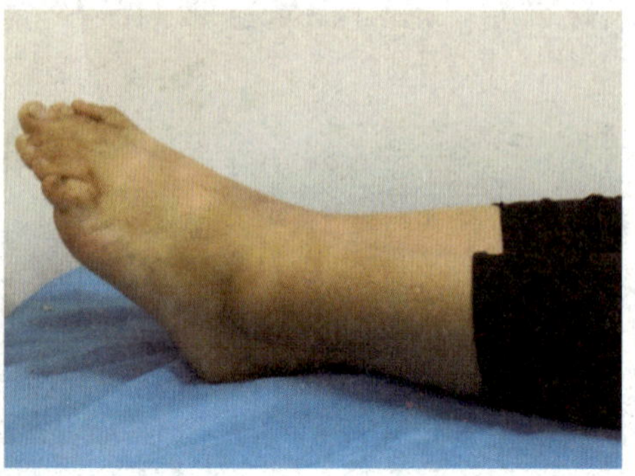

病例 67-3　术后 1 年随访，踝关节无疼痛不适，主动屈伸活动可（韩清銮 供图）

四、诊疗经验

踝关节骨关节炎 Takakura 分期：1 期：软骨下骨硬化和骨赘形成，关节间隙无狭窄；2 期：内侧关节间隙狭窄；3 期：内侧软骨下骨接触，关节间隙不清晰，其中 3a 为单纯内侧沟显示不清，3b 为内侧沟不清晰延伸至距骨穹窿；4 期：全关节软骨下骨接触，关节间隙不清晰。对于 1 期 /2 期的患者往往通过口服药物保守治疗，对于 3 期的患者可考虑踝上截骨保踝治疗，但对于疼痛严重的老年患者往往想通过一次手术解决疼痛，踝关节融合也是一个不错的选择，对于 4 期终末期踝关节炎可考虑行关节融合或是行踝关节置换手术。

1. 踝关节置换术：（1）踝关节置换术是采用人工关节替换有病变的关节表面，达到无痛和保留活动度的治疗方法；（2）术前要仔细评估下肢及后足力线，如存在踝关节内翻畸形及后足跟骨内翻畸形术中必要时行踝上截骨或跟骨外翻截骨矫正下肢力线；（3）术中检查外侧副韧带稳定性，如假体安装后活动踝关节发现关节不稳，术中必要时行外侧副韧带修复。

2. 踝关节置换虽能保留无痛且能活动的踝关节，但该术式费用较高且假体具有一定的使用寿命，对于不能接受置换的患者踝关节融合术仍然是不错的选择。胫距关节融合所采取的固定方式主要包括空心螺钉、锁定接骨钢板、逆行髓内钉等。空心螺钉固定遵循加压融合理论，但稳定性不够，尤其不适合骨质疏松的患者。髓内钉属于中心型固定，符合生物力学原则，但更适合踝关节和距下关节同时需要融合的患者。临床上我们采用空心加压螺钉联合外侧锁定钛板联合固定疗效满意（病例 67-4、病例 67-5、病例 67-6 图示）。

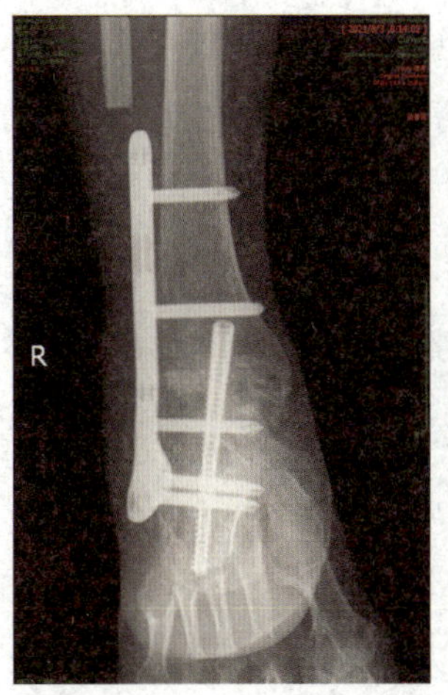

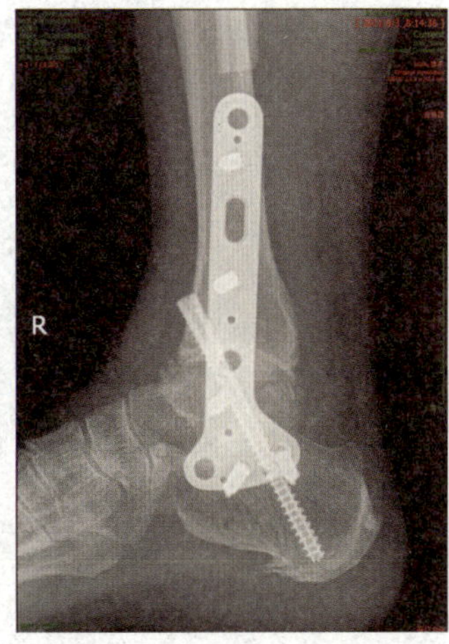

病例 67-4　术中行腓骨远端截骨显露胫距及跟距关节，处理软骨面后腓骨头松质骨植骨，空心螺钉联合外侧钛板固定

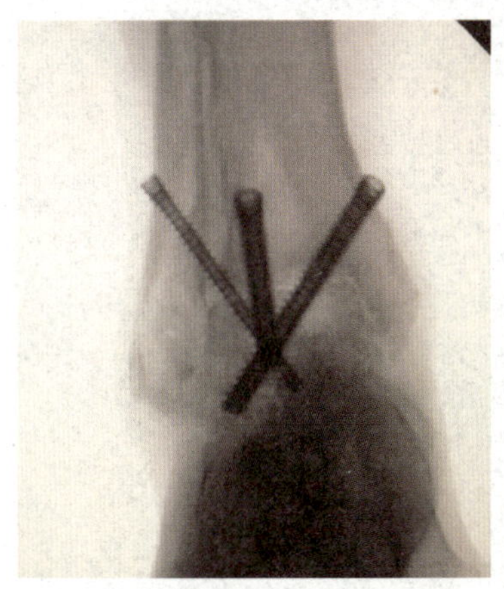
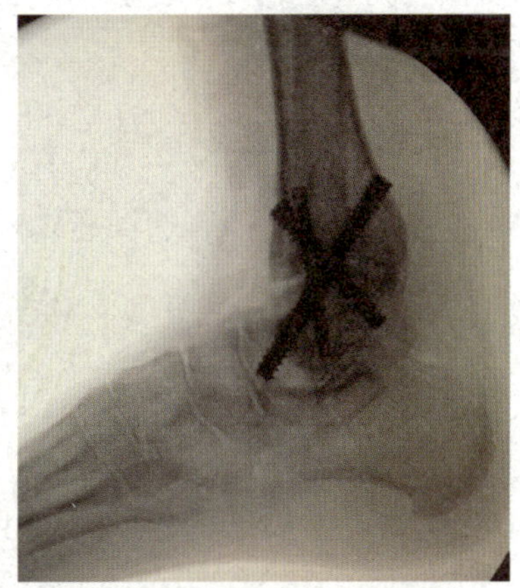

病例 67-5　术中行前正中入路，清理踝关节关节面后 3 枚无头空心加压螺钉固定

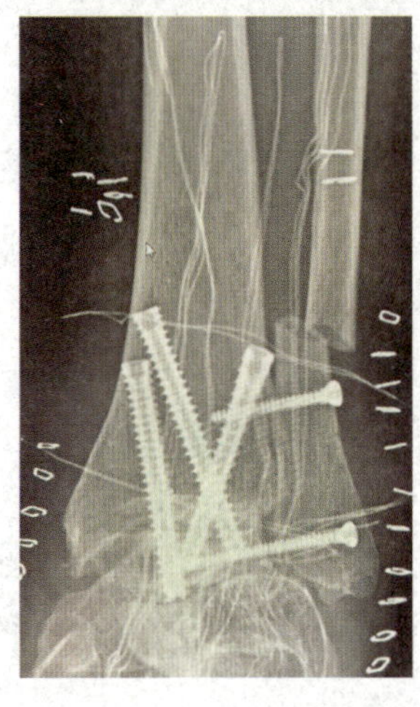
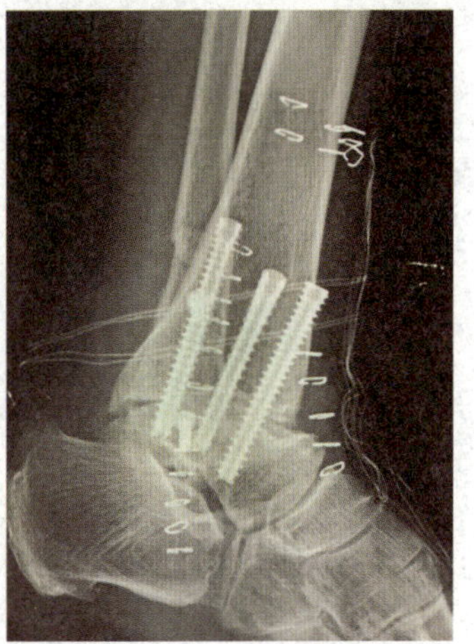

病例 67-6　术中行经腓骨截骨外侧入路，清理踝关节关节面后 3 枚空心加压螺钉固定，游离腓骨支撑固定

3. 如距骨出现明显缺血坏死，距骨血运差，单纯行胫距关节融合骨不愈合可能大，同时行跟距关节融合后通过跟骨骨面渗血滋养可增加骨愈合机率。如果跟距关节退变明显，出现距下关节疼痛不适，也应考虑一并融合跟距关节。

（编辑：张清林　审阅：范洪进）

病例六十八　距骨骨软骨损伤

一、病历摘要

患者男，46 岁，扭伤后右踝关节疼痛 2 年余，既往体健。专科查体：右内踝周围无明显肿胀，压痛点在内踝前内侧，深压痛，内翻应力实验阴性，踝关节纵向叩击试验阳性，踝关节主动伸屈活动可（病例 68–1 图示）。

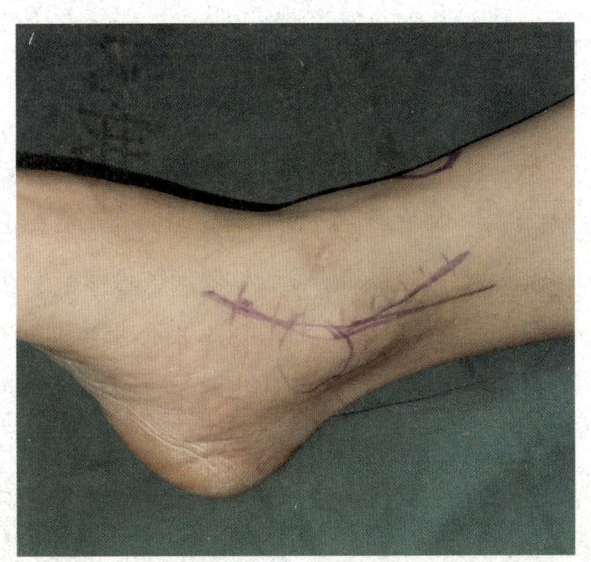

病例 68–1　右内踝前内侧深压痛，压痛点在标识处（张光辉 供图）

二、入院诊断

右距骨骨软骨损伤。

三、诊疗经过

1. 入院后检查

术前完善 MRI 检查见距骨骨软骨损伤（病例 68–2 图示）。

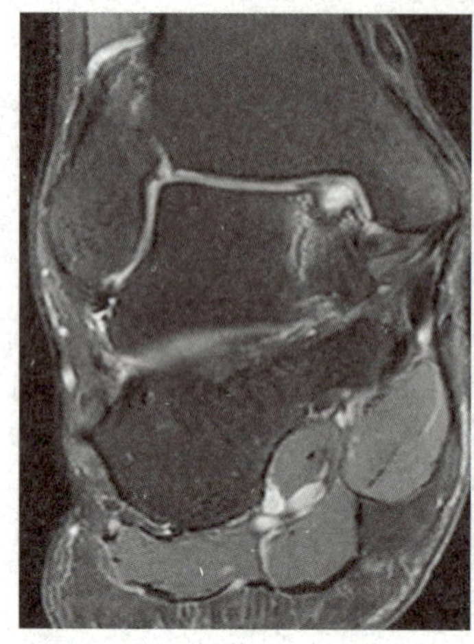

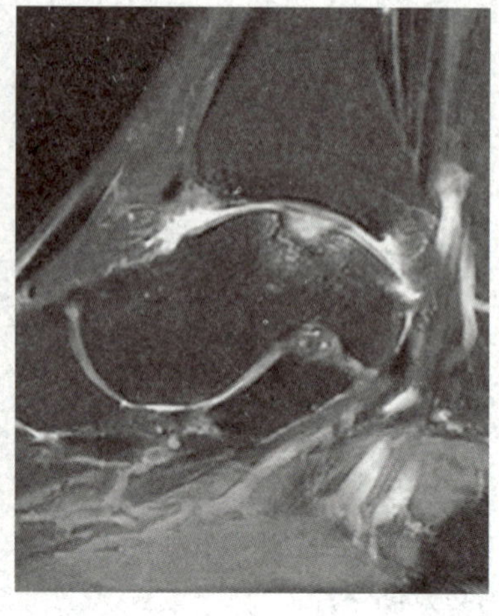

病例 68-2　术前 MRI 见距骨软骨损伤

2. 治疗情况

在全麻复合神经阻滞麻醉下行右内踝三平面截骨联合自体带骨膜髂骨移植术。手术于踝关节内侧作 7cm 长弧形切口，向两侧分离显露内踝及前方关节囊，行内踝三平面截骨，应用微型摆锯先后在水平面、矢状面及冠状面截骨，水平面截骨位置距离胫骨远端关节面约 1.5~2.0cm，矢状面截骨位置距离胫骨内侧壁约 1.5~2cm，具体可根据距骨病灶位置调整，一般不超过胫骨远端关节面的内侧 1/2，冠状面截骨位置为内踝的前 1/3~2/3，也根据距骨病灶位置调整。应用骨刀轻柔截开最后相连的骨质，向后下方掀起内踝从而显露踝关节。用刮匙刮除病变骨软骨形成骨槽，生理盐水冲洗囊腔。而后于对侧髂骨做 5cm 斜行切口，取带骨膜髂骨，适当修整成型后置入骨槽，压紧移植骨，保证移植骨面相较周围关节面低约 1mm。术中透视观察距骨关节面平滑程度，满意后冲洗关节面，将内踝复位，并用 3 枚空心螺钉固定内踝关节（病例 68-3 图示）。

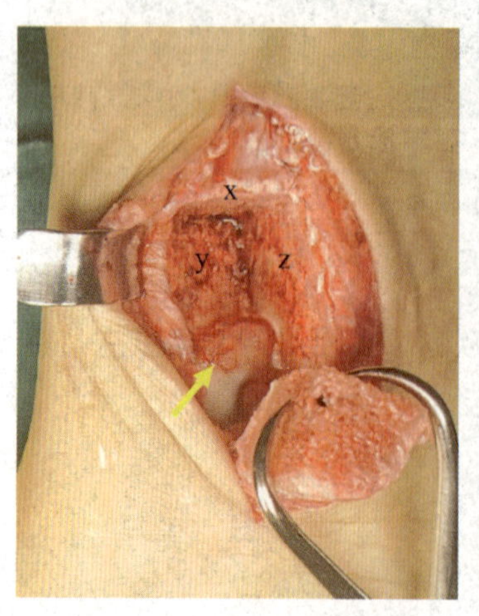

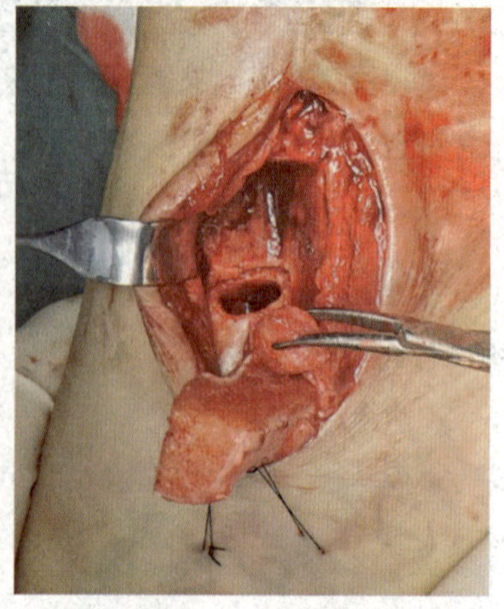

病例 68-3　内踝三平面截骨并行带骨膜髂骨移植（张光辉 供图）

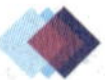

3. 随访情况

术后 3 月复查踝关节活动良好，行走无疼痛，X 线片见植骨愈合（病例 68–4、病例 68–5 图示）。

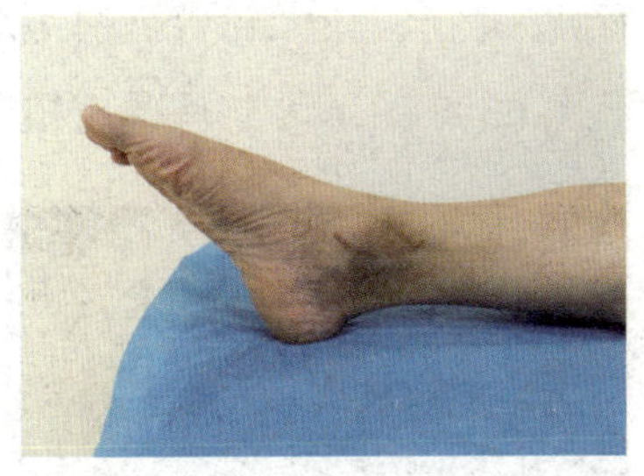
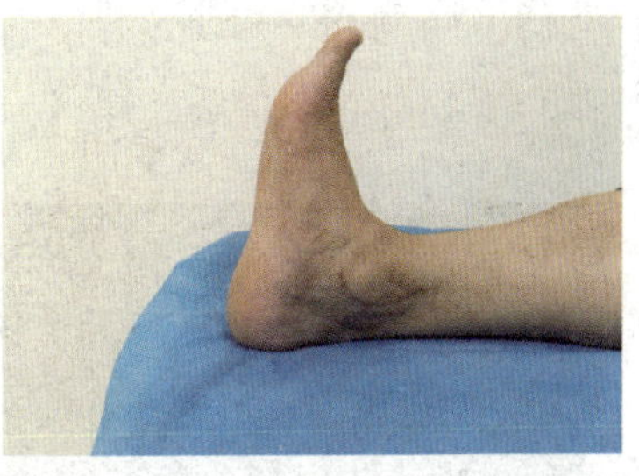

病例 68–4　术后 3 月踝关节活动良好，行走无疼痛（张光辉 供图）

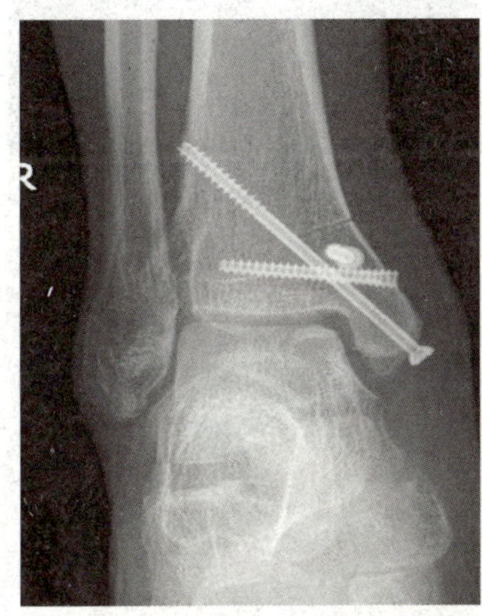

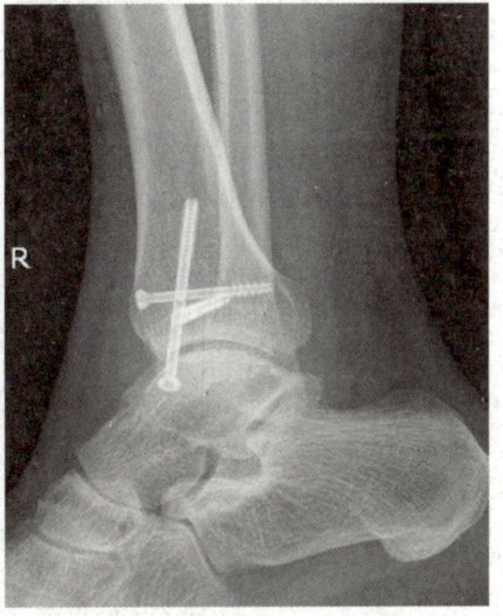

病例 68–5　术后 X 线可见截骨面对位良好，螺钉内固定在位，距骨顶关节面平整

四、诊疗经验

1. 距骨骨软骨损伤一般发生在踝关节创伤后，亦可以无明显外伤。发生于创伤之后的一般称为距骨软骨骨折，无明显创伤的一般称为剥脱性骨软骨炎。前者发生距骨软骨骨折，之后出现距骨软骨退变分离，软骨下骨坏死，囊肿形成等一系列病理改变，而后者亦可出现类似的病理改变，好发于距骨滑车的前外侧或后内侧。Berndt 分型：1 型为软骨下骨质压缩；2 型为骨软骨部分骨折；3 型为骨软骨完全骨折，无移位；4 型为骨软骨完全骨折有移位。而基于 MRI 诊断距骨骨软骨损伤分型为：I 型：仅有软骨损伤；IIa 型：软骨损伤，软骨下骨骨折，周围骨组织水肿；IIb 型：软骨损伤，软骨下骨骨折，无周围骨组织水肿；III 型：骨软骨块分离但无移位；IV 型：骨软骨块分离移位；V 型：软骨下囊肿形成。随着关节镜技术的成熟，镜下分型为：1 型：软骨完整，较坚韧；2 型：软骨完整，触之较软；3 型：软骨软化，表面不光滑。

2. 治疗：急性损伤，Berndt 分型 1 型限制活动，减少运动；2 型石膏外固定 6 周左右；3 型损伤，症状明显需要手术治疗，症状不明显可暂时给予石膏外固定，如后期症状明显可手术。4 型需要手术治疗，我们的原则一般直径 <1cm 的软骨损伤行关节镜下磨除软骨或软骨下骨（病例 68-6 图示），同时行微骨折，较大的骨折块可用可吸收螺钉固定，合并囊肿的需要经距骨颈逆行植骨（病例 68-7 图示）或马赛克植骨等。

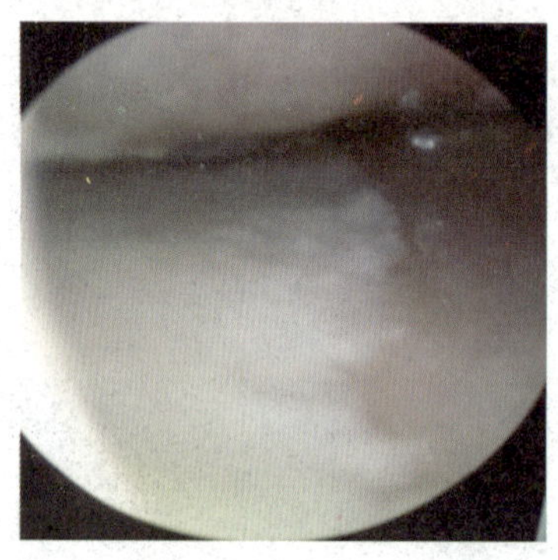
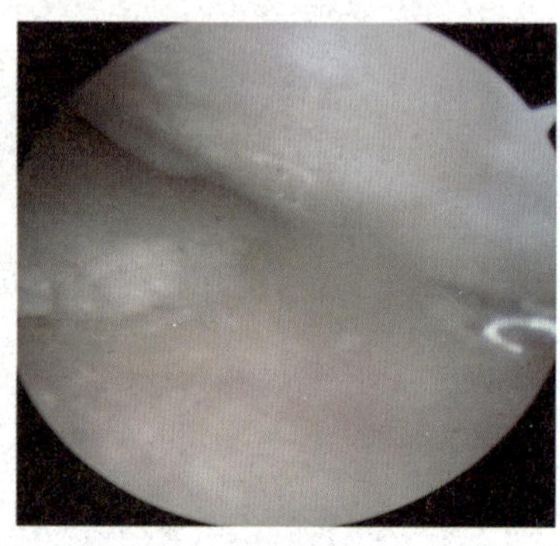

病例 68-6　关节镜下见距骨软骨缺损，清理病变软骨，软骨下骨行微骨折手术治疗（魏本磊 供图）

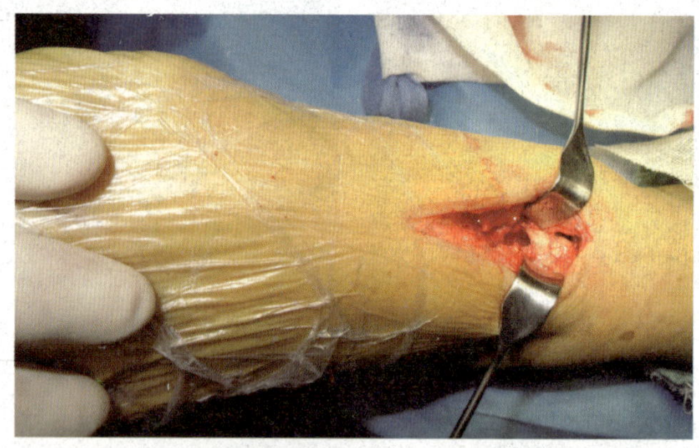
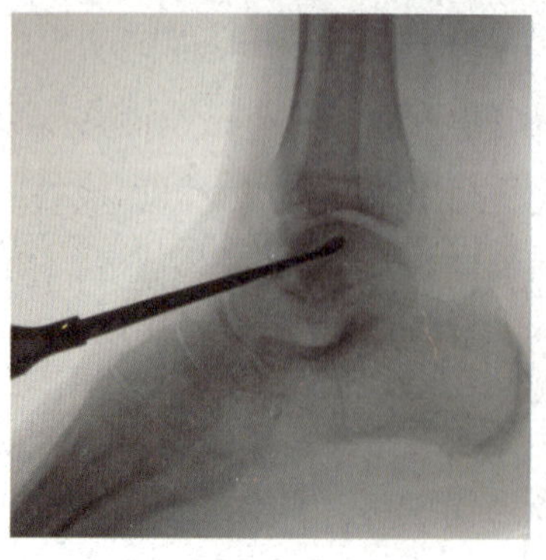
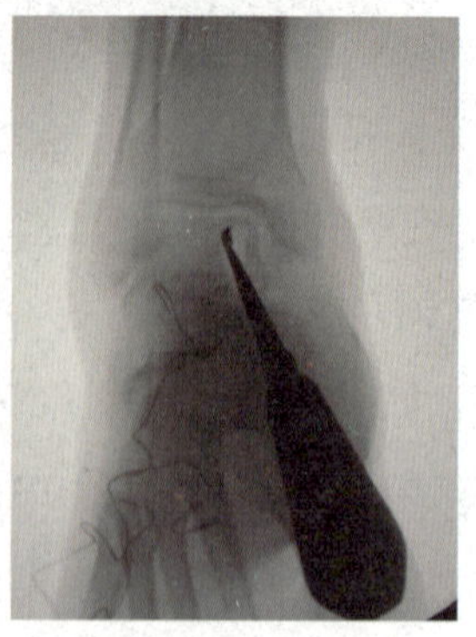

病例 68-7　定位后经距骨颈逆行植骨

（编辑：魏本磊　审阅：韩清銮）

病例六十九　Müller-Weiss 病

一、病历摘要

患者女，70 岁，因右踝关节肿痛 2 月入院。专科查体：右踝关节肿胀，踝关节弥漫压痛，以踝前压痛明显，踝关节活动轻微受限，足趾伸屈活动可，足部血运、感觉正常。拍片提示：右足舟骨骨质结构紊乱，骨质密度不均。MRI 及 CT 见足舟骨碎裂、压缩（病例 69-1、69-2 图示）。

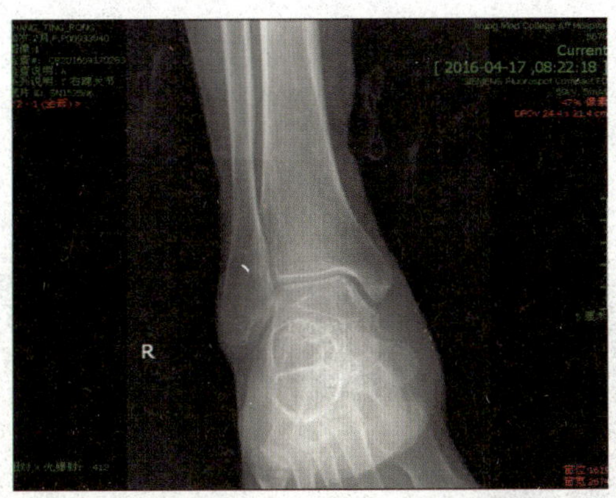

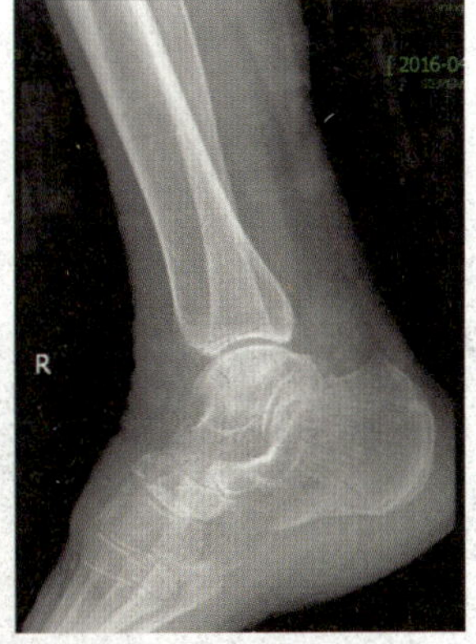

病例 69-1　X 线片提示足舟骨骨质结构紊乱，骨质密度不均

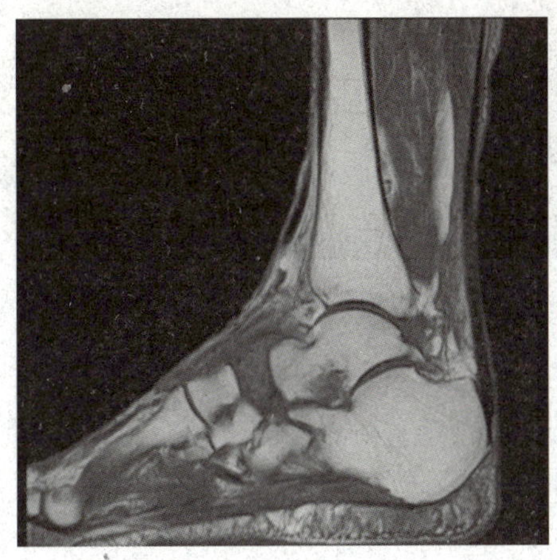
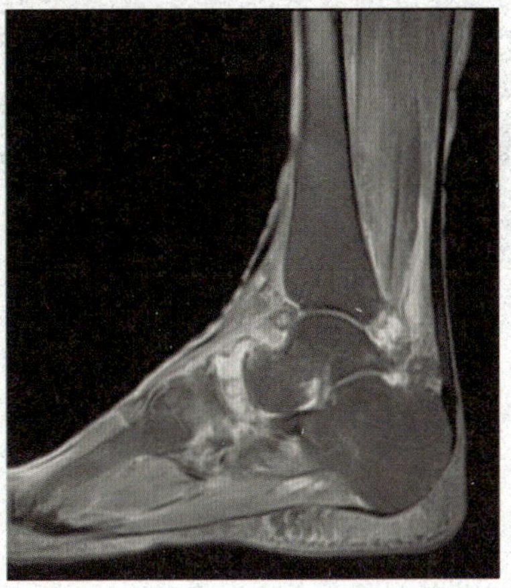

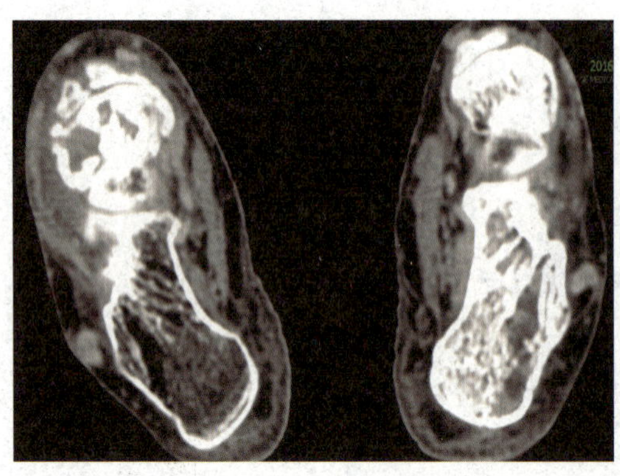
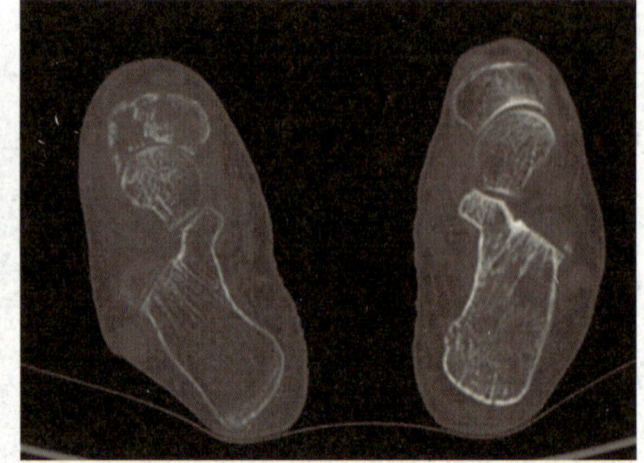

病例 69-2　MRI 及 CT 见足舟骨碎裂、压缩，距骨头与楔骨之间距离减少，后足内翻畸形明显

二、入院诊断

右足舟骨坏死（Müller-Weiss 病）。

三、诊疗经过

1. 入院后检查

完善术前常规检查。

2. 治疗情况

在全麻复合神经阻滞麻醉下行右足距舟楔关节融合术（病例 69-3 图示）。

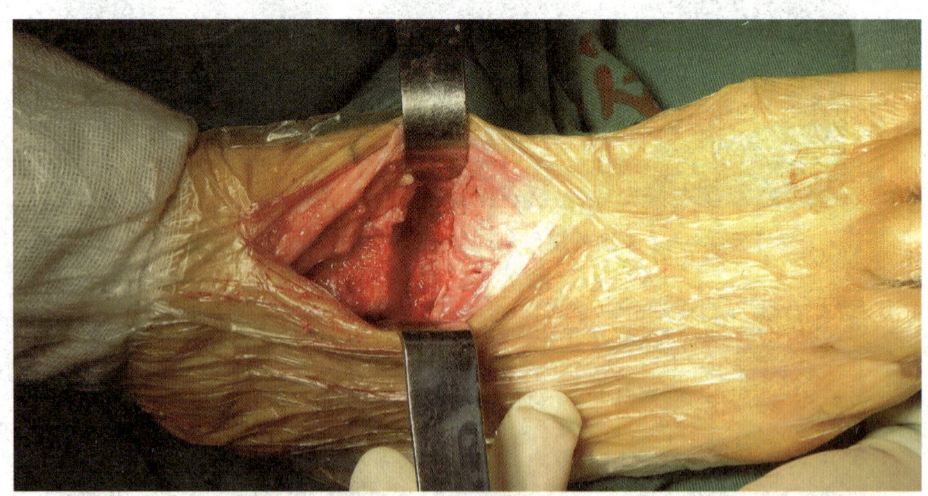

病例 69-3　术中咬除硬化舟骨及关节面，梯形截骨植骨关节融合（韩清銮 供图）

3. 随访情况

术后 2 周随访切口愈合，X 线片见植骨融合处位置满意（病例 69-4 图示）。术后 1 年患者行走无疼痛，手术取出内固定物。

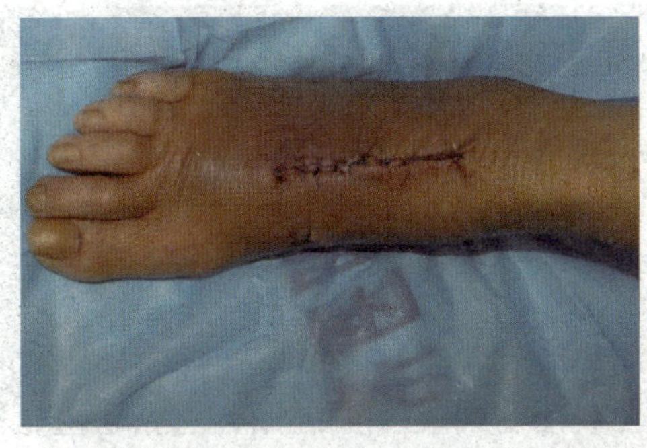
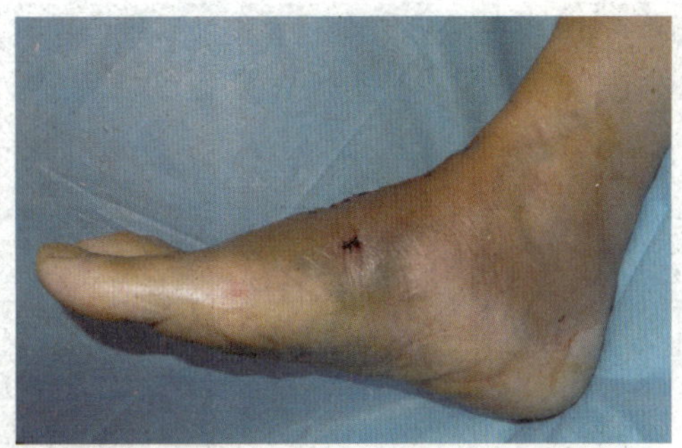
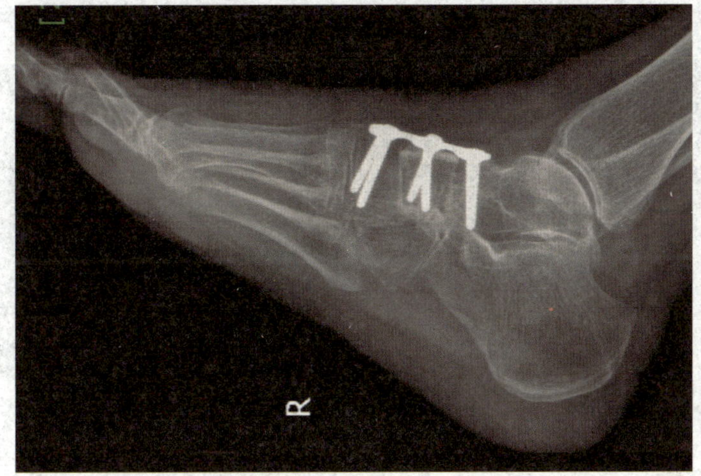

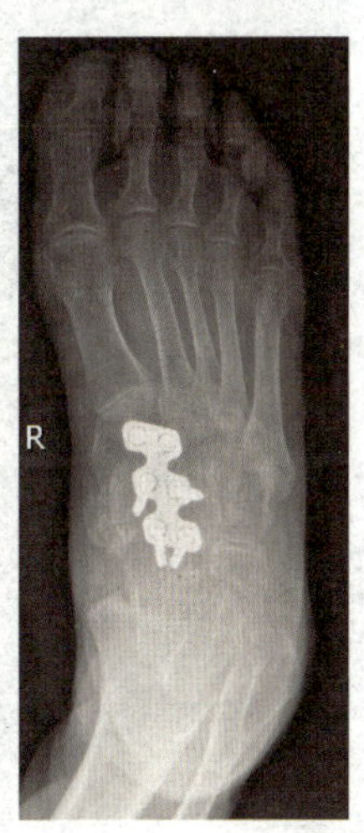

病例 69-4　术后随访情况（韩清銮 供图）

四、诊疗经验

1.Müller-Weiss 病是一种少见的发生在成年人的自发的足舟骨坏死性疾病。多发生在老年女性，以中后足慢性疼痛、舟骨压缩性畸形和跟骨进行性内翻为主要特点。

2. 分期：1 期存在不易察觉的距下关节内翻。2 期距下关节内翻，有高弓足表现，M-T 角指向足背，距骨头向足背半脱位，距骨头与跟骨的前突重叠减少，跗骨窦呈现孔洞样影像。3 期足弓降低，后足持续内翻，足舟骨碎裂或压缩，M-T 角（Meary-Tomeno 角，负重侧位 X 线片上的距骨轴线与第 1 跖骨轴线的交角）接近 0°，距骨头与楔骨之间距离减少（病例 69-5 所示）。4 期后足内翻畸形明显，足弓明显降低，足舟骨进一步被压缩，M-T 角指向足底（病例 69-6 所示）。5 期足舟骨完全被挤压，形成距楔关节。

3. 早期（1、2 期）保守治疗，后期（3、4、5 期）病变仅累及距舟关节的行距舟关节融合、病变累及距舟楔关节的行距舟楔关节融合、病变累及距舟和跟骰关节等行三关节融合，如有跟骨内翻明显同时需要行跟骨截骨等。

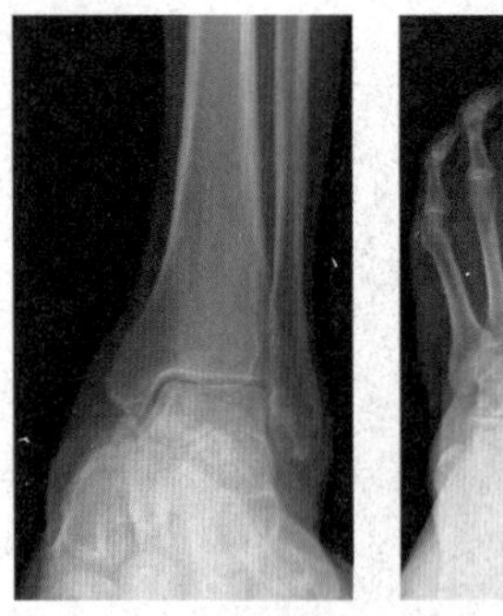
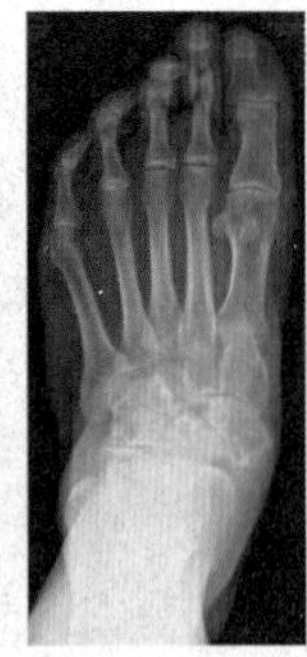
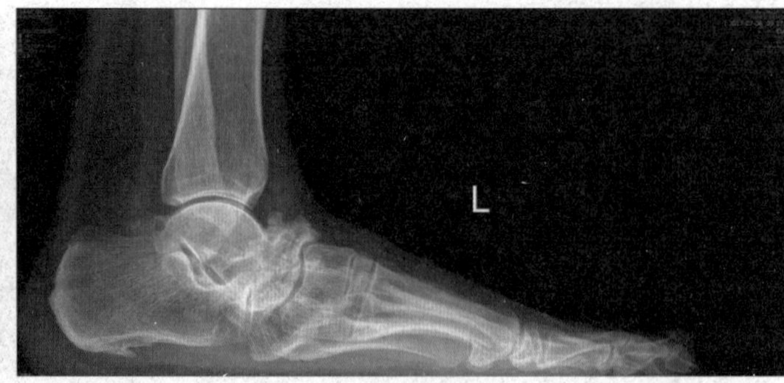

病例 69-5　足弓降低，后足内翻，足舟骨碎裂或压缩，距骨头与楔骨之间距离减少

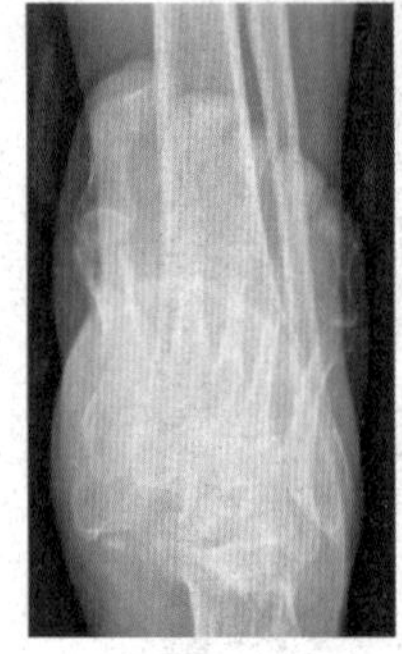
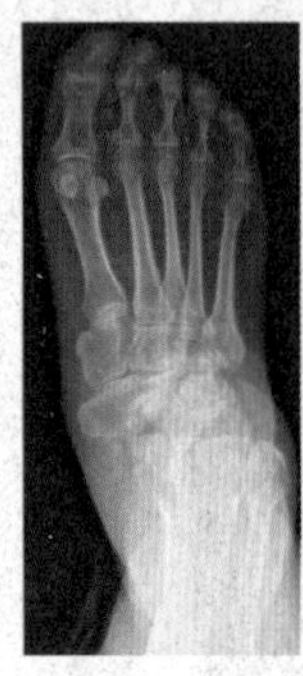
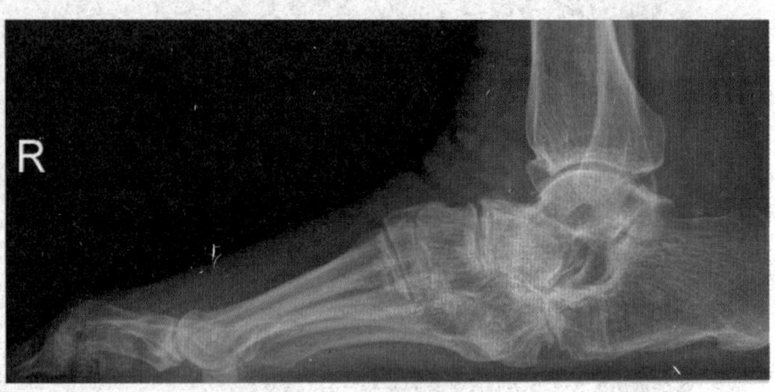

病例 69-6　足内翻畸形明显，足弓明显降低，足舟骨进一步被压缩，M-T 角指向足底

（编辑：魏本磊　审阅：韩清銮）

病例七十　距骨坏死

一、病历摘要

患者女，58 岁，因右踝外伤后关节肿痛 6 年入院。专科查体：右踝关节肿胀，踝关节弥漫压痛，跗骨窦压痛明显，踝关节、距下关节活动受限明显，足趾伸屈活动可，足部血运、感觉正常。拍片提示：右足距骨坏死并踝关节、距下关节炎表现（病例 70–1 图示）。

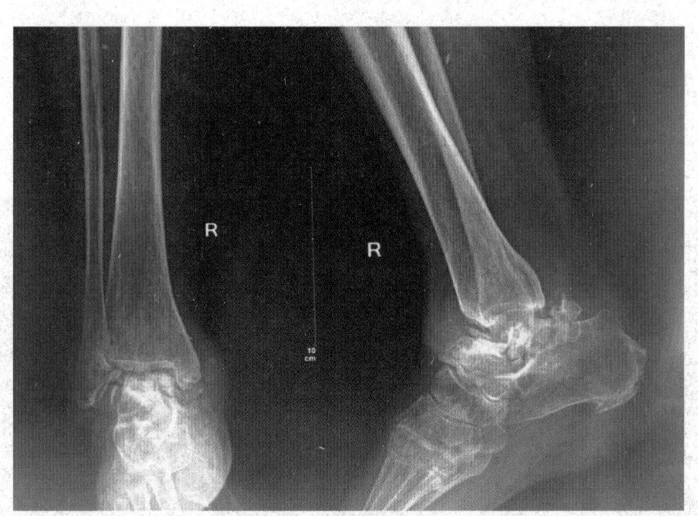

病例 70–1　X 线片提示右距骨坏死

二、入院诊断

右足距骨坏死。

三、诊疗经过

1. 入院后检查

完善术前常规检查。

2. 治疗情况

在全麻复合神经阻滞麻醉下行右胫距跟关节融合术（病例 70–2 图示），因距骨坏死缺损较多，取部分腓骨植骨，并使用克氏针固定舟骨与残存的距骨头及植骨。

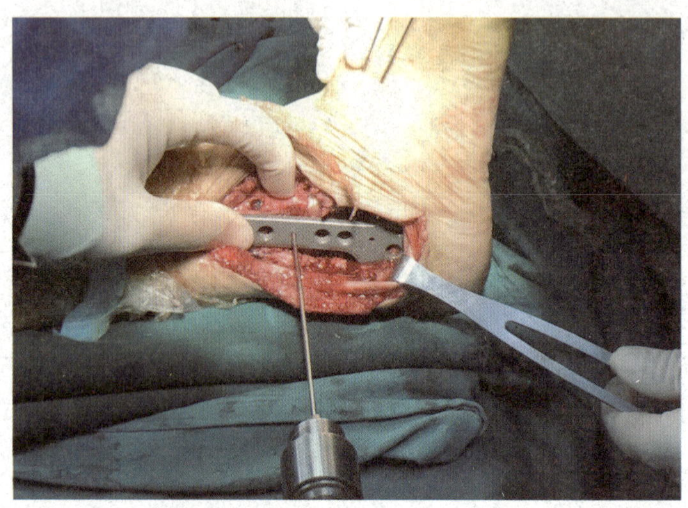

病例 70–2　右胫距跟关节融合术，切除外踝，应用外侧钢板融合（韩清銮 供图）

3. 随访情况

术后 3 月复查见骨折愈合，给予拔除克氏针（病例 70–3 图示）。术后 1 年复查，见右足仍存在部分屈伸活动度，为距舟、舟楔关节活动所致（病例 70–4 图示）。

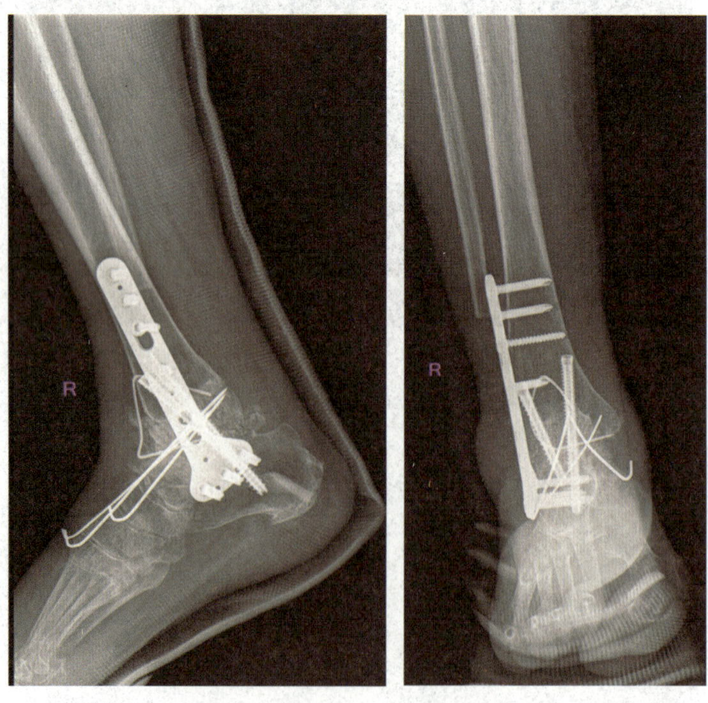

病例 70–3　术后随访见足踝力线良好，融合处骨愈合良好

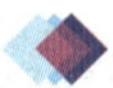

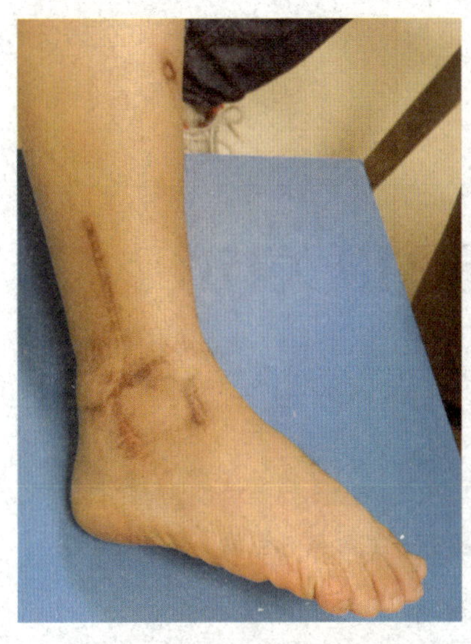

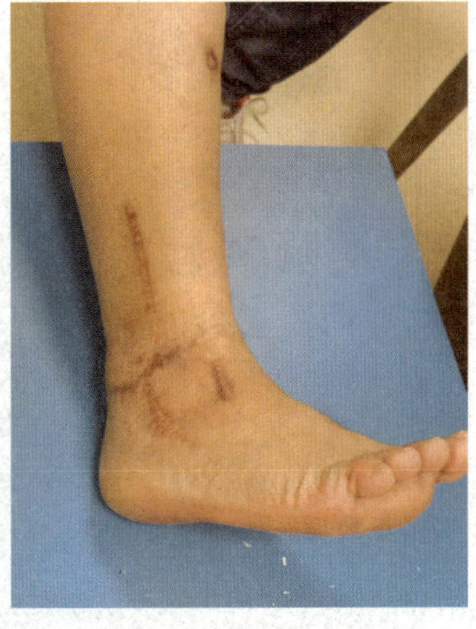

病例 70–4　关节融合术后其余关节代偿活动度（陈磊 供图）

四、诊疗经验

1. 距骨坏死一般为距骨骨折后造成缺血性坏死，约 3/4 为此类；其次为药物所致，常见为应用激素后出现距骨坏死；再就是特发性距骨缺血坏死。

2. 距骨骨折发生后如有条件应尽量采用微创手术方案，避免破坏血供，造成距骨坏死，采用关节镜辅助下行距骨骨折手术能很好的降低距骨坏死发生率。

3. 距骨坏死塌陷并出现踝关节炎表现需要行踝关节融合手术，累及距下关节可能需要行胫距跟融合术，手术中切除坏死的距骨，有血运的部分尽量保留，同时取髂骨或腓骨植骨，避免过多短缩。

（编辑：魏本磊　审阅：韩清銮）

病例七十一　夏科氏关节炎

一、病历摘要

患者男，39 岁，1 年前出现双踝部疼痛不适，逐渐加重，右侧为重。入院查体：双侧踝关节肿胀，右侧明显，右踝关节外翻畸形，踝关节主动被动活动可，踝关节周围压痛明显，足背动脉搏动正常。影像学检查见踝关节骨质破坏，以胫骨远端为著（病例 71–1、病例 71–2、病例 71–3 图示）。

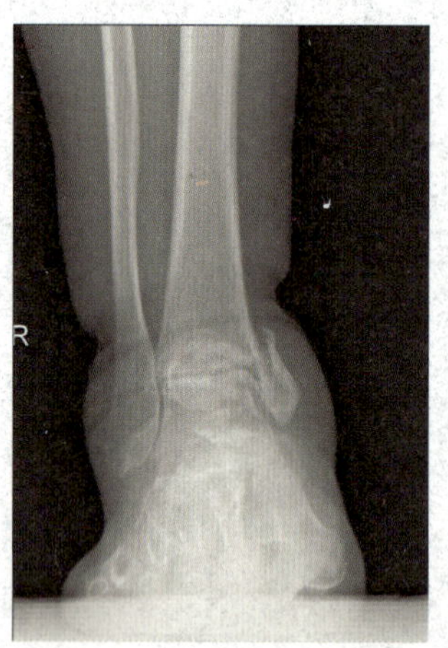

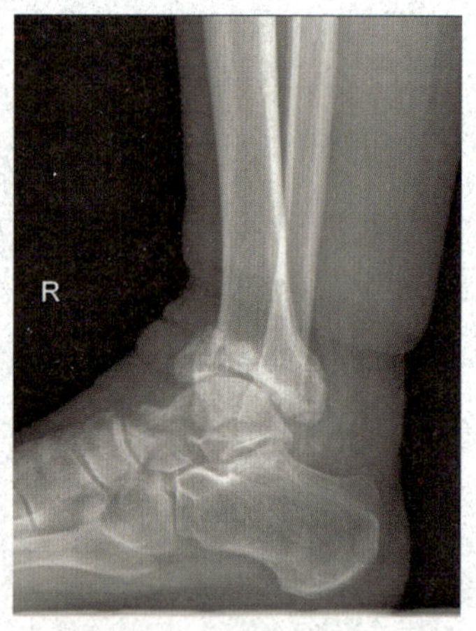

病例 71–1　术前 X 线片

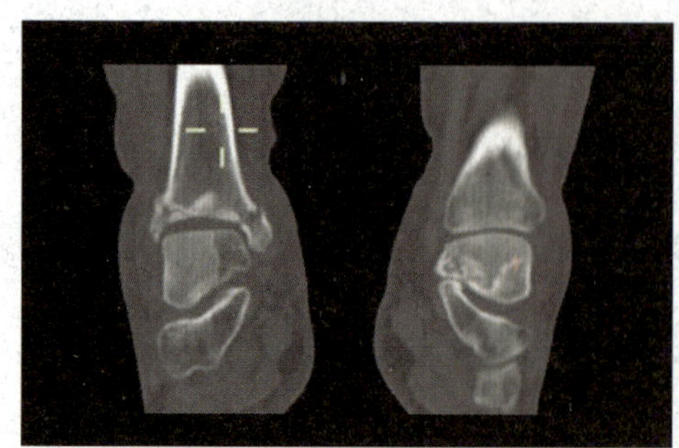
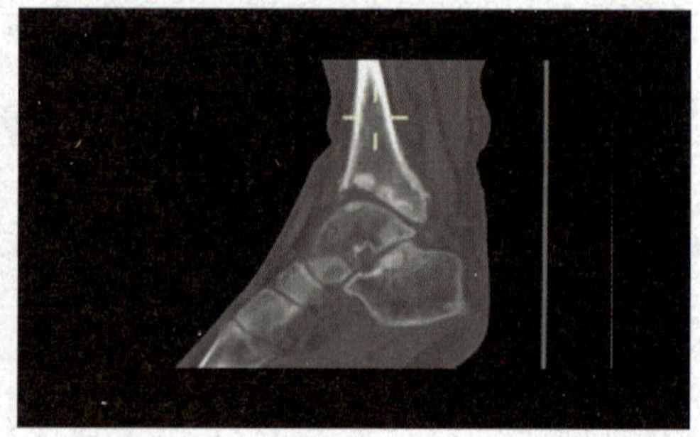

病例 71–2　术前 CT

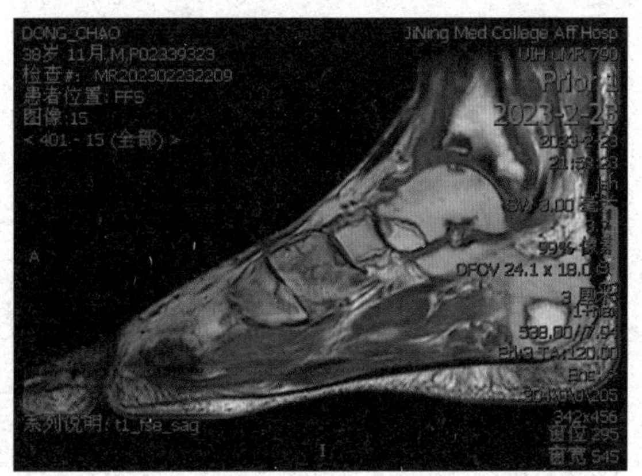

病例 71-3　术前 MR

二、入院诊断

右踝关节夏科氏关节炎。

三、诊疗经过

1. 入院后检查

入院后完善术前常规检查，排除手术禁忌。

2. 治疗情况

在全麻下行右胫距跟关节融合 + 腓骨植骨术。

3. 随访情况

术后 1 月复查 X 线片见融合处骨折线模糊（病例 71-4 图示）。术后 4 月复查，骨折处愈合，患者可正常行走，无疼痛。

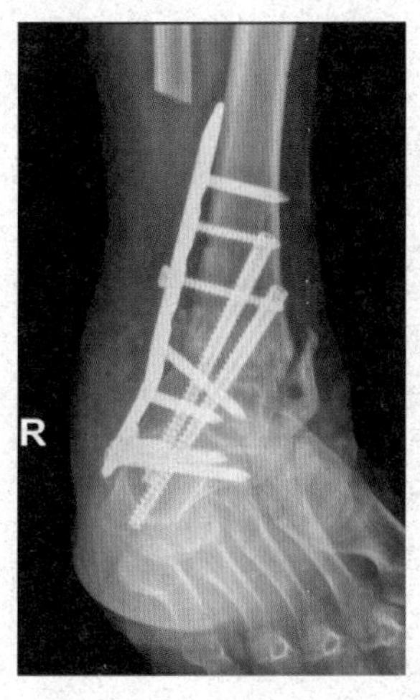

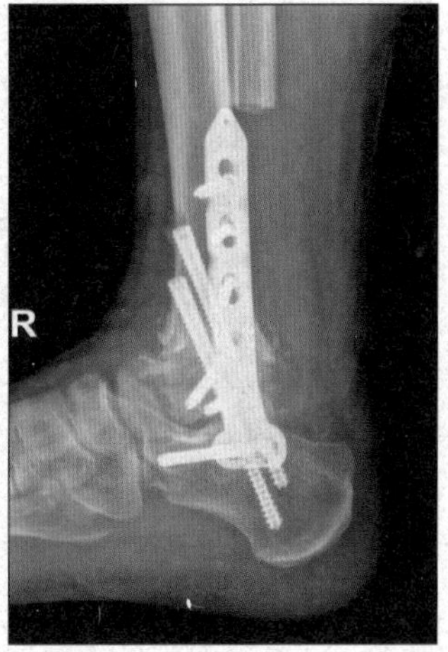

病例 71-4　术后 1 月 X 线表现

四、诊疗经验

1.1868 年 Charcot 首先描述神经性关节病，故也称为 Charcot 关节病。此类疾病为无痛觉所引起，又有无痛性关节病之称。夏科氏关节逐渐肿大、不稳、积液，关节可穿刺出血样液体。肿胀关节多无疼痛或仅轻微胀痛，关节功能受限不明显。关节疼痛和功能受限与关节肿胀破坏不一致为本病之特点。晚期，关节破坏进一步发展，可导致病理性骨折或病理性关节脱位。

2. 手术需注意彻底清理死骨，因缺损较多需大量植骨。夏科氏关节融合失败率较高，内固定方式多选择坚强的髓内钉、钢板固定，或可长期调整加压的外固定架固定。

（编辑：赵振国　审阅：栗威）

病例七十二　Freiberg 病

一、病历摘要

患者女，57 岁，双足疼痛不适 30 余年，半年前疼痛加重并出现右足第 2 跖趾关节背侧隆起并伴有疼痛不适。专科查体：右足踇趾中度外翻畸形，中度旋后畸形，第 1 跖趾关节胫侧红肿、压痛，第 2 跖趾关节处可触及骨性凸起，局部压痛。X 线片见右足踇外翻，第 2 跖骨头增宽、塌陷（病例 72-1 图示）。

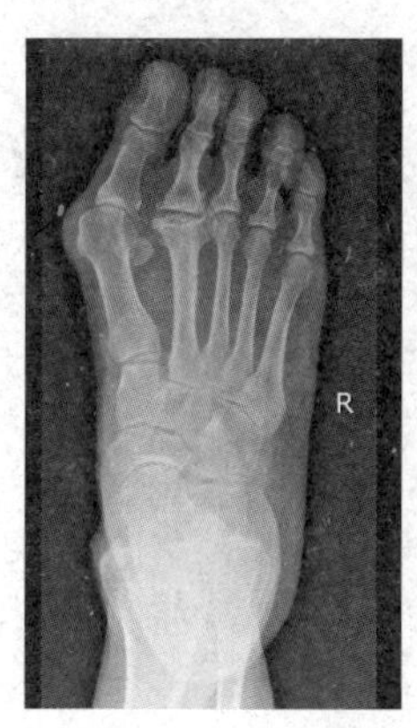

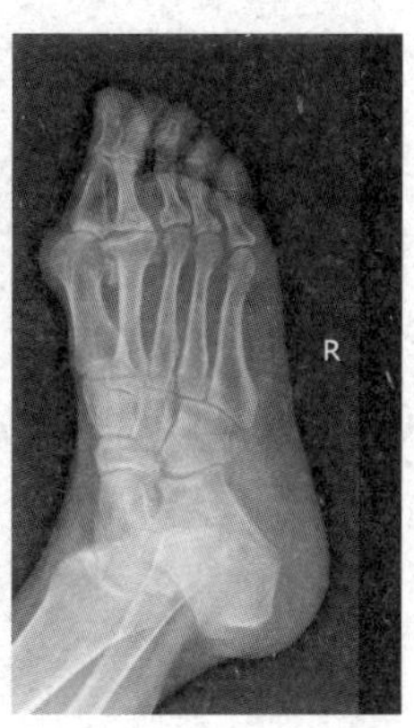

病例 72-1　术前 X 线片

二、入院诊断

Freiberg 病（第 2 跖骨头坏死），踇外翻。

三、诊疗经过

1. 入院后检查

入院后完善术前常规检查，排除手术禁忌。

2. 治疗情况

硬膜外麻醉下行 Chevron 截骨及 Akin 截骨 + 第 2 跖趾关节置换术（病例 72-2 图示）。

3. 随访情况

术后 3 月随访，患者可正常行走，无明显疼痛。

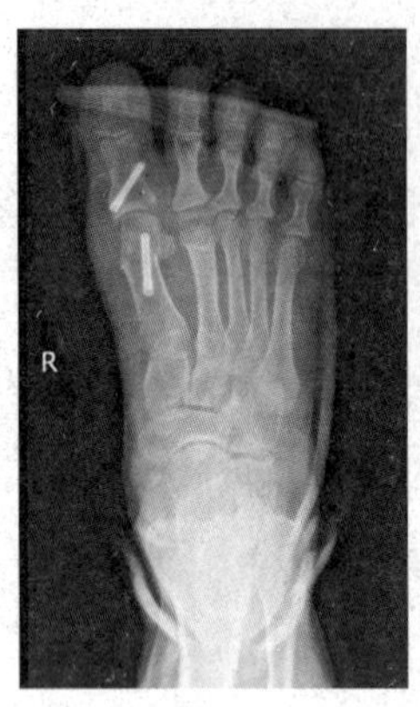

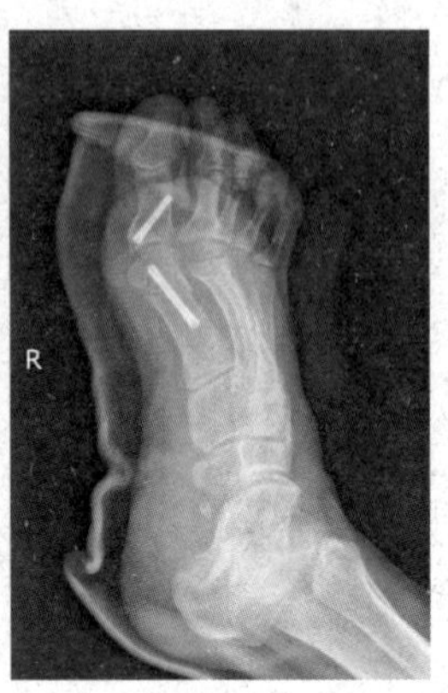

病例 72-2 术后 X 线表现

四、诊疗经验

Freiberg 病又称跖骨头无菌性坏死，X 线片显示跖骨头硬化而扁平，主要病因为急、慢性创伤。非手术治疗的核心是降低足底压力并减轻受影响跖骨的局部应力。Freiberg 病可选择的手术方法较多，大致分为两类。①改变足底应力分布和改善血运的手术，如跖骨头钻孔减压术、关节内闭合截骨术、关节外闭合截骨术等，其大多针对早、中期的患者；②修整跖骨头、重建关节的手术，如关节清理术、关节成形术、骨软骨移植术、关节置换术等，大多对应中晚期关节破坏较重的患者。

（编辑：赵振国　审阅：栗威）

病例七十三　距下关节炎

一、病历摘要

患者男，47 岁，因“高处坠落伤后左足部疼痛活动受限 11 月”来诊。患者伤后曾在当地医院行外固定支架手术，术后下地行走后仍有疼痛，半年前行走疼痛渐加重。平素身体健康。专科查体：左足跟内翻、短缩，跟骨外侧凸起，跟部压痛明显，足部旋前旋后活动受限。X 线片见左足跟骨变形，足弓塌陷，Bohler 角 5°，距下关节面破坏（病例 73–1 图示）。

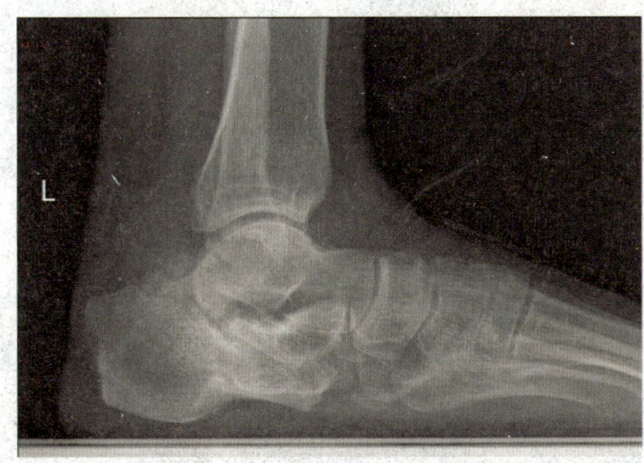

病例 73–1　术前 X 表现

二、入院诊断

左足距下关节创伤性关节炎。

三、诊疗经过

1. 入院后检查

入院后完善术前常规检查，足 CT 三维重建检查进一步了解跟骨畸形情况，术前设计截骨操作（病例 73–2 图示）。

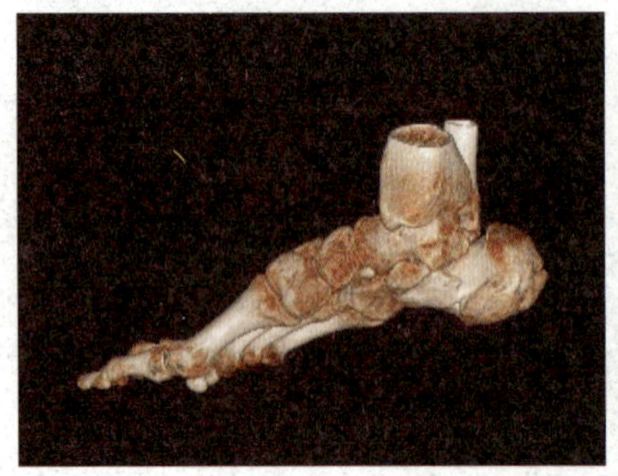
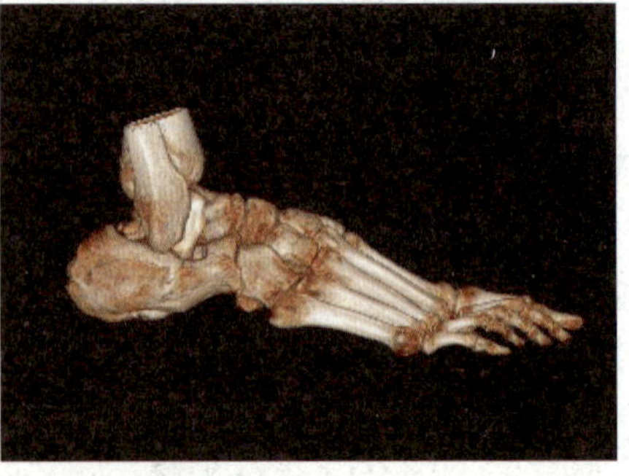

病例 73-2 术前三维 CT 表现

2. 治疗情况

全麻下行跟骨截骨内固定、距下关节融合术。术中切除跟骨外侧骨突，清理距下关节，跟骨截骨，取髂骨植骨，纠正跟骨内翻，恢复 Bohler 角，距下关节融合、跟骨内固定（病例 73-3 图示），术后 X 线片可见跟骨角度恢复（病例 73-4 图示）。

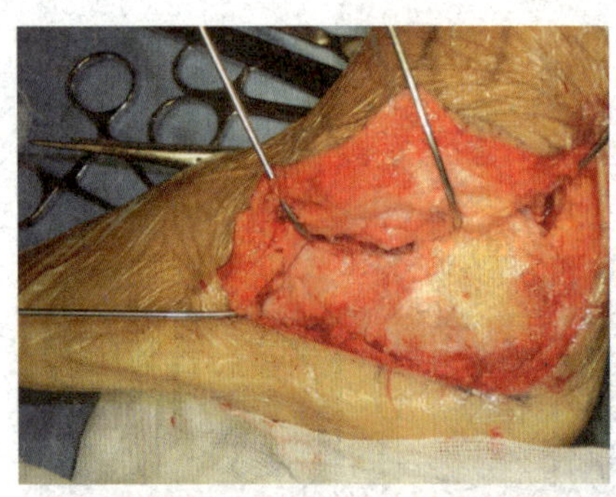
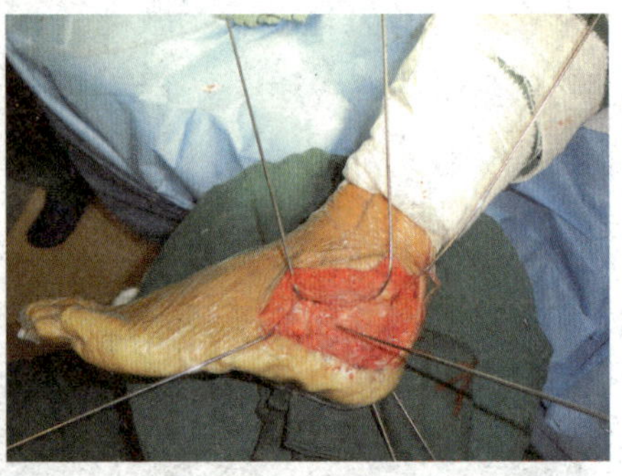

病例 73-3 术中切除跟骨外侧骨突，截骨纠正内翻及上移，植骨内固定，距下关节融合（张波 供图）

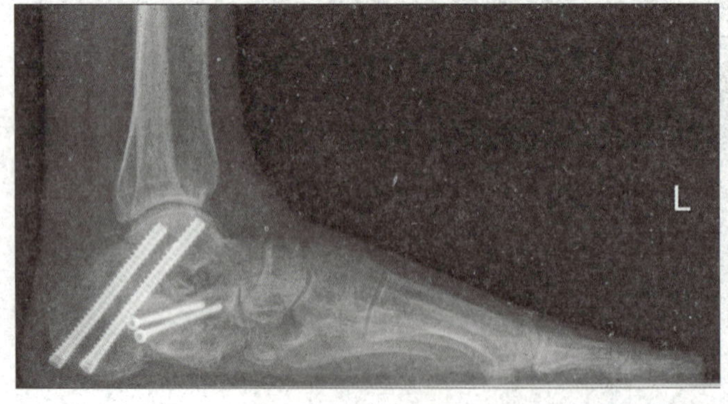

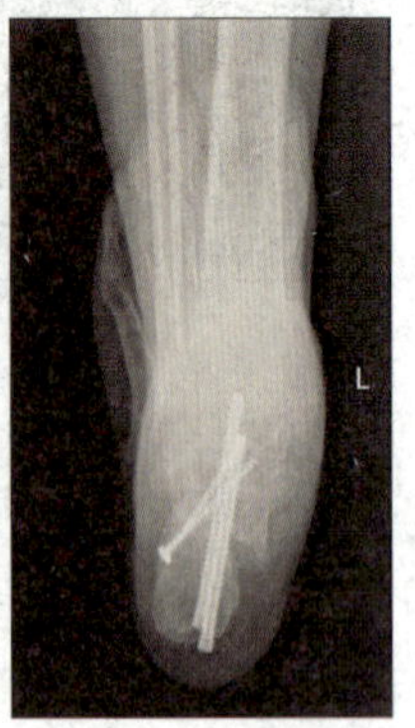

病例 73-4 术后 X 线情况

3. 术后随访

术后 2 个月复查，见骨愈合好，无明显骨质疏松，开始部分负重功能锻炼，术后 3 个月完全负重行走，术后 6 个月可进行轻中度体力劳动。

四、诊疗经验

1. 跟骨骨折后因关节面受累严重，如早期治疗关节面恢复差，则后期必然形成创伤性关节炎。如疼痛明显，保守治疗效果差或需要长期服用止痛药物的患者，需手术治疗。应根据患者疼痛症状决定治疗方式，而不是根据影像学图像畸形程度。

2. 术前患者跟骨如有严重骨质疏松，应进行药物治疗和增加负重锻炼，骨质改善后再手术。

3. 距下关节融合术一般可只去除关节软骨，保留软骨下骨，关节间骨面做微骨折处理，可使用跟骨外侧壁切除的骨突作植骨材料，理想的融合位置是后足外翻 5°；如有严重跟骨内翻，需行跟骨截骨矫正内翻；足弓消失的要于距下关节后部增加植骨（一般取髂骨块植骨），以恢复部分 Bohler 角；跟骨跖侧有明显骨突的要进行切除，避免负重疼痛；内固定材料一般用 2~3 枚直径 7.5mm 或 6.5mm 无头全螺纹空心钉固定，仅克氏针或非全螺纹螺钉固定融合失败率较高。

4. 单纯距下关节融合术可以用于治疗多种不同的后足病变，包括原发性距下关节骨关节炎、继发性的创伤性关节炎、类风湿关节炎、跟距骨桥、胫后肌腱功能失调及由于神经肌肉病变引起的距下关节不稳定。

（编辑：赵振国　审阅：栗威）

病例七十四　跟痛症

一、病历摘要

患者女，48 岁，半年前出现左足跟疼痛，行走或站立时疼痛明显，活动后好转，尤其在晨起下地行走时疼痛最明显，逐渐加重，保守治疗效果欠佳。专科查体：左跟部跖侧，跟骨结节处稍肿胀，跖腱膜止点处压痛明显，腓肠肌挛缩（病例 74–1 图示）。

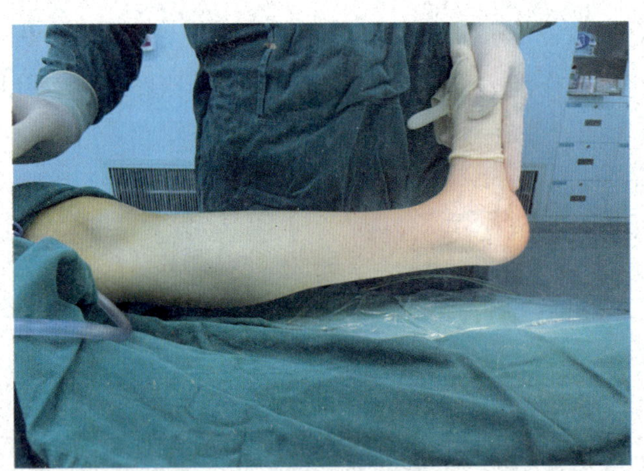

病例 74–1　术前伸膝时踝关节背伸小于 90°，屈膝后可超过 90°（张磊　供图）

二、入院诊断

左足跟痛症。

三、诊疗经过

1. 入院后检查

入院后完善术前常规检查，排除手术禁忌。

2. 治疗情况

全麻下行腓肠肌腱膜松解、跖腱膜松解术。小腿中下段 1/3 处切口，保护好腓肠

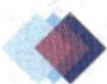

神经，于腓肠肌腱腹交界处切断腱膜内侧约 2/3 使踝关节背伸角度增加；足底跟部内侧切口，给予暴露跖腱膜并切断 2/3，同时切除跖腱膜止点处的骨突（病例 74–2 图示）。

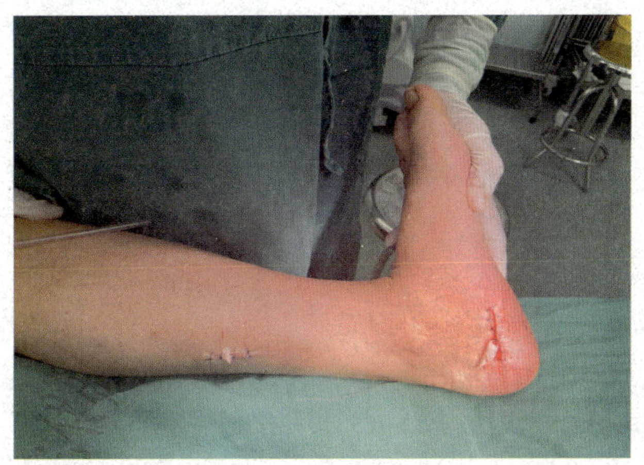

病例 74–2　术中跖腱膜、腓肠肌腱膜松解切口，伸膝时踝关节背伸大于 90°（张磊　供图）

3. 随访情况

术后随访 3 月，患者疼痛完全消失，AOFAS 评分 96 分（病例 74–3 图示）。

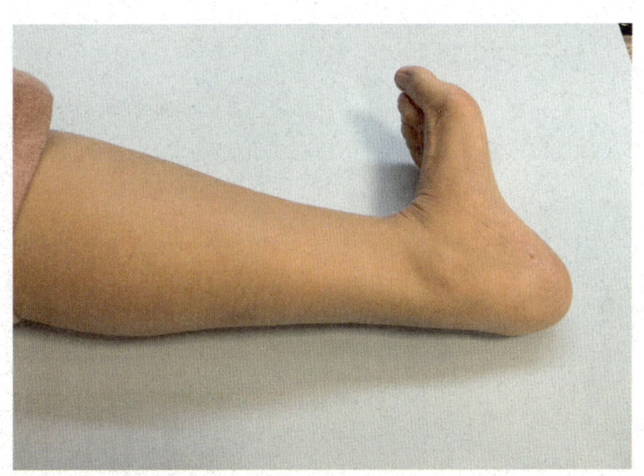

病例 74–3　3 月后随访切口外观及踝关节活动度（张磊　供图）

四、诊疗经验

1. 跟痛症多为足底跖腱膜炎所致，其典型表现为初起行走时疼痛，行走后可有缓解，休息时无疼痛，周而复始，逐渐加重。

2. 跟痛症多可通过保守治疗获得满意的疗效，如拉伸训练、冲击波治疗、局部封闭、针刀治疗等。如长期保守治疗效果不佳，或保守治疗后复发的患者，可考虑手术治疗。文献报道足底筋膜切开术仅 60% 的患者得到满意效果，而腓肠肌内侧头松解患者满意度达到 95%。我们选择跖腱膜松解联合腓肠肌松解治疗跟痛症效果满意。

3. 如行跖腱膜松解术，建议术中同时切除跟骨下方的骨突。此“骨刺”并非引起疼痛的原因，切除与否对治疗效果并无影响，如不计划切除术前需与患者充分沟通获得理解。

（编辑：赵振国　审阅：栗威）

病例七十五　陈旧性踝关节骨折

一、病历摘要

患者女，61岁，9个月前右足被电动车砸伤后导致踝关节骨折，在外院行手术治疗，术后切口一直未完全愈合，术后5月在当地医院拆除钢板后逐渐愈合，后仍有疼痛不适。专科查体：右踝关节周围可见陈旧性手术瘢痕，瘢痕增生明显，色素沉着，足趾屈曲，踝关节主动背伸及跖屈活动可，内外翻肌力差，感觉减退，活动受限。X线片示：右踝关节骨折内固定术后再次移位，其中1枚螺钉断裂（病例75-1图示）。

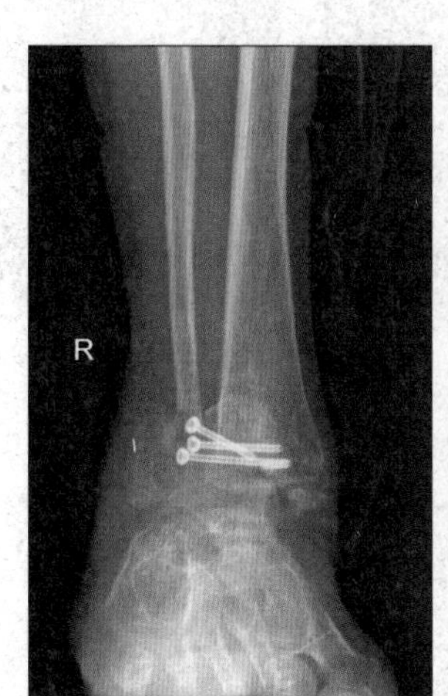

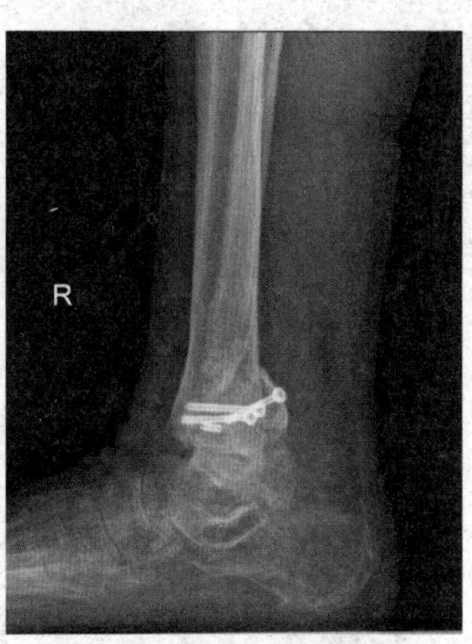

病例75-1　右踝关节X线片见骨折内固定术后再次移位，其中1枚螺钉断裂

二、入院诊断

右踝关节陈旧骨折不愈合。

三、诊疗经过

1. 入院后检查

入院后完善踝关节CT三维重建（病例75-2图示）进一步明确骨折移位情况。

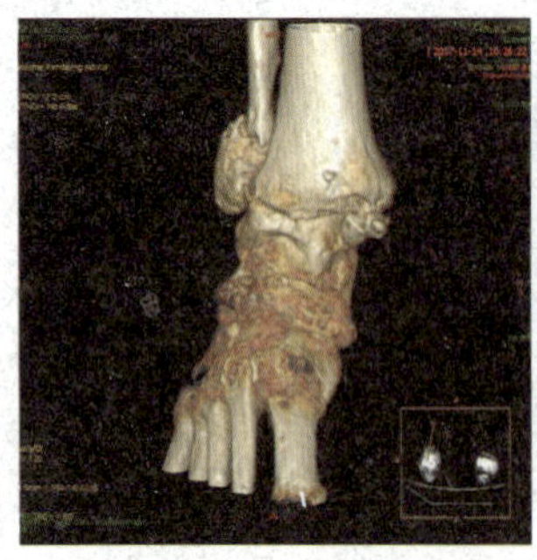
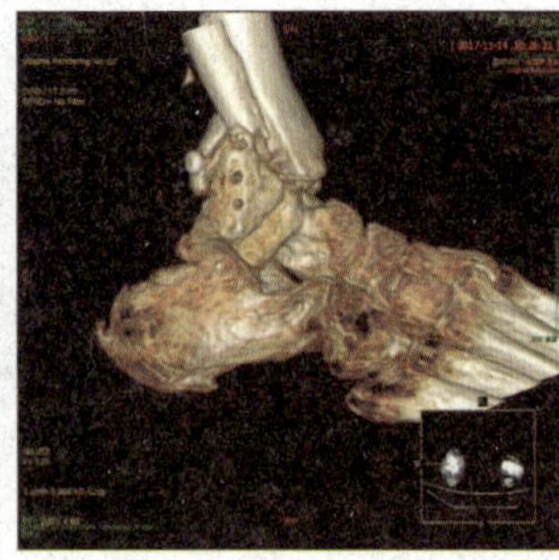
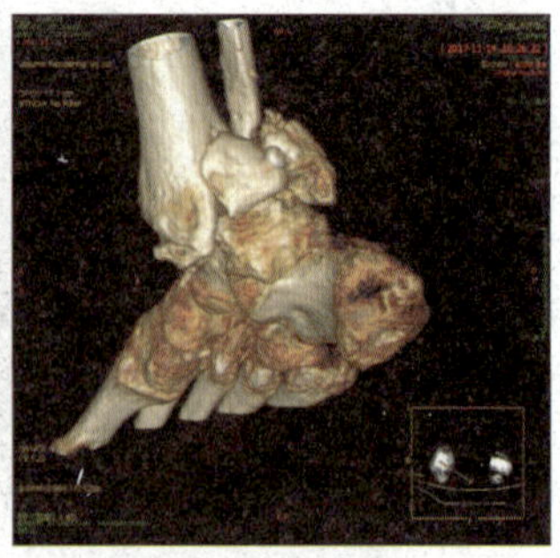

病例 75-2　CT 检查见踝关节陈旧骨折不愈合并移位及踝关节脱位

2. 治疗情况

在全麻复合神经阻滞麻醉下行右侧胫距跟关节融合术，手术顺利。术后 X 线片见融合位置满意（病例 75-3 图示）。

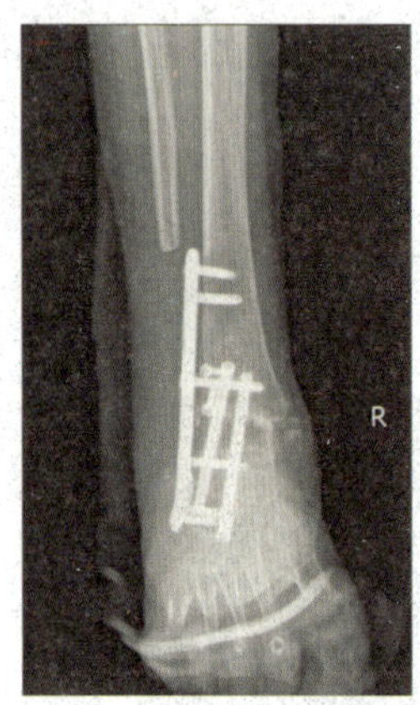

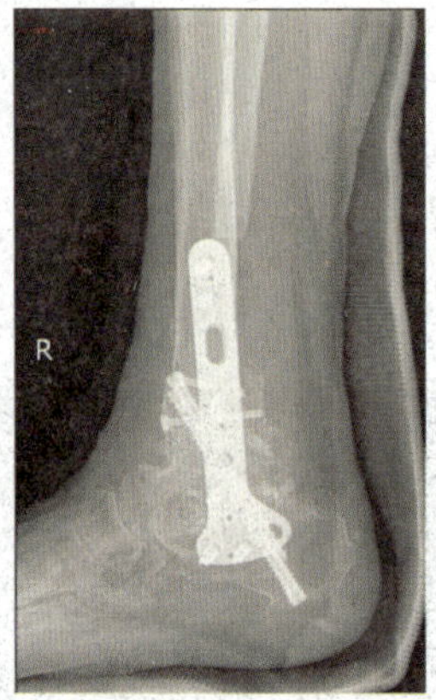

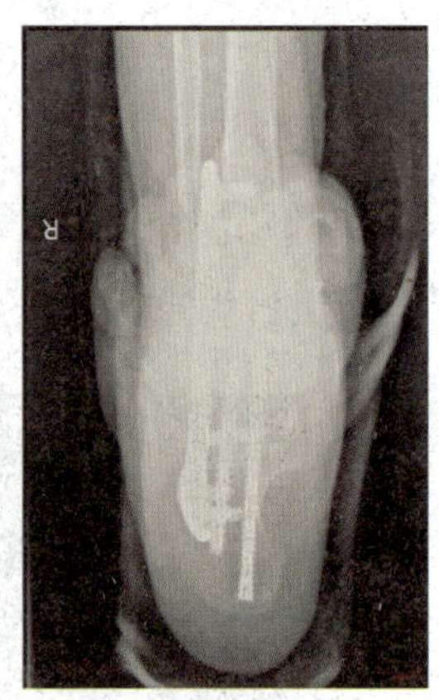

病例 75-3　术后 X 线片见融合位置满意

3. 随访情况

术后 4 周复查见骨折线模糊（病例 75-4 图示），给予去除石膏固定，功能锻炼。术后 4 个月复查见融合处愈合，可下地行走。

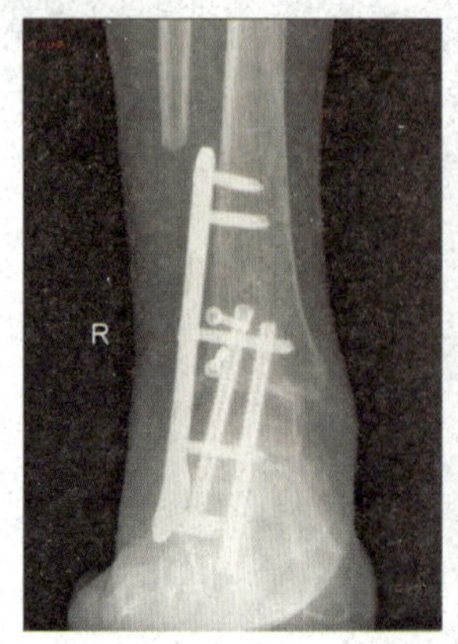

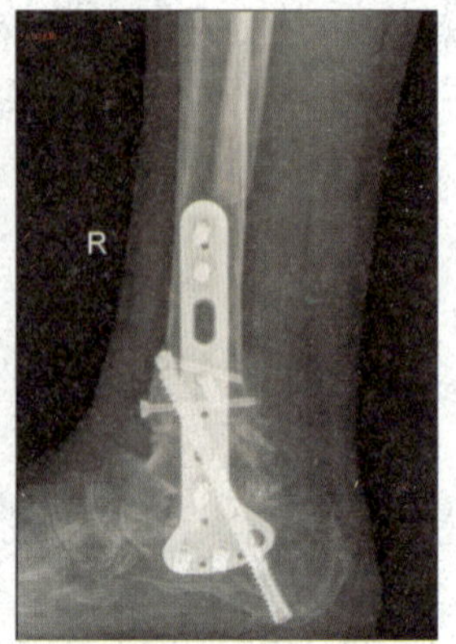

病例 75-4　术后 12 周复查见融合处愈合

四、诊疗经验

1. 踝关节骨折超过 3 周为陈旧性骨折。踝关节骨折后畸形愈合的发生率为 5%~68%。陈旧性踝关节骨折手术指征：

（1）内踝：关节间隙 >4mm，距骨倾斜 >5°；

（2）外踝：短缩 >2mm，旋转 >15°，成角 >5°；

（3）下胫腓联合：（参照健侧）关节间隙增宽、变窄，前后移位、距骨移位均 >2mm；

（4）胫骨远端畸形：胫距关节面倾斜角度 >10°。

关节融合指征：

（1）双踝骨折畸形愈合，X 线片有确切关节炎改变，并由此引起持续性疼痛和功能障碍者；

（2）三踝骨折畸形愈合时间长，并伴有距骨向后侧、近侧脱位者；

（3）通过其他手术方法不能完全矫正畸形。

2. 陈旧性踝关节骨折的手术原则是恢复踝关节的负重力线和缓解创伤性关节炎症状。术前个体化评估至关重要，充分的复位是良好效果的关键，3 月内甚至更长时间只要软骨面存在的尽量沿原骨折线行截骨术，关节炎并非截骨的禁忌症，功能严重障碍或截骨后仍有严重症状的患者或有严重关节退变的患者考虑关节融合术。

3. 另一例陈旧性踝关节骨折患者，因“右踝外伤 8 个月余”入院，行原骨折线截骨复位内固定术。（病例 75-5、病例 75-6、病例 75-7、病例 75-8、病例 75-9 图示）

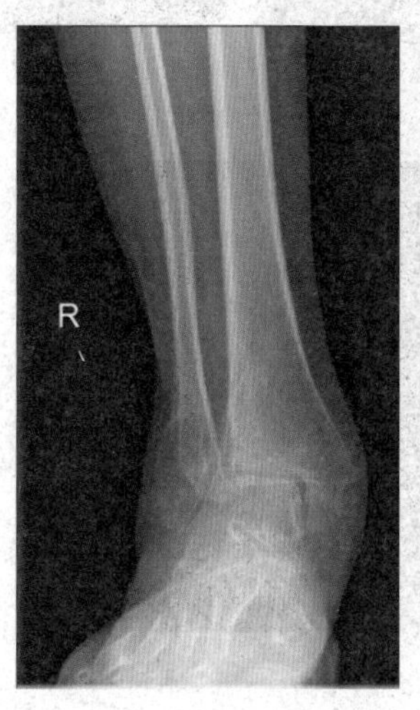

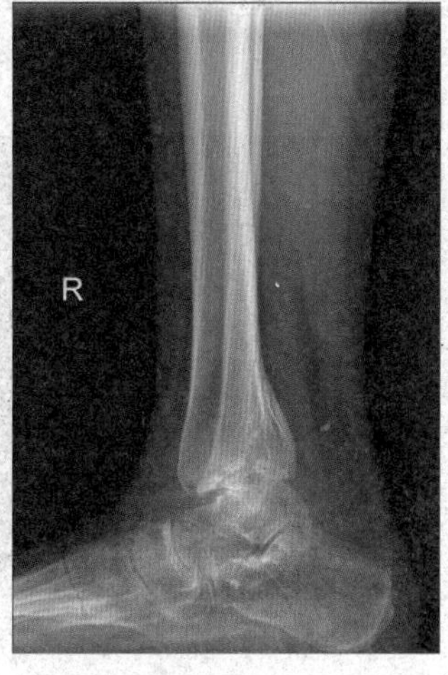

病例 75-5　术前 X 线片

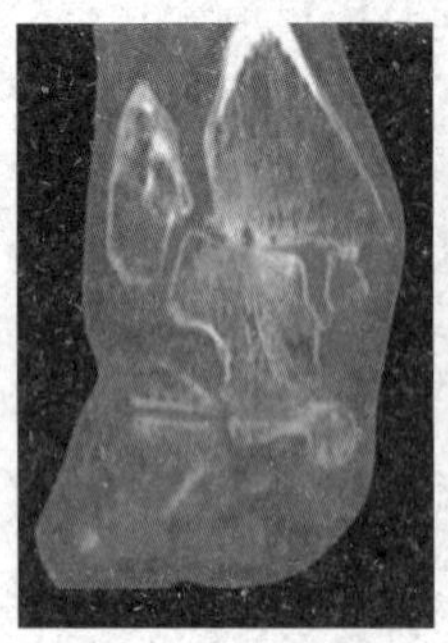
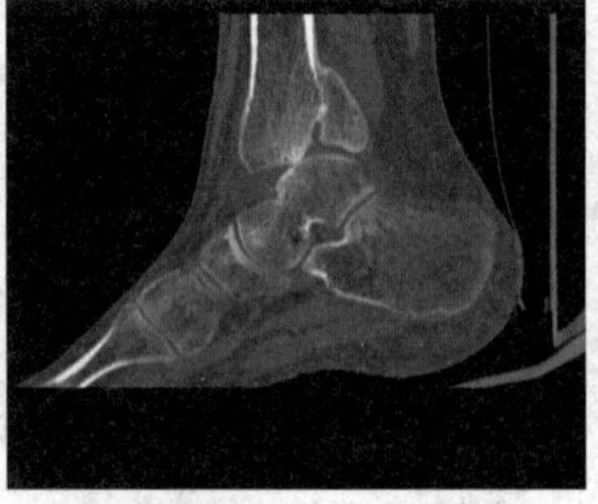
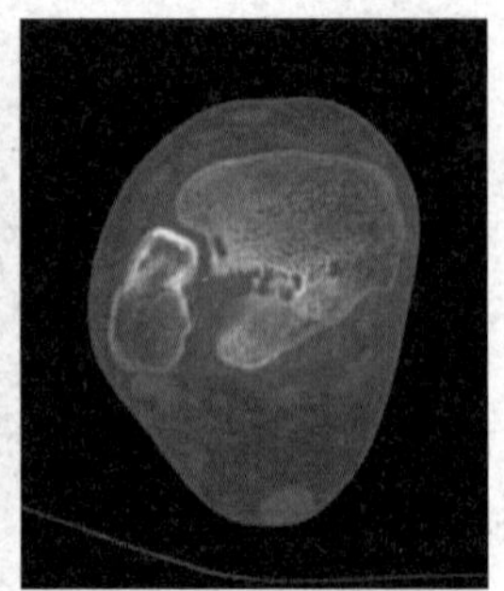

病例 75–6　术前 CT

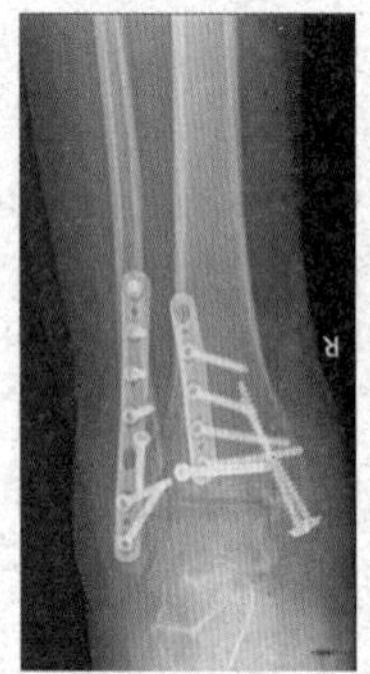

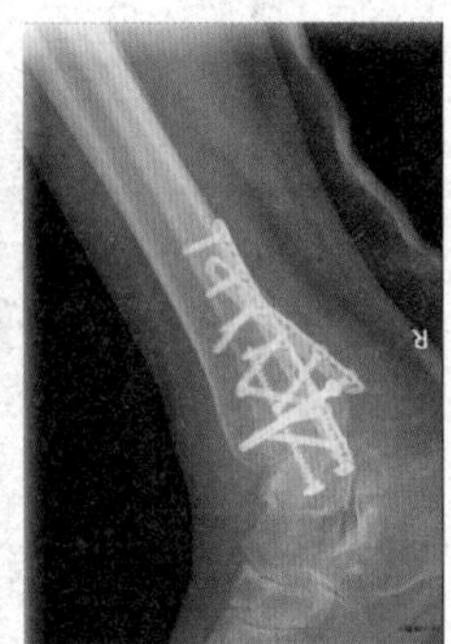

病例 75–7　术后 X 线片

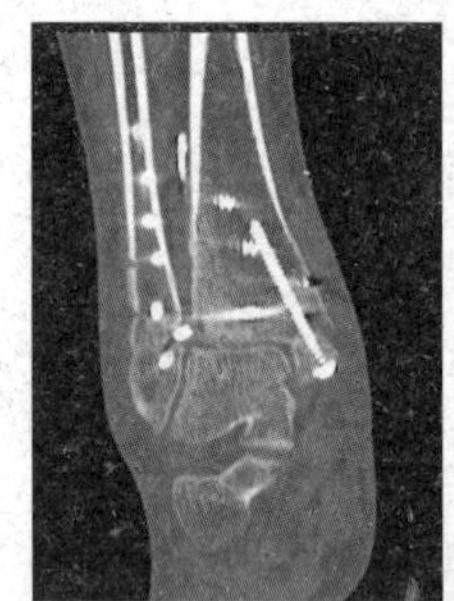
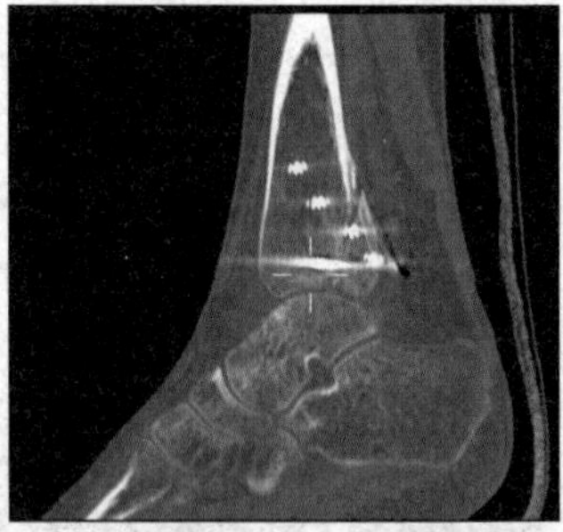
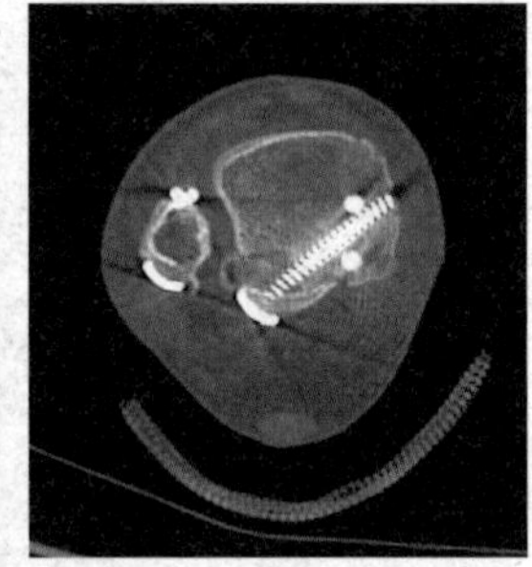

病例 75–8　术后 CT

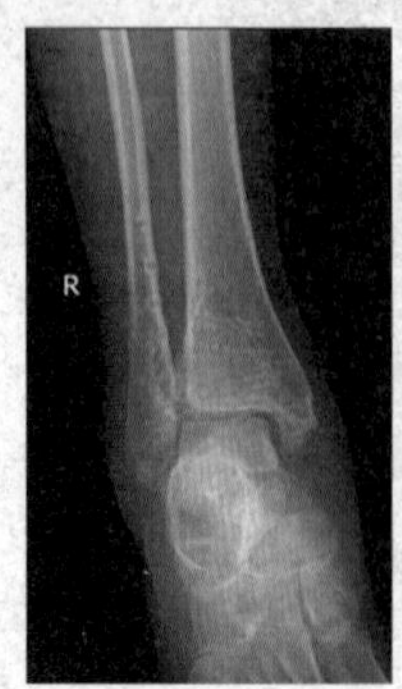

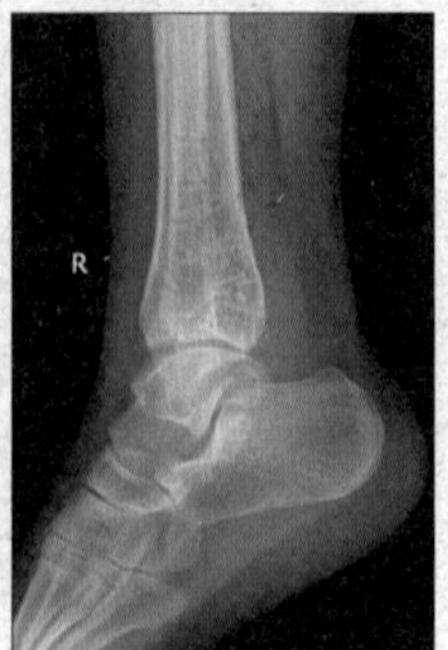

病例 75–9　术后两年取出内固定后的 X 线片

（编辑：张光辉　审阅：韩清銮）

病例七十六　高弓马蹄内翻足畸形

一、病历摘要

患者女，38 岁，因自幼左足跛行入院。查体：左足呈高弓、内翻、跖屈畸形，第 5 跖骨头及基底处胼胝增生明显、质韧压痛，跟腱挛缩，胫前肌、腓骨长短肌力 1 级，伸趾、伸踇肌力 0 级，胫后肌力、屈趾肌力 4 级，踝阵挛阴性，踝关节主被动活动均不能达到中立位置。X 线片见左足高弓足畸形（病例 76–1 图示）。

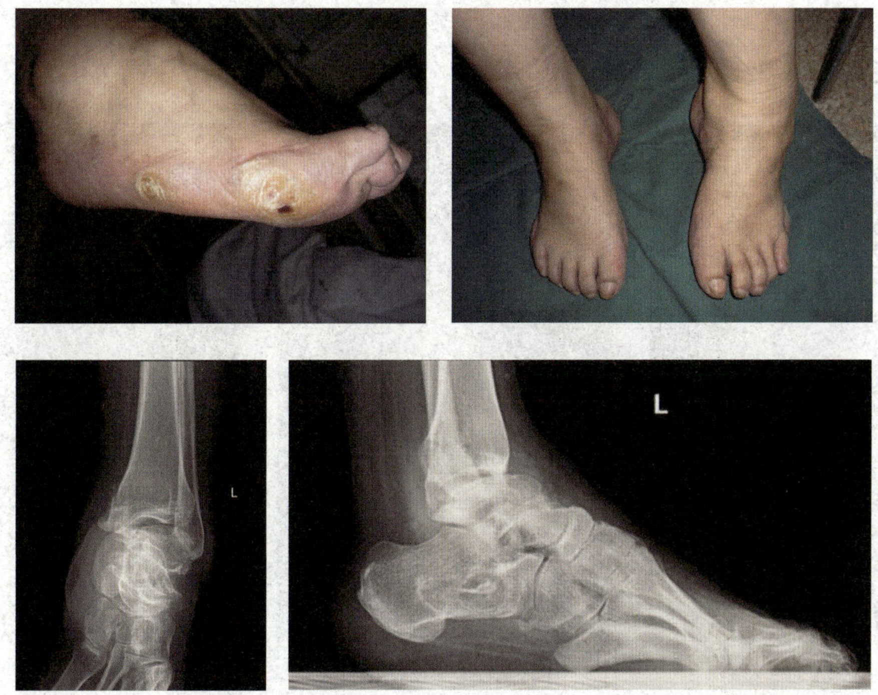

病例 76–1　左足高弓内翻畸形，踝关节半脱位，足外侧胼胝（韩清銮 供图）

二、入院诊断

左足高弓马蹄内翻畸形。

三、诊疗经过

1. 入院后检查

入院后完善足踝 CT 检查（病例 76–2 图示）进一步明确骨质及关节情况。

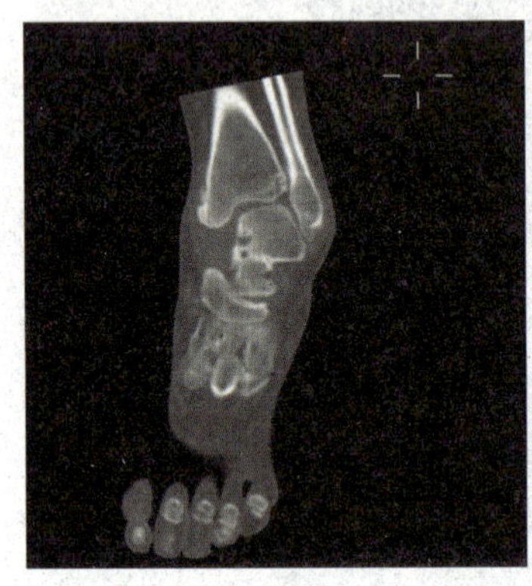
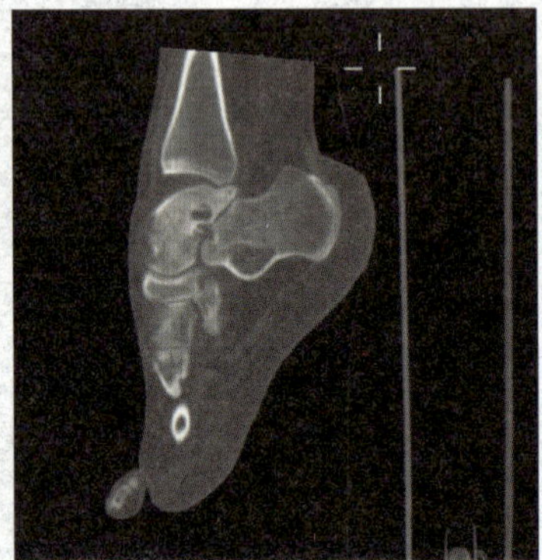
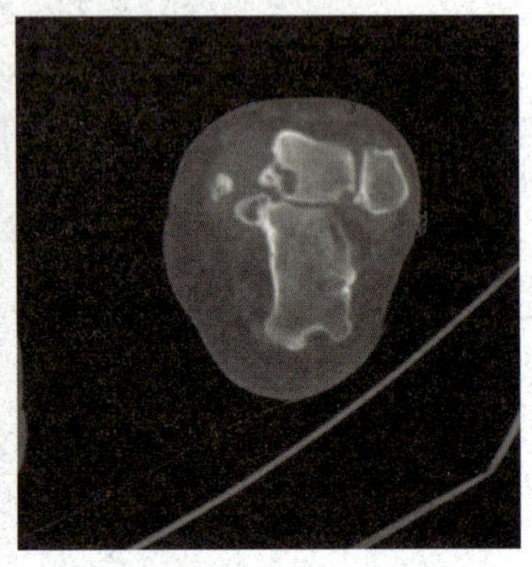

病例 76–2　CT 示踝关节半脱位及距下关节退变、距骨跟骨骨囊肿形成

2. 治疗情况

在全麻复合神经阻滞麻醉下行左足踝胫距跟融合、第 1 跖骨抬高、跟腱延长术，手术顺利。术后 X 线片示矫形满意（病例 76–3 图示）。

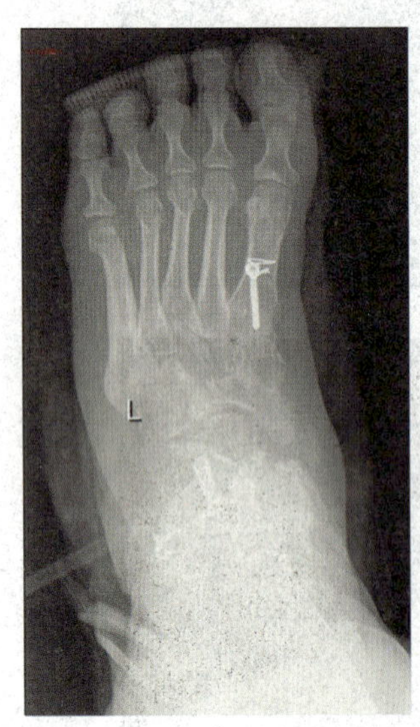

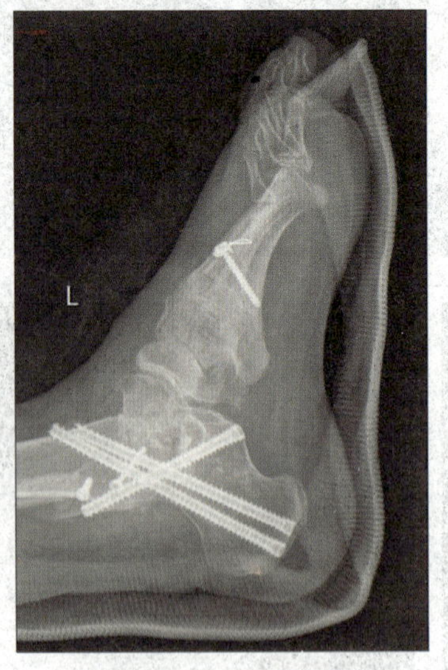

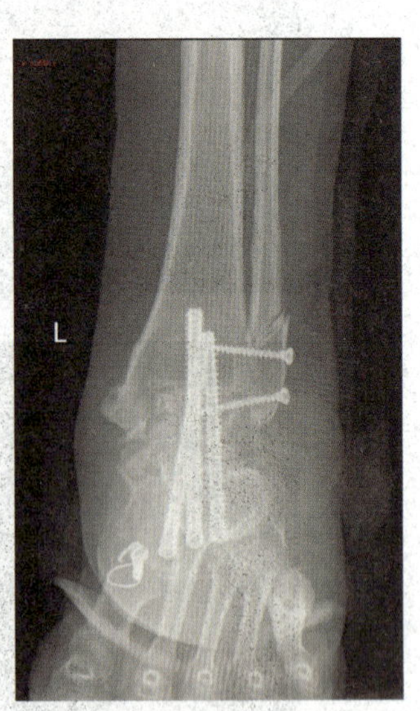

病例 76–3　术后 X 线片

3. 随访情况

术后石膏固定 4 周后进行不负重功能锻炼，8 周后部分负重下地行走，12 周后完全负重行走，1 年后复查行走无明显跛行，胼胝已消失（病例 76–4 图示）。

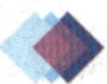

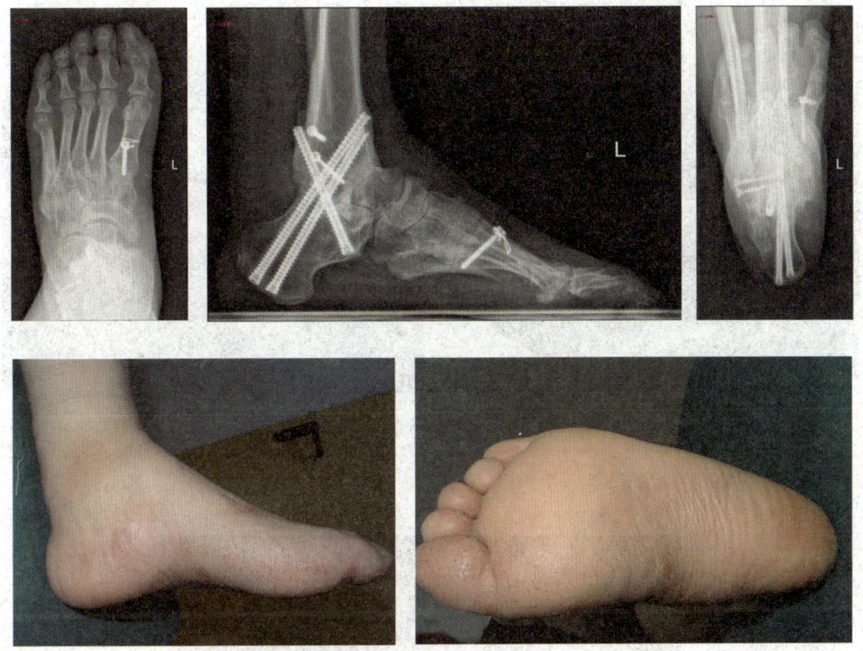

病例 76-4　术后 1 年复查见融合处愈合，外形满意，胼胝消失（韩清銮 供图）

四、诊疗经验

1. 足部高弓、马蹄、内外翻畸形病因复杂多样，以神经肌肉性疾病所致多见。常见的有脑瘫、脊髓灰质炎、CMT（Charcot-Marie-Tooth，腓骨肌萎缩症）等。

2. 术前要确定患者足部畸形是柔软性还是僵硬性，柔性以软组织矫正为主，僵硬性以截骨融合为主。每个患者要根据症状体征给予个性化治疗，一般是多个手术方式结合。

3. 除本病例应用的手术方式外，我们经常应用的还有以下几种：

（1）三关节融合术（病例 76-5 图示）：

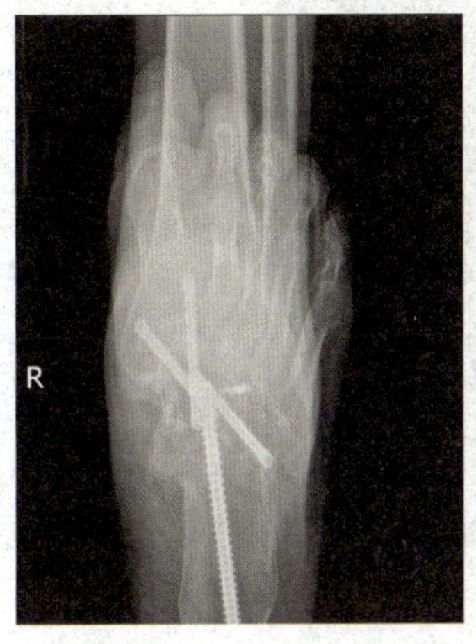

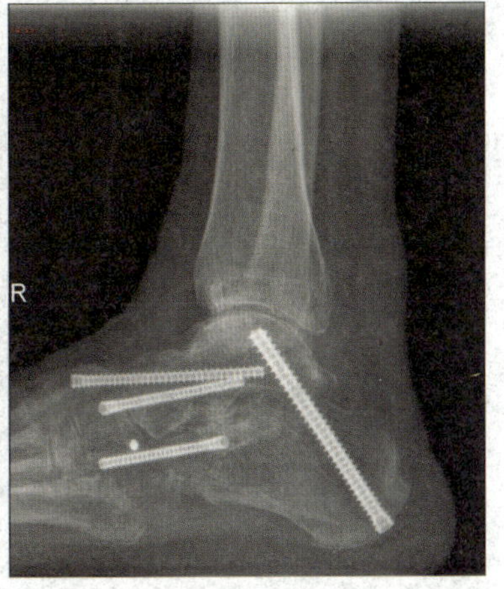

病例 76-5　三关节融合术后

（2）跟腱延长术（病例 76-6 图示）：

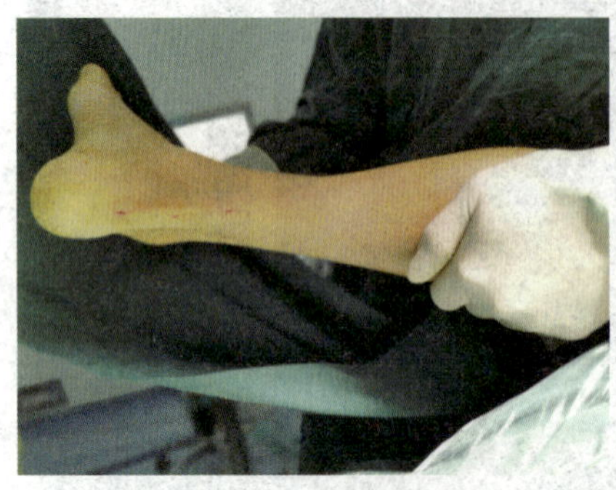
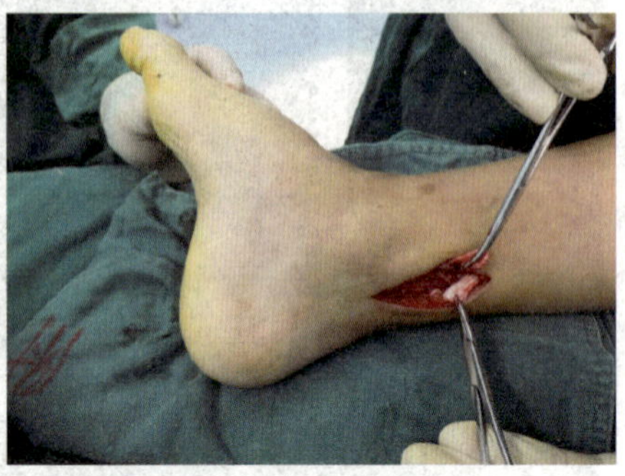

病例 76-6　小切口跟腱延长术和大切口跟腱延长术（韩清銮 供图）

（3）跟骨截骨术（病例 76-7 图示）：

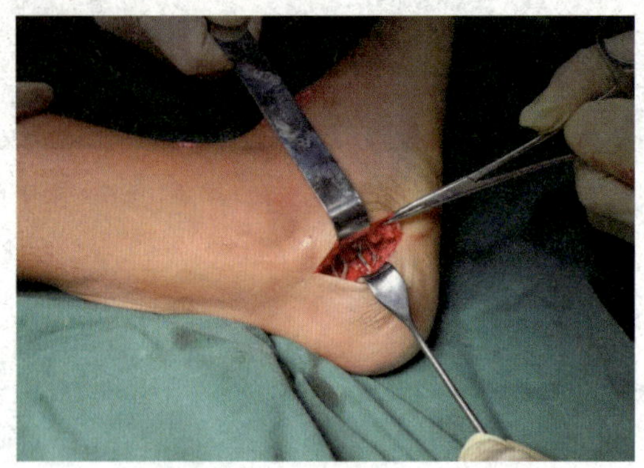

病例 76-7　跟骨截骨，骑缝钉固定（韩清銮 供图）

（4）胫前肌腱外移术（病例 76-8 图示）：

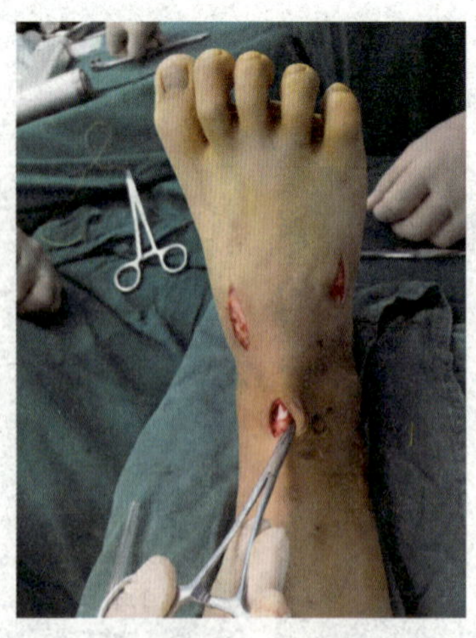

病例 76-8　胫前肌腱外移术（韩清銮 供图）

（编辑：张光辉　审阅：栗威）

病例七十七　柔韧性平足

一、病历摘要

患者男，11 岁，1 年前无明显诱因开始出现双踝足底内侧疼痛，劳累后加重，休息后减轻，近期症状明显加重，行走容易疲劳，既往无特殊病史。专科查体：双侧腓肠肌挛缩紧张，双踝关节内、外侧压痛，内踝下方突出，以足舟骨下方压痛明显。双足弓明显变浅，前足外翻，可见“多趾征”（病例 77–1 图示）。

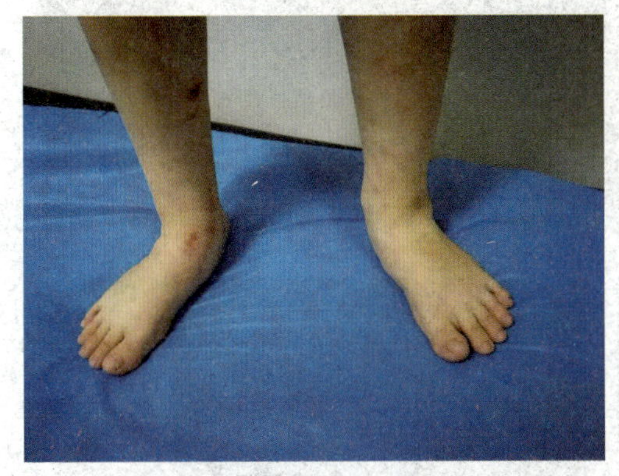
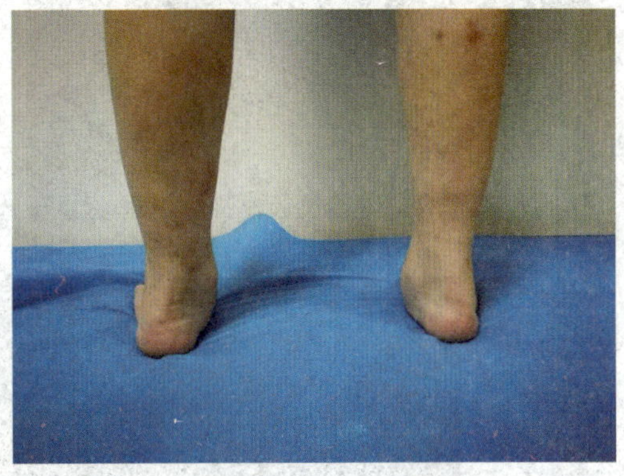

病例 77–1　双足外观可见足弓塌陷，多趾症，前足外展，跟骨外翻（韩清銮 供图）

二、入院诊断

双足平足症，双侧腓肠肌挛缩。

三、诊疗经过

1. 入院后检查

行双足负重位正侧斜位 X 线片示双足平足并副舟骨（病例 77–2 图示）。

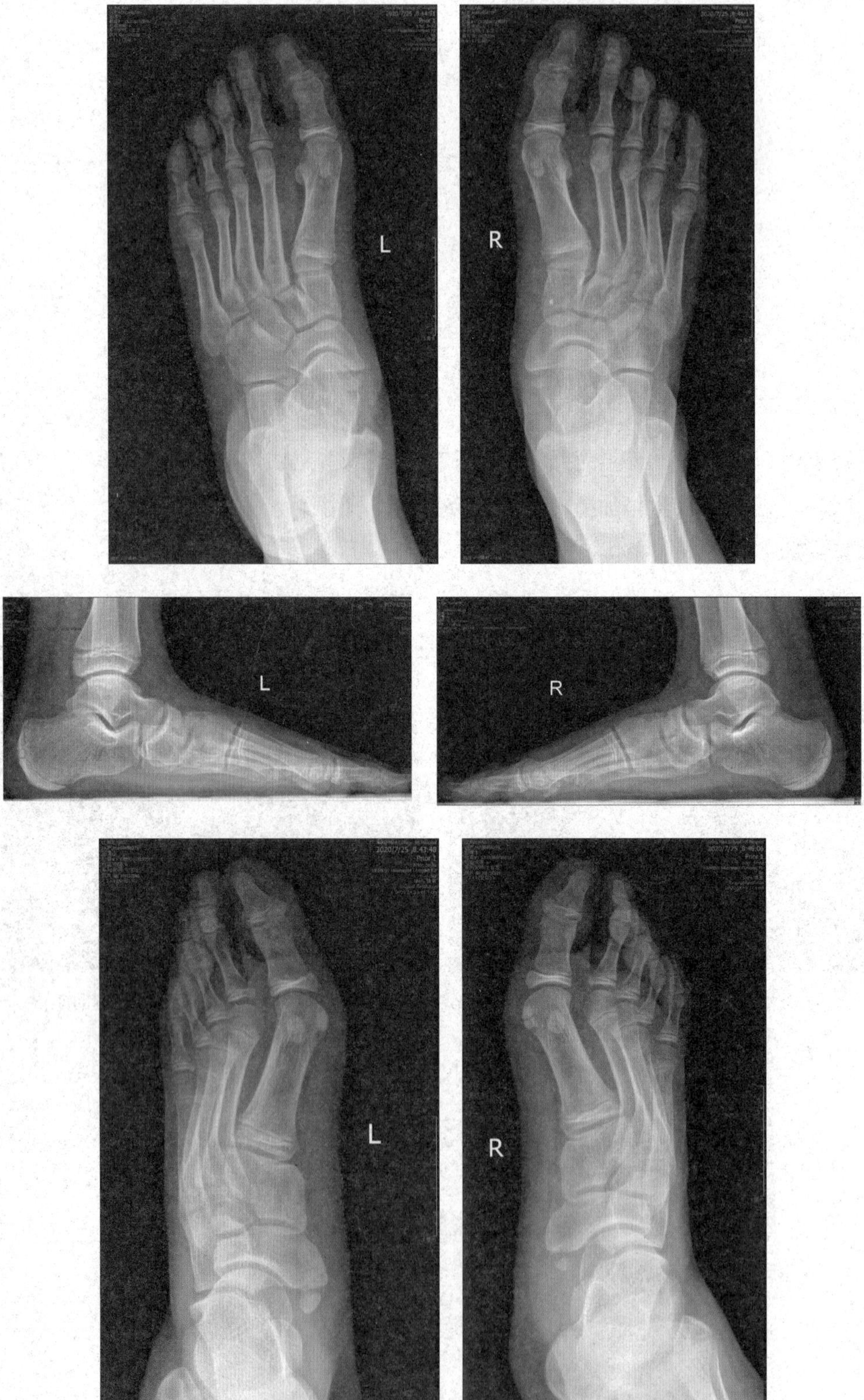

病例 77-2　双足 X 线片见前足外展，距骨头下陷，副舟骨

2 治疗情况

在全麻下行双足距下关节制动器植入 + 腓肠肌松解术（病例 77–3 图示）。

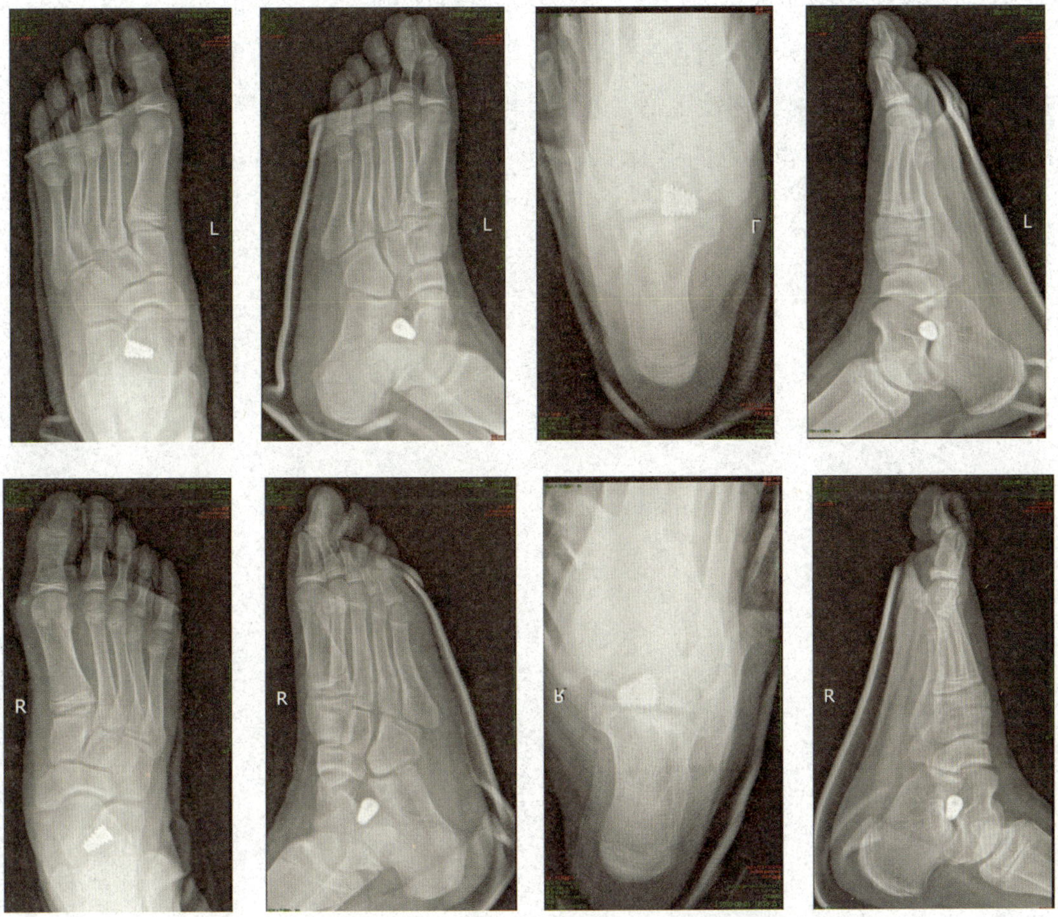

病例 77–3　制动器植入后双足 X 线片示足弓较术前明显改善

3. 随访情况

术后 2 周拆线，4 周穿垫有足弓垫的鞋子行走功能锻炼，拉伸锻炼腓肠肌。术后 1 年复查外观满意，行走无疼痛（病例 77–4 图示）。

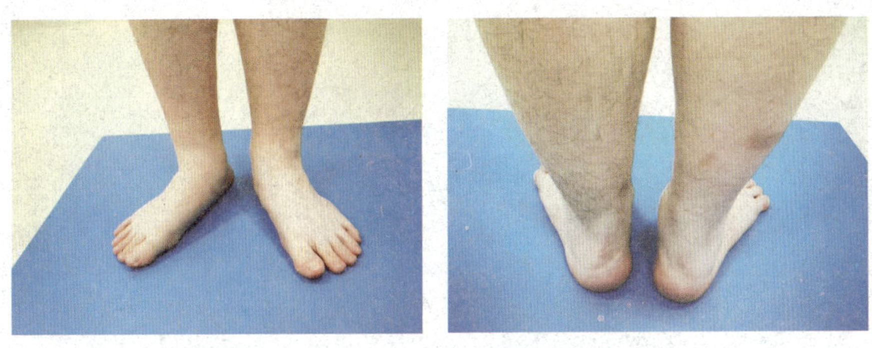

病例 77–4　术后 1 年复查外观满意（韩清銮 供图）

四、诊疗经验

平足为青少年常见的足病，由于足弓在 5 岁时逐渐发育，8 岁时初步成形，故在 8 岁前不建议行手术治疗，目前大部分学者认为最佳的平足制动器治疗时机为 8~12 岁，最迟不超过 14 岁。对柔韧性平足，副舟骨可能不是疼痛的主要原因，行距下关节制动 + 腓肠肌松解能获得良好的手术疗效。

（编辑：张波　审阅：范洪进）

病例七十八　僵硬性平足

一、病历摘要

患者女，51 岁，因“右足内侧疼痛 3 年，加重半年”来院。既往无特殊病史。专科查体：右内踝至足底内侧轻度肿胀，足舟骨内侧突起，足弓塌陷，前足轻度外展；中后足内侧深部压痛；胫前肌肌力 5 级，伸踇伸趾肌力 5 级，腓骨长短肌肌力 5 级，屈踇屈趾肌力 5 级，胫后肌肌力 4 级，足底感觉无明显异常（病例 78–1 图示）。

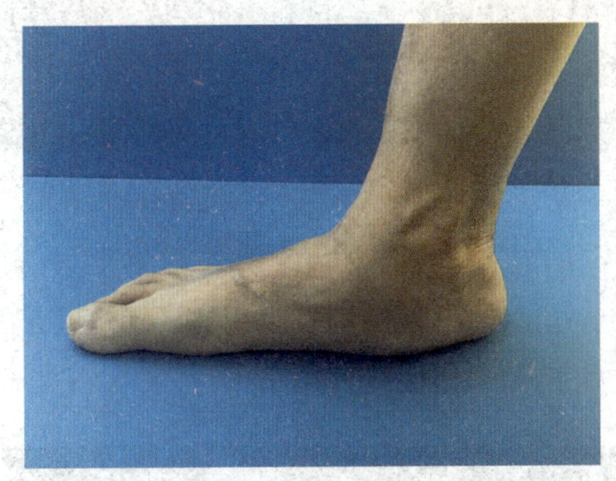

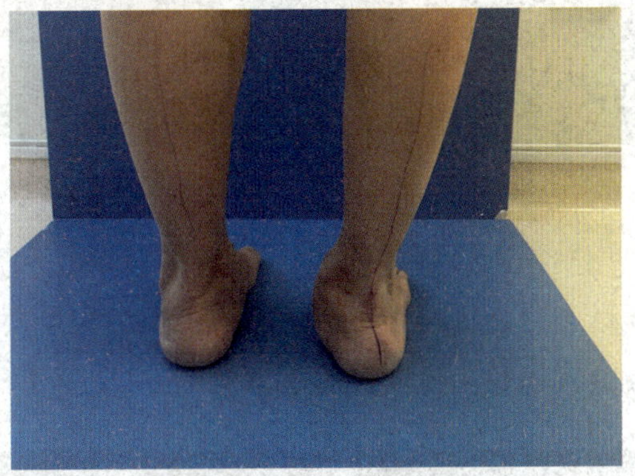

病例 78–1　右足外观可见足弓塌陷，多趾症，跟骨外翻（范洪进 供图）

二、入院诊断

右足僵硬性平足。

三、诊疗经过

1. 入院后检查

入院后完善术前常规检查，行右足负重位正侧位 X 线片检查（病例 78–2 图示）。

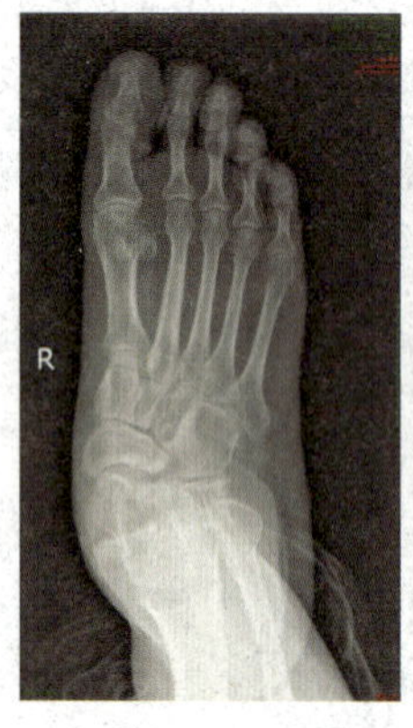

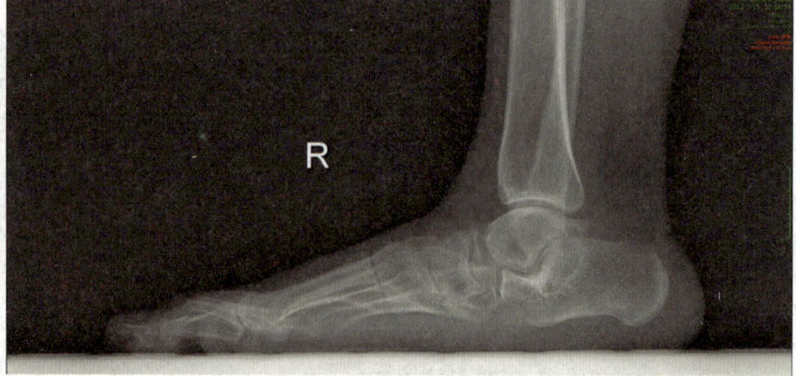

病例 78–2　右足 X 线片正位见前足外展，侧位见距骨头下陷，足弓塌陷

2. 治疗情况

在硬膜外麻醉下行距下、距舟关节植骨融合术（病例 78–3 图示）。

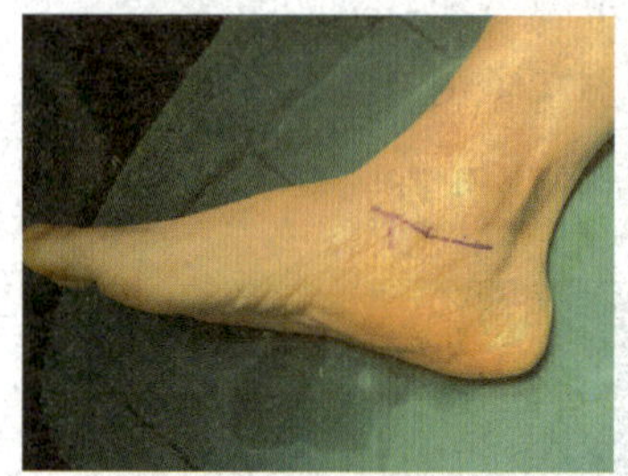

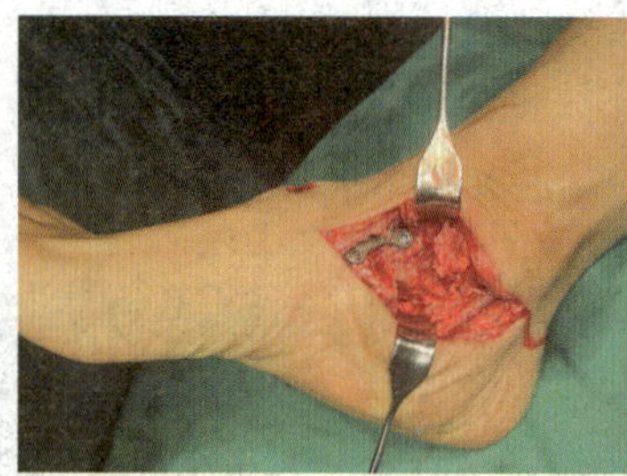

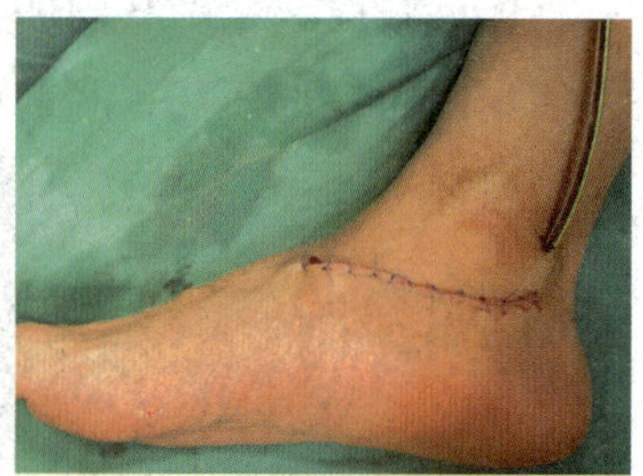

病例 78–3　术中通过内侧切口行距舟、距下关节植骨融合（范洪进 供图）

3. 术后随访情况

术后 2 周拆线，6 周去石膏逐渐负重行走功能锻炼，1 年后根据患者要求决定是否内固定物取出，术后复查 X 线片（病例 78–4 图示）。

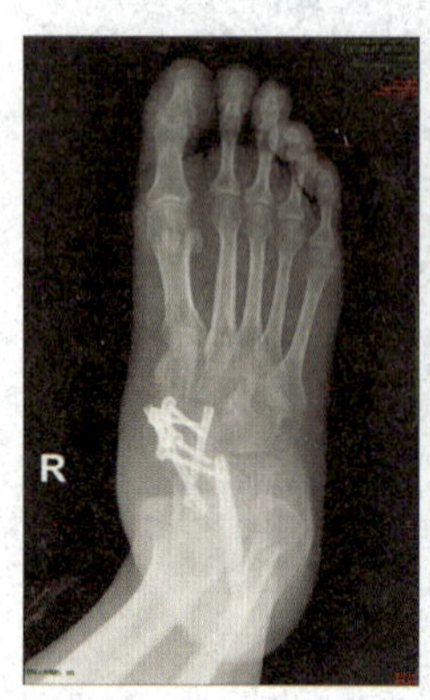

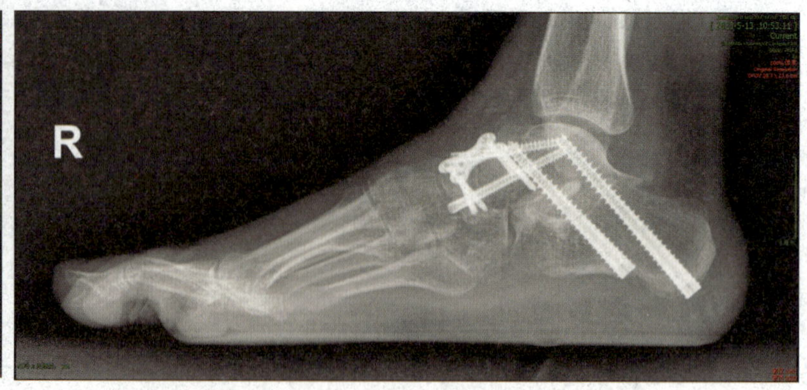

病例 78–4　术后 X 线片示距舟、距下关节融合术后足弓明显改善（范洪进 供图）

四、诊疗经验

成人平足多为僵硬性平足,且常伴有前足外展、跟骨外翻及跗骨关节炎等畸形表现，单纯软组织矫正不能奏效，常需要行截骨及关节融合手术治疗。最常用的融合手术是距下关节融合术，根据患者不同的畸形程度还可包括距舟或跟骰关节融合，或三关节融合。融合时需要注意力线的矫正，力求恢复足弓，纠正跟骨外翻及前足外展。

（编辑：张波　审阅：范洪进）

病例七十九　高弓足

一、病历摘要

患者女，33 岁，10 年前无明显诱因出现双足趾疼痛，为间断性钝痛，久站及活动量增加时疼痛加重，休息后疼痛缓解，2 年前因“左足小趾仰趾畸形”于外院行“小趾切除”手术，1 月前右小趾疼痛加重。专科查体：右足跟腱挛缩，第 2~5 趾爪形趾畸形；左足第 2~4 趾爪形趾畸形，右足内翻畸形明显，双足胫前肌肌力 4 级，伸踇伸趾肌力 4 级、腓骨长短肌肌力 0 级；屈踇屈趾肌力 5 级，胫后肌肌力 5 级，左足第 5 趾缺如；右足第 5 趾背侧及跖侧、左足第五跖骨头跖侧、左足第四趾背侧均可见胼胝；足底感觉无明显异常（病例 79-1 图示）。

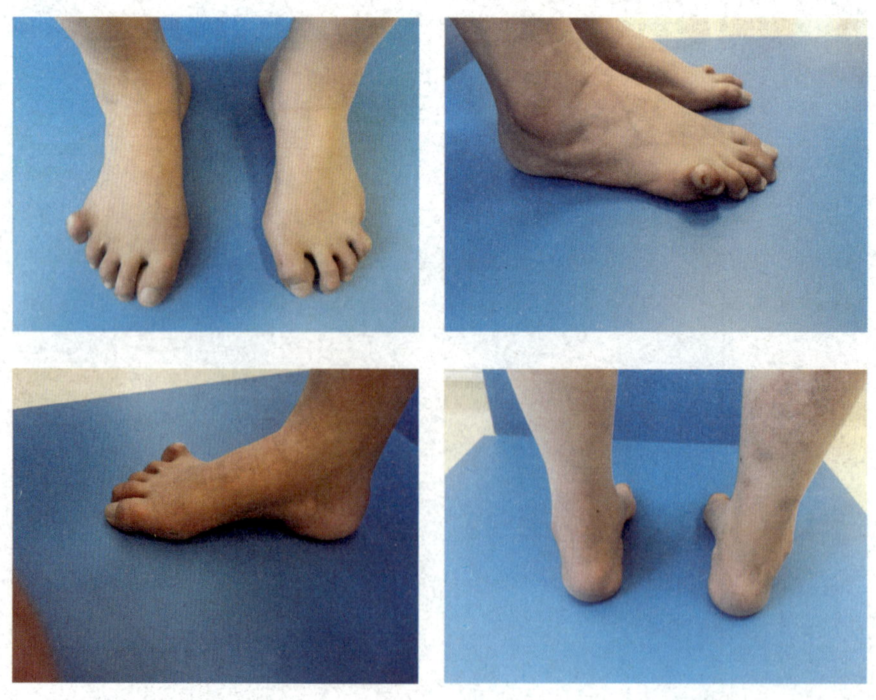

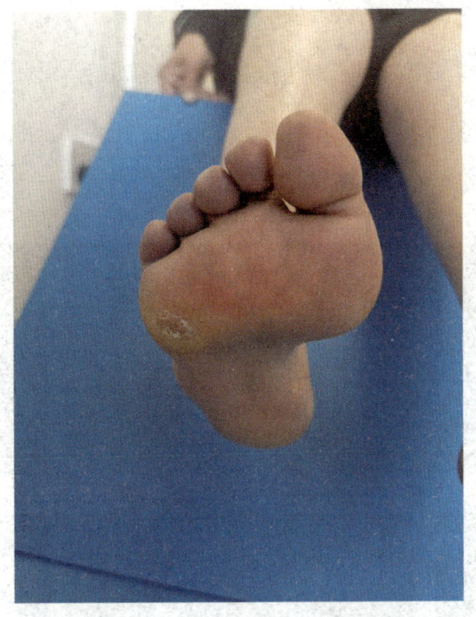

病例 79-1　双足外观（陈磊 供图）

二、入院诊断

双足高弓足，跟腱挛缩，爪形趾，右足小趾外翻，右足第 5 跖骨头下沉，左足小趾缺损。

三、诊疗经过

1. 入院后检查

入院后完善术前常规检查，行右足负重正侧位、跟骨轴位 X 线片检查（病例 79-2 图示）。

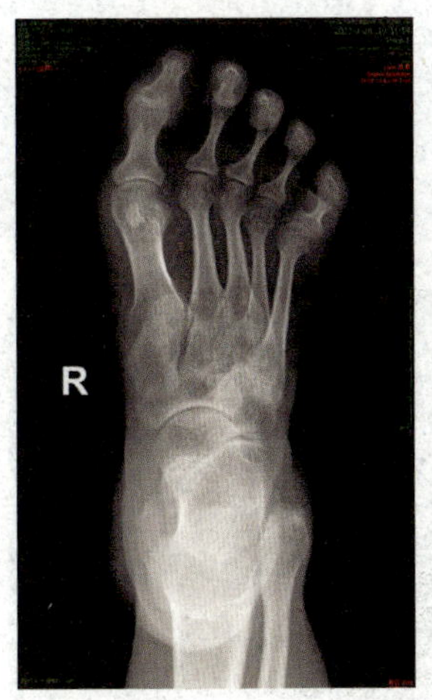

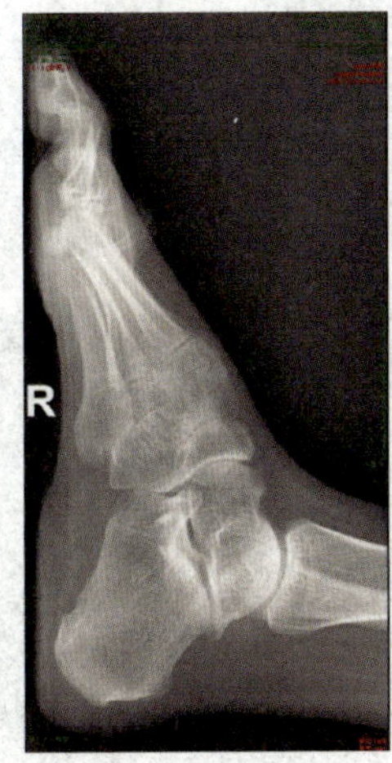

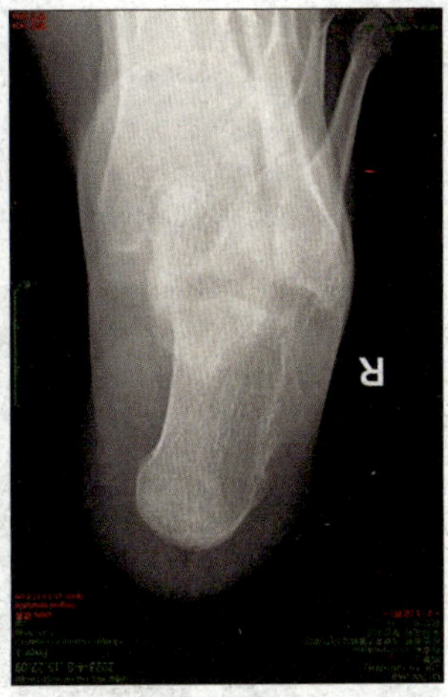

病例 79-2　X 线片见右足高弓，距骨头下陷，跟骨内翻，小趾外翻

2. 治疗情况

在硬膜外麻醉下行右足跟腱小切口延长 + 跖筋膜松解 + 胫后肌腱转位重建伸踝功能 + 踇趾 Akin 截骨 +2–5 趾长屈肌腱切断、关节囊松解、趾间关节固定 + 小趾 Weil 截骨 + 跟骨外移截骨术（病例 79–3 图示）。

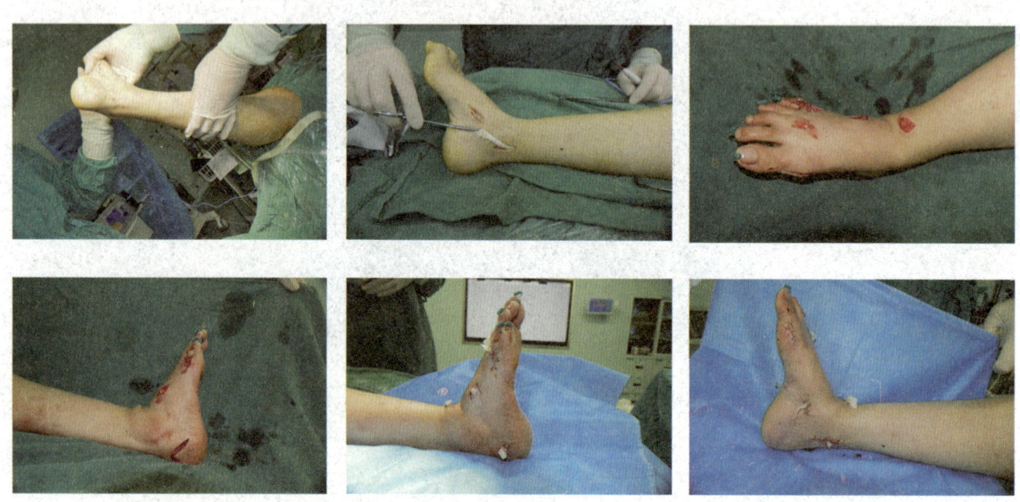

病例 79–3　跟腱延长、胫后肌腱转位、跖筋膜松解、踇趾 Akin 截骨、2–5 趾长屈肌腱切断、关节囊松解、趾间关节固定、小趾 Weil 截骨、跟骨外移截骨（陈磊 供图）

3. 随访情况

术后 2 周复查拆线，见外形满意，复查 X 线片见畸形纠正满意（病例 79–4 图示）。6 周拔除克氏针，穿摇椅鞋逐渐负重行走功能锻炼，1 年后复查，患者行走无疼痛，外形满意。

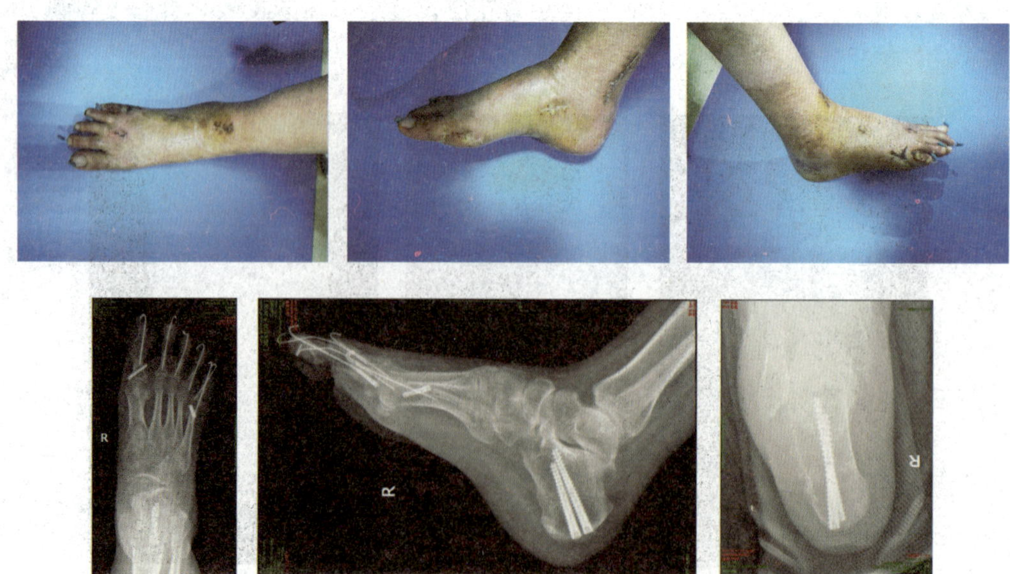

病例 79–4　术后外观矫形满意，正侧位 X 线片示：右足术后外形明显改善（陈磊 供图）

四、诊疗经验

1. 高弓足畸形除足弓增高畸形外，还常包括跖趾关节过伸及趾间关节过屈，前足旋前内收及跖骨头下胼胝，常伴有不同程度的跟腱挛缩。其病因尚不清楚，临床中以脊髓灰质炎、脊柱裂、脑瘫后遗症及进行性腓骨肌萎缩的患者中多见。手术方式较多，包括跟腱延长、跖筋膜松解，爪形趾松解，趾间关节融合，跖骨抬高，跗骨截骨融合抬高，跟骨外移截骨等。

2. 术前应评估：足部畸形是单平面还是多平面的？畸形位于前足、中足、后足还是复合畸形？是否需要进行肌腱转位来维持关节截骨或关节融合术后所获得的畸形？有无感觉缺失？治疗应根据畸形的部位及疼痛的部位进行有针对性的选择治疗。畸形矫正时应从肢体的近端到远端，从后足到中足再到前足进行。对于青少年患者，尽量行保关节的手术。

（编辑：张波　审阅：范洪进）

病例八十　踇外翻

一、病历摘要

患者男，66 岁，10 余年前无明显诱因出现双踇趾内侧疼痛不适，劳累及过多活动后疼痛加重，休息后症状减轻，近期逐渐加重。2 年前因右小趾疼痛行“右小趾截趾术”。专科查体：双足踇趾中度外翻，挤压第 2 足趾向腓侧偏斜，踇收肌紧张。踇趾跖趾关节胫侧红肿、压痛，高起；左足第 2 足趾屈曲状，趾间关节背侧可见胼胝，压痛，右小趾缺损（病例 80–1 图示）。

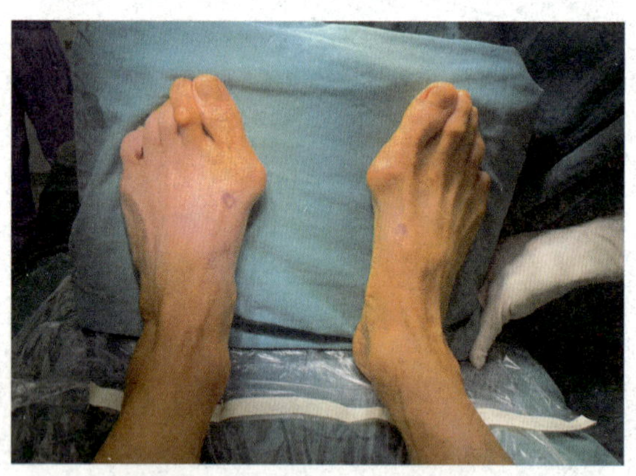

病例 80–1　双足踇外翻，左足第 2 趾近趾间关节背侧痛性胼胝、右足第 5 趾末节缺损（张波 供图）

二、入院诊断

双足踇外翻，左足第 2 趾爪形趾，右足第 5 趾缺损。

三、诊疗经过

1. 入院后检查

入院后行足负重位正侧位 X 线片进一步明确踇外翻严重情况（病例 80–2 图示）。

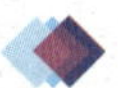

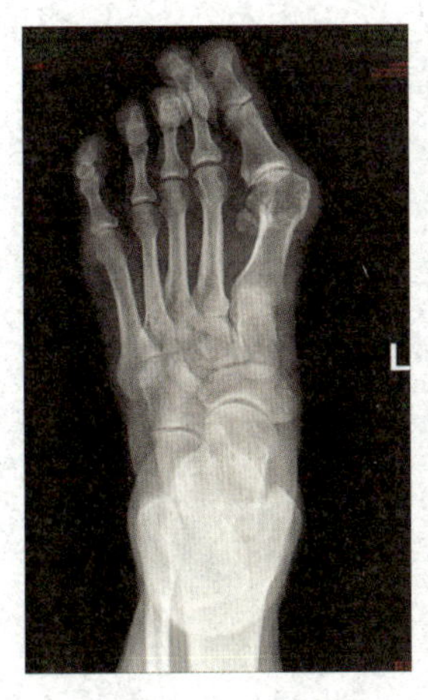
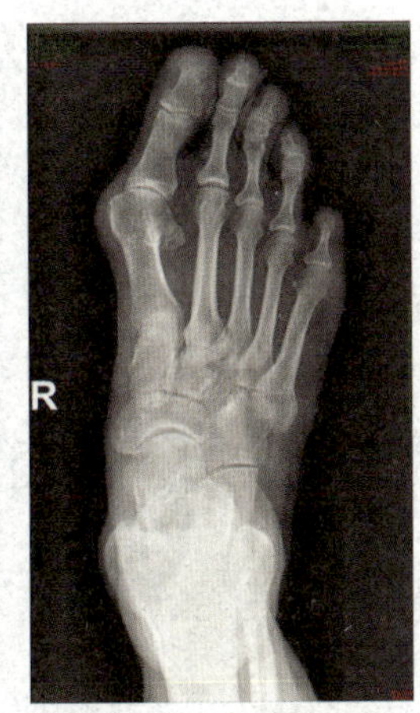
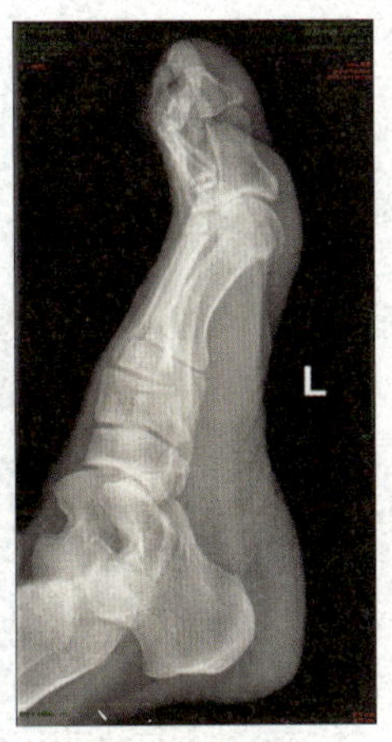
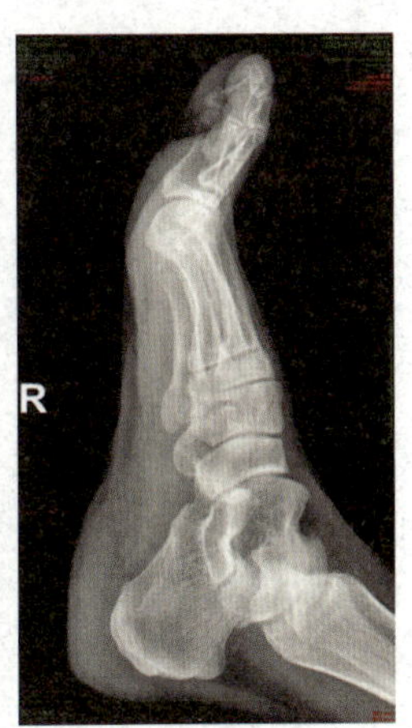

病例 80-2 双足踇外翻并左足第 2 趾爪形趾

2. 治疗情况

在硬膜外麻醉下行双足第 1 跖骨 Chevron 截骨 + 双足踇收肌切断 +Akin 截骨 + 左第 2 趾近趾间关节融合术，手术顺利。术后外形及 X 线片见矫形满意（病例 80-3 图示）。

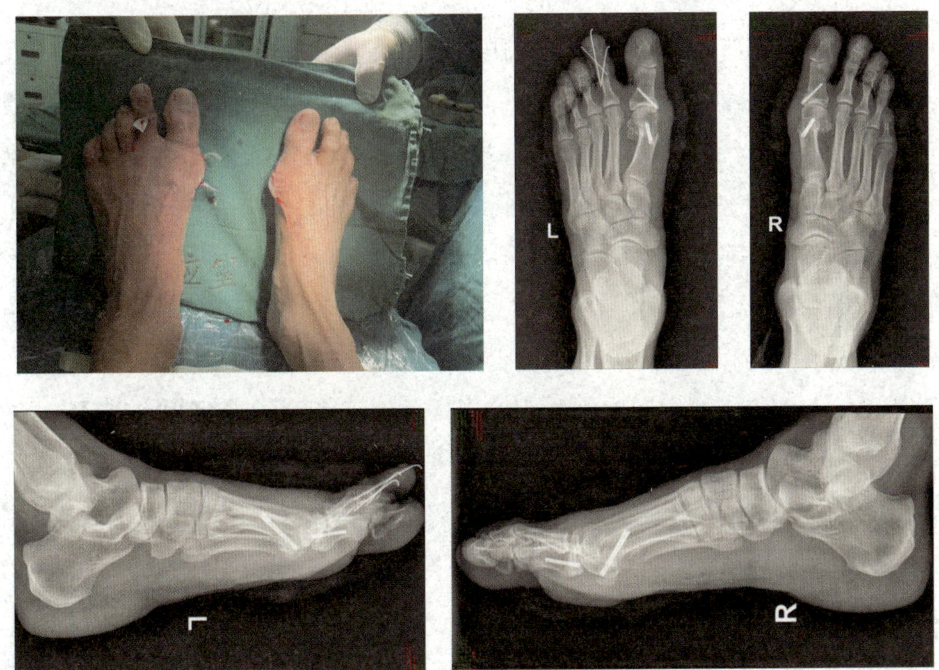

病例 80-3 术后外形及 X 线片见矫形满意

3. 随访情况

术后 1 年复查见外形满意，无复发，无明显疼痛不适（病例 80-4 图示）。

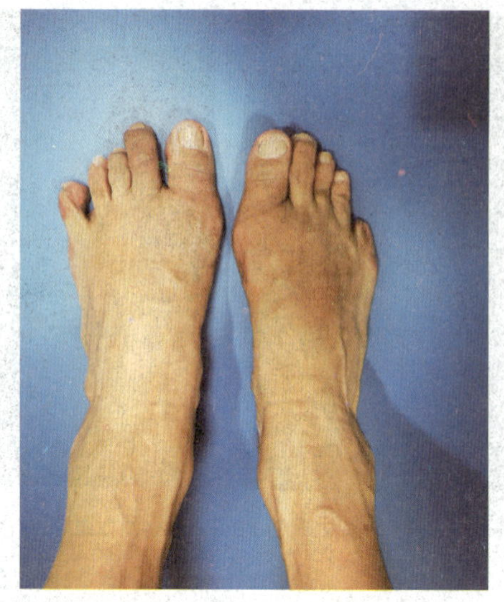

病例 80-4　术后半年复查见外形满意（张波 供图）

四、诊疗经验

1. 踇外翻为足踝外科常见的足病，其手术方式繁多，据不全统计其手术方式高达 120 余种，最常用的手术方式为：Chevron 截骨，Scarf 截骨，第 1 跖楔关节融合等。一般认为，Chevron 截骨术适用于跖骨远端关节面角（DMAA）<10° 的轻中度踇外翻（踇外翻角（HVA）<30° 或第 1、2 跖骨间角（IMA）<13° ）。目前可通过双平面的 Chevron 矫正 DMAA 角，改良 Chevron 加用软组织松解及 Akin 手术，亦可矫正中、重度踇外翻。Chevron 术式具有操作简单，愈合率高，截骨面稳定，并发症少等优点，目前在临床上应用广泛。

2.Scarf 手术用于治疗中重度踇外翻畸形，适用于第 1、2 跖骨间角（IMA）在 14-20° 。其矫形能力强，截骨方向可以在水平面、冠状面和矢状面进行调整，实现对第 1 跖骨三维方向的矫形，但存在操作相对复杂，学习曲线长等特点。我们通过行第 1 跖骨 Scarf 截骨钢板及螺丝钉固定 + 内收肌松解术，术中术后及术后 1 年复查矫形满意（病例 80-5、病例 80-6 图示）。

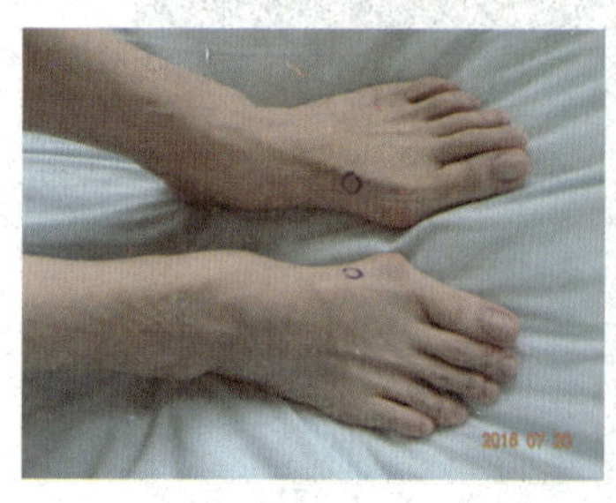

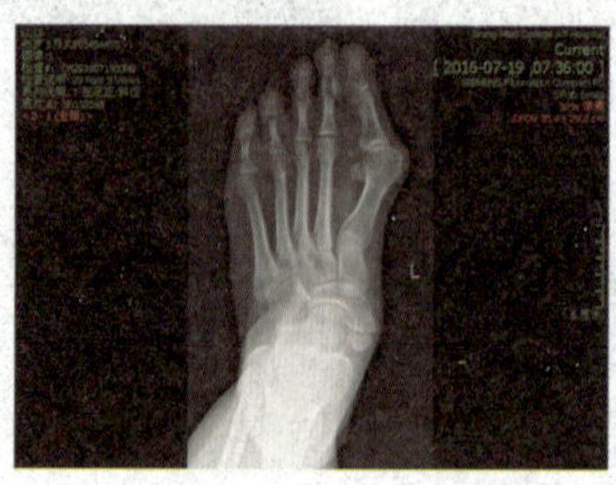

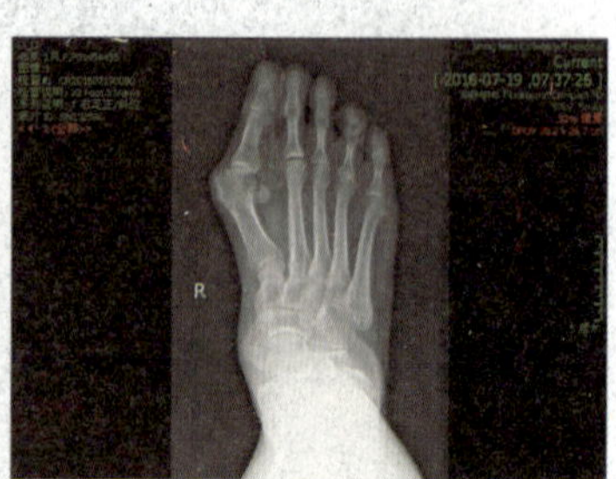

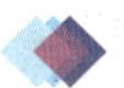

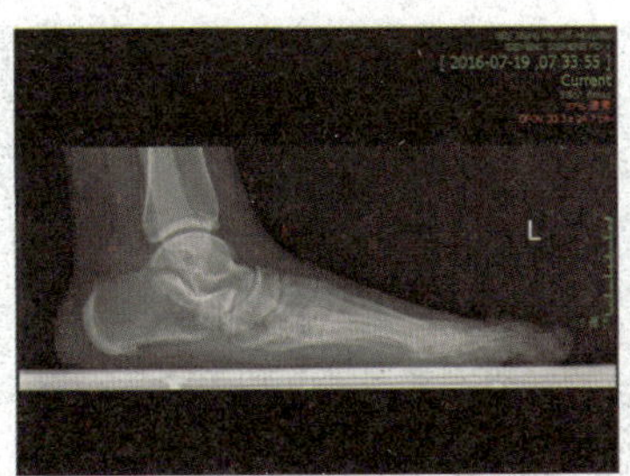

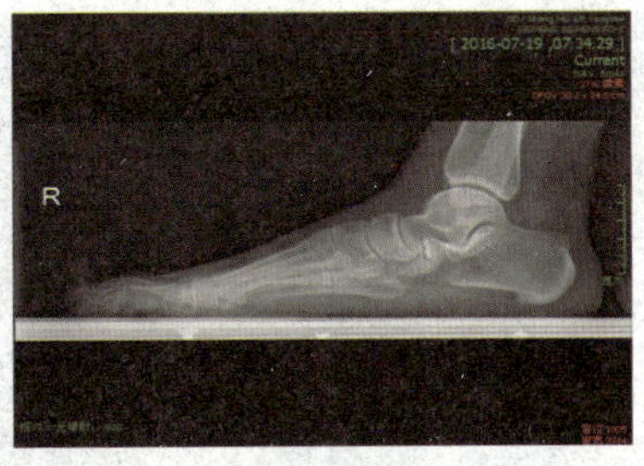

病例 80-5　术前外观及 X 线片示严重踇外翻

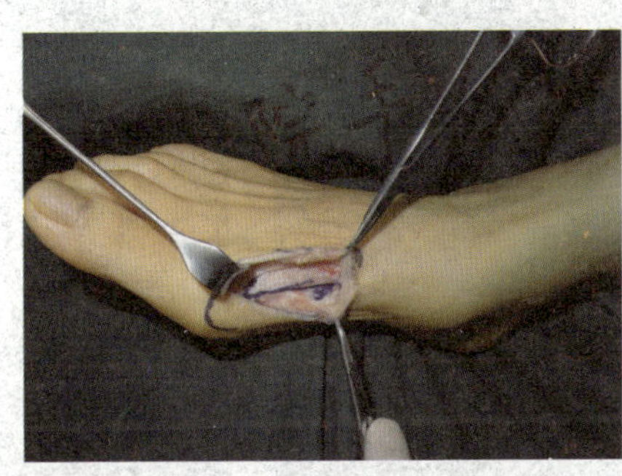

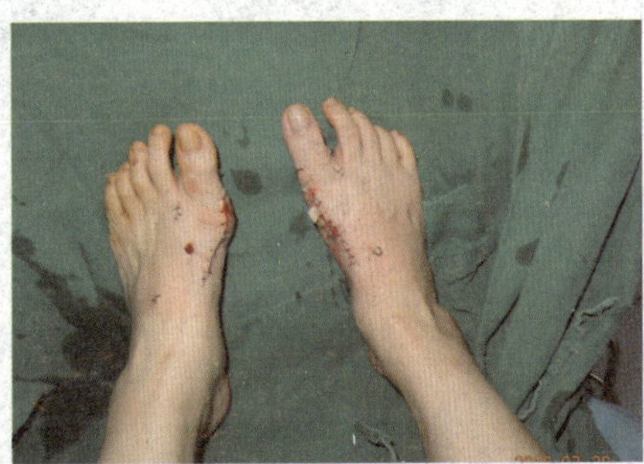

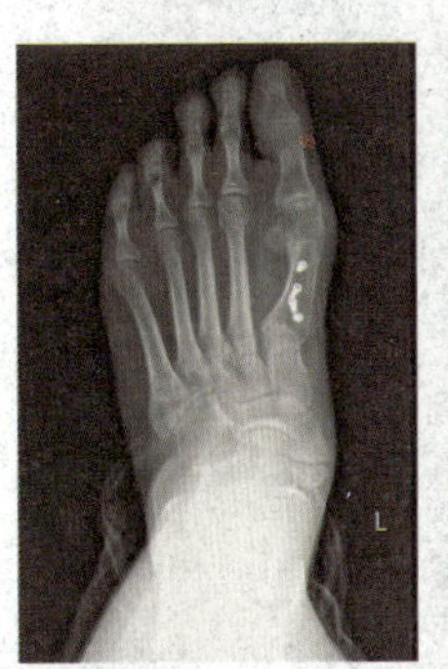

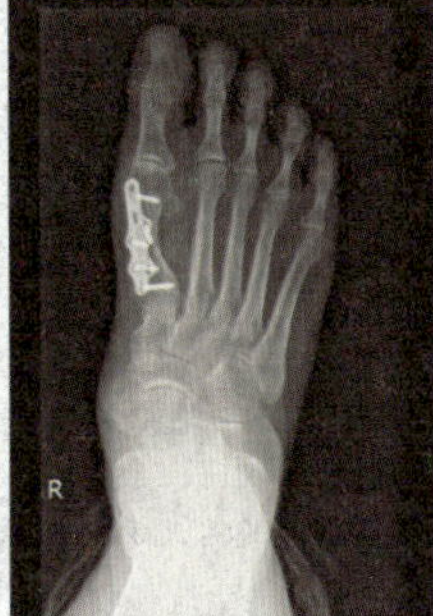

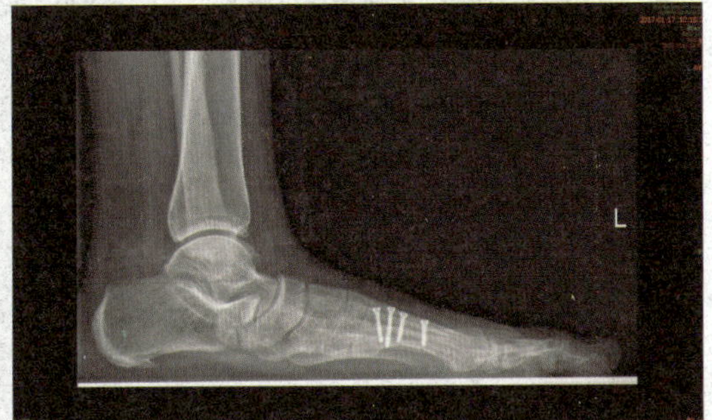

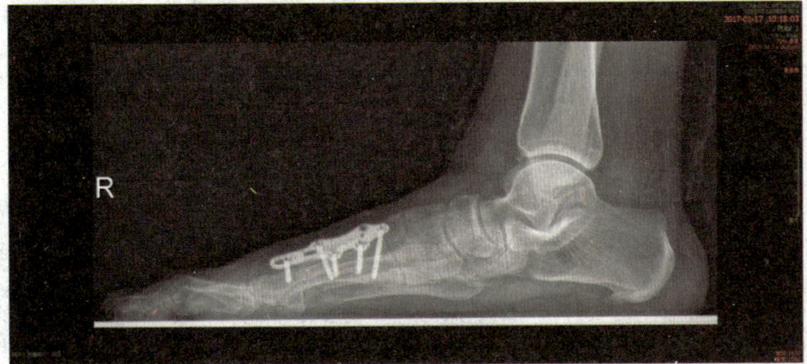

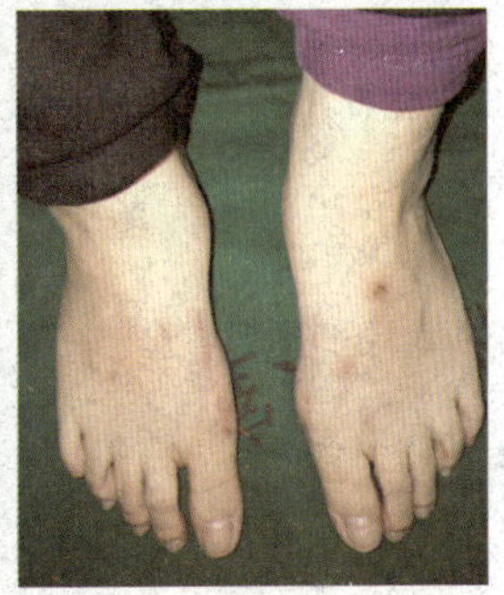

病例 80-6　Scarf 手术术中术后及术后 1 年复查矫形满意（韩清銮 供图）

3. 对于类风湿性关节炎的患者，第 1 跖趾关节常有关节炎表现，其较为常用的手术方式为第 1 跖趾关节融合，其手术方式相对简单，疗效确切，是踇外翻复发翻修时常见术式（病例 80-7 图示）。

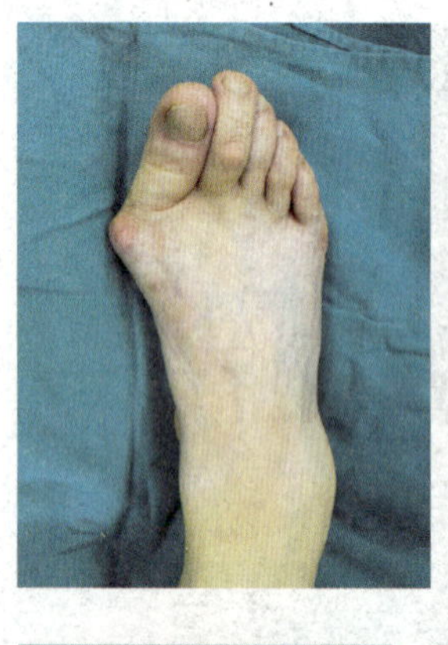

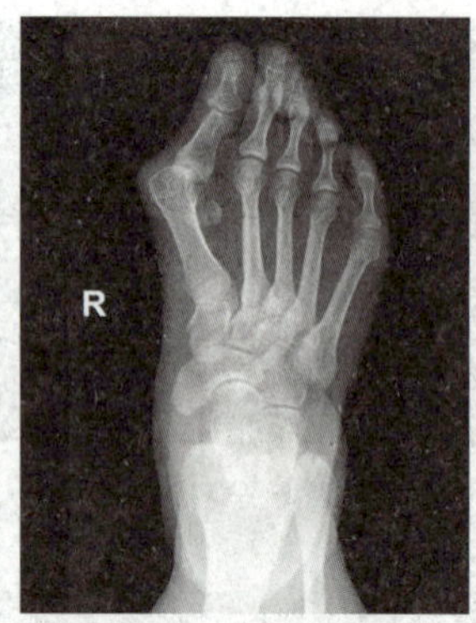

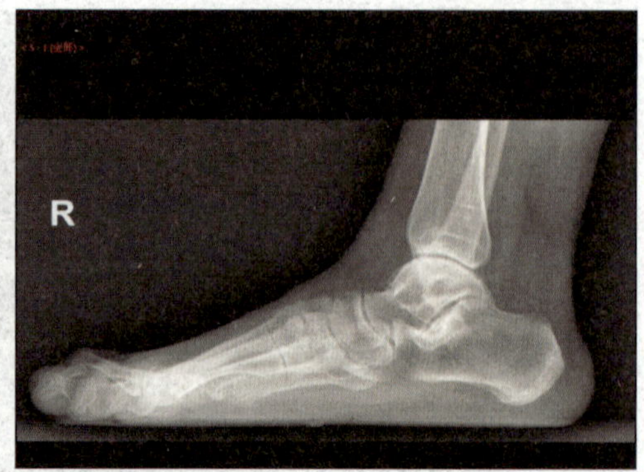

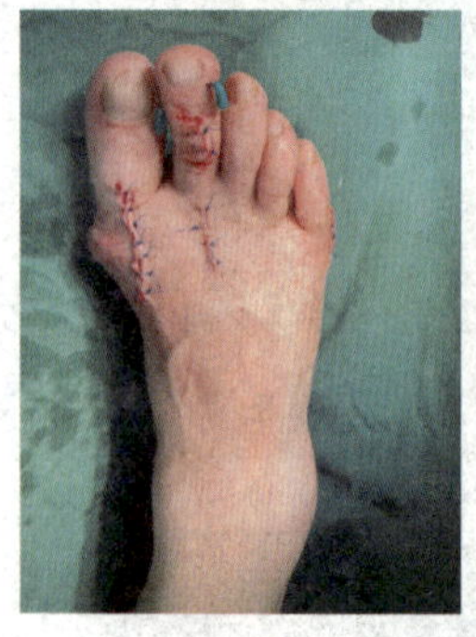

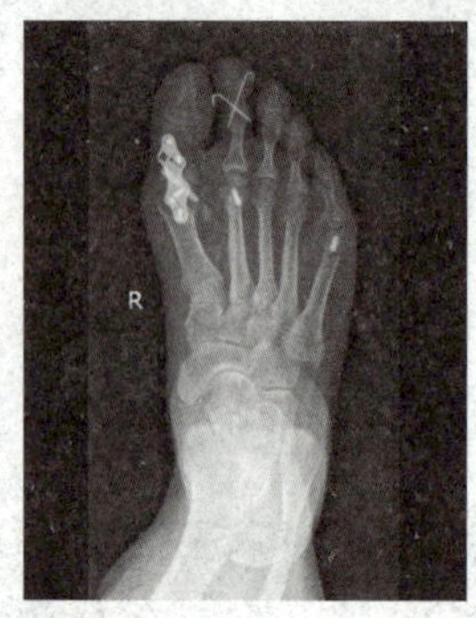

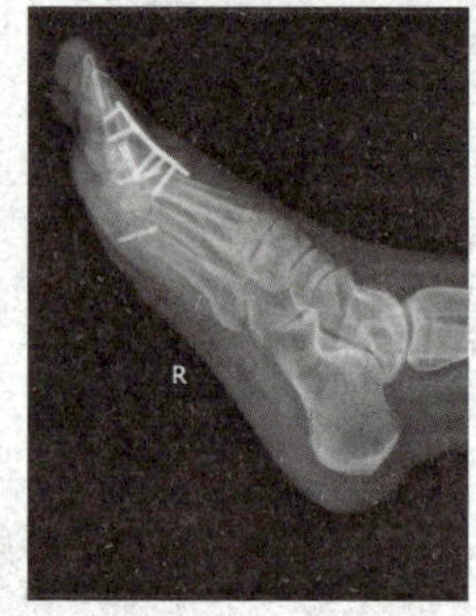

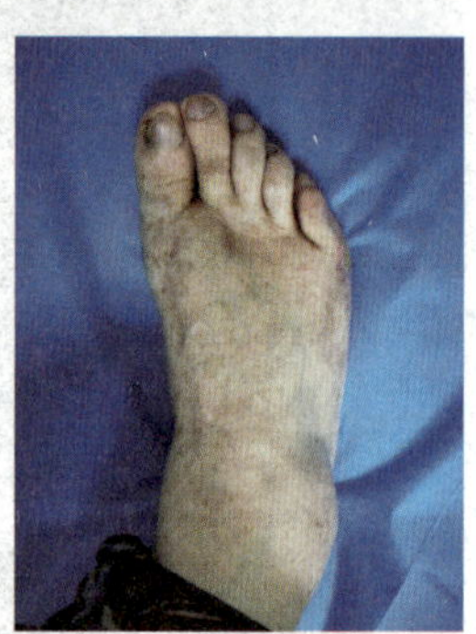

病例 80–7　类风湿性关节炎患者，第 1 跖趾关节融合、第 2 趾 Weil 截骨、趾间关节融合及小趾跖骨远端 Chevron 截骨术，术后外形满意（张波 供图）

4. 存在跖痛症的患者，其原因常为跖骨过长，跖骨头下沉导致，术中常需要行 Weil 截骨短缩固定。对小趾滑囊炎患者，其病理变化为第 5 跖骨外翻，第 4、5 跖骨间夹角大于正常范围（正常夹角为小于 8° ），根据 X 线片的分型不同，可行第 5 跖骨头外侧髁切除术，跖骨干截骨或跖骨远端 Chevron 截骨矫形，术后效果确切（病例 80–7 图示）。

5. 对于踇外翻合并第 2 跖骨头坏死的患者，除常规进行踇外翻手术外，第 2 跖骨头还可以行关节假体置换（病例 80–8 图示）。

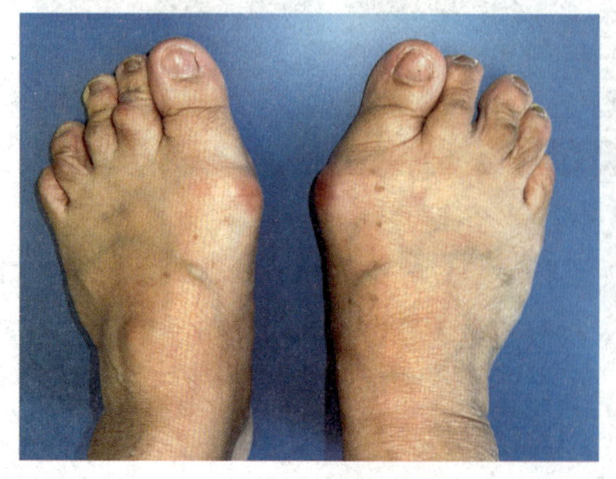

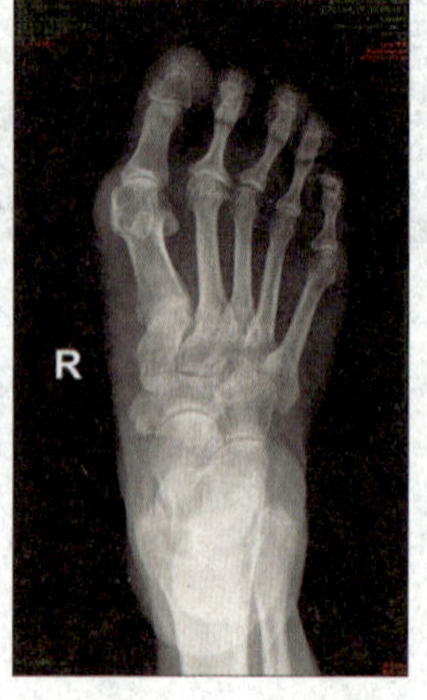

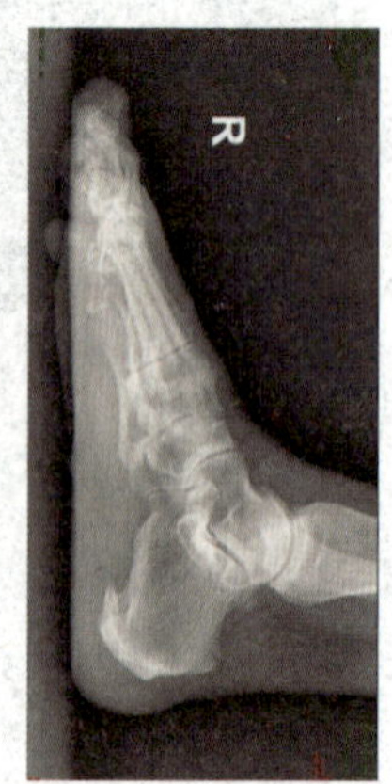

 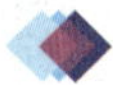

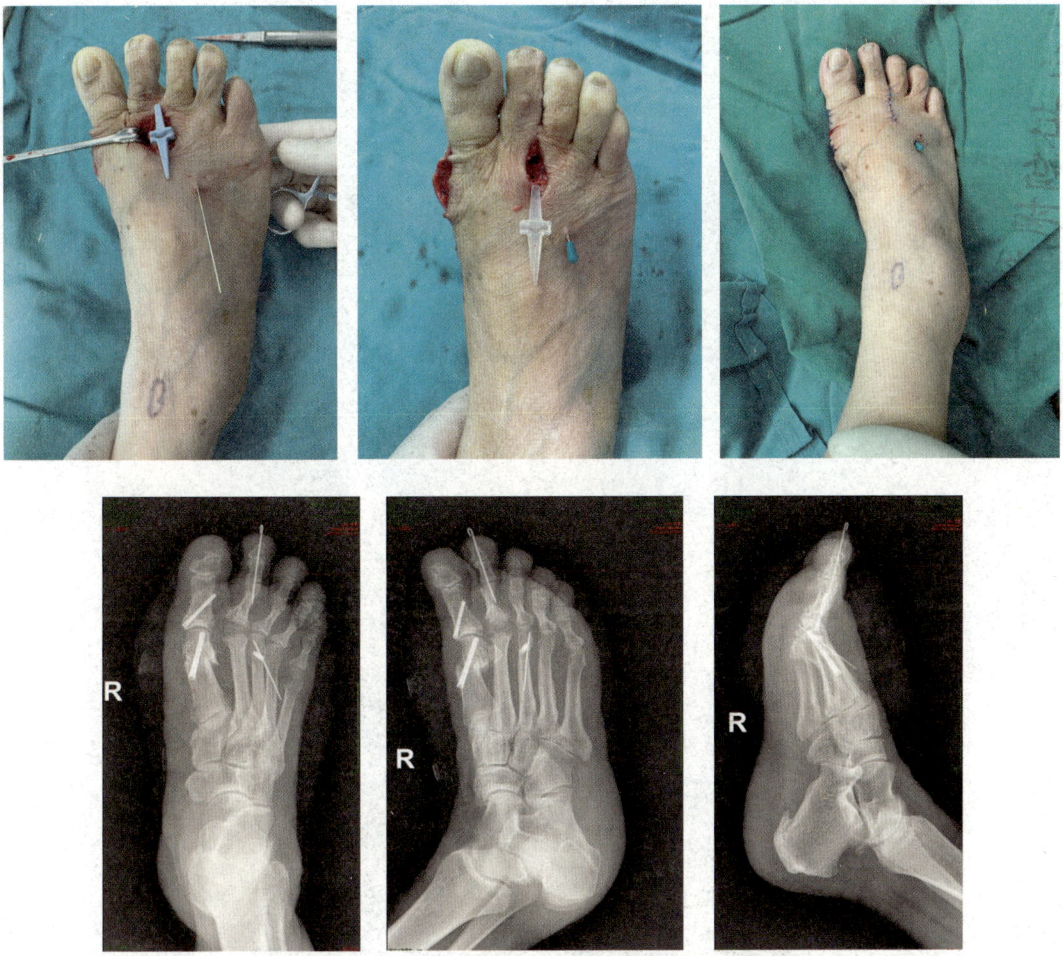

病例 80-8　踇外翻并第 2 跖骨头坏死，行第一跖骨 Chevron+Akin+ 第二跖骨头切除人工硅胶关节植入、趾间关节固定 + 第 3 跖骨 Weil 截骨，术后外形满意（韩清銮 供图）

6. 此外临床中还常用 Lapidus 手术，其主要适用于重度踇外翻畸形（HVA>40° 且 IMA>16° ），或者踇外翻伴第 1 跖列的活动度过大，跖骨内收明显的患者，该手术能够很好的矫正重度踇外翻，但有出现跖楔关节不愈合的可能。

踇外翻患者需要根据患者的病情及术者擅长的术式选择恰当的手术方式，术后早期积极康复锻炼，常会取得满意的疗效。

（编辑：张波　审阅：范洪进）

病例八十一　爪形趾畸形

一、病历摘要

患者男，55 岁，16 年前外伤后出现左足第 2 趾畸形。专科查体：左小腿可见陈旧性手术瘢痕，左足第 2 趾屈曲，爪形趾畸形，主被动均不能伸直。近趾间关节背侧及趾端跖侧可见胼胝形成，压痛。感觉及血运可（病例 81–1 图示）。

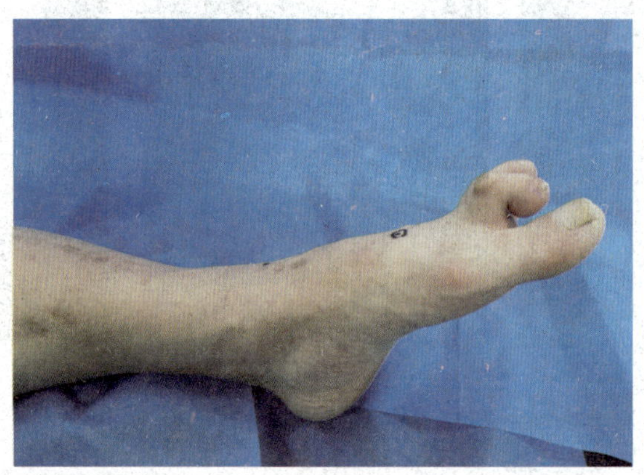

病例 81–1　入院时外观（魏本磊 供图）

二、入院诊断

左足第 2 趾爪形趾畸形。

三、诊疗经过

1. 入院后检查

入院后完善 X 线片（病例 81–2 图示）进一步明确骨质情况。

2. 治疗情况

完善术前检查，排除手术禁忌后在神经阻滞麻醉下行胼胝切除，屈趾肌腱转位术，关节固定术，手术顺利。术后外观见矫形满意（病例 81–3 图示）。

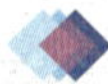

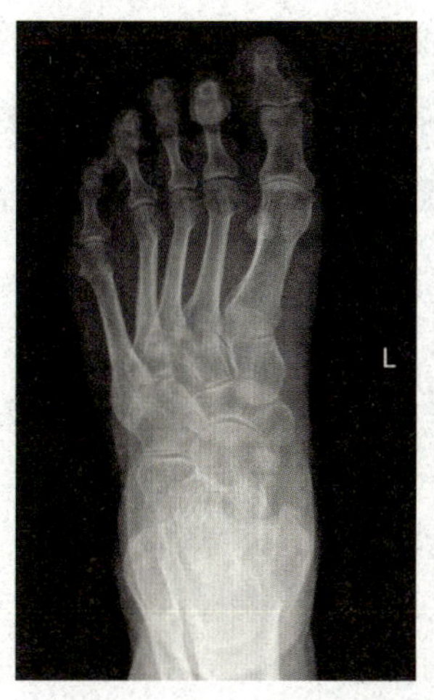
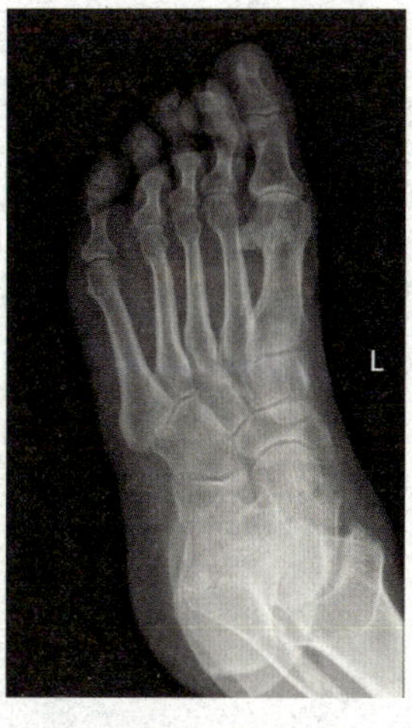

病例 81-2　X 线片示第 2 趾关节屈曲明显（张光辉 供图）

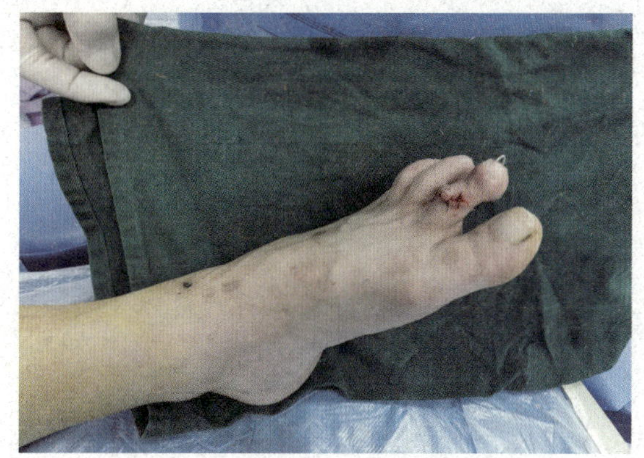

病例 81-3　术后外观改善（魏本磊 供图）

3. 随访情况

术后 3 周拔除克氏针，功能锻炼。术后 6 周复查见局部疼痛消失，行走功能良好。

四、诊疗经验

1. 爪形趾畸形病因包括神经肌肉疾病、骨筋膜室综合征后遗症、类风湿性关节炎等，其典型的临床表现为跖趾关节背伸，近侧趾间关节及远侧趾间关节都屈曲，趾间关节背侧及趾端可见胼胝形成，局部疼痛。

2. 爪形趾要与锤状趾、槌状趾相区别，锤状趾表现为跖趾关节中立或背伸，近侧趾间关节异常屈曲，远趾间关节中立或背伸。一般是第 2 序列较长，鞋挤压所致。槌状趾表现为远侧趾间关节屈曲畸形，跖趾关节及近侧趾间关节中立位。也与第 2 趾长、穿鞋挤压有关系。

3. 爪形趾治疗以矫正畸形，消除和减轻症状以及恢复功能为目的。包括软组织松解术，屈肌腱切断术，屈肌腱移位术，中节趾骨切除术，趾间关节成形或融合术，跖趾关节成形术，人工关节置换术，末端部分截除术等。对于尚未出现趾间关节僵硬的患者，我们常使用的方法是切断屈趾深肌腱止点，在近端抽出后分为两股，移位至近节趾骨背侧加强伸趾肌腱。

（编辑：张光辉　审阅：范洪进）

病例八十二　小趾滑囊炎

一、病历摘要

患者男，35 岁，半年前无明显诱因出现左足小趾跖趾关节处疼痛，有肿胀感，穿鞋挤压时疼痛加重，长距离行走后疼痛明显，应用“止痛药物及外用膏药”对症治疗，效果不理想（病例 82–1 图示）。专科查体：左足小趾跖趾关节周围轻度肿胀，皮肤无破溃，小趾内翻，跖趾关节背外侧皮肤充血，有压痛。

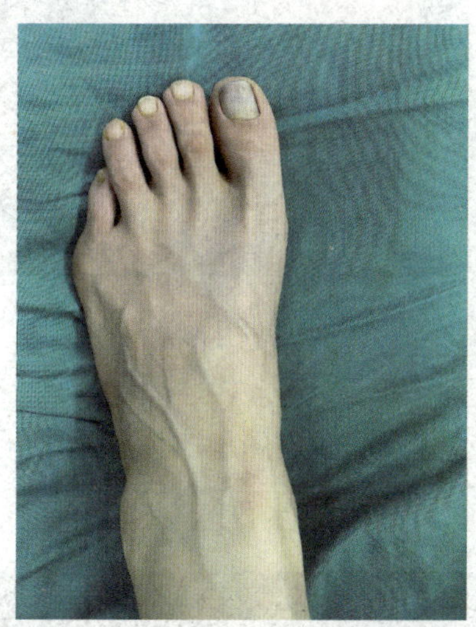
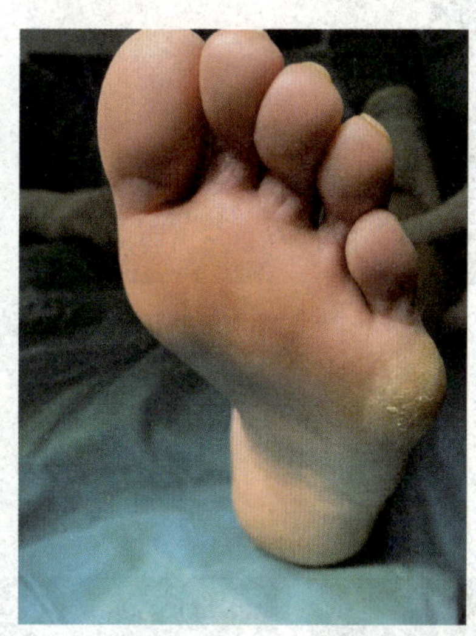

病例 82–1　左足第 5 跖趾关节肿大，跖侧及腓侧可见胼胝形成（张亮亮 供图）

二、入院诊断

左足小趾滑囊炎。

三、诊疗经过

1. 入院后检查

入院后完善 X 线片检查（病例 82–2 图示）进一步明确骨质情况。

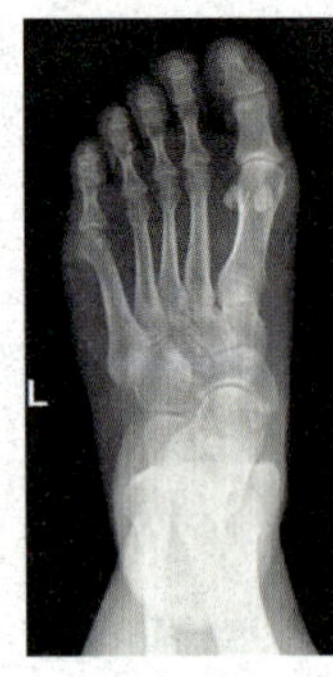

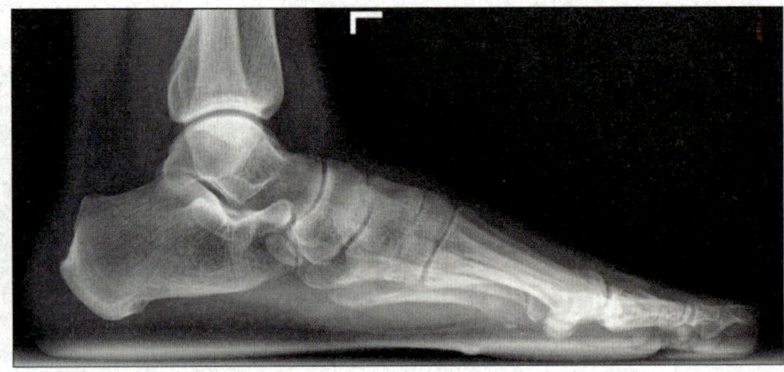

病例 82-2　术前 X 线检查见第 5 跖骨头外翻，跖骨头较粗大

2. 治疗情况

完善术前检查，排除手术禁忌后在全麻复合神经阻滞麻醉下给予跖骨截骨矫形内固定术（病例 82-3 图示）。

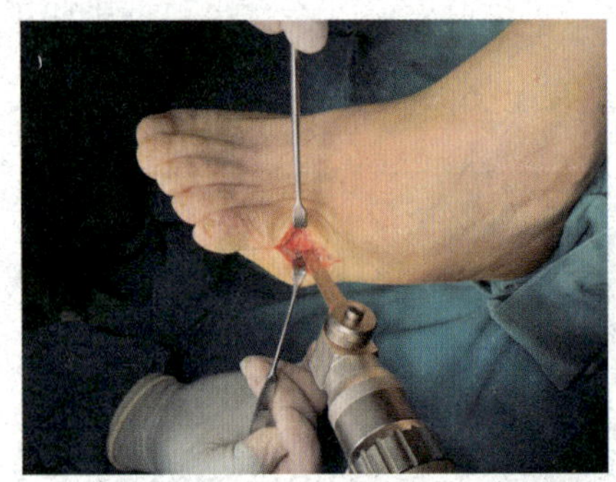

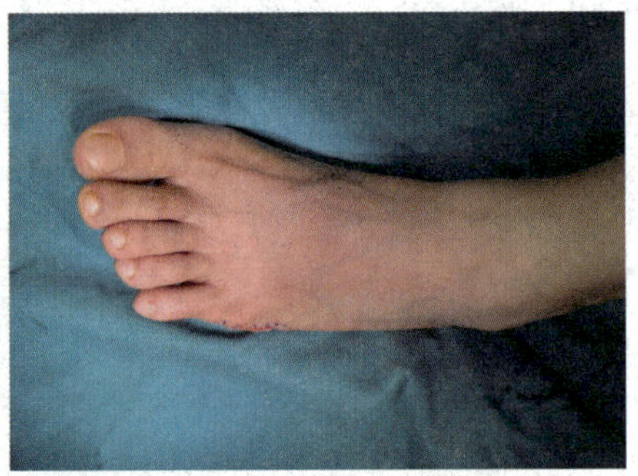

病例 82-3　术后外观满意（张光辉 供图）

3. 随访情况

术后石膏固定，复查 X 线片见截骨满意（病例 82-4 图示），4 周给予去除石膏，不负重功能锻炼，6 周下地行走。

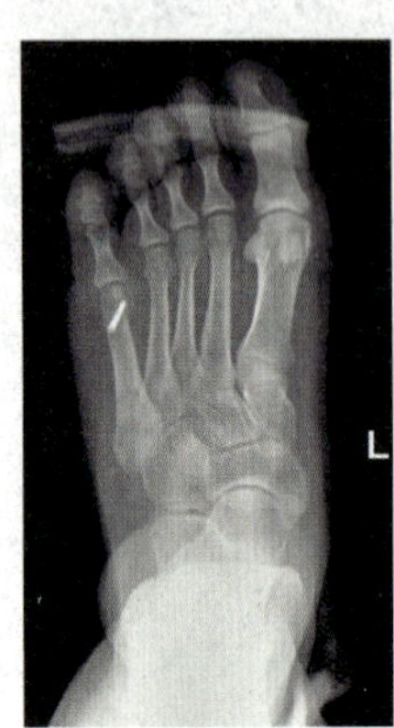

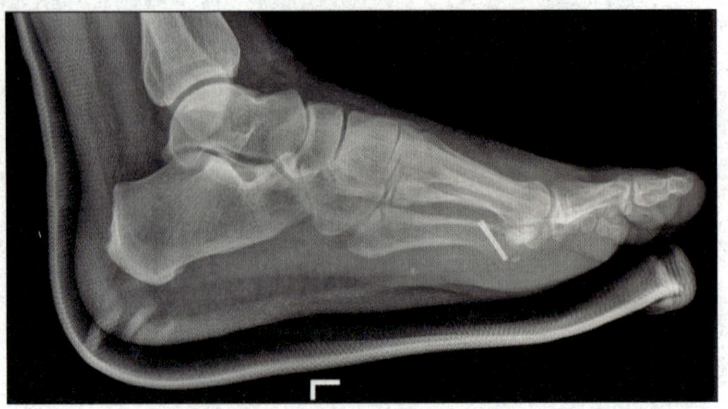

病例 82-4　术后 X 线片

四、诊疗经验

1. 第 5 跖趾关节外侧滑囊形成，称为小趾滑囊，起初因裁缝长期双腿盘坐姿势导致第 5 跖骨头及跖趾关节异常受压而出现症状，故名“裁缝趾”。与先天发育、外伤、炎症、穿鞋等多种因素有关。

2. 常见的治疗方法有第 5 跖骨头外侧髁部分切除术和第 5 跖骨截骨术。

（编辑：张光辉　审阅：范洪进）

病例八十三　转移性跖痛症

一、病历摘要

患者女，50 岁，1 年前行走时感前足第 2、3 足趾跖侧疼痛，足底可见皮肤增厚，活动时疼痛明显，休息后减轻。查体：左足踇外翻畸形，第 2、3 足趾跖侧皮肤可见胼胝增生，局部压痛（病例 83–1 图示）。

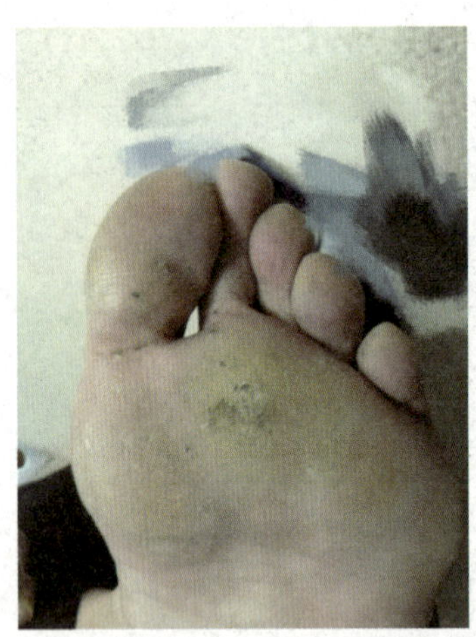
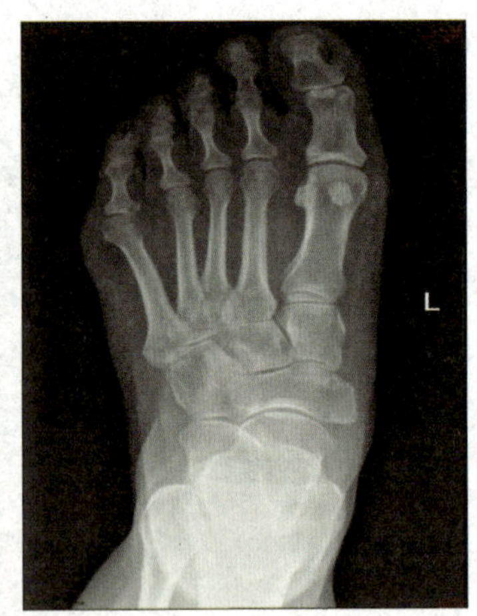

病例 83–1　左足底外观及 X 线片（韩清銮 供图）

二、入院诊断

左足转移性跖痛症，左足踇外翻。

三、诊疗经过

1. 入院后检查

完善术前常规检查。

2. 治疗情况

在腰硬联合麻醉下行左足第 2、3 跖骨头 Weil 截骨手术。术中在跖骨远端距关节面近端 2mm 处从跖骨远端背侧向近端跖侧作平行于足底平面截骨，回推短缩跖骨头，去除背侧多余骨质，使用骑缝钉自背侧向跖侧固定截骨面（病例 83-2 图示）。

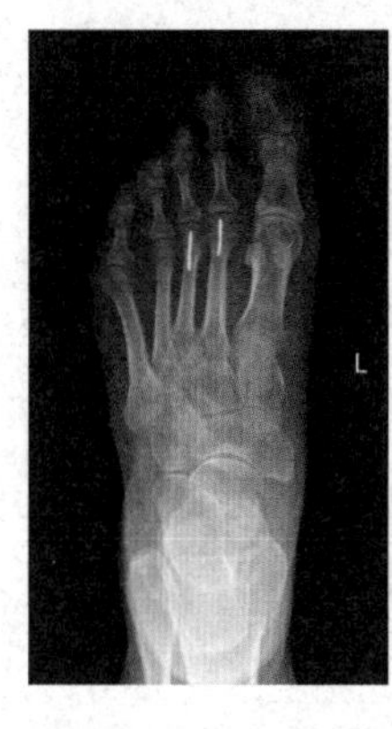
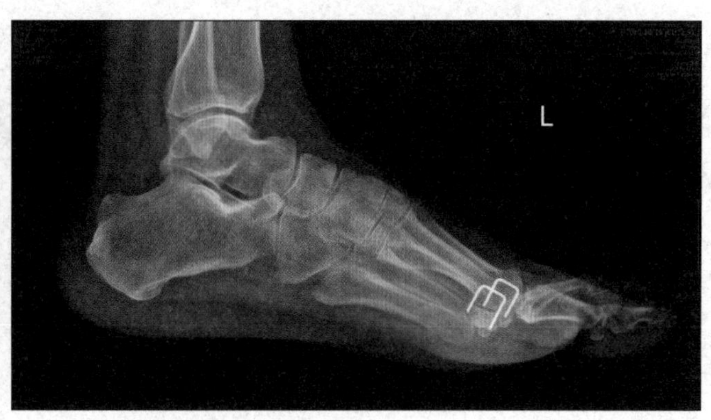

病例 83-2　术后 X 线

3. 随访情况

术后 3 个月随访，跖骨截骨处骨折线模糊，前足跖痛症缓解，增生胼胝逐步消失。

四、诊疗经验

1. 当第一跖骨头负重量减少时，负重向外侧转移，先是累及第二跖骨头下方，其次是第三跖骨头下方。这种引起第二或第三跖骨头的负重压力增加而出现的对应部位的疼痛，称之为转移性跖痛症。转移性跖痛症是导致前足跖痛症的最常见原因。

2. 转移性跖痛症常见原因为：

（1）踇外翻，踇外翻导致第一跖骨头负重减少时，负重应力必然向外侧转移，引起相邻跖骨头负荷增加引起疼痛；

（2）踇外翻手术并发症，术后造成的第一跖骨过度短缩、第一跖列抬高及生物力学改变造成的第二跖骨骨髓水肿，常引起足底压力向其他跖骨头处转移，导致转移性跖痛症；

（3）第 1 跖骨先天或后天性原因导致的短缩。

3. 保守治疗通常能够缓解跖骨痛的症状。这些治疗方法包括：休息、冰敷、服用消炎镇痛药物、穿合脚的鞋、使用缓冲鞋垫或横弓垫、使用跖骨垫。

4. 手术治疗可行跖骨短缩（Weil 截骨）手术。内固定可应用空心钉或骑缝钉固定，早期足趾活动锻炼防止粘连。

（编辑：徐宝强　审阅：范洪进）

病例八十四　止点性跟腱炎

一、病历摘要

患者男，40 岁，1 年来感右足跟后方疼痛，活动时疼痛加重，休息减轻，近期疼痛加重来诊。查体：右足跟后方骨性隆起，跟骨结节后方肿胀、压痛，踝关节主动背屈受限和提踵力量减弱（病例 84–1 图示）。

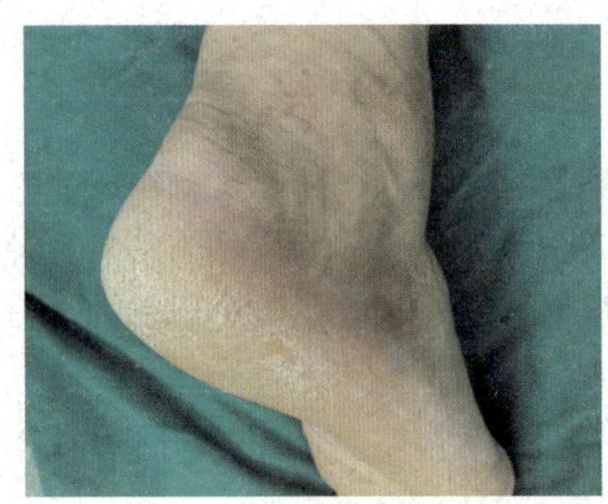

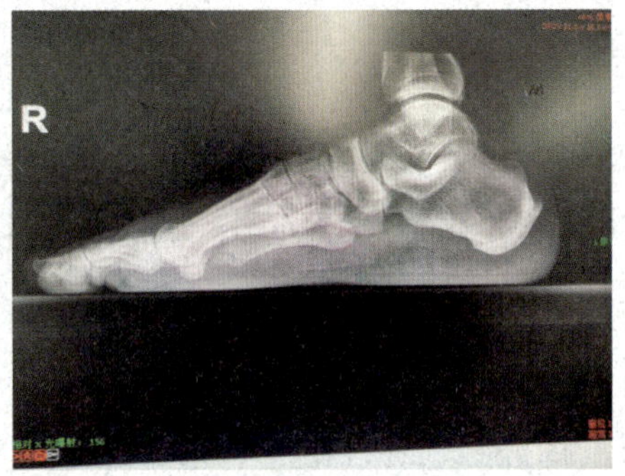

病例 84–1　右足跟外观及 X 线照（魏本磊 供图）

二、入院诊断

右足止点性跟腱炎，右足 Haglund 畸形。

三、诊疗经过

1. 入院后检查

入院后完善术前常规检查。

2. 治疗情况

在神经阻滞麻醉下行右足跟关节镜下跟腱止点清理、跟骨骨突切除手术，术中情况（病例 84–2 图示）。

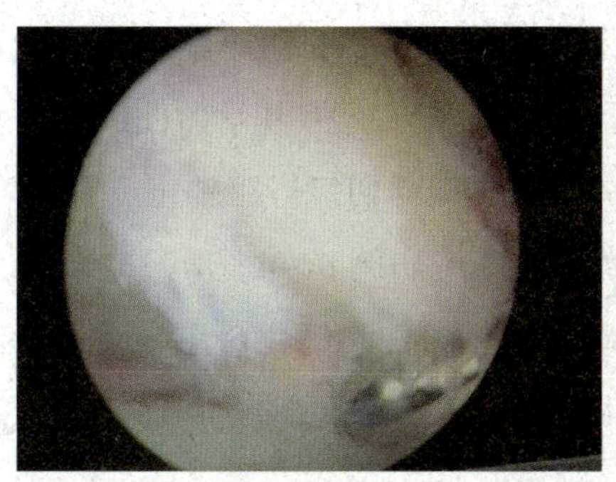
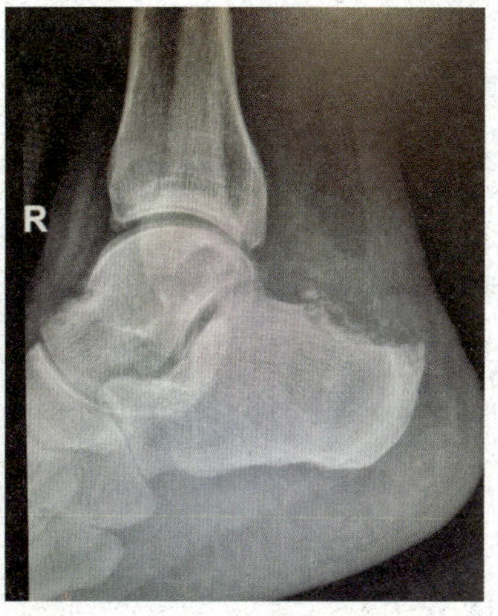

病例 84-2　术中可见跟腱止点周围钙化，滑膜增生，跟骨后上结节骨质增生，予以镜下清理跟腱退变炎性组织及骨突（魏本磊 供图）

3. 随访情况

术后 2 周不负重功能锻炼。1 月后负重功能锻炼，踝关节屈伸活动良好，无疼痛（病例 84-3 图示）。

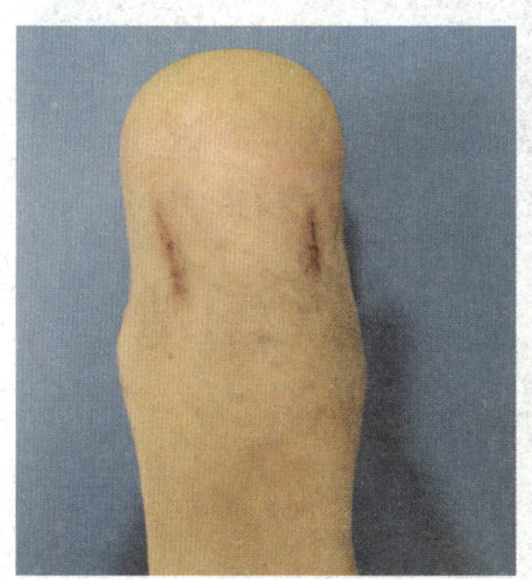
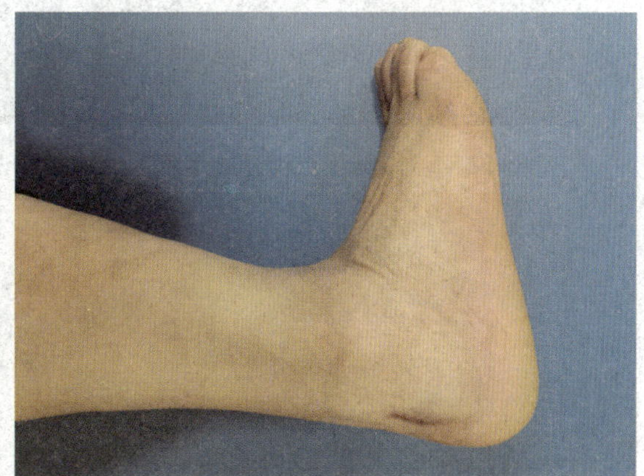

病例 84-3　术后 1 月复查，踝关节屈伸活动良好（魏本磊 供图）

四、诊疗经验

1. 止点性跟腱炎即累及跟骨结节跟腱附着点处的跟腱炎。疼痛部位主要在跟腱止点处，大多和跟腱滑囊炎、Haglund 畸形同时存在。局部封闭后容易出现跟腱止点处断裂。

2. 保守治疗 3 至 6 个月无效应考虑手术治疗。止点性跟腱炎如同时合并以下危险因素，可考虑直接进行手术治疗：

（1）治疗前 VAS 疼痛评分大于 4 分；

（2）踝关节活动度受限；

（3）皮质激素局部注射史；

（4）跟腱发生钙化。

止点性跟腱炎如合并跟腱止点撕裂或跟腱断裂，应手术治疗。

3. 手术治疗包括关节镜下微创手术及开放切口手术。镜下清创可有效避免损伤跟腱，切口小，愈合快，是近年来逐渐开展的手术方法，但其学习曲线长，且如跟腱止点处清理过多，清理后跟腱附着少于 50%，需要辅助切口行跟腱止点重建。

4. 切开手术是治疗止点性跟腱炎的常用方法（病例 84-4 图示），充分的暴露和彻底的清理术是获得较高临床满意率的基础。止点变性和钙化严重导致彻底清理后跟腱止点缺损超过 50% 时需要行止点修复。跟腱病变范围较大时，可考虑踇长屈肌腱转位重建跟腱。

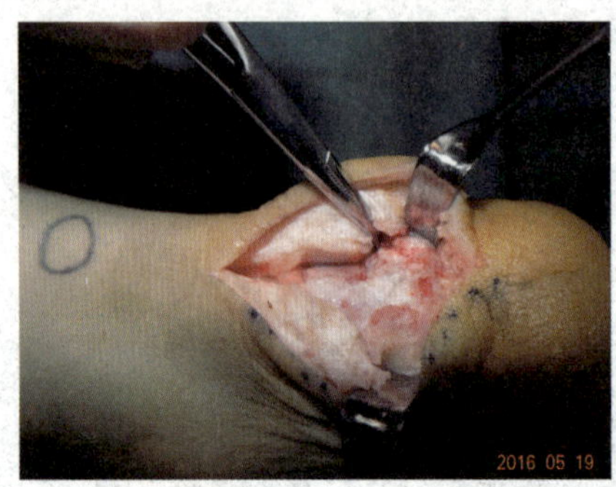

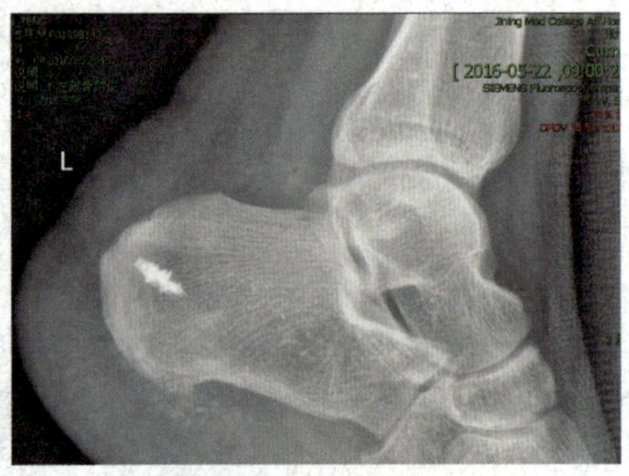

病例 84–4　跟腱止点炎开放手术，清理后行止点重建手术（韩清銮 供图）

（编辑：徐宝强　审阅：范洪进）

病例八十五　距骨三角骨综合征

一、病历摘要

患者男，30 岁，半年前出现左足跟活动后疼痛不适，尤其提踵时明显。查体：左踝关节后方压痛，踝关节过度跖屈时疼痛加重，背伸活动可（病例 85-1 图示）。

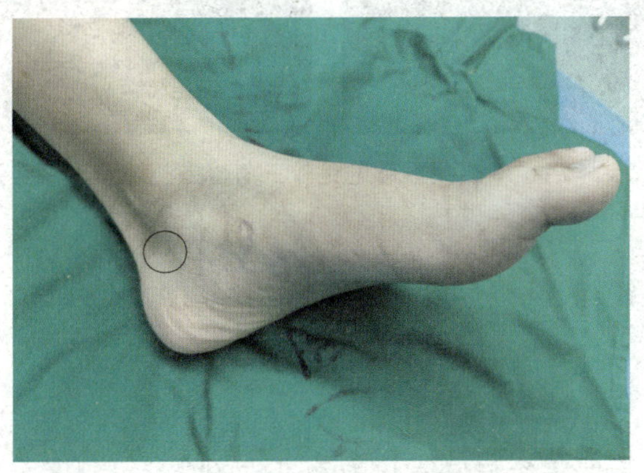

病例 85-1　踝关节后侧压痛（徐宝强 供图）

二、入院诊断

左距骨三角骨综合征。

三、诊疗经过

1. 入院后检查

术前完善常规检查，行足部磁共振检查（病例 85-2 图示）。

2. 治疗情况

在腰硬联合麻醉下行距骨三角骨切除术。侧卧位，跟腱内侧纵行切口，避免损伤胫后血管神经，深层可显露距骨后方三角骨，予以咬除三角骨，同时探查清理踇长屈肌腱，清理关节周围增生滑膜。术后复查 MRI（病例 85-3 图示）。

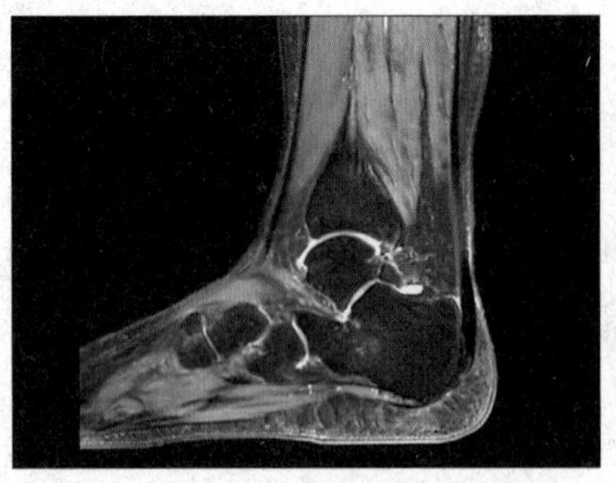
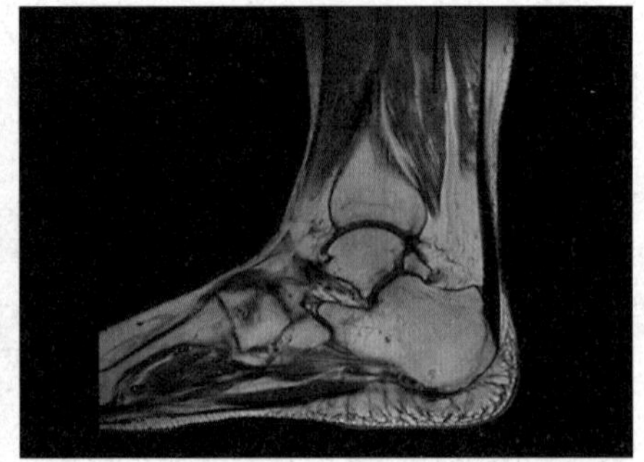

病例 85-2　足部磁共振可见明显距骨后三角骨及局部骨质信号异常

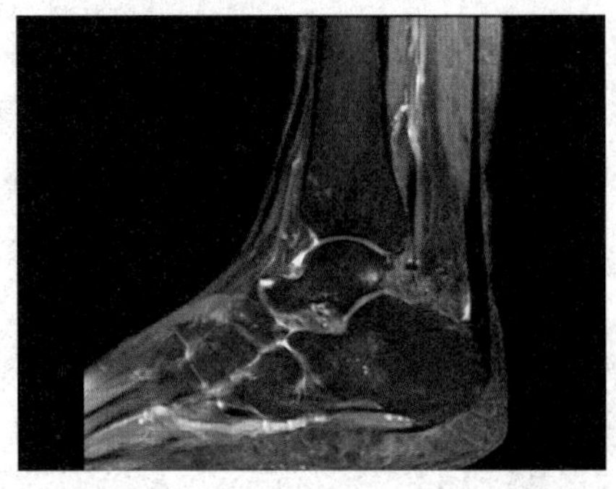
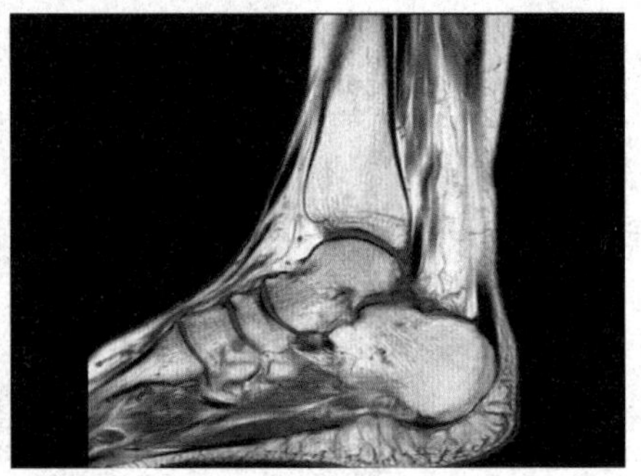

病例 85-3　术后足部磁共振可见距骨三角骨完整切除（徐宝强 供图）

3. 随访情况

术后早期可功能锻炼，4 周后复查行走疼痛缓解。1 年后复查疼痛完全消失。

四、诊疗经验

1. 距骨三角骨为距骨后突异常骨化中心骨化的结果。患者多为青壮年，高处摔伤及涉及足部跖屈的运动员常见，距后三角骨被跟骨的后关节面向上撞击而受损伤。

2. 保守治疗半年无效可考虑手术治疗。在跟腱内侧作纵向切口，保护胫后血管神经，分离三角骨直接去除。与距骨骨性融合的三角骨可以用骨凿切除，并探查踇长屈肌腱。通常预后较好。也可在关节镜下切除，自跟腱两侧后方入路，使用磨钻去除三角骨，注意术中透视避免残留。

（编辑：徐宝强　审阅：范洪进）

病例八十六　腓浅神经卡压

一、病历摘要

患者男，40 岁，3 个月前无明显诱因出现右足背麻木疼痛不适，疼痛为阵发性，当地医院彩超提示：右踝前结节。既往体健。查体：右踝外侧及足外侧感觉减退，外踝前方压痛，踝关节及各足趾屈伸活动可（病例 86-1 图示）。

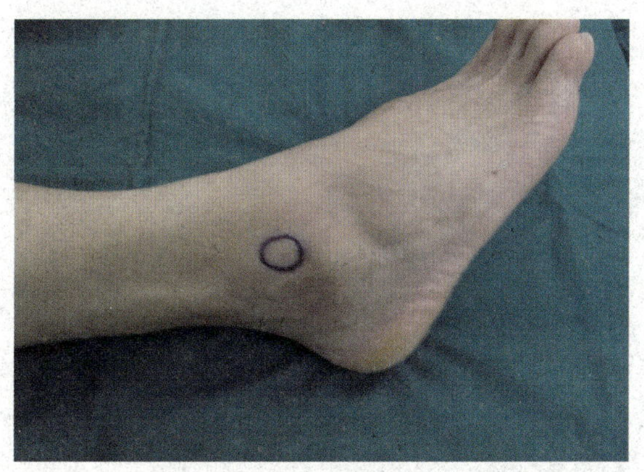

病例 86-1　外踝前外侧标记处压痛明显（张清林 供图）

二、入院诊断

右腓浅神经卡压。

三、诊疗经过

1. 入院后检查

术前再次完善彩超检查提示腓浅神经损伤（病例 86-2 图示）。

2. 治疗情况

在神经阻滞麻醉下行腓浅神经探查松解手术，术中探查见腓浅神经在外踝上皮下部位受筋膜卡压，远端约 1.5cm 长神经增粗变硬，周围未见明显肿物，显微镜下松解神经外膜并束间分离（病例 86–3 图示）。

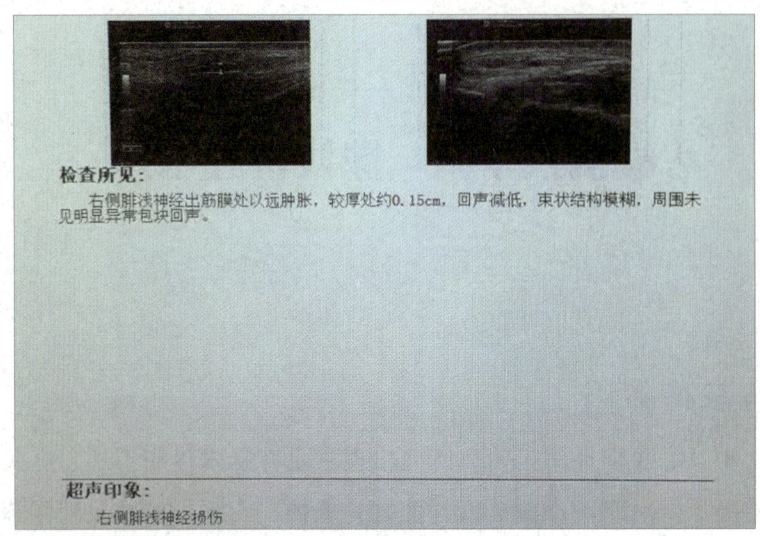
检查所见：

右侧腓浅神经出筋膜处以远肿胀，较厚处约0.15cm，回声减低，束状结构模糊，周围未见明显异常包块回声。

超声印象：

右侧腓浅神经损伤

病例 86–2 彩超提示腓浅神经损伤（徐宝强 供图）

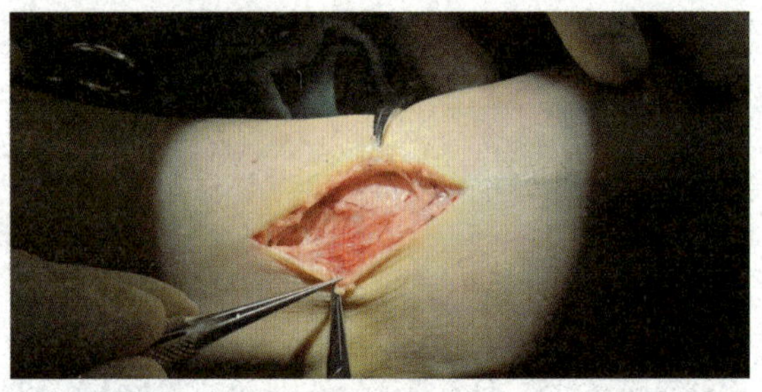

病例 86–3 术中见踝前腓浅神经浅出处外膜增厚，予以松解神经外膜（张清林 供图）

3. 随访情况

术后 3 月随访足背麻木症状已完全消失。

四、诊疗经验

1. 腓浅神经卡压一般位于外踝前缘上方小腿中、下 1/3 穿深筋膜处，多因慢性踝关节扭伤、肌筋膜室综合征、腓骨骨折、肿瘤、鞋袜及外固定装置引起卡压，临床表现以小腿、踝前及足背疼痛为主要特征，可伴腓浅神经卡压点以下支配区域皮肤感觉减退。

2. 在触痛区域行麻醉药物注射或激素封闭，能够减轻症状并为诊断提供依据。

3. 如保守治疗无效，建议进行部分筋膜切除的神经松解术。

（编辑：徐宝强　审阅：范洪进）

病例八十七　腓总神经卡压

一、病历摘要

患者男，17 岁，1 个月前出现右足背伸无力，且逐渐加重，后期逐渐出现右足下垂症状，门诊行彩超提示：右侧腓总神经损伤。查体：右腓骨小头后方压痛，右踝关节主动背伸受限，胫前肌肌力 2 级，腓骨长短肌、伸趾伸踇肌力 2 级，足跖屈肌力 5 级，足背第一二跖骨间皮肤感觉减退，余足部感觉无明显减退，足部血运可（病例 87–1 图示）。

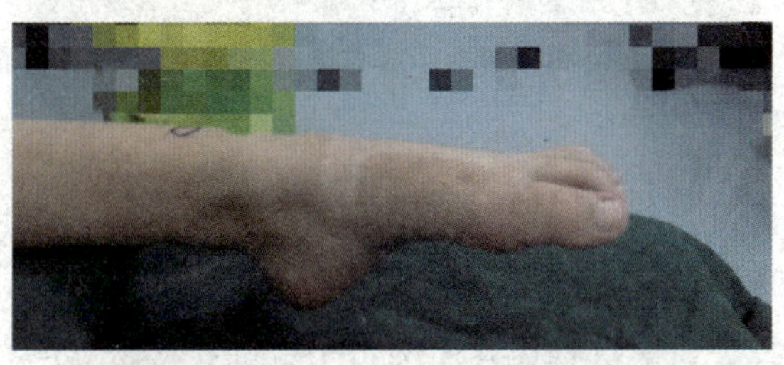

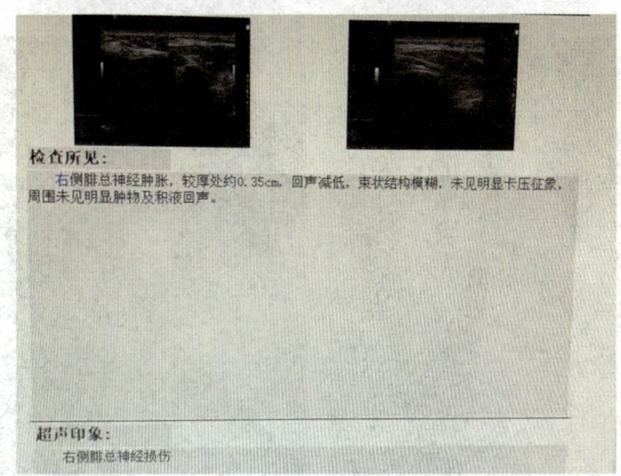

检查所见：

右侧腓总神经肿胀，较厚处约0.35cm，回声减低，束状结构模糊，未见明显卡压征象，周围未见明显肿物及积液回声。

超声印象：

右侧腓总神经损伤

病例 87–1　足部外观可见足下垂，神经彩超可见腓总神经肿胀（徐宝强 供图）

二、入院诊断

腓总神经损伤（右）。

三、诊疗经过

1. 入院后检查

术前完善常规检查，行肌电图检查提示腓总神经损伤（病例 87–2 图示）。

检查所见：
运动传导检测：右侧腓总神经近端波幅降低、腓骨头上至头下传导速度减慢。
余受检神经波幅及传导速度未见明显异常。
感觉传导检测：右侧腓肠神经波幅较对侧降低。
余受检神经波幅及传导速度未见明显异常。
肌电图示：右胫前肌呈神经源性损害，余受检肌未见明显异常静息电位，轻重收缩均未见明显异常。
印象：
1、右侧腓总神经损害（腓骨小头处，累及运动纤维）
2、右侧腓肠神经可疑损害
医师：宋进

Motor Nerve Conduction Studies

MNCS Nerve	潜伏期 ms	波幅 mV	时限 ms	传导速度 m/s
胫神经 运动 右				
踝 - AH	4.50	15.0	6.5	
腘窝-踝	13.6	12.2	7.2	50.5
腓总神经 运动 左				
踝 - EDB	4.79	3.3	9.6	
腓骨小头下-踝	11.5	3.7	10.4	53.7
腓骨小头上-腓骨小头下	13.8	3.5	6.4	46.1
腓总神经 运动 右				
踝 - EDB	3.89	2.4	10.8	
腓骨小头下-踝	12.3	1.75	17.1	42.0
腓骨小头上-腓骨小头下	15.1	0.16	10.4	35.7

Sensory Nerve Conduction Studies

SNCS Nerve	潜伏期 ms	波幅 uV	传导速度 m/s
腓浅神经 感觉 左			
小腿前外侧 - 中踝	2.20	23.1	52.3
腓浅神经 感觉 右			
小腿前外侧 - 中踝	2.25	27.7	51.1
腓肠神经 感觉 左			
小腿外侧 - 外踝	2.13	24.1	52.0
腓肠神经 感觉 右			
小腿外侧 - 外踝	1.44	10.4	59.0
足底内侧神经 感觉 右			
足底内侧 - 内踝	3.18	7.8	53.5

病例 87–2　肌电图报告提示腓总神经损伤（徐宝强 供图）

2. 治疗情况

在腰硬联合麻醉下行腓总神经松解手术，术中情况（病例 87–3 图示），术中行腓骨小头后方腓总神经走行处切口，可见腓骨头处腓深神经分支水肿，质地稍硬韧，手术切开深筋膜及腓骨长短肌部分腱束及肌肉，予以彻底松解。

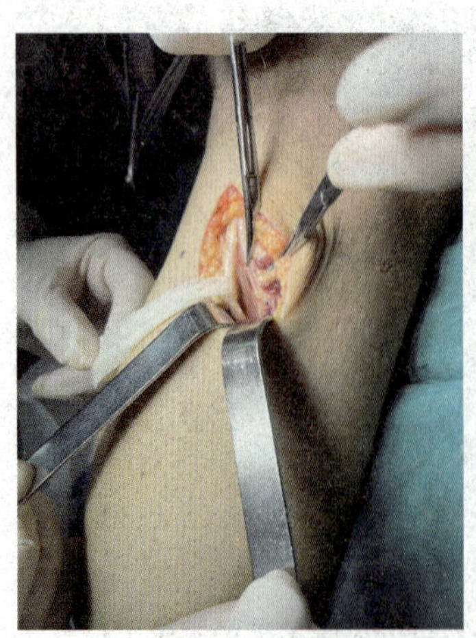

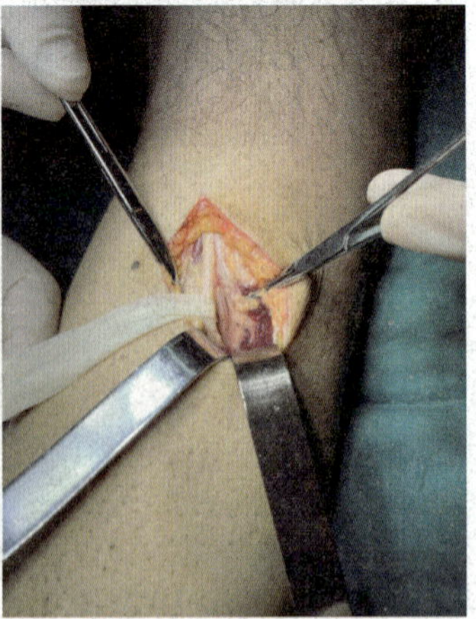

病例 87–3　术中可见腓总神经深支在腓骨小头处卡压，予以松解（栗威 供图）

3. 随访情况

术后 1 月随访足背伸肌力部分恢复。术后 3 个月足背伸肌力达到四级。

四、诊疗经验

1. 腓总神经卡压是指腓总神经在腓骨颈区域内受压而引起的一系列症状，是下肢较常见的一种周围神经卡压。常见病因：体位不当；局部占位性病变；骨折及关节紊乱；强力的踝关节内翻扭伤；医源性损伤等。

2. 临床表现有运动障碍：跨阈步态，足不能背伸而下垂，各趾不能伸直，足不能外翻而呈内翻位。感觉障碍：足背和小腿外侧面的皮肤感觉迟钝或缺失，痛觉障碍。

3. 保守治疗包括休息、理疗等康复治疗。非甾体类抗炎药、局部激素封闭、规律服用营养神经药物等。对于保守治疗 3 个月无效者、有压迫性肿块或运动功能丧失进展迅速，且神经电生理检查表明存在严重的传导损失或运动神经紊乱，应考虑手术治疗。术中可行神经松解术，如神经损伤明显，必要时行神经移植和神经移位。如卡压病史 1 年以上，可考虑行肌腱转位手术重建足背伸及外翻功能。

（编辑：徐宝强　审阅：范洪进）

病例八十八　踝管综合征

一、病历摘要

患者男，40 岁，半年前出现左踝部肿物伴足底麻木不适。查体：左内踝下方皮下隆起明显，界限大致清，活动度差，质韧，足底感觉减退，足趾屈伸活动无异常（病例 88–1 图示）。

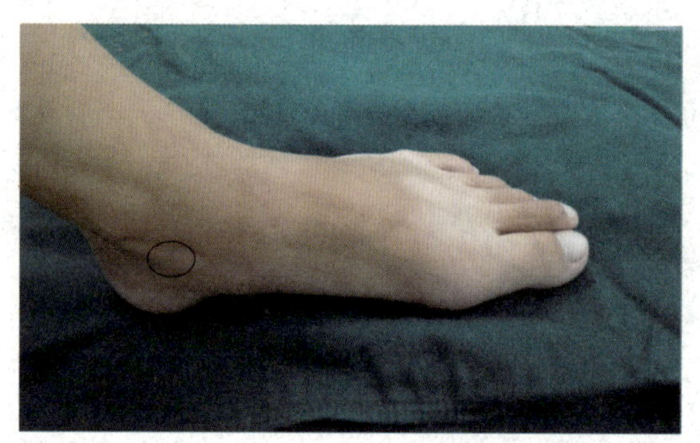

病例 88–1　左内踝下方皮下可触及肿物（徐宝强 供图）

二、入院诊断

左踝管综合征。

三、诊疗经过

1. 入院后检查

术前完善常规化验检查，行足部磁共振检查可见肿物压迫胫神经（病例 88–2 图示）。

2. 治疗情况

在腰硬联合麻醉下行踝部肿物切除、胫神经松解手术，术中情况（病例 88–3 图示），术中见囊性肿物位于踝管内，囊肿压迫胫神经及胫后血管，完整切除肿物并彻底松解胫神经。

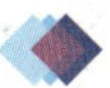

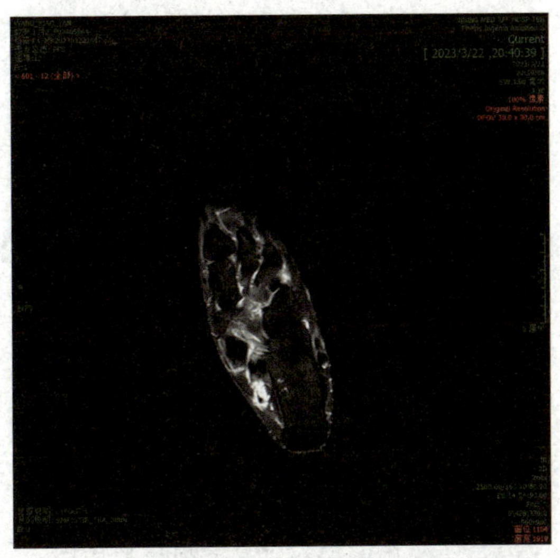

病例 88–2　术前足部磁共振照可见肿物压迫胫神经

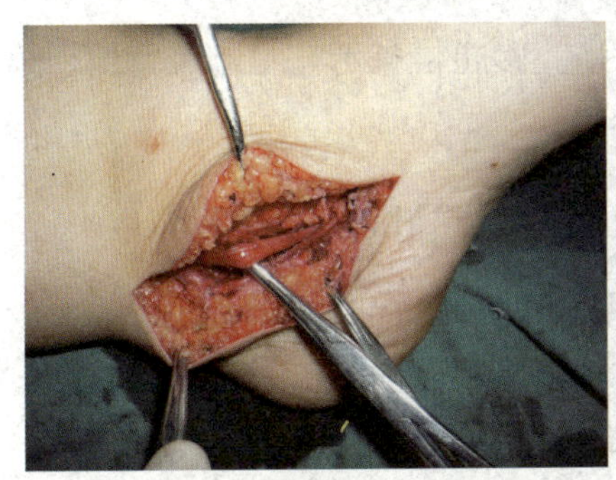
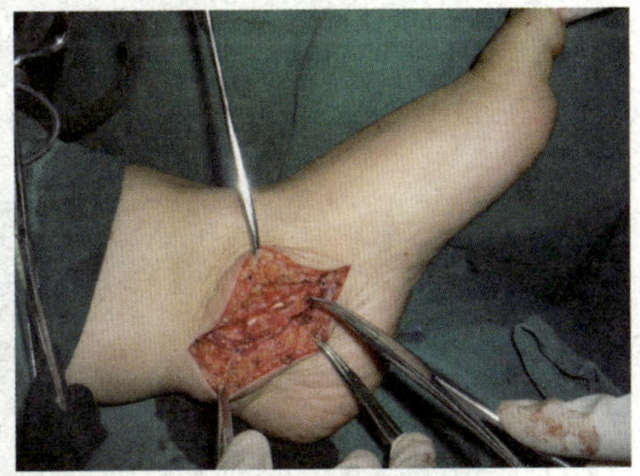

病例 88–3　对肿物卡压踝管处血管神经予以全程松解（韩清銮 供图）

3. 随访情况

术后制动 3 周，术后即感觉麻木较前明显缓解。

四、诊疗经验

1. 踝管综合征是指踝管内胫神经或踝管外胫神经终末分支卡压造成的疾病。大部分患者可明确病因。有明确外伤史或占位性病变（脂肪瘤、静脉曲张、腱鞘囊肿、滑膜囊肿或骨疣）占绝大多数原因。临床表现为足底及内踝的感觉异常，Tinel 征阳性率较高。

2. 对于存在占位性病变的踝管综合征手术指证较为明确。如踝管血管神经粘连严重，则需从两端分离向中央会师，血管神经向后侧牵拉，能减少足底神经分支的牵拉及损伤，结扎血管小分支，以利暴露并切除深部肿物。

（编辑：徐宝强　审阅：范洪进）

病例八十九　踇趾腱鞘囊肿

一、病历摘要

患者男，58 岁，6 年前曾于当地医院行“左足踇趾肿物切除”手术，后又出现肿物，经常破溃。专科查体：左足踇趾腓侧可见肿胀伴局部皮肤破溃（病例 89–1 图示），明显波动感，边界清、质软，活动度可，深压痛。彩超检查示左足踇趾背侧、第一跖骨处囊性结节，左足第一跖趾关节处足底侧积液。

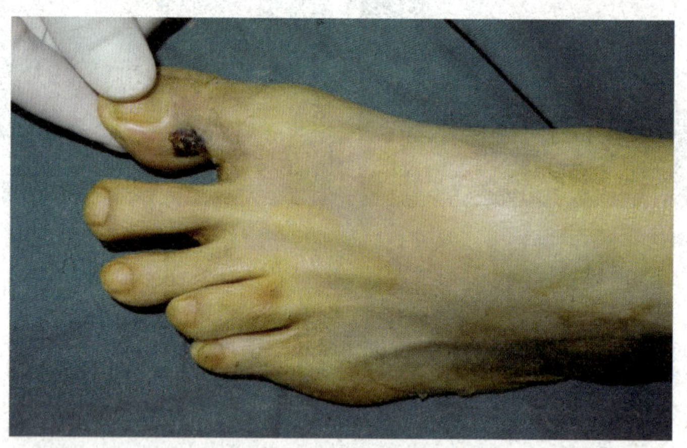

病例 89–1　复发性腱鞘囊肿，局部皮肤破溃（韩清銮 供图）

二、入院诊断

左踇趾复发性腱鞘囊肿。

三、诊疗经过

1. 入院后检查

完善术前常规检查，MR 检查见肿物为串珠蔓形，位于踇长屈肌腱周围（病例 89–2 图示）。

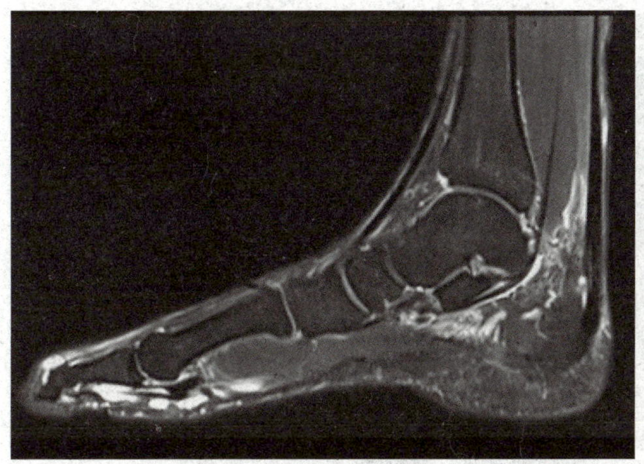
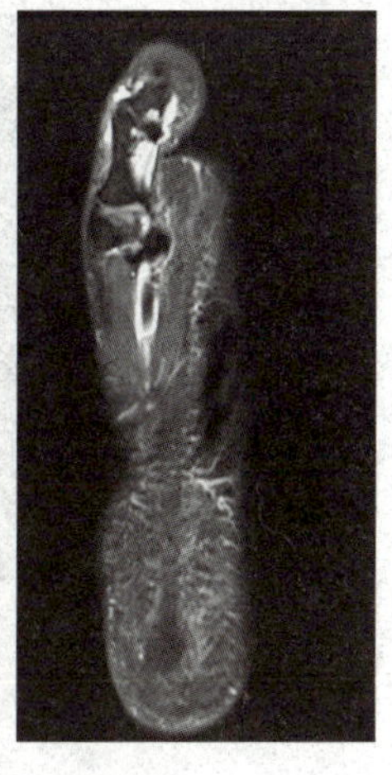

病例 89-2　MR 见肿物为串珠蔓形，位于跗长屈肌腱周围

2. 治疗情况

神经阻滞麻醉下给予左足囊肿切除 + 趾间关节融合术，术中于左足跗趾趾背腓侧及足底肿物下方双切口纵行切开，探查肿物大小约 6cm × 1.5cm × 2.0cm，外形为串珠样，质偏软，边界清晰，给予完整切除，肿物蒂部来源趾间关节，沿屈趾肌腱向近端蔓延，趾间关节退变较重，予以趾间关节融合预防再次复发（病例 89-3 图示）。手术顺利。术后复查 X 线片见趾间关节融合处对合良好，力线佳（病例 89-4 图示）；术后病理学检查结果为：（左跗趾）腱鞘囊肿（病例 89-5 图示）。

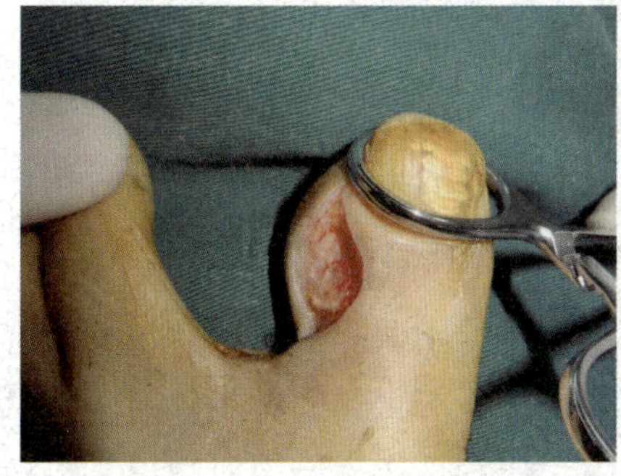
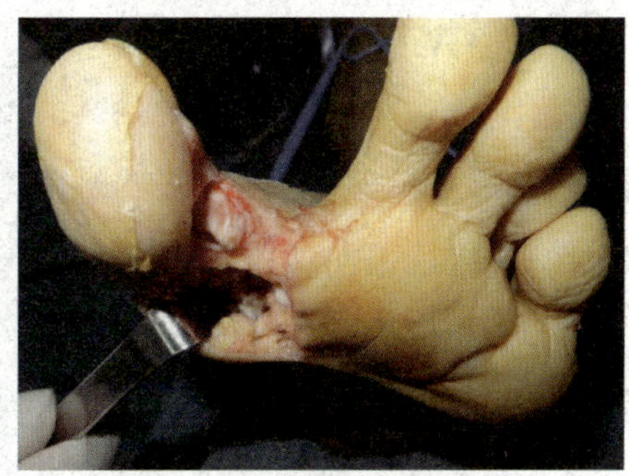

病例 89-3　术中见肿物起源于趾间关节，沿跗长屈肌腱向近端蔓延生长

3. 随访情况

术后 2 周复查见切口愈合良好；术后 2 月复查趾间关节融合处骨愈合良好，肿物无复发，拔除内固定针。

四、诊疗经验

1. 跗趾腱鞘囊肿多数来源于跗长屈肌腱、趾间关节、跖趾关节或距下关节等，单纯切除跗趾局部的囊肿而未认真处理其蒂部极易出现复发。

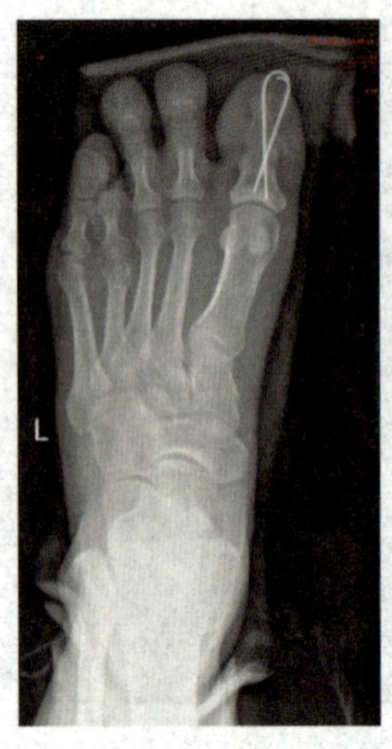

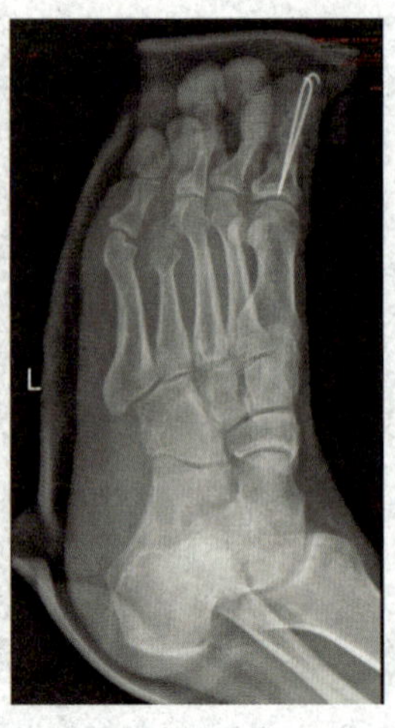

病例 89–4　趾间关节融合术后复查 X 片见融合后第一跖趾序列力线良好，融合部位对位良好

光镜所见：

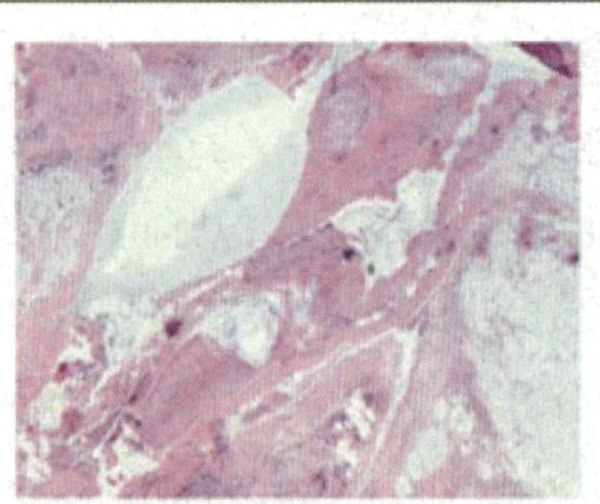

镜下描述及诊断意见：
（左足）符合腱鞘囊肿。

病例 89–5　术后病理结果

2. 踇趾腱鞘囊肿的典型表现为踇趾近节附近出现的囊性肿物，局部可出现胀痛压迫感，有时会因摩擦出现破溃，影响关节活动。超声是腱鞘囊肿的首选辅助检查。

3. 踇趾腱鞘囊肿的治疗主要是手术治疗，足底跖侧沿踇长屈肌腱彻底切开或多切口广泛松解有利于肿物完整切除。大多数来源于关节的腱鞘囊肿多伴有关节退变，肿物蒂部探查如有关节囊裂伤者建议修补关节囊，如有骨质增生者应将增生骨质清理平整，关节退变较重者需考虑行关节融合。术中囊肿极容易破裂进而导致局部解剖结构消失，这给探查及切除囊肿蒂部造成一定困难。无论开放还是关节镜手术，彻底将其蒂部切除可以明显降低囊肿复发率。

（编辑：张高峰　审阅：范洪进）

病例九十　腱鞘巨细胞瘤

一、病历摘要

患者男，20 岁，5 年前发现右足第 3 足趾背侧一肿物，约“黄豆粒”大小，未行特殊诊治。后足趾跖侧亦发现肿物，增长缓慢，现约“蚕豆”大小，无疼痛。专科查体：右足第 3 足趾背侧及跖侧趾腹可见皮下肿物，约 1.5 cm × 1.5cm，分叶状，质韧，活动度可，界欠清，无明显压痛（病例 90–1 图示）。超声检查提示：右足第 3 足趾腱鞘巨细胞瘤可考虑。

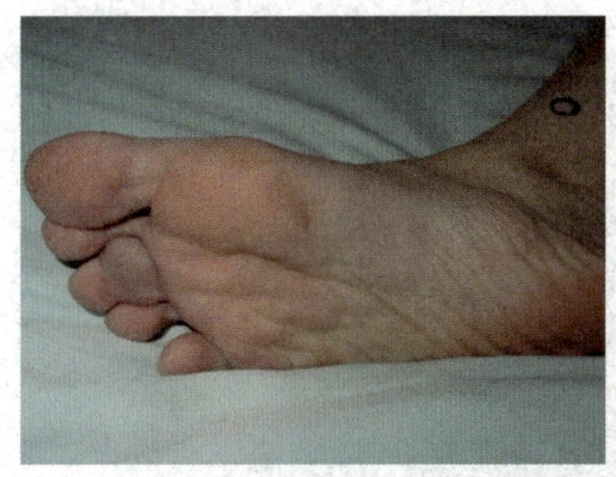
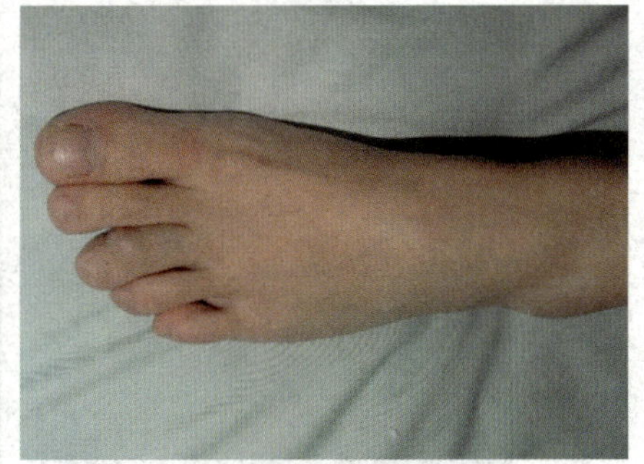

病例 90–1　右足第 3 趾肿物部位（韩清銮 供图）

二、入院诊断

腱鞘巨细胞瘤（右足）。

三、诊疗经过

1. 入院后检查

入院后完善术前常规检查，包括术前 X 线片、MR 检查（病例 90–2 图示）。

2. 治疗情况

神经阻滞麻醉下给予右足腱鞘巨细胞瘤切除 + 血管神经肌腱松解术，术中探查见：

黄褐色实性肿物大小约 1.5cm × 1.0 cm × 2.5 cm，与腱鞘组织粘连紧密，包绕两侧神经血管束，界限尚清，侵及屈趾肌腱与骨质之间，于两侧皮下与背侧肿物相连。锐性分离切割，注意保护两侧神经血管，给予扩大切除（病例 90–3 图示），手术顺利。术后病理学检查结果为腱鞘巨细胞瘤（病例 90–4 图示）。

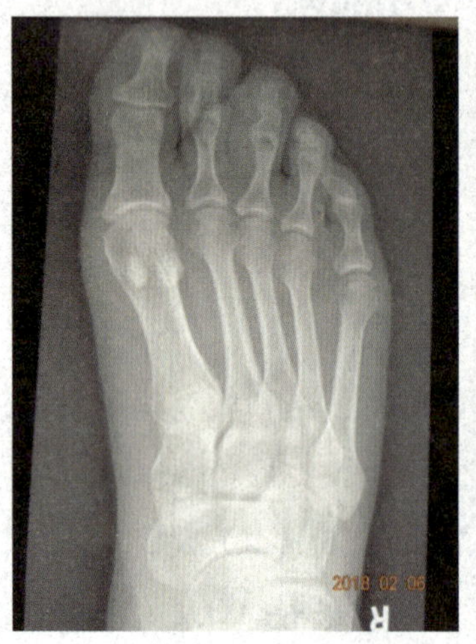

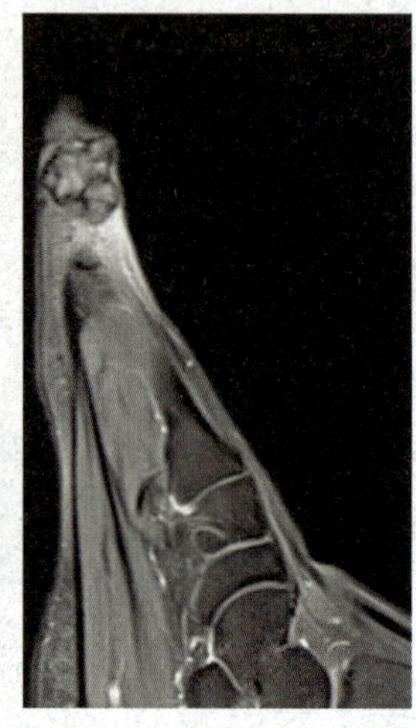

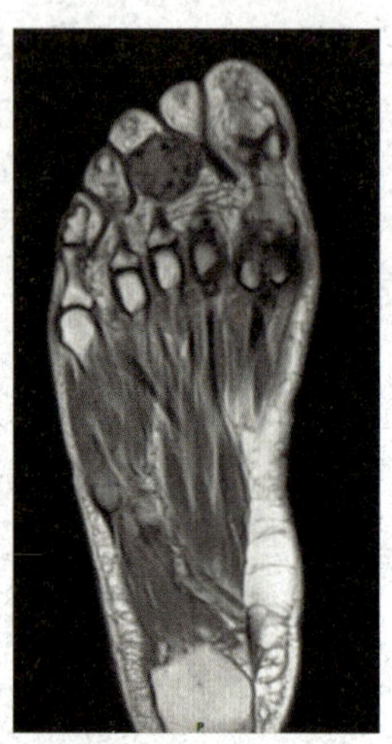

病例 90–2　术前 X 线片可见第 3 趾近节趾骨头骨质破坏，MR 检查见肿物包绕第 3 足趾近趾间关节

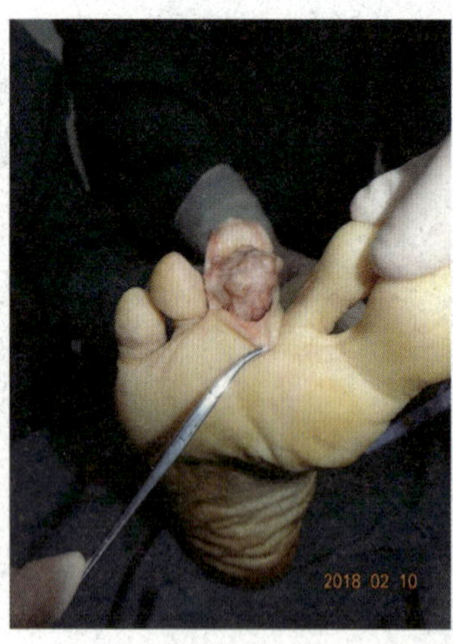

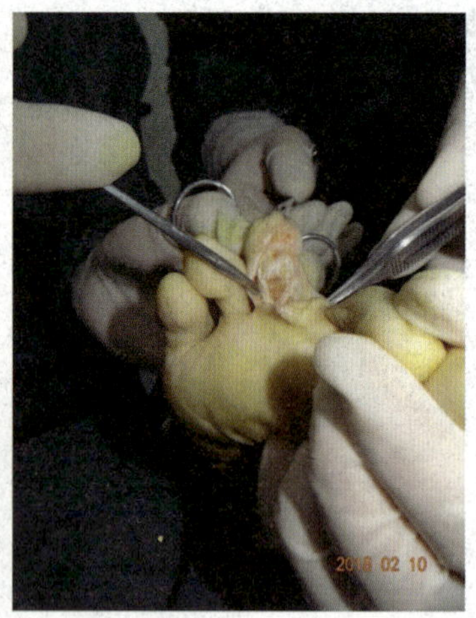

病例 90–3　术中见肿物为黄褐色实性肿物，环绕近趾间关节，近节趾骨头破坏，给予肿物完整切除（韩清銮 供图）

3. 随访情况

术后 2 周复查见切口愈合良好，术后 1 年复查肿物未见复发。

四、诊疗经验

1. 腱鞘巨细胞瘤（GCTTS）又称局限性结节性腱鞘炎、黄色素瘤、滑膜瘤、色素绒毛结节性腱鞘炎。尽管 GCTTS 大多为良性，但容易侵犯关节，严重影响患者的日常

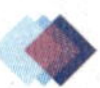

活动。

光镜所见：

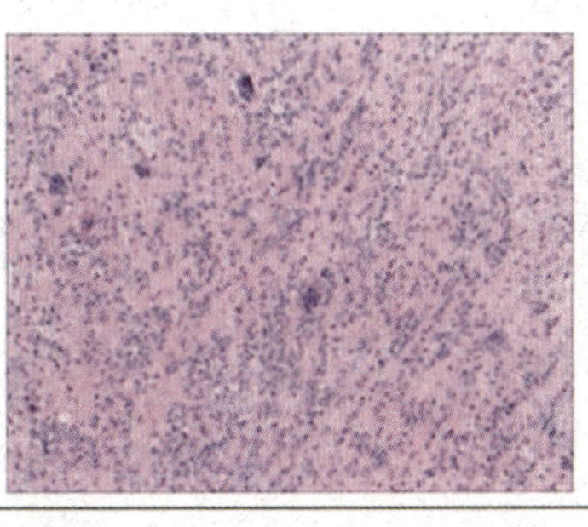

病理诊断：
（右足第3足趾）腱鞘巨细胞瘤，大小2.5x2x1.5cm。

病例 90-4　术后病理结果为腱鞘巨细胞瘤

2. GCTTS 的生长方式分为局限型和弥漫型，通常表现为无痛、肿胀、单发、生长缓慢的肿块，偶尔出现疼痛、关节僵硬和活动受限等症状。X 线片上表现为局限型或弥漫型的软组织阴影，由于含有含铁血黄素，所以其密度略高于肌肉组织，低于骨组织。邻近骨质可无异常，或伴有骨质吸收，偶尔可发现骨质侵蚀。超声检查常作为临床上评估肿物性质的首选方法；MRI 检查是术前评估肿瘤大小、侵犯邻近关节和腱鞘间隙严重程度的最佳方式。

3. 局限型 GCTTS 在大多数情况下可以完全切除，而弥漫型 GCTTS 则需要关节镜或开放滑膜切除术。当病灶与腱鞘、关节囊、韧带、肌腱、皮肤等周围组织粘连时，应扩大切除病变周围约 1 mm 的健康组织，避免病灶残留。对有骨破坏的 GCTTS，则需要刮除骨内的肿瘤，必要时植骨。如肿瘤多次复发且破坏广泛，术中估计难以将肿瘤彻底刮除，可考虑截肢术，以减少肿瘤复发的机会。

（编辑：张高峰　审阅：范洪进）

病例九十一　Morton 神经瘤

一、病历摘要

患者女，32 岁，1 年前长距离行走后出现右足第 3、4 趾疼痛麻木不适，未在意。近 2 月剧烈运动后反复疼痛，自行挤压有麻木放射性疼痛感。专科查体：右足外观无明显红肿、破溃等异常，前足第 3、4 跖骨头间似可触及质韧肿物，深压痛并可放射至第 3、4 足趾及趾蹼（病例 91–1 图示）。超声检查：右足第 3、4 趾根部神经瘤可考虑。

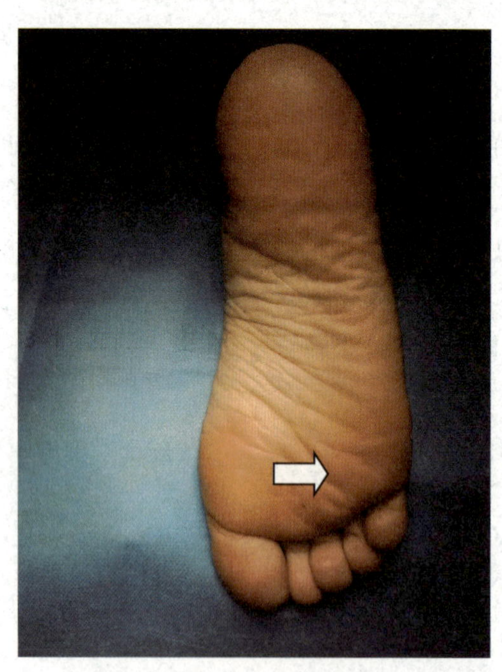

病例 91–1　压痛部位位于右足第 3.4 跖骨头间（韩清銮 供图）

二、入院诊断

右足 Morton 神经瘤。

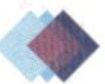

三、诊疗经过

1. 入院后检查

入院后完善术前常规检查，排除手术禁忌。

2. 治疗情况

神经阻滞麻醉下给予右足底神经瘤切除 + 神经松解吻合术，术中探查发现右前足第 3、4 跖骨头间趾总神经肿物大小约 15mm × 5mm × 4mm，质硬，边界清晰，给予完整切除肿物并彻底松解吻合趾神经（病例 91–2 图示），手术顺利。术后病理学检查结果为：右前足底符合神经瘤改变（病例 91–3 图示）。

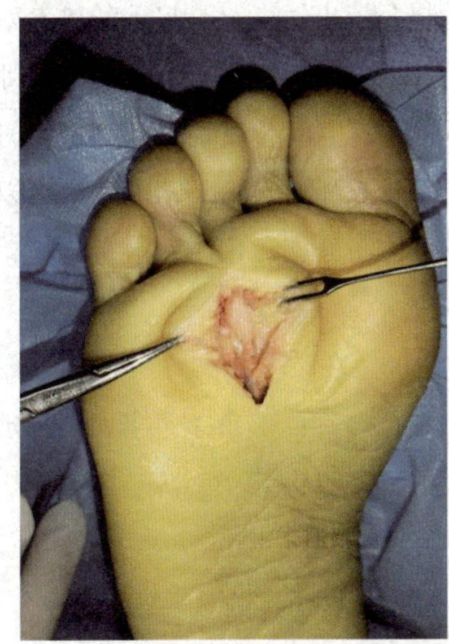
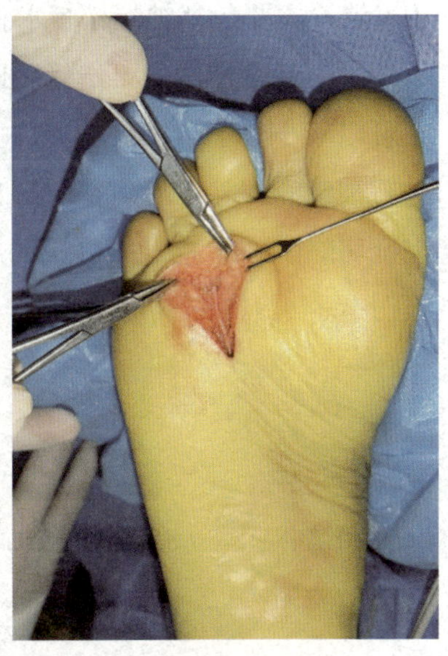

病例 91–2　术中见肿物为梭形，远近端与神经纤维相连续，给予完整切除松解（韩清銮 供图）

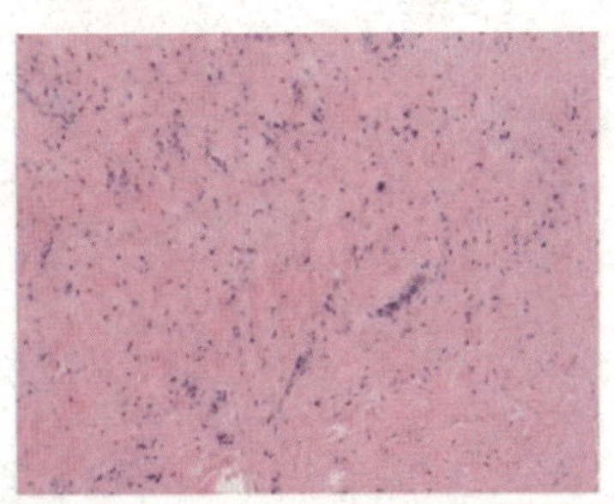

镜下描述及诊断意见：

（右前足底）符合神经瘤改变。

病例 91–3　术后病理结果符合神经瘤改变

3. 随访情况

术后 2 周复查见切口愈合良好，自感疼痛消失，局部压痛消失。

四、诊疗经验

1.Morton 神经瘤又称跖间神经瘤，其临床症状常表现为足第 3、4 跖间烧灼样、刀割样疼痛，疼痛可放射至足趾，偶见麻木感或感觉异常。通常神经瘤的数量每足只有 1 个，罕见多发。

2. 超声是 Morton 瘤的首选影像学检查方法，超声下 Morton 瘤表现为近跖骨头处的椭圆形低回声结节，与趾总神经相连续。

3. 治疗方法包括非手术治疗和手术治疗。保守治疗包括渗透疗法、注射硬化剂、口服非甾体抗炎药等，渗透疗法包括向病变处局部注射局麻药，类固醇，酒精或经皮射频消融。手术治疗主要包括神经松解术和神经瘤切除术，是目前较为有效可靠的治疗方法。开放性手术切除神经瘤可选择跖侧切口或背侧切口，多数手术医师更倾向于背侧切口，它可以减小与手术瘢痕相关并发症的发生率，住院时间和恢复时间更短。经跖侧切口进行神经瘤切除术后症状缓解程度高于背侧入路，跖侧切口可以充分暴露手术区域，完全切除 Morton 瘤和其周围的细小神经分支，预防残端神经瘤，同时手术时间短，副损伤小。

（编辑：张高峰　审阅：范洪进）

病例九十二　神经鞘瘤

一、病历摘要

患者女、30 岁，7 年前无明显诱因出现右足底内侧阵发性疼痛，夜间疼痛明显，活动时疼痛加剧。专科查体：右足底内侧可触及多发约豆粒样大小肿物，触压痛明显（病例 92–1 图示）。

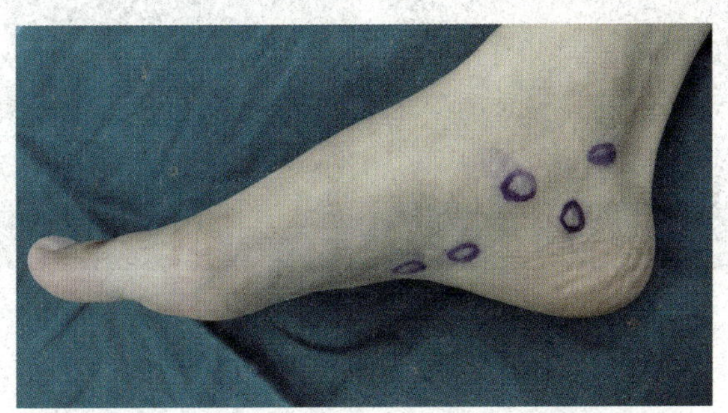

病例 92–1　标记处为肿物部位（张光辉 供图）

二、入院诊断

右足多发神经鞘瘤。

三、诊疗经过

1. 入院后检查

完善术前常规检查及超声、MR（病例 92–2 图示），排除手术禁忌。

2. 治疗情况

神经阻滞麻醉下给予右足软组织肿物切除术，术中探查发现肿物 7 枚，大者约 2.0cm × 1.2cm × 1.8cm，外形为球形，质韧，边界清晰，给予完整切除（病例 92–3 图示），手术顺利。术后病理学检查结果为右足多发神经鞘瘤（病例 92–4 图示）。

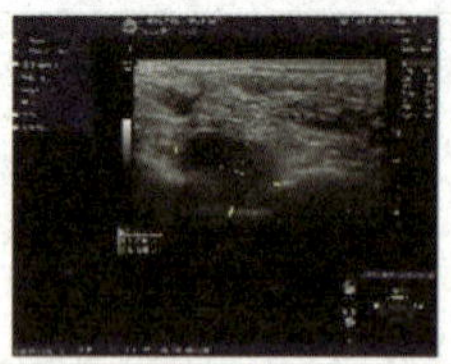
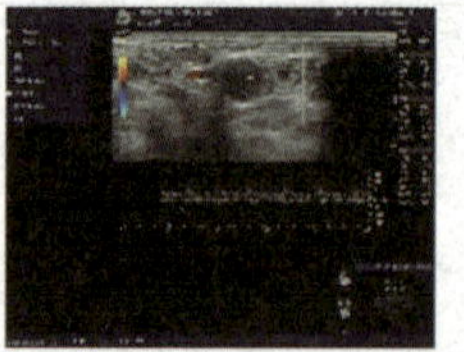

检查所见 Exam.finding

右足内侧皮下肌腱旁及肌腱深层见多个（约7个）低回声结节，较大者约2.1cm×1.5cm×1.2cm，距体表约1.7cm，界清，内回声不均，内可及血流信号。

超声印象 US impression

右足内侧多发低回声结节：来源于神经肿瘤可能性大

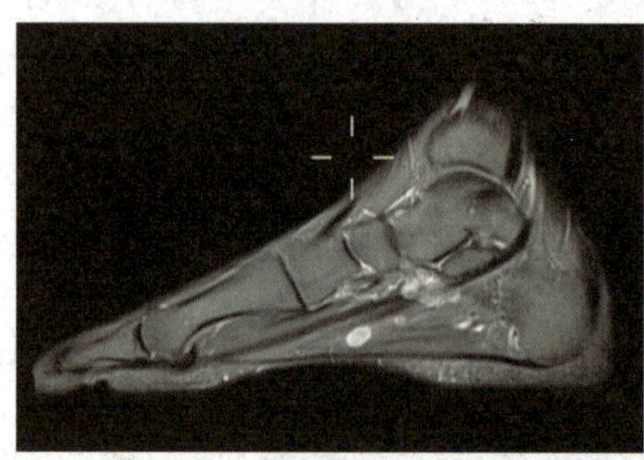
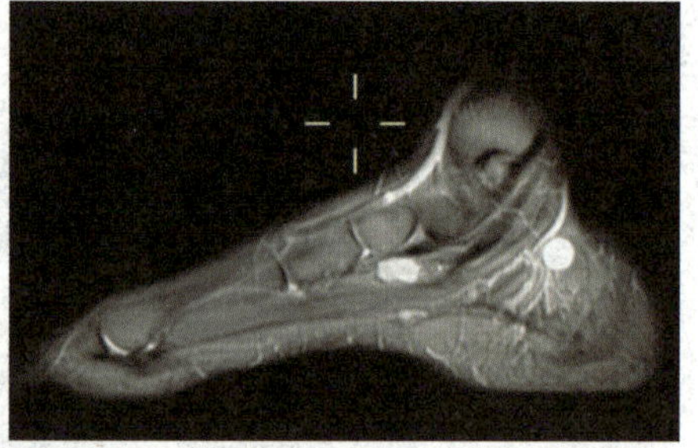

病例 92-2　超声提示右足内侧多发低回声结节，来源于神经肿瘤可能性大；MR 提示沿胫神经走形区多发神经性肿瘤可考虑

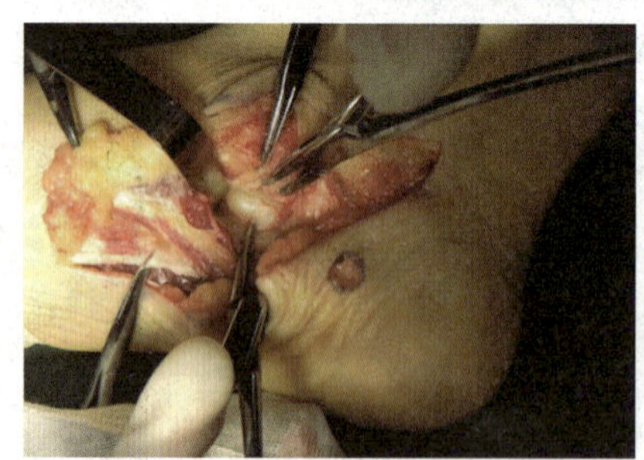
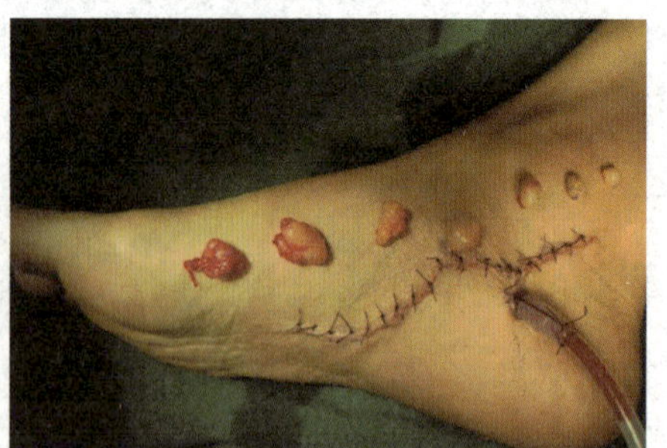

病例 92-3　术中见多发肿物，球形，位于胫神经外膜下，予完整切除（张光辉 供图）

3. 随访情况

术后 2 周复查见切口愈合良好，自感疼痛消失，局部压痛消失。

四、诊疗经验

1. 神经鞘瘤起源于神经鞘膜的施旺细胞，常呈“偏心性”生长，有包膜，可使神经束移位但多不累及神经束，瘤体较大者可出现坏死、囊变等改变。临床表现通常可触及圆形或椭圆形质韧包块，肿瘤表面光滑，与周围组织界线清楚。轻压或轻叩包块时受累神经支配的肢体远端可有麻木或疼痛感。

巨检：

结节样物7枚，大者大小2x1.5x1cm，次小者大小1.2x1x0.8cm，切面灰黄胶冻样，小者直径0.7cm，余切面灰白质韧。

光镜所见：

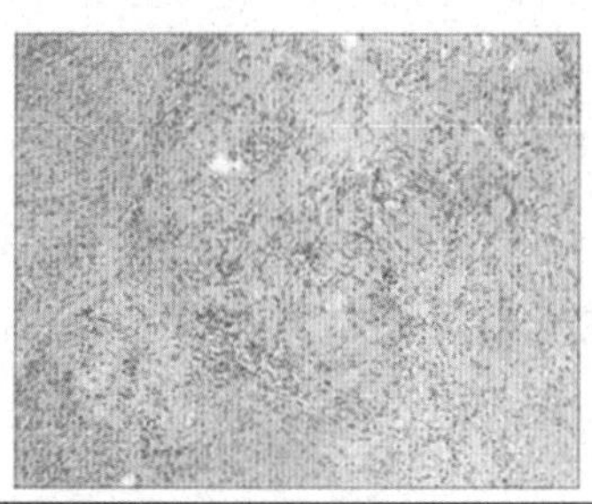

病理诊断：

（右足）多发性神经鞘瘤，大者大小2x1.5x1cm。

病例 92-4　术后病理结果：右足多发性神经鞘瘤

2. 超声可作为周围神经肿瘤的首选影像学检查，有助于定性诊断。神经鞘瘤典型 MRI 表现为神经血管束走行区的椭圆形肿块，边界清楚，T_1WI 呈近似肌肉的低或等信号，T_2WI 呈不均匀高信号（病例 92-2 图示）。

3. 完整的显微外科切除是首选的治疗方法。然而，大多数周围神经鞘瘤经常被误诊为孤立的肿块，并经常得到不适当的治疗而导致严重的神经功能缺陷。

4. 因鞘瘤不侵及神经，术中应仔细确认肿瘤与神经干的关系，沿神经干纵行切开包含神经外膜的肿瘤包膜，纵向锐性分离神经束膜以显露肿瘤。分离被瘤体挤压变薄的神经束时，显微镜下操作联合术中神经电生理监测，可尽量减少解剖、牵拉及剥离肿瘤时对神经的损伤。神经鞘瘤常仅有单个无功能的神经束出入，可连同肿瘤一并切除，不必行神经重建术。对小到中等大小的鞘瘤，常可整块切除而不损伤神经；对体积较大或位置较深的肿瘤，可行瘤内分块切除；对发生囊变的肿瘤先抽吸囊液，以利暴露肿瘤。

（编辑：张高峰　审阅：范洪进）

病例九十三　真皮纤维瘤

一、病历摘要

患者男，55 岁，3 年前发现右足小趾趾腹肿物，初起约米粒大小，逐渐增大，走路有不适感。专科查体：右足小趾趾腹肿物长约 1.8cm，质韧，活动度差，无明显压痛（病例 93-1 图示）。

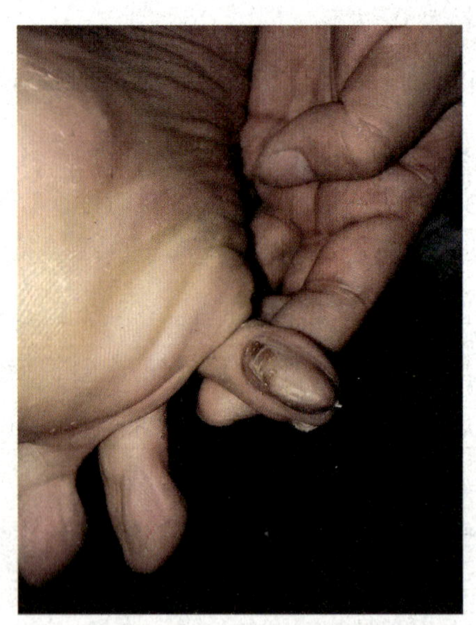

病例 93-1　小趾趾腹下方为肿物部位（韩清銮 供图）

二、入院诊断

右足小趾真皮纤维瘤。

三、诊疗经过

1. 入院后检查

完善术前常规检查，超声检查提示肿物为类圆形，位于皮下，与皮肤分界不清，内回声不均，可及少量点状血流信号（病例 93–2）。

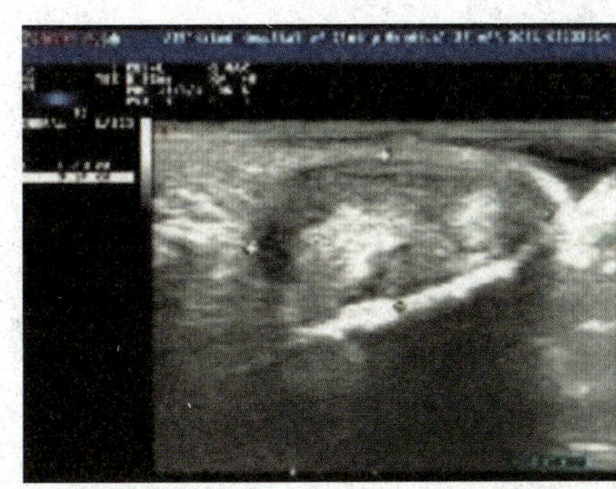

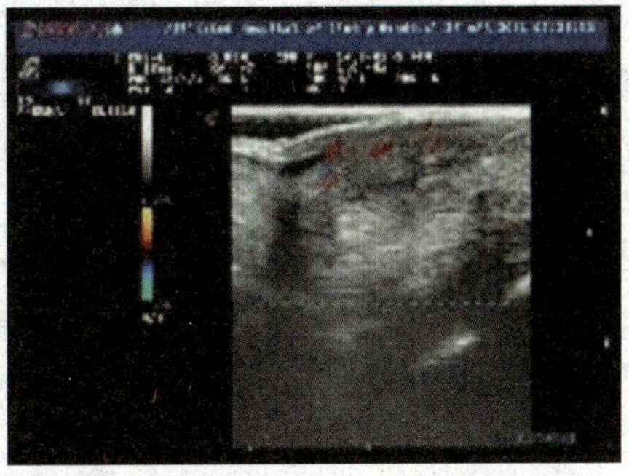

病例 93–2　超声检查图像

2. 治疗情况

神经阻滞麻醉下行肿物切除术，术中探查发现肿物大小约 1.8cm × 1.1cm × 0.5cm，与正常皮肤无明显边界，给予扩大切除，手术顺利。术后病理学检查提示：（右足小趾）符合获得性纤维角化瘤（病例 93–3 图示）。

光镜所见：

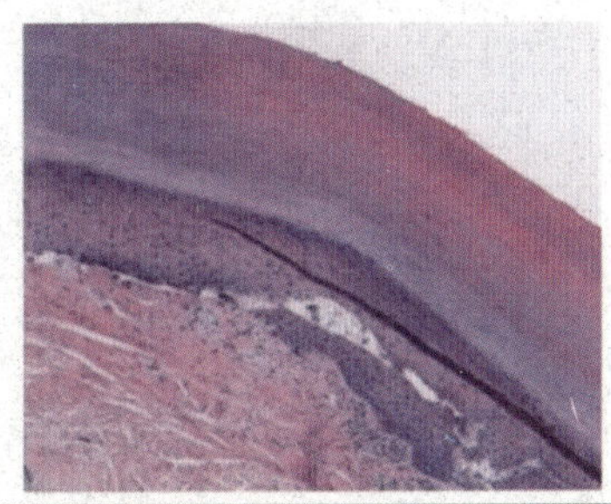

镜下描述及诊断意见：

（右足小趾）梭形细胞病变，符合获得性指（趾）部纤维角化瘤。
免疫组化：Desmin（-），SMA（部分+），S-100（-），CD34（血管+），Beta-catenin（-），Ki-67（+，＜2%）。

病例 93–3　术后病理镜下图像见：梭形细胞病变，符合获得性纤维角化瘤

3. 随访情况

术后 2 周复查见切口愈合良好，自感疼痛消失，局部压痛消失。

四、诊疗经验

1. 真皮纤维瘤（dermato fibroma）又称皮肤纤维瘤，是一种发生于皮肤真皮层的少见的良性疾病，患者多以触及皮下包块或局部皮肤色素沉着就诊，可自然发生或外伤后引起，发生于任何年龄，中青年多见，女性多于男性。

2. 真皮纤维瘤病理为真皮来源的无包膜结节，为继发性和反应性的皮肤瘤样组织增生性病变，镜检显示真皮内可见大量增生的胶原纤维。

3. 高频超声显示病灶肿物位于真皮层内，病灶处真皮层增厚与周边皮肤形成钝角，多无明显包膜，病灶内部及周边一般无明显血流信号。

4. 真皮纤维瘤大多可完整切除后直接缝合，如切除后皮肤缺损较大，无法直接缝合，可通过游离植皮或局部任意皮瓣转位修复缺损区。

（编辑：张高峰　审阅：范洪进）

病例九十四　钙化性腱膜纤维瘤

一、病历摘要

患者男，22 岁，4 年前无意间发现左足底肿物，约小枣大小，逐渐增大，穿鞋有不适感。专科查体：左足底内侧触诊肿物长约 5.5cm，质韧，界清，活动度尚可，可及局限压痛点（病例 94-1 图示）。彩超检查见：左足底可见约 6.0cm × 2.5cm × 1.4cm 实性低回声区，边界欠清晰，其内未见明显血流信号，伴多发斑片状强回声结节，考虑钙化性腱膜纤维瘤可能性大。

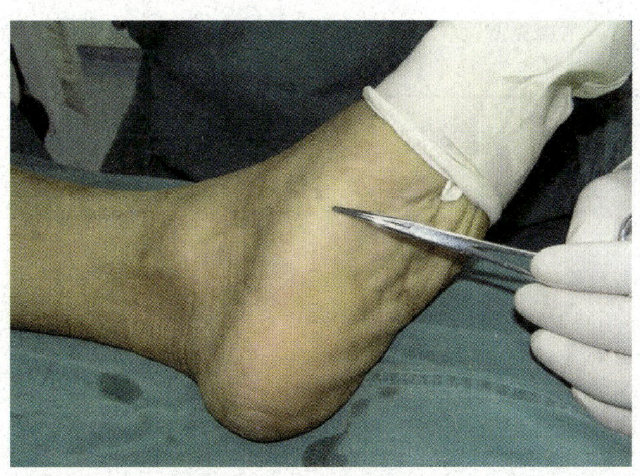

病例 94-1　血管钳指示下方为肿物部位（韩清銮 供图）

二、入院诊断

左足底钙化性腱膜纤维瘤?

三、诊疗经过

1. 入院后检查

完善术前常规检查，排除手术禁忌。

2. 治疗情况

神经阻滞麻醉下给予左足底肿物切除 + 跖筋膜松解术，术中探查发现肿物位于跖腱膜，大小约 6.8cm × 2.5cm × 1.5cm，黄白色，质韧，与正常跖腱膜无明显边界，给予扩大切除（病例 94–2 图示），手术顺利。术后病理学检查局灶性软骨样分化，伴有钙化，周围有梭形细胞增生。结果：（左足底）符合钙化性腱膜纤维瘤（病例 94–3 图示）。

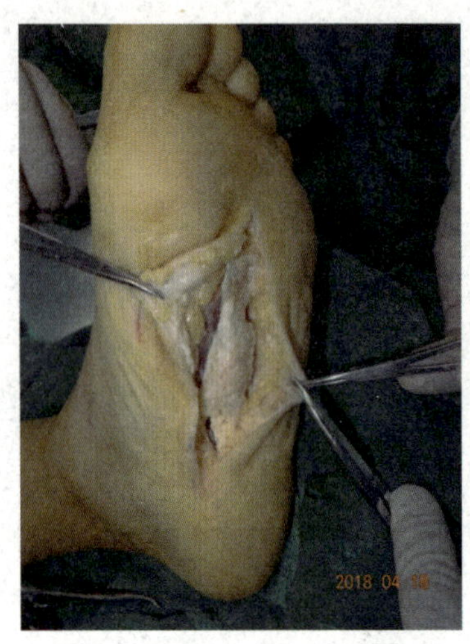

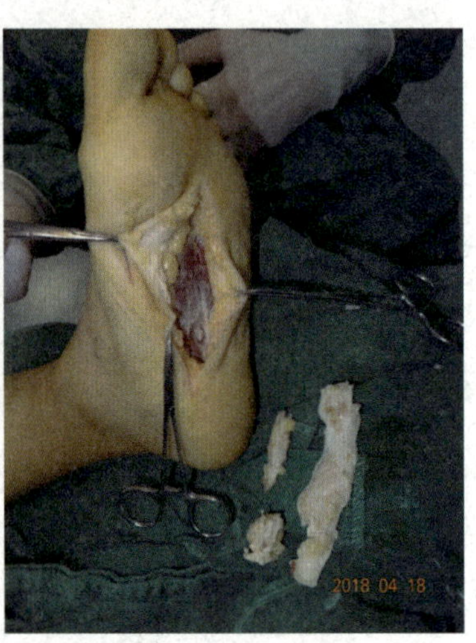

病例 94–2　术中见肿物位于踇展肌浅层，给予扩大切除（韩清銮 供图）

光镜所见：

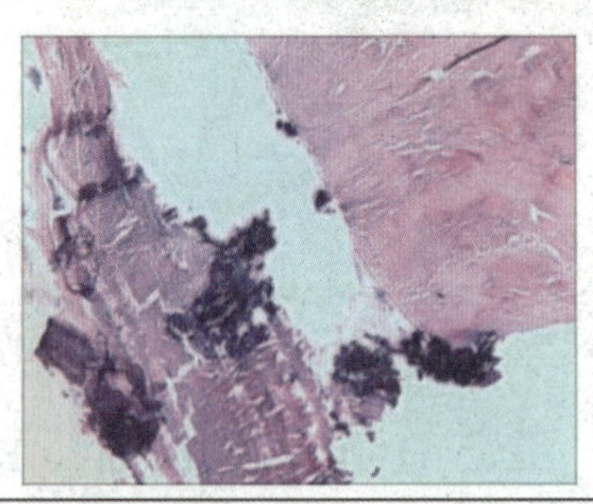

病理诊断：

（左足底）送检增生纤维组织伴钙化。

病例 94–3　术后病理：符合钙化性腱膜纤维瘤

3. 随访情况

术后 2 周复查见切口愈合良好，自感不适症状消失；术后 3 周正常下地负重活动。

四、诊疗经验

1. 钙化性腱膜纤维瘤是一种好发于手掌和足底的少见良性软组织肿瘤。常发生于儿童和青少年，以往曾称为幼年性腱膜纤维瘤，也可以发生于成人，因病变内常伴有

明显钙化，故采用钙化性腱膜纤维瘤这一名称。本瘤虽然为良性肿瘤，但手术切除后有局部复发倾向。

2. 临床表现为持续性或缓慢生长的无痛性肿块，多为单发。肿块往往与周围组织粘连，病程可从几个月到数十年不等，大多数病例发生于手指、手掌、足底和腕部的深筋膜或骨旁，靠近腱鞘或腱膜，肿瘤早期生长较快，晚期发生钙化后生长缓慢。

3.X 线检查多显示淡淡的肿块阴影，伴有明显钙化时，可见絮状钙化小点。B 超显示为低回声结节，其中可见斑片状强回声钙化小点。CT 检查可见不规则边界不清的肿块（病例 94–4 图示）；MRI 扫描可发现有低 T1 加权和不均匀的高 T2 加权信号密度肿块，边界不清。

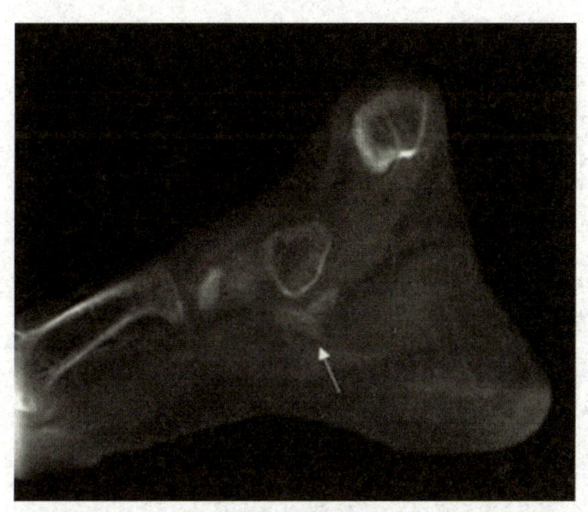

病例 94–4　典型钙化性腱膜纤维瘤 CT 图像表现

4. 本疾病虽为良性肿瘤，但具有局部侵袭性，因其呈浸润性生长，故行扩大切除病变十分必要。复发通常发生在术后 3 年内，且年龄越小复发率越高；年龄越大、病程越长的患者复发率越低。对于复发患者仍以外科治疗为宜，靠近关节的病变，尽可能保留其功能，避免致残性手术，术后不需要放疗及化疗，定期随访即可。

（编辑：张高峰　审阅：范洪进）

病例九十五　骨软骨瘤（甲下骨疣）

一、病历摘要

患者男，12 岁，2 年余前曾出现长时间运动后右足踇趾疼痛不适，未在意，后间断出现劳累或剧烈运动后反复疼痛，后发现局部趾甲畸形，活动挤压有不适感。1 年前发现甲下突起包块逐渐增大，负重行走时有挤压不适感。查体：右足踇趾末节趾甲畸形，甲下胫侧可见突起肿物，按压疼痛，末节活动无明显受限，末梢血运可。

二、入院诊断

右足踇趾骨软骨瘤。

三、诊疗经过

1. 入院后检查

入院后完善术前常规检查，X 线片见踇趾末节趾骨骨软骨瘤（病例 95-1 图示）。

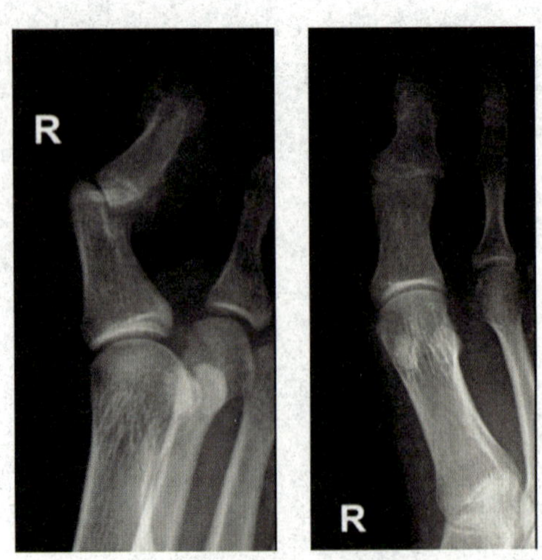

病例 95-1　X 线片提示：右踇趾异常骨质增生，外生骨软骨瘤可考虑

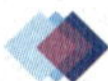

2. 治疗情况

右足踇趾根部阻滞麻醉下给予右足外生骨软骨瘤切除术，术中于右踇趾拔甲后纵行切开甲床，剥离骨膜。探查发现右踇趾末节趾骨粗隆处一大小约 5mm×3mm×4mm 骨性凸起，质硬，边界清晰，给予完整切除（病例 95-2 图示），手术顺利。术后病理学检查结果为右踇趾送检鳞状上皮伴角化，并骨、软骨组织，符合骨疣（病例 95-3 图示）。

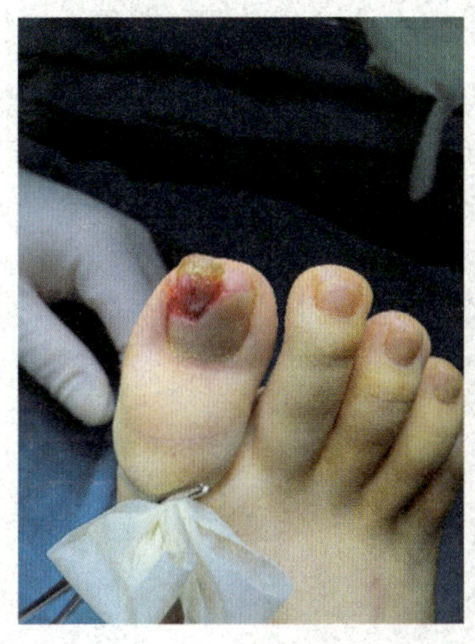

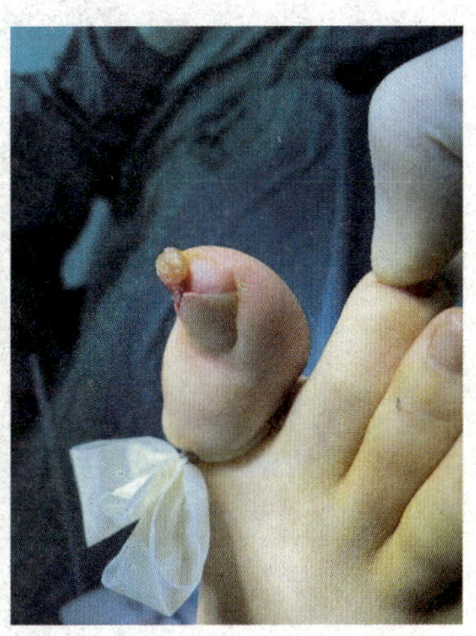

病例 95-2　术中见肿物位于甲下，给予完整切除（张亮亮 供图）

光镜所见：

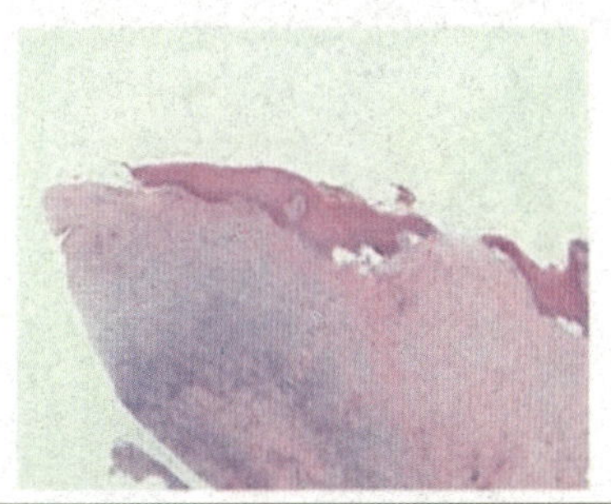

镜下描述及诊断意见：

（右踇趾）送检鳞状上皮伴角化，并骨、软骨组织，符合骨疣。

病例 95-3　术后病理结果

3. 随访情况

术后 2 周复查见切口愈合良好，自感疼痛消失，局部压痛消失。

四、诊疗经验

1. 甲下外生性骨疣是一种发生于末端指（趾）骨甲板下的单发性良性骨肿瘤。多见于青少年，可累及手足各指（趾），但踇趾发病率最高，且发病部位多位于指（趾）背内侧。病因不明，可能与外伤、感染、遗传基因异常、软骨囊肿的激活等有关。

2. 临床表现为指（趾）末端外向生长的结节肿块，质稍硬，活动度差，可伴有指（趾）甲畸形、缺损或溃疡形成，生长缓慢，初起无明显疼痛感，当出现指（趾）甲机械性摩擦、受压、继发感染时可伴有局部的轻度疼痛、肿胀和功能障碍。

3. 临床上本病极易误诊，需与甲下纤维瘤、黏液纤维瘤、甲下黑素瘤、化脓性肉芽肿、嵌甲、甲下疣、内生软骨瘤、甲下血管球瘤、骨软骨瘤等相鉴别。影像学有重要诊断价值，X线表现为末节指（趾）骨远端有骨性肿物隆起于背侧骨皮质，顶端可以呈球形、杯形、半圆形、不规则形，基底可呈蒂状或较宽与趾骨皮质相连续，肿块基底部为松质骨，骨小梁清楚，与正常骨结构相同，无溶骨性破坏及骨膜反应。

4. 治疗上以局部完整切除病灶组织为原则，同时切除基底部四周及下方部分正常骨质可减少复发，本病预后良好，无恶变倾向。

（编辑：张高峰　审阅：范洪进）

病例九十六　软骨母细胞瘤

一、病历摘要

患者女，29 岁，1 年前开始出现长距离行走后右足跟疼痛，初起为隐痛，后逐渐加重，疼痛部位较固定。专科查体：右足跟外观未见明显异常，跟骨结节内侧深压痛，足跟轴向叩击痛，皮肤软组织触诊未扪及明显肿物感。X 线片提示右跟骨内膨胀性低密度骨破坏，考虑跟骨骨肿瘤，建议进一步检查。CT 检查结果：右跟骨软骨母细胞瘤可能性大。（病例 96-1 图示）。

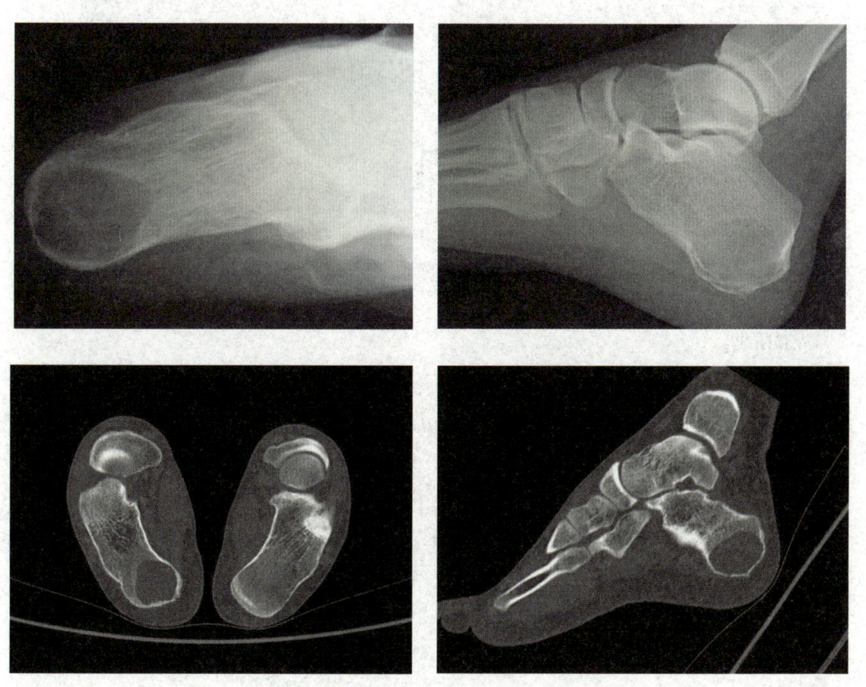

病例 96-1　术前 X 线及 CT 检查

二、入院诊断

右跟骨软骨母细胞瘤？

三、诊疗经过

1. 入院后检查

入院后完善术前常规检查，排除手术禁忌。

2. 治疗情况

全麻复合阻滞麻醉下给予右足跟骨肿瘤扩大刮除术 + 取髂骨植骨术，跟骨内侧斜行切口，术中于跟骨后下部位探查发现骨内肿物，大小约 3.5cm × 3.0cm × 2.8mm，内壁上有薄层易剥离的灰红色类脂肪样组织，质脆，壁完整，有骨嵴，彻底清除病变组织，以无水酒精擦剐囊腔内壁，给予完整清理后取髂骨充分植骨。术后复查 X 线片植骨充分，无明显死腔（病例 96-2 图示），手术顺利。术后病理：符合软骨母细胞瘤（病例 96-3 图示）。

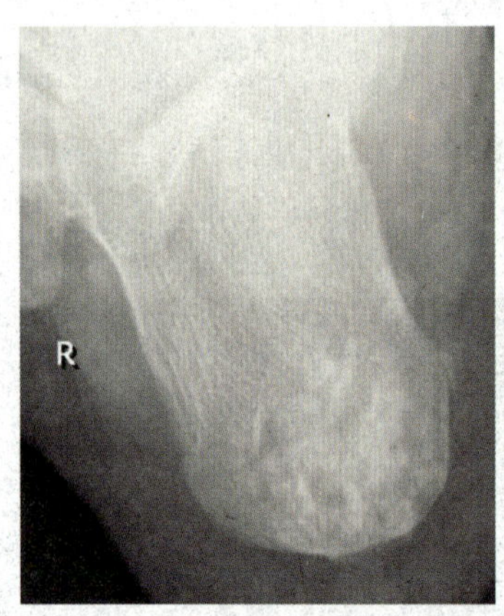

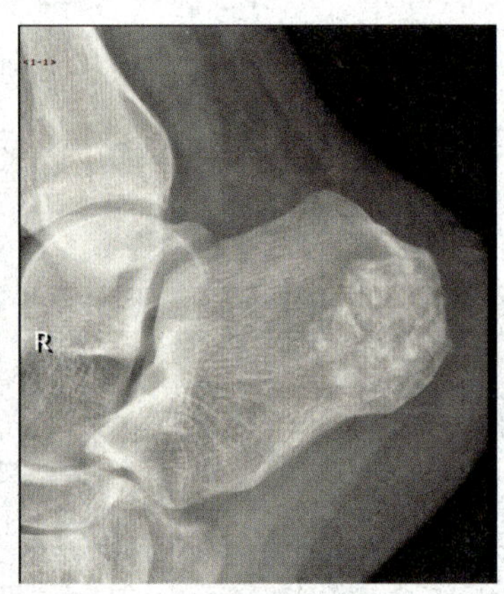

病例 96-2　术后 X 片检查植骨充分，无明显死腔遗留

光镜所见：

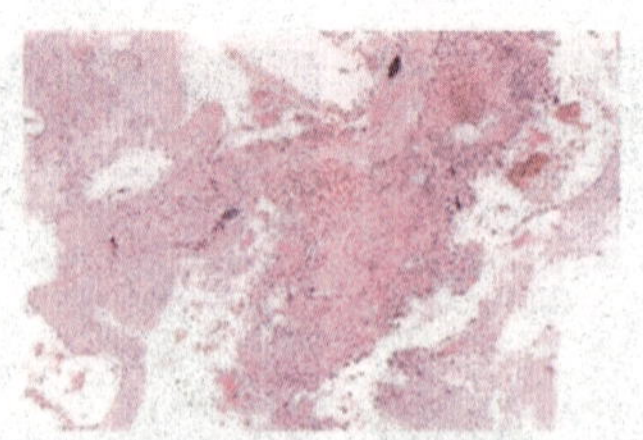

病理诊断：

（右足跟）富含巨细胞的骨或软骨样肿瘤，形态学符合软骨母细胞瘤，考虑年龄因素，不能除外骨巨细胞瘤，建议外出会诊进一步明确诊断。
免疫组化结果显示：CD34（-），CD68（+），Ki-67（+，3~5%），P63（-），S-100（-）。

病例 96-3　术后病理结果：形态学符合软骨母细胞瘤

3. 随访情况

术后 2 周复查见切口愈合良好。术后右足中立位石膏托固定 4~6 周，免负重。术后 2 月拍片，病灶处植骨生长良好，扶双拐逐渐负重活动直至完全负重。术后半年复查植骨区成骨良好，无明显异常骨吸收。

四、诊疗经验

1. 软骨母细胞瘤是一种起源于骺软骨的原发性良性骨肿瘤。常见发病于具有次级骨化中心的四肢长骨的骨骺，但也可发生于距骨、跟骨等非管状骨。

2. 本病临床表现多有持续数月甚至几年的间断性疼痛，疼痛部位固定，休息后多可好转。常见的 X 线表现是边界清晰，伴有不完整硬化边的圆形或者卵圆形的不均匀低密度区，可伴有软组织肿胀。常见 CT 征象有：足跟骨接近骨骺处的低密度区，边缘硬化，形态呈椭圆形，边缘可见毛刺，钙化呈点状、砂砾状、网格状。

3. 该类肿瘤属于良性侵袭性病变，原发灶生长活跃，应彻底刮除肿瘤组织，对骨壁采用 95% 的酒精或石碳酸烧灼后行植骨手术，可填充骨水泥或自体骨移植，实现解剖结构的重建。

（编辑：张高峰 审阅：范洪进）

《病例九十七》
先天性皮肤纤维脂肪瘤并恶变

一、病历摘要

患者男，74 岁，自幼左足背有一肿物，无疼痛，无麻木不适，活动度差，逐渐增大。近 2 年来肿物增大较快，局部出现破损、出血，可自行愈合。1 月前肿物再次破溃、出血，长期不能愈合。专科查体：左足背可见一大小约 18cm × 14cm × 15cm 类圆形肿物，质硬，肿物表面部分破溃，渗血，呈暗红色，张力高，明显突出足背，范围累及前中足（病例 97–1 图示）。

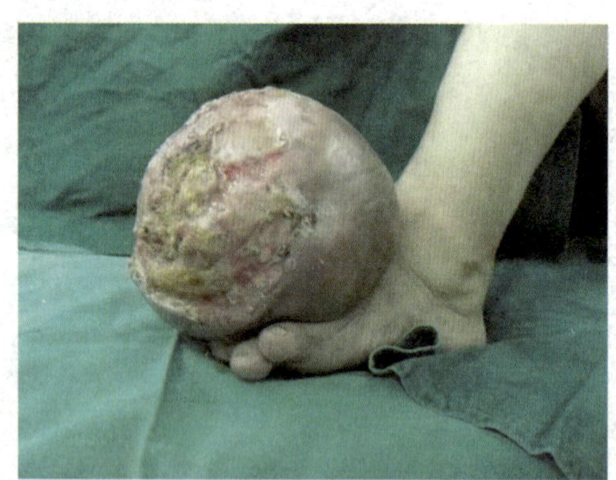
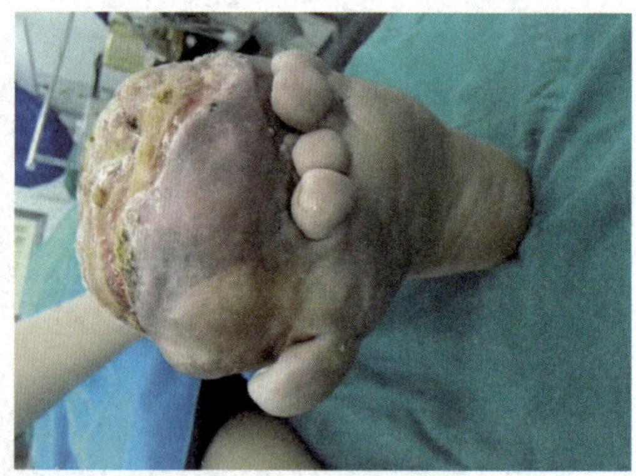

病例 97–1　左足背肿物大体外观（范洪进 供图）

二、入院诊断

左足部巨大软组织肿物伴破溃感染。

三、诊疗经过

1. 入院后检查

入院后完善术前常规检查，进一步行足部 X 线片及 CT 检查（病例 97–2 图示），排除手术禁忌。

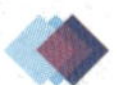

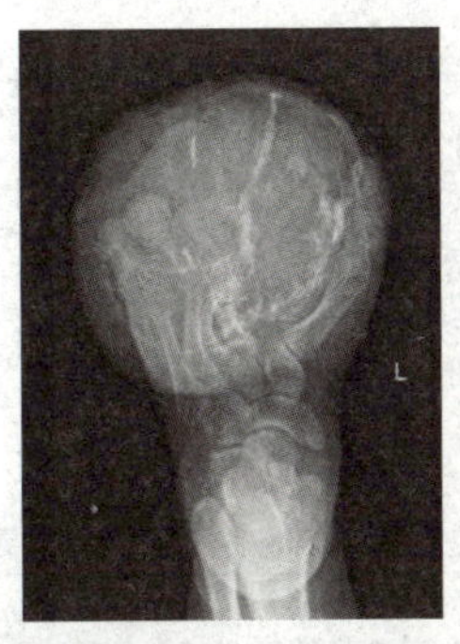
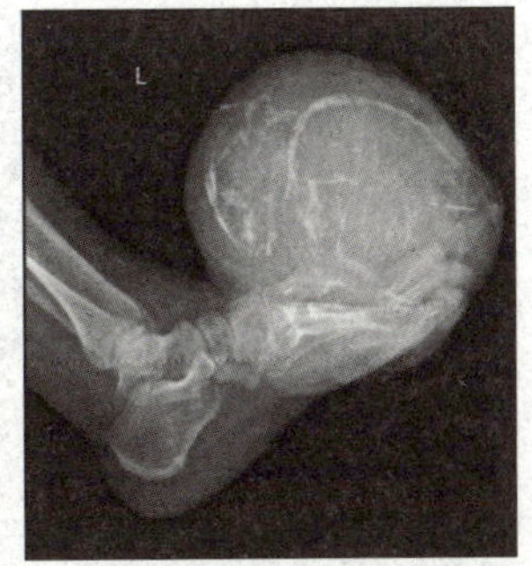
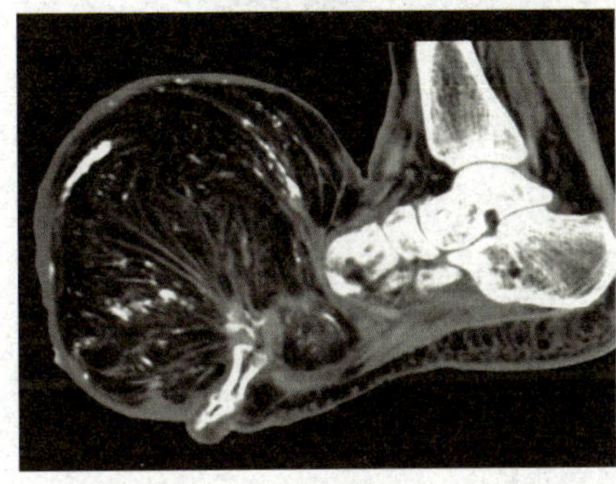
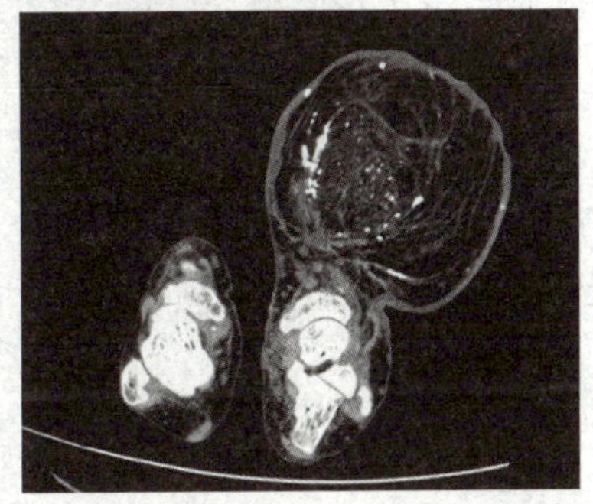

病例 97–2　X 线片及 CT 检查示：左足背及左足第 1、2 跖趾骨间见巨大富含脂肪成份肿块影，边界清晰，大小约 13cmx14cm × 12cm，其内多发条索状高密度影及多发点条状致密影，邻近骨质受压、变形

2. 治疗情况

神经阻滞麻醉下给予左足肿物扩大切除术，见肿物外形为球形，质韧，边界清晰，给予扩大切除（病例 97–3 图示），创面充分止血，加压包扎，手术顺利。术后病理学检查结果为: 左足纤维脂肪瘤伴皮肤溃疡恶变，恶变处呈高分化鳞状上皮细胞癌改变（病例 97–4 图示）。二期手术予以中足截肢治疗，术后残端愈合顺利。

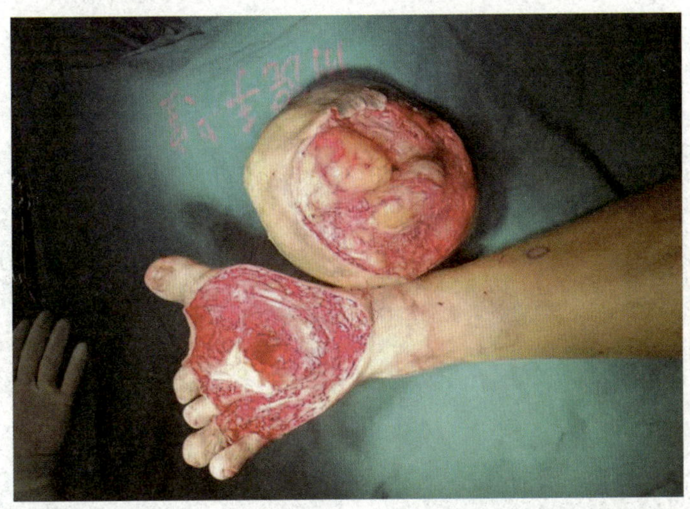

病例 97–3　术中见肿物为球形，直径约 15cm，位于足背，给予扩大切除（韩清銮 供图）

光镜所见：

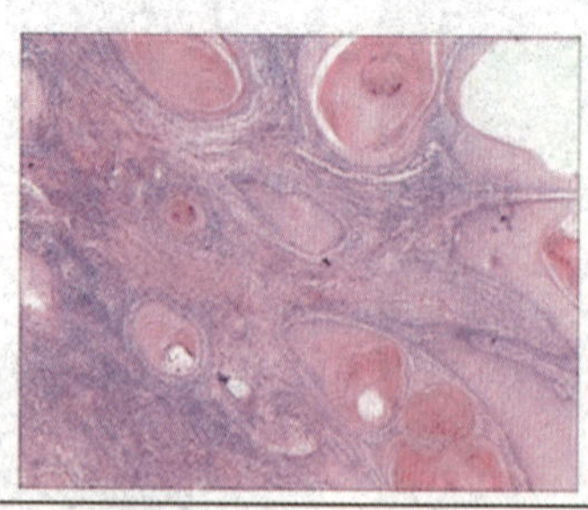

病理诊断：

（左足）纤维脂肪瘤（大小15x14x13cm）伴表面皮肤溃疡恶变，恶变处呈高分化鳞状细胞癌改变，大小约5x3.5x2cm，皮肤切缘未见癌。

病例 97–4　术后病理结果

3. 随访情况

二期术后 2 周复查见切口愈合良好，术后 1 月随访可穿特制鞋行走。

四、诊疗经验

1. 先天性皮肤纤维脂肪瘤是一种由分化成熟的脂肪组织和纤维组织构成的良性肿瘤，其中纤维组织成分所占比例较多，成束状穿插于脂肪组织之间，可发生于全身各处。纤维脂肪瘤的超声特点为粗条索样高回声的纤维组织与低回声的脂肪组织交错分布，强弱相间，其中条索样高回声所占比例较多。CT 表现大小不等，边界清晰，周围有厚薄不均的完整包膜。MR 可见大片脂肪短 T1 长 T2 信号，内伴束带状纤维短 T2 低信号，呈花岗岩样改变。目前手术是唯一的治疗方法，如切除完整肿瘤一般不易复发。

2. 皮肤鳞状细胞癌是起源于表皮或毛囊附属器角质形成细胞的最常见的一种皮肤恶性肿瘤。好发于中老年人，可发生于体表的任何部位，足部亦常见。长期迁延不愈的皮肤溃疡可能发生恶变转为皮肤鳞癌。早期皮肤鳞癌可以做到根治性切除，伴有较大皮肤软组织缺损者可通过皮瓣移植修复（病例 97–5 图示）。

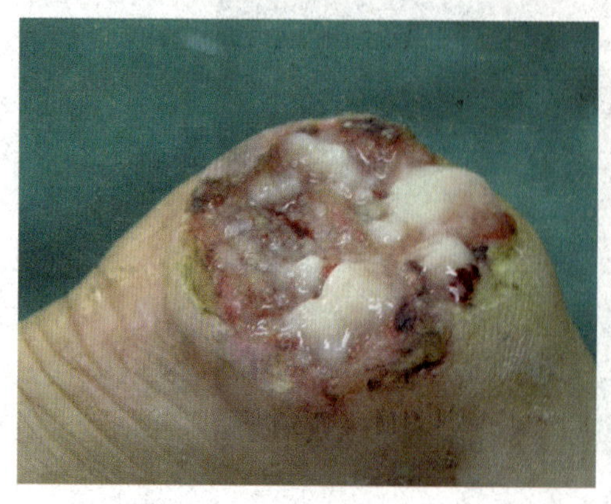

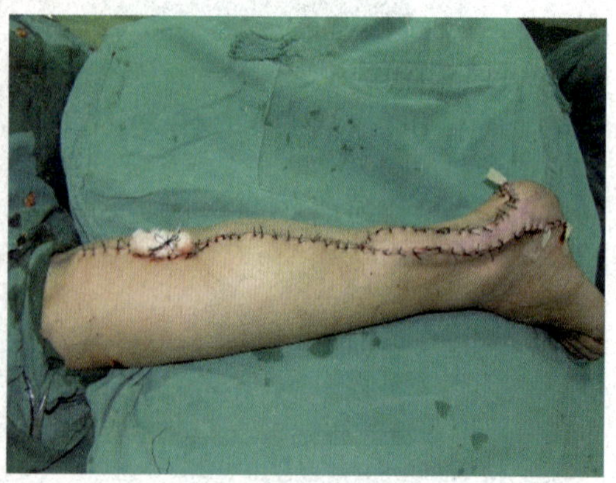

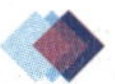

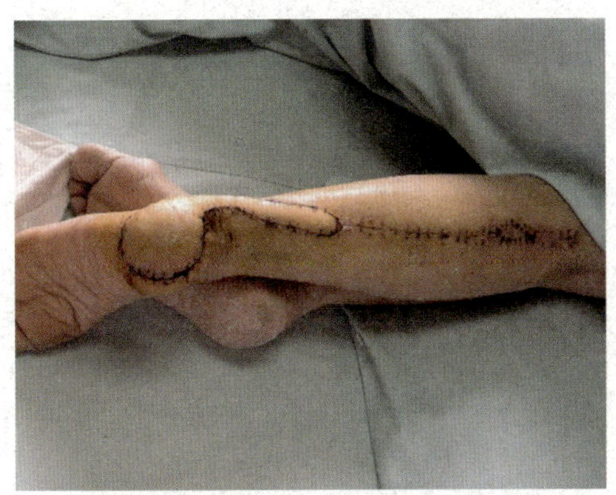
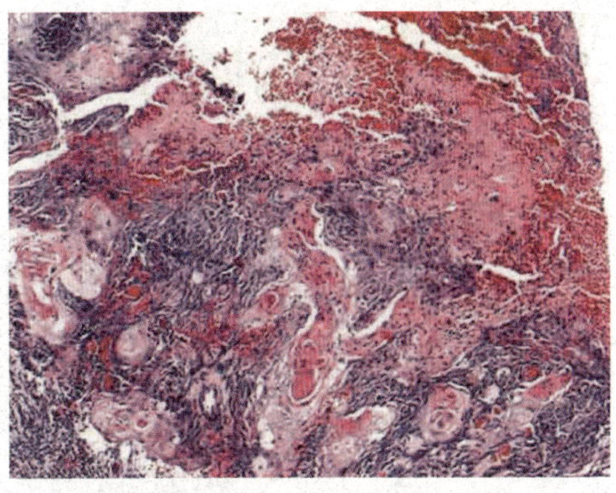

病例 97–5 典型皮肤鳞状细胞癌患者，术中见皮肤侵袭性破溃伴表面炎性分泌物，直径约 6cm，位于足根部，给予扩大切除并一期腓肠神经带蒂皮瓣转位修复创面，术后愈合顺利。术后病理结果为：符合左足跟皮肤鳞状细胞癌性变（韩清銮 供图）

（编辑：张高峰　审阅：范洪进）

病例九十八　滑膜肉瘤

一、病历摘要

患者男，64岁，2年前无明显诱因数次出现右足内下方肿胀不适伴疼痛，疼痛范围逐渐扩散至整个足底，自行休息后症状可减轻。2月前患者感右足痛较前加重，呈胀痛、针刺样疼痛。专科查体：右足底、足背肿胀，局部可见皮下静脉扩张，肿物压痛明显，边界欠清，质地偏软，活动度差，足趾屈伸活动无明显受限，足趾血运、感觉尚可（病例98-1图示）。彩超示：右足内下方及足背软组织内见大小约8.5cm×4.8cm×4.0cm包块，形态不规则，边界不清晰，回声不均，可见明显血流信号；考虑恶性肿瘤待排。MR检查考虑：右足软组织肉瘤待排，建议增强扫描检查。

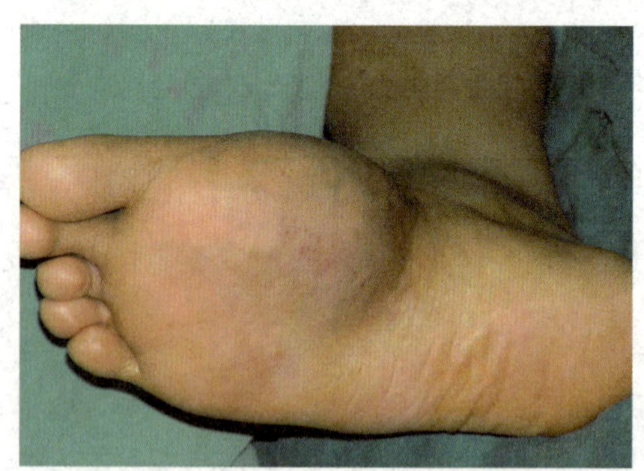

病例98-1　患者前中足底内侧可见明显肿物隆起（韩清銮 供图）

二、入院诊断

右足肿瘤：软组织肉瘤？

三、诊疗经过

1. 入院后检查

入院后完善术前常规检查，排除手术禁忌。

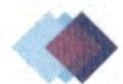

2. 治疗情况

神经阻滞麻醉下给予右足肿瘤切除术，术中于右足跖侧及背侧双切口切开，探查发现肿物自足底由第 1、2 跖骨间贯穿至足背，边界欠清晰，踇趾屈伸趾肌腱及固有神经受侵犯，给予肿瘤及周围受侵犯软组织扩大切除（病例 98–2 图示），手术顺利。术后病理学检查结果为（右足）滑膜肉瘤（病例 98–3 图示）。

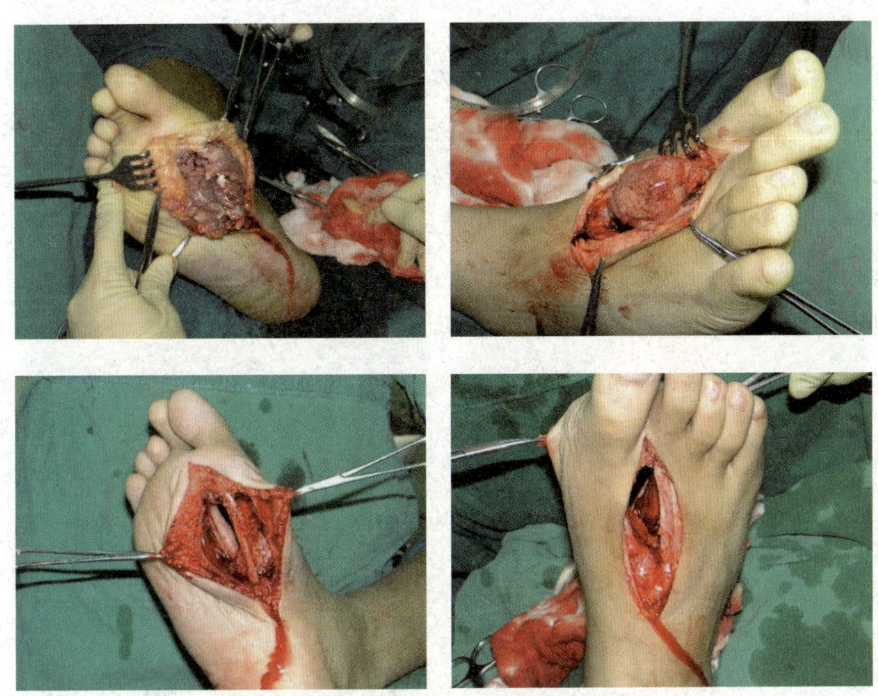

病例 98–2　术中见肿物不规则广泛侵犯深部软组织，足底肿物自第 1、2 跖间隙与背侧肿物相连，给予扩大切除（韩清銮 供图）

光镜所见：

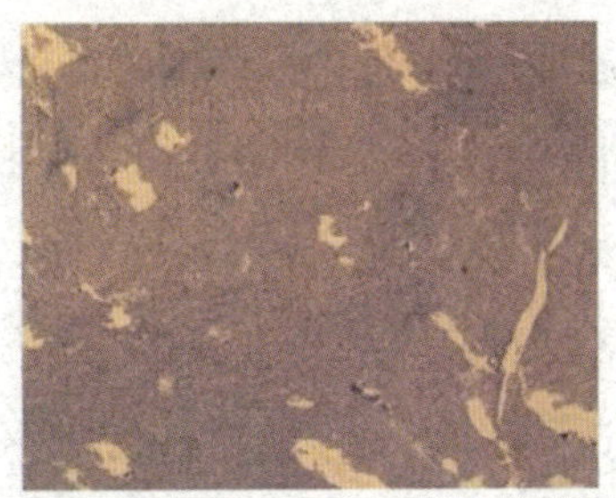

镜下描述及诊断意见：

（右足）滑膜肉瘤。

免疫组化：肿瘤细胞EMA、CD99、Bcl-2（+），CD34、S-100、Desmin（-），Ki-67（+，局部8-10%）。

病例 98–3　术后病理结果

3. 随访情况

术后 2 周复查见切口愈合良好，自感疼痛消失。术后坚持定期 AIM 方案化疗。术后 3 年随访，未见明显肿物复发迹象。

四、诊疗经验

1. 滑膜肉瘤为恶性软组织肉瘤，相对常见，起源于间叶细胞，青壮年好发，多发生在四肢近关节部位，足部尤以足底多见。国内外文献报道其发生率占所有恶性软组织肉瘤的 8.3%。

2. 患者往往可以在体表触及深部的肿块，可伴有轻微的疼痛或触痛，严重时可影响活动。因大多数患者的肿瘤生长缓慢且隐匿，容易被误诊为关节炎或滑膜炎。低分化的滑膜肉瘤生长迅速，边界不清楚，容易浸润周围组织。术前局部 MR 检查明确肿物侵犯范围及 PET–CT 检查明确有无肿瘤转移是有必要的（病例 98–4 图示）。滑膜肉瘤镜下是由形态上不同的细胞类型所构成，由上皮细胞和梭形细胞形成双相形态，类似癌的上皮细胞和类似纤维肉瘤的梭形细胞。

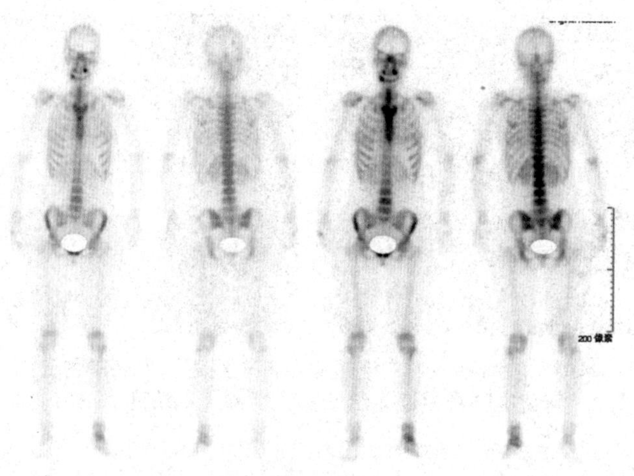

病例 98–4　PET–CT 检查无明显肿瘤转移灶

3. 滑膜肉瘤目前尚无标准的治疗方案，治疗以手术切除为主，完整切除是减少复发及转移的关键，但因其恶性程度高，如有血管神经肌腱等被侵犯建议一并扩大切除，可减小术后复发率。对于肿瘤局部复发的患者，手术切除依然是重要的治疗手段，而截肢手术被认为是最终的治疗手段。术前、后的化疗也有助于减少肿瘤的复发，提高疗效。有研究显示在晚期软组织肉瘤中，AIM 方案即多柔比星 + 异环磷酰胺 + 美司钠方案较多柔比星 + 奥拉单抗相比，可以获得更长的无进展生存期和总生存期。

（编辑：张高峰　审阅：范洪进）

病例九十九　恶性黑色素瘤

一、病历摘要

患者男，73 岁，半年前发现右足跟出现肿物，伴有疼痛，无流液，近 2~3 月出现肿物迅速增大，伴有破溃、渗液，曾当地医院抗感染等对症治疗，无明显好转，后就诊于我院，门诊取标本行病理活检示：非典型交界痣，倾向于痣恶变。专科查体：右足跟可见直径约 4cm 圆形肿物，破溃，可见渗液，周围皮温高，压痛明显，腹股沟未及明显肿大淋巴结（病例 99-1 图示）。

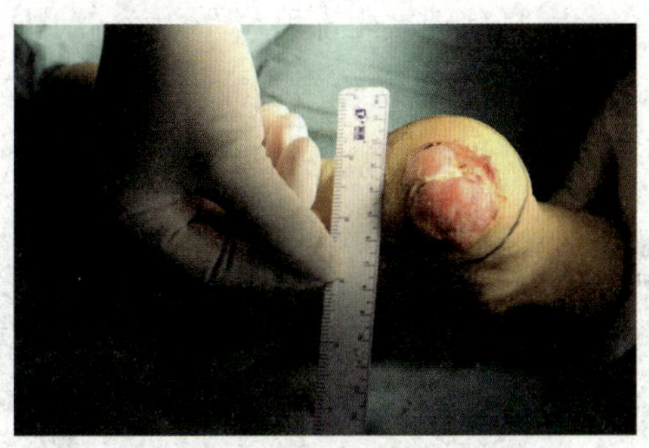

光镜所见：

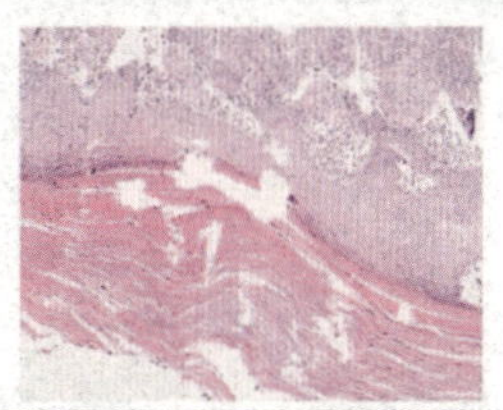

镜下描述及诊断意见：

（右足跟病变组织）皮肤：非典型交界痣，部分表皮内生长，倾向于痣恶变，建议外出会诊；

免疫组化：肿瘤细胞 CK（-），Vimentin（+），HMB-45（+），Melan-A（+），S-100（+），Ki-67（+30~40%）。

病例 99-1　足部肿瘤大体外观及术前病理活检检查结果

二、入院诊断

右足恶性黑色素瘤？

三、诊疗经过

1. 入院后检查

完善术前常规检查，ECT 检查未见明显转移（病例 99-2 图示）。

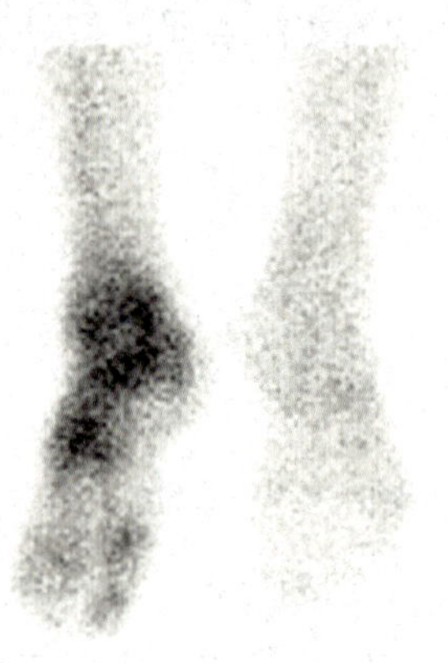
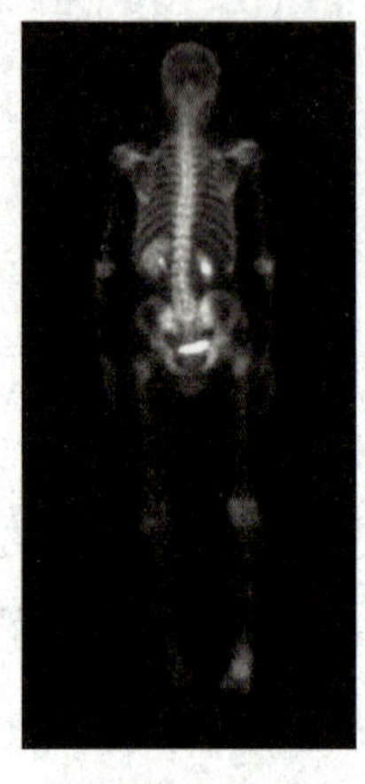

病例 99-2　ECT 检查提示右足高浓度核聚集影像

2. 治疗情况

结合患者术前病理，在全麻复合神经阻滞麻醉下给予右足底恶性肿瘤扩大切除术，术中于肿物周围扩大 2.0cm，完整切除，切除后创面一期设计带蒂轴型皮瓣转位修复（病例 99-3 图示），手术顺利。术后病理学检查结果为恶性黑色素瘤（病例 99-4 图示）。

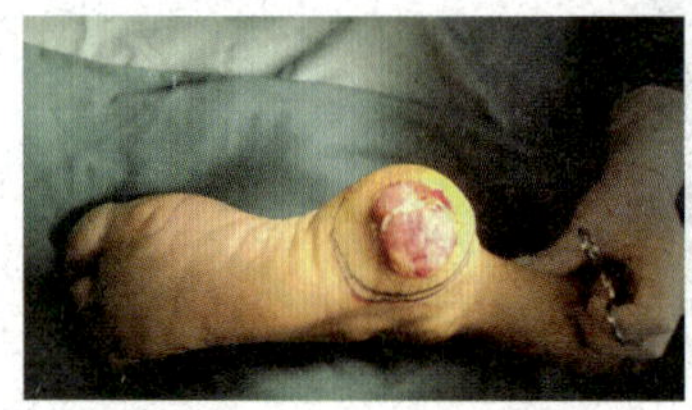
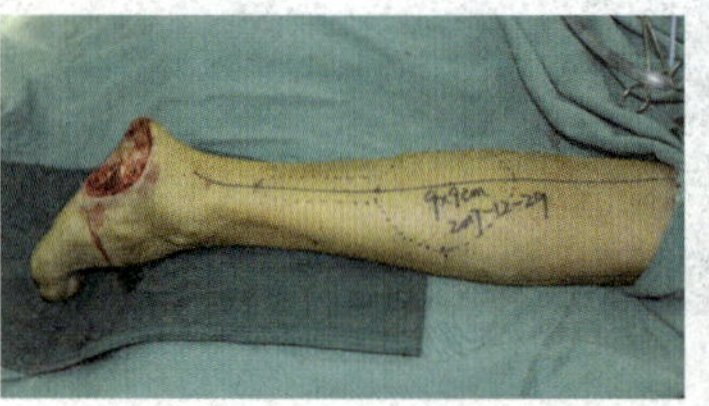
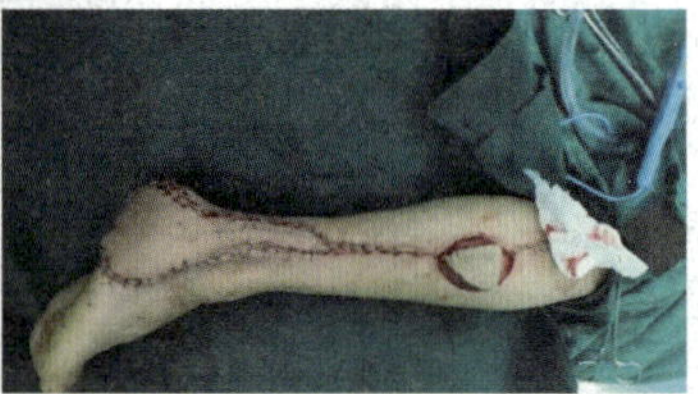

病例 99-3　术中扩大切除并一期带蒂轴型皮瓣修复创面

光镜所见：

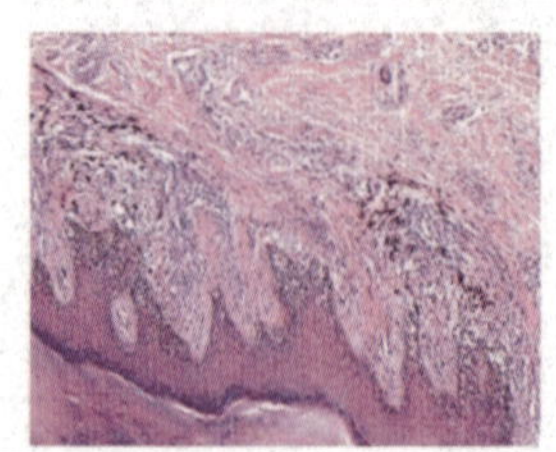

镜下描述及诊断意见：

（右足）皮肤：结合免疫组化及会诊结果符合恶性黑色素瘤，局灶见淋巴细胞浸润，Breslow厚度约4mm，Clark水平分级：4级，表面局灶见炎性渗出物，周切缘及基底切缘均（-）。

免疫组：CK（-），S-100（+），HMB-45（+），Melan-A（+），P53（散在+），Ki-67（+，热点区约30%）。

病例 99-4　术后我院病理结果：符合恶性黑色素瘤

3. 随访情况

术后2年尚存活，复查见愈合良好，可正常行走活动。

四、诊疗经验

1. 皮肤恶性黑色素瘤是一种起源于皮肤黑色素细胞的实体肿瘤，恶性程度高、侵袭性强，目前其发病机制尚未明确，可能与紫外线照射、晒伤史、痣、遗传、环境因素、免疫因素等相关。外科手术仍是最主要的治疗措施。

2. 原发肿瘤病灶的处理首先应通过组织病理学检查明确其诊断及分期，为制订外科手术方案提供重要依据，对于高度疑似的黑色素瘤的病灶主张整体病灶切除活检，从而降低手术促使肿瘤转移的风险。

3. 恶性黑色素瘤大多表现为黑色，也有少数外观并非黑色，本例患者即表现为炎性肉芽样肿物。对于足底或足趾远端的类似肿物，应考虑到恶性黑色素瘤的可能，术前应尽量获得准确的病理诊断，以指导手术切除的范围及修复方式。

（编辑：张高峰　审阅：韩清銮）

病例一百　Ilizarov 技术治疗肢体短缩、骨不连

一、病历摘要

患者男，28 岁，9 月前因车祸伤致左小腿完全离断，在我院行清创短缩再植术，术后血管痉挛，皮肤坏死，多次行清创 VSD 治疗及游离股前外侧皮瓣修复后成活，后因肢体短缩，再植断端骨折不愈合再次就诊。专科查体：左小腿血运好，较对侧短缩约 8cm，左足肿胀，足趾及踝关节不能主被动活动，足部感觉明显减退（病例 100-1 图示）。

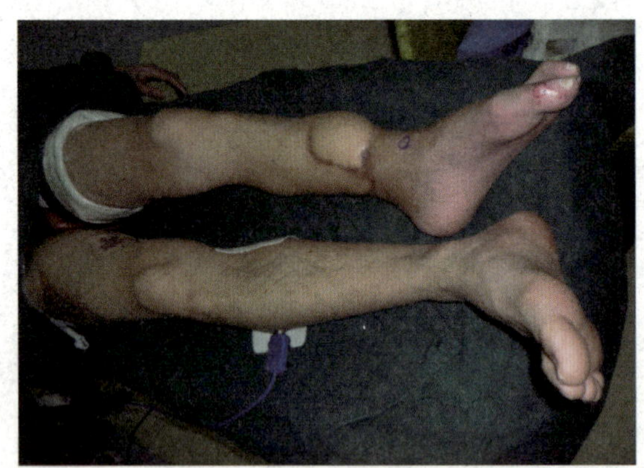

病例 100-1　左小腿离断短缩再植术后，肢体较对侧短缩约 8cm（韩清銮 供图）

二、入院诊断

左小腿离断再植术后肢体短缩，左小腿离断再植术后骨不连

三、诊疗经过

1. 入院后检查

入院后行下肢全长及胫腓骨正侧位片（病例 100-2 图示）进一步明确肢体短缩及骨不连情况。

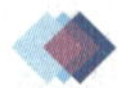

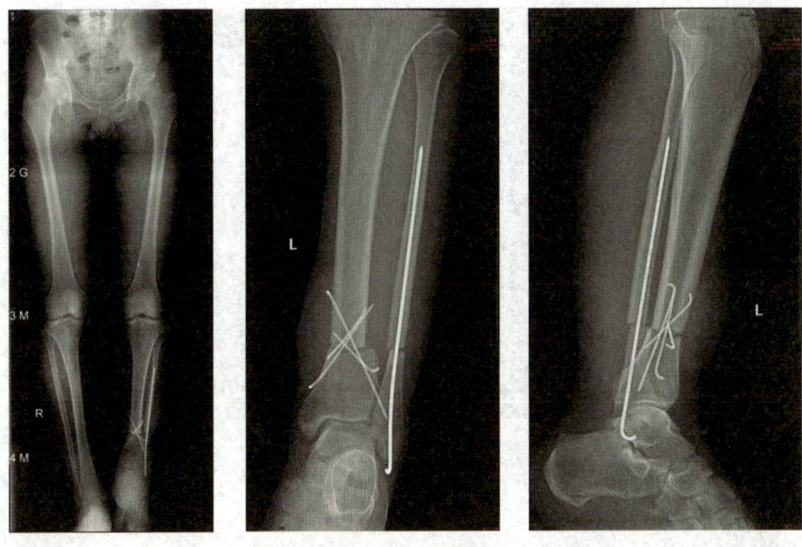

病例 100-2 X 线片示左小腿离断再植术后肢体短缩 8cm，胫腓骨骨折骨不连

2. 治疗情况

在静吸复合麻醉下行 Ilizarov 环形支架小腿近端截断骨延长 + 骨不连断端加压术，手术顺利（病例 100-3 图示）。5~7 天后近端环向远端延长胫骨近端，每天向外搬移 1mm，分 3 次完成；远端环向近端回压骨不连端，每天向内回压 1mm，分 3 次完成（病例 100-4 图示）。

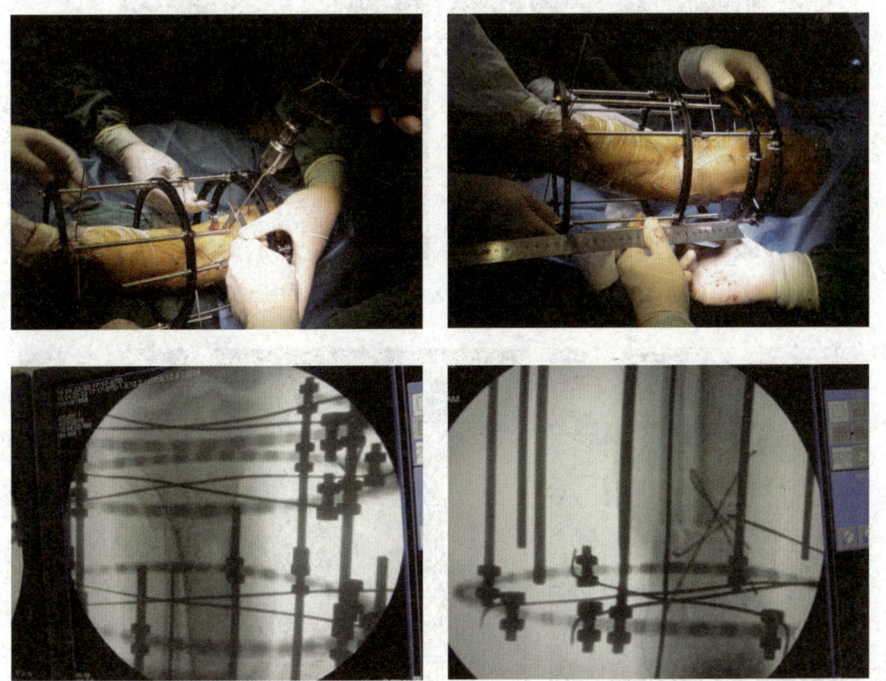

病例 100-3 安装 Ilizarov 环形支架小腿行近端截断骨延长 + 骨不连断端加压（张波 供图）

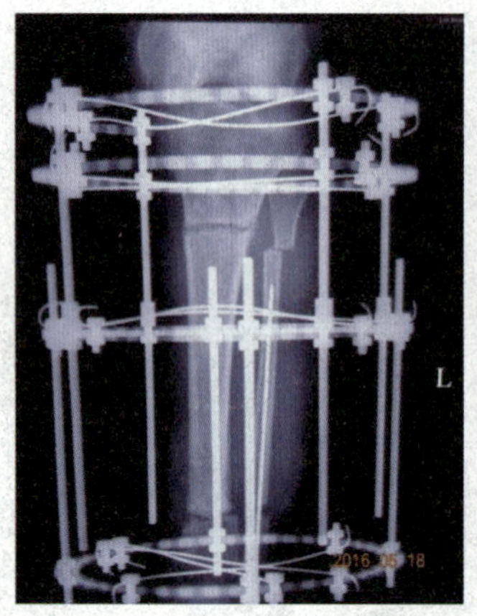
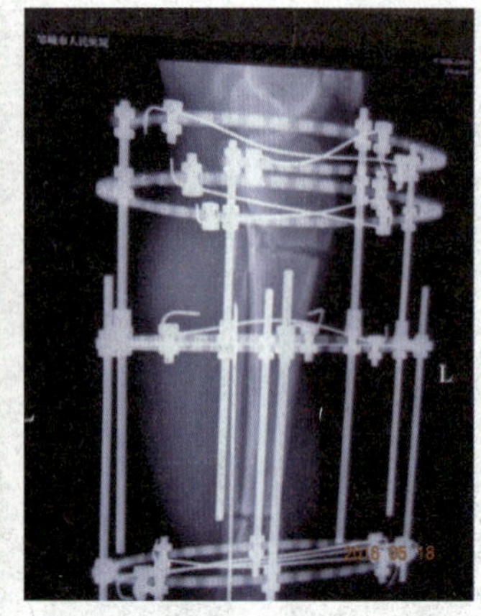

病例 100-4　外架的调整

3. 随访情况

术后 4 月复查 X 线片见胫腓骨近端牵张延长骨质逐渐成骨，骨不连断端加压（病例 100-5 图示）。术后 1 年复查 X 线片见胫腓骨近端牵张延长骨质成骨好，胫骨骨不连端加压愈合，肢体已无短缩（病例 100-6 图示）。

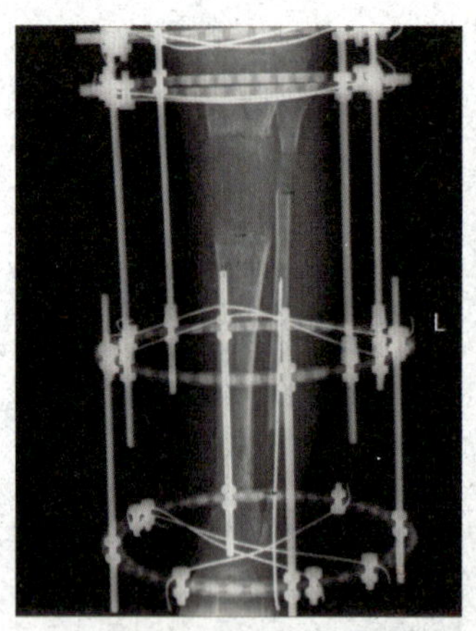
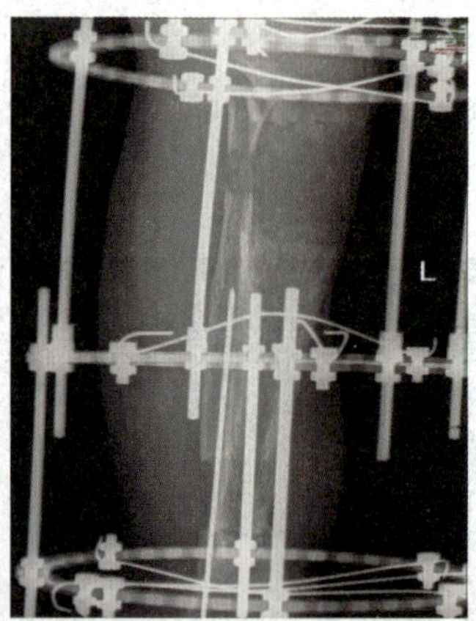

病例 100-5　术后 4 月 X 线片见牵张回压位置好

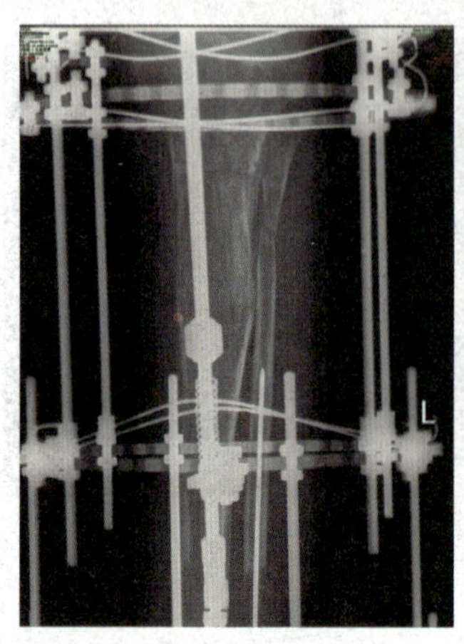
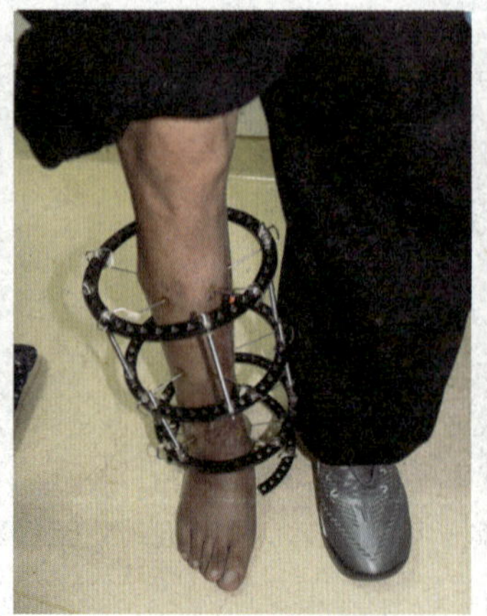
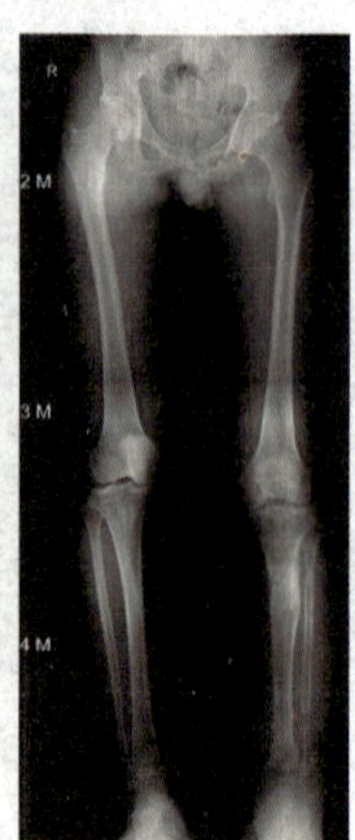

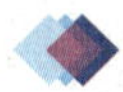

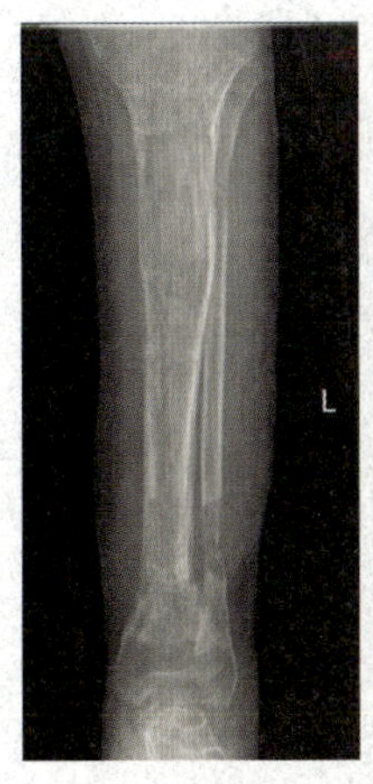

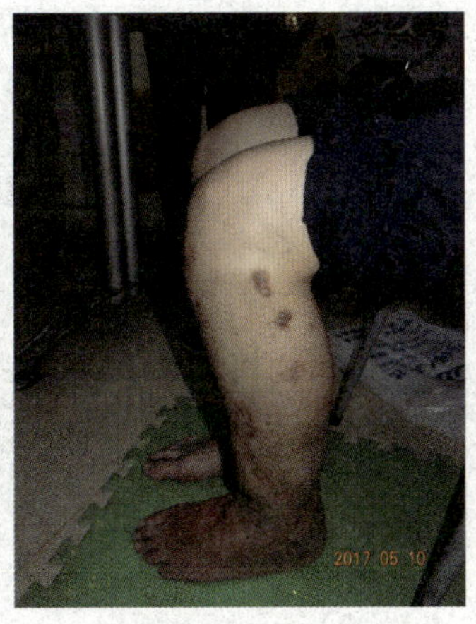

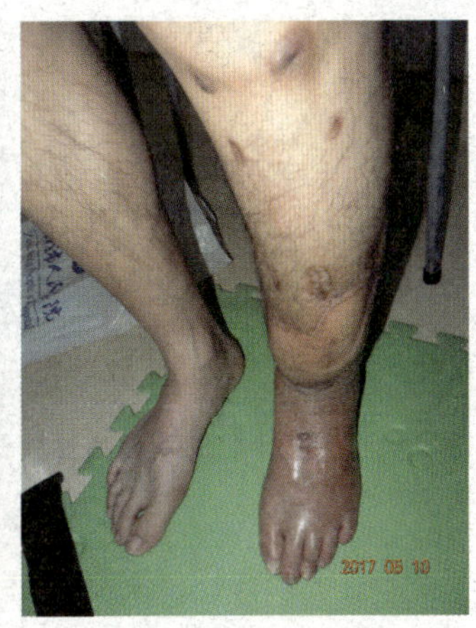

病例 100-6 术后 1 年复查见肢体延长成功，骨不连愈合（张波 供图）

四、诊疗经验

Ilizarov 支架行缓慢骨延长为疗效确切的一项技术，其不但可以延长断端骨质，而且能够同时延长皮肤血管神经，特别对皮肤软组织条件差不能一次行骨质延长的患者优势明显。该技术可以矫正先天 / 后天性跖骨、掌骨及指骨短缩等。该病例在肢体骨质延长的同时，对再植远端胫腓骨骨不连的断端进行加压，促进了骨质愈合，一次手术达到了常规需要两次手术的效果，其不足之处是治疗周期长，对患者的依从性要求较高。

（编辑：张波 审阅：范洪进）

病例一百零一

手足皮肤软组织缺损的皮瓣修复术

皮瓣是指带有自身血液供应、包含皮肤软组织的活的组织块。在临床中可以用于修复创面和功能重建，亦可用于改善外形。皮瓣的切取和转移应根据简单、安全、损伤小、组织相近、成功率高等原则。同时必须熟悉每一个皮瓣的“点”“线”“面”“弧”。

手及足部皮下软组织较为薄弱；外伤、感染等导致的皮肤缺损往往伴有骨、关节、肌腱外露；需要应用皮瓣覆盖创面。我们根据创面的部位、大小、深度，遵循由简至繁的原则，选择相应的皮瓣修复创面。

因为临近创面的皮肤颜色、质地、厚薄与创面皮肤近似，且转移方便，优先考虑选用，如局部随意皮瓣，带蒂皮瓣，筋膜瓣等。

如临近皮肤无合适的局部转移皮瓣，且无条件行游离皮瓣修复，则需要远处转移皮瓣，如腹部皮瓣、髂腹股沟皮瓣、交腿皮瓣等。

如因各种条件限制，创面无法应用或没有合适的非游离皮瓣修复，或特殊部位皮肤缺损，需设计游离皮瓣修复创面。游离皮瓣要求术者具备丰富的临床经验、熟悉各部位解剖和娴熟的显微血管吻合技术，难度相对较大，学习曲线较长。下面，就我科应用皮瓣的临床常见典型病例做一介绍：

例 1：示指背侧皮瓣修复术

患者男，38 岁，左手拇指近节背侧挤挫伤，指骨肌腱外露，设计示指背侧岛状皮瓣修复拇指背侧缺损（病例 101– 例 1 图示）。

例 2：拇指尺背侧皮瓣修复术

患者女，52 岁，左手拇指远节背侧挤挫伤，甲床缺损、指骨外露，设计拇指背侧逆行岛状皮瓣修复缺损（病例 101– 例 2 图示）。

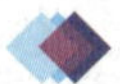

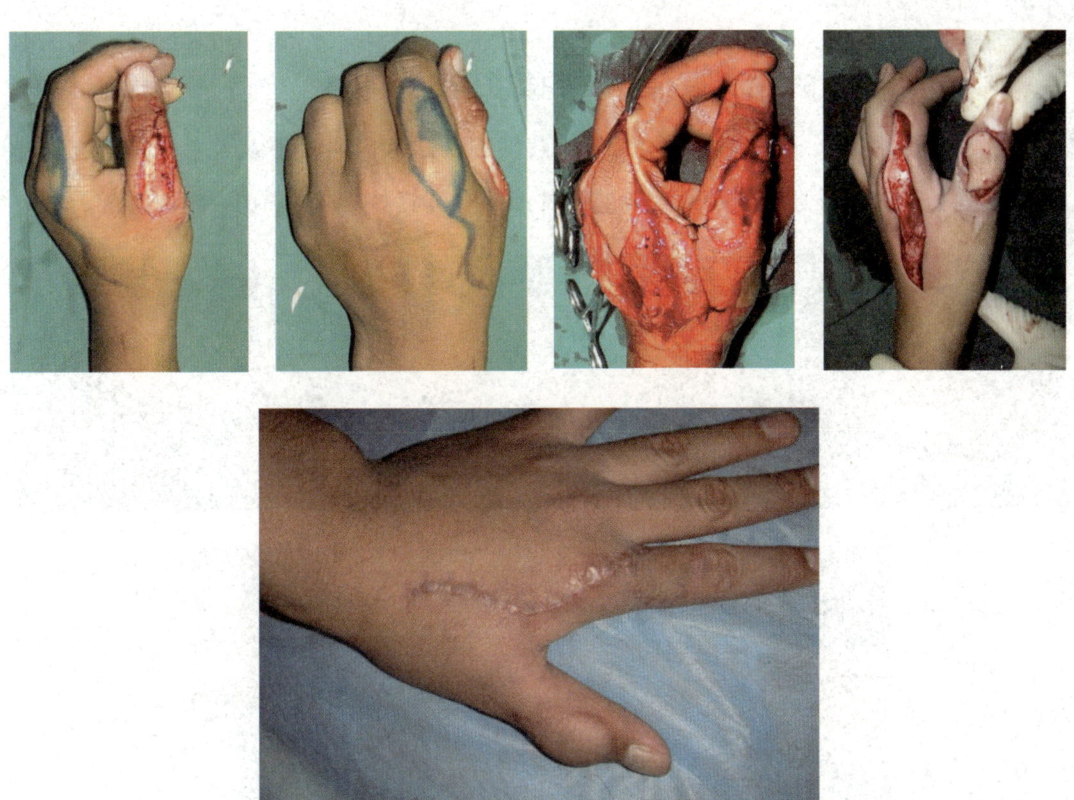

病例 101- 例 1　左手拇指背侧皮肤缺损，示指背侧皮瓣修复术（韩清銮 供图）

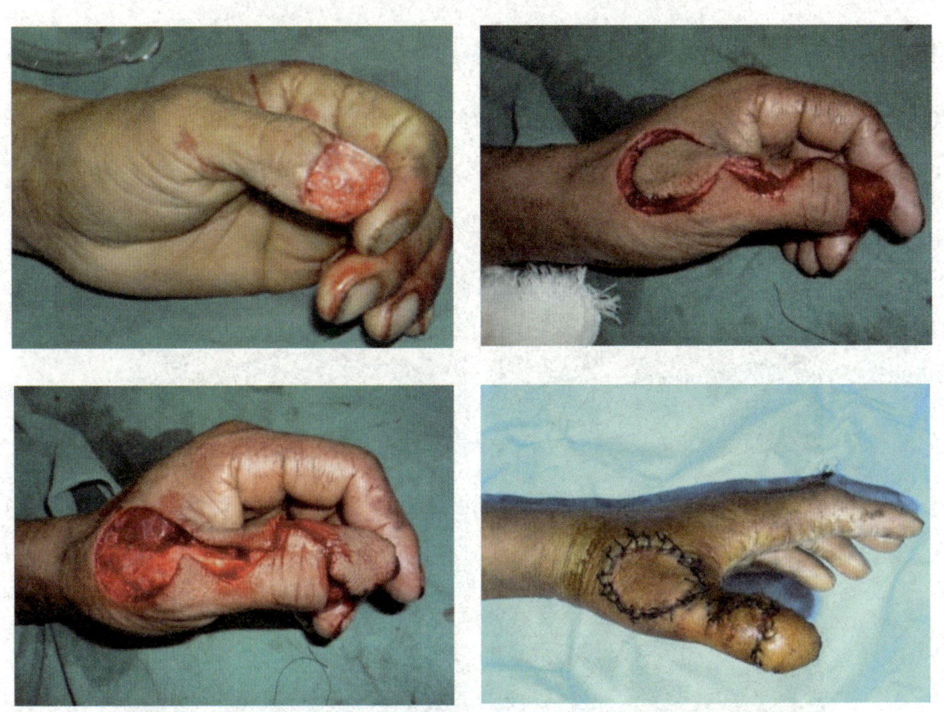

病例 101- 例 2　左手拇指末节背侧皮肤缺损皮瓣修复术（张清林 供图）

例 3：尺动脉腕上皮支皮瓣修复术

患者女，46 岁，外伤致右手腕掌侧皮肤缺损，清创后肌腱外露，于前臂尺侧设计尺动脉腕上皮支皮瓣修复创面，后期前臂外形、功能良好（病例 101– 例 3 图示）。

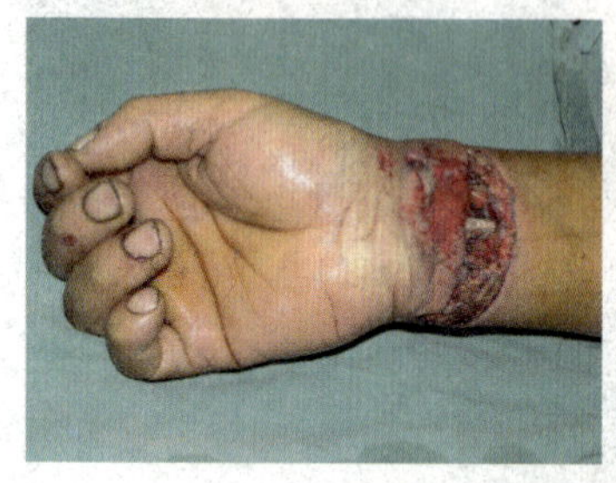
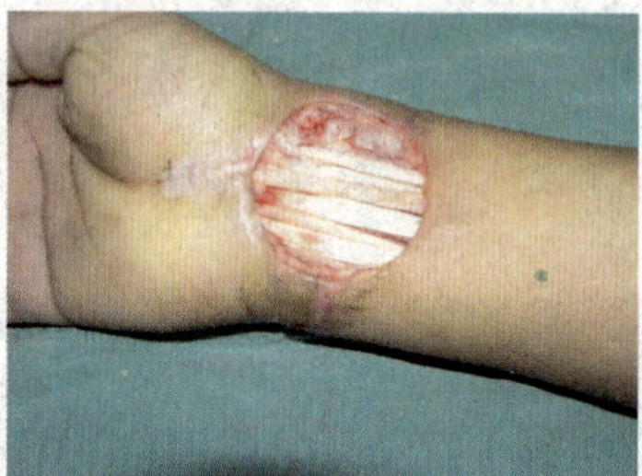
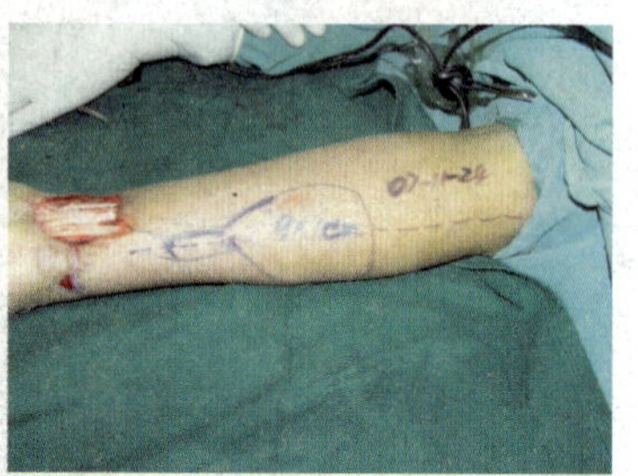
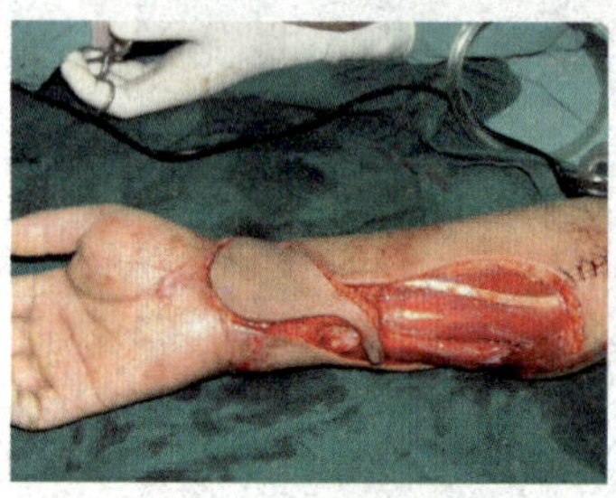
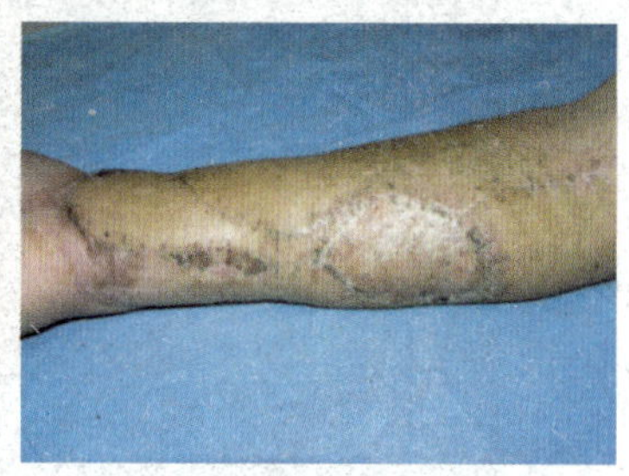

病例 101– 例 3　右腕掌侧皮肤缺损尺动脉腕上皮支皮瓣修复术（韩清銮 供图）

例 4：前臂骨间背侧动脉皮瓣修复术

患者女，39 岁，右手背挤挫伤伸指肌腱外露，设计前臂骨间背动脉皮瓣逆行修复创面，愈合好（病例 101– 例 4 图示）。

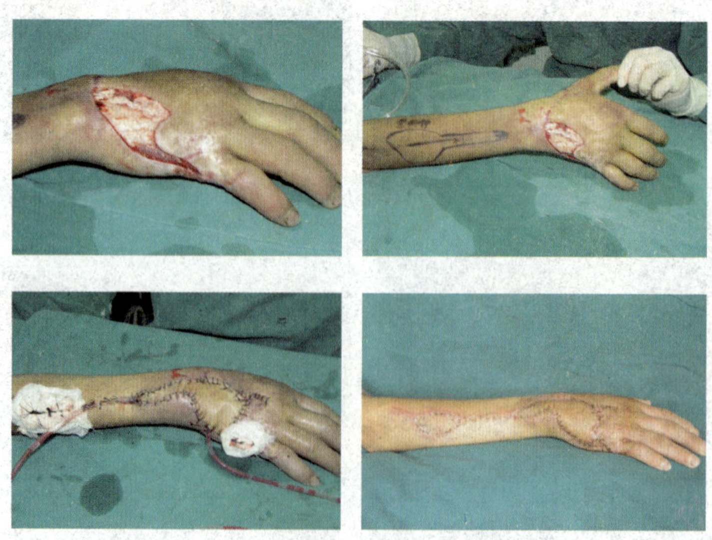

病例 101– 例 4　右手背皮肤缺损前臂骨间背动脉皮瓣修复术（韩清銮 供图）

例 5：全手皮肤脱套伤腹部袋状皮瓣修复术

患者女，40 岁，右上肢机器绞挫伤手指毁损伤，全手皮肤脱套伤，一期清创腹部袋状皮瓣修复，后期多次整形，恢复部分功能（病例 101- 例 5 图示）。

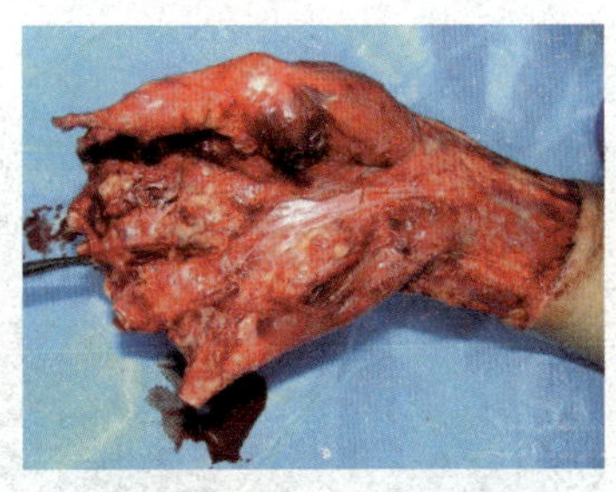
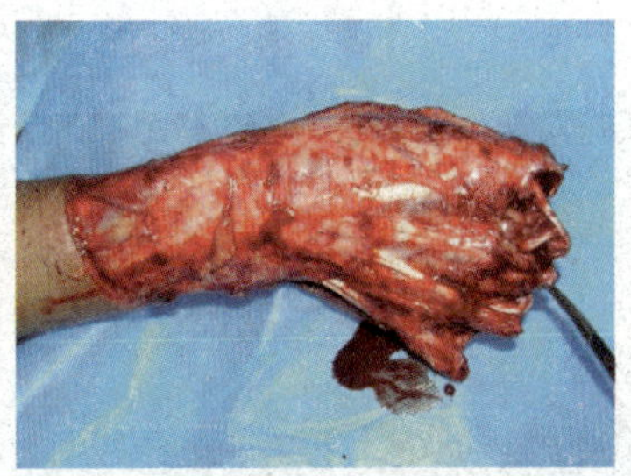

病例 101- 例 5　右全手皮肤软组织缺损，肌肉、肌腱、骨折断端外露（韩清銮 供图）

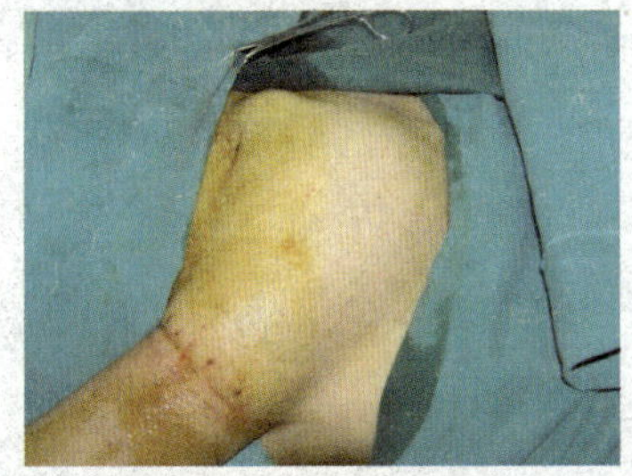
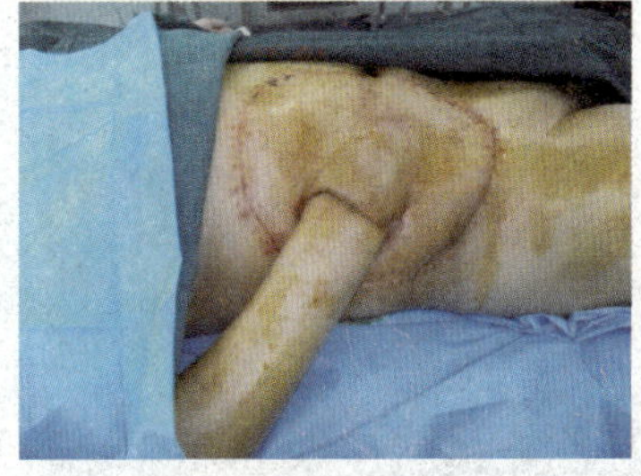

病例 101- 例 5　根据创面大小于腹部设计袋状皮瓣（韩清銮 供图）

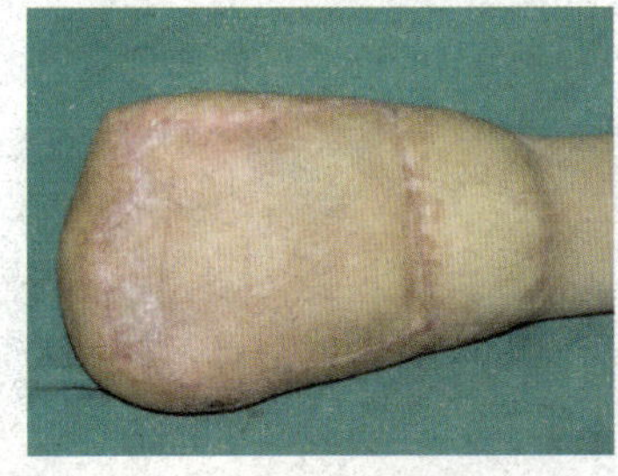
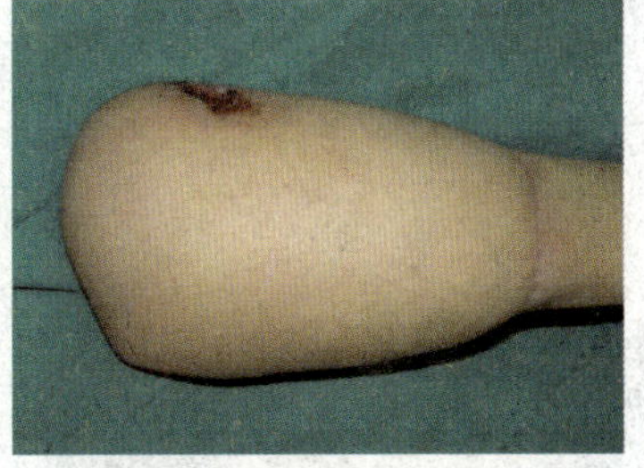

病例 101- 例 5　3 周后行皮瓣延迟术，6 周后行皮瓣断蒂术（韩清銮 供图）

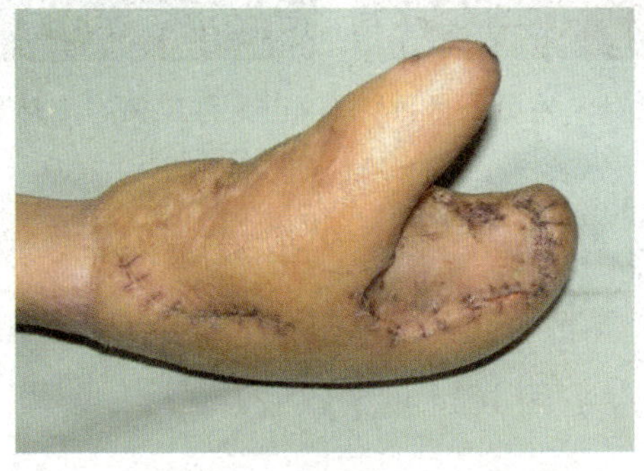

病例 101- 例 5　术后半年，行皮瓣整形、虎口开大术（韩清銮 供图）

例 6：上臂外侧皮瓣修复术

患者男，74 岁，右肘部皮肤复发性肿瘤（未分化肉瘤），扩大切除后骨外露，设计臂外侧皮瓣修复，术后 5 月皮瓣质地、外形良好，肘关节伸屈活动好（病例 101- 例 6 图示）。

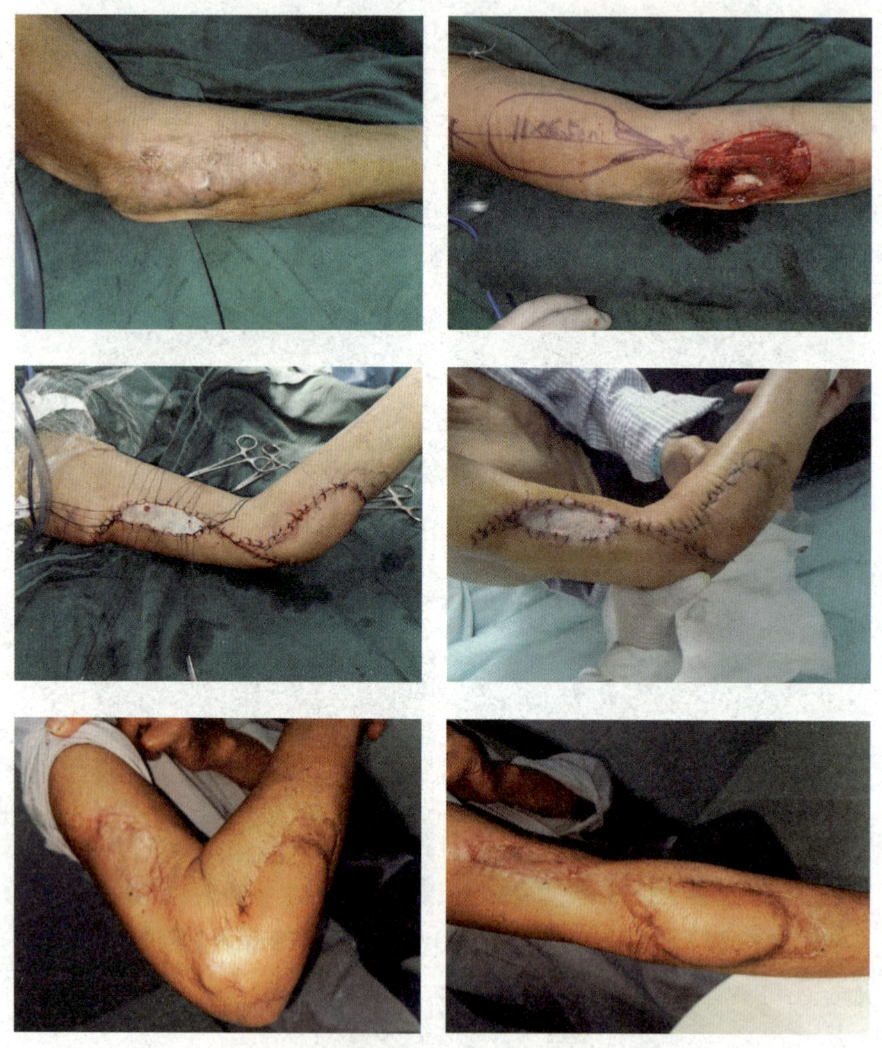

病例 101- 例 6　术后 5 个月肘关节伸屈活动良好（韩清銮 供图）

例 7：臀大肌筋膜皮瓣修复术

患者女，56 岁，截瘫导致右侧骶尾部褥疮 3 年余，设计臀大肌筋膜皮瓣局部转移修复，术后创面愈合良好（病例 101- 例 7 图示）。

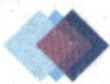

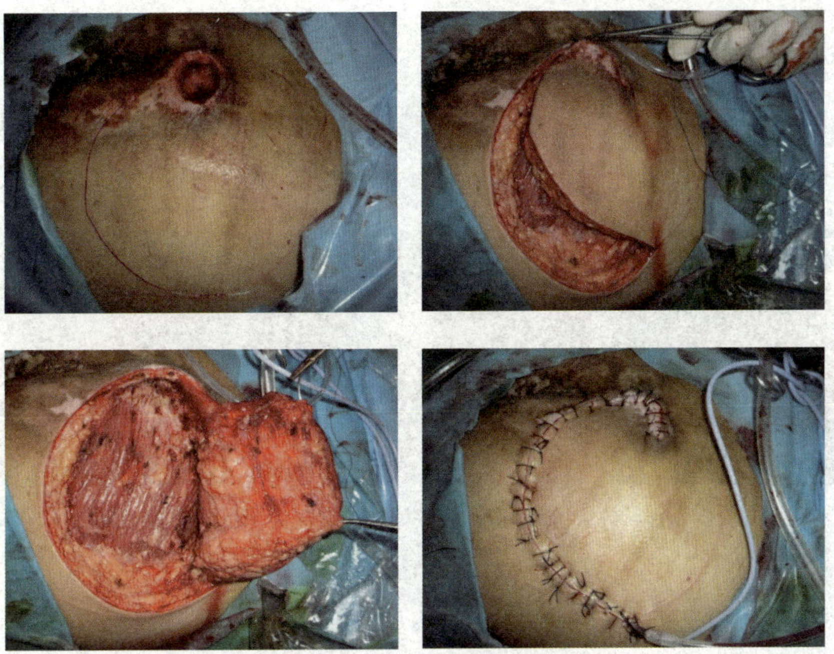

病例 101－例 7　难治性褥疮行臀部筋膜皮瓣转移修复（韩清銮 供图）

例 8：腹部随意皮瓣修复术

患者女，32 岁，左前臂机器挤伤广泛皮肤软组织缺损，肌腱、骨骼外露，腹部皮瓣修复创面，术后 3 周断蒂同时修整皮瓣，恢复良好（病例 101－例 8 图示）。

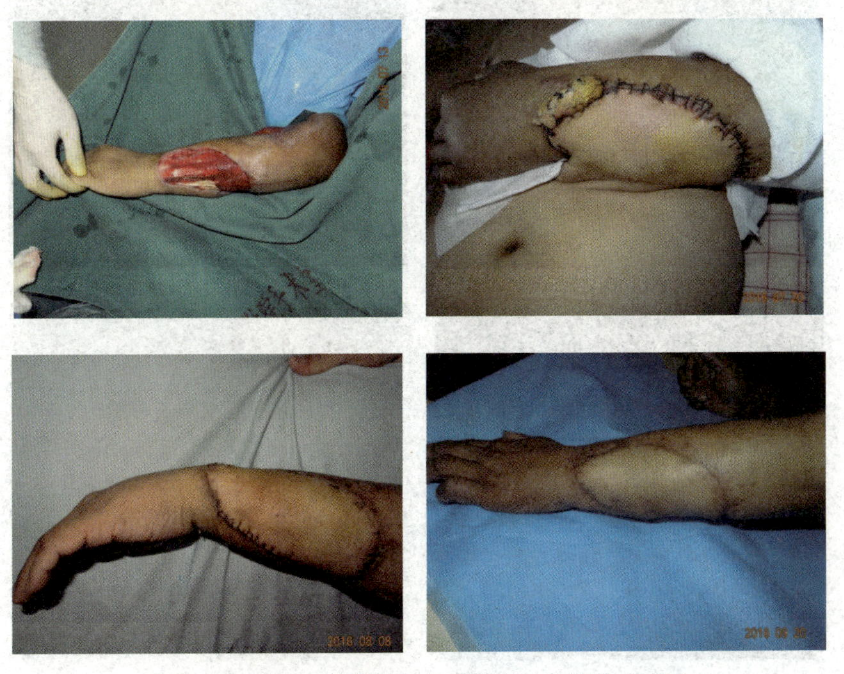

病例 101－例 8　腹部皮瓣打薄修复（韩清銮 供图）

例 9：髂腹股沟皮瓣修复术

患者女，46 岁，压轧机致右手部多发骨折并皮肤软组织缺损，设计髂腹股沟皮瓣修复，蒂部有较好的活动范围，术后 3 周断蒂，恢复良好（病例 101- 例 9 图示）。

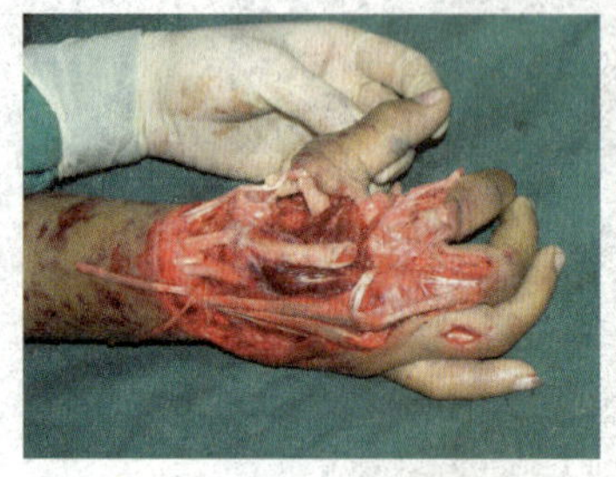 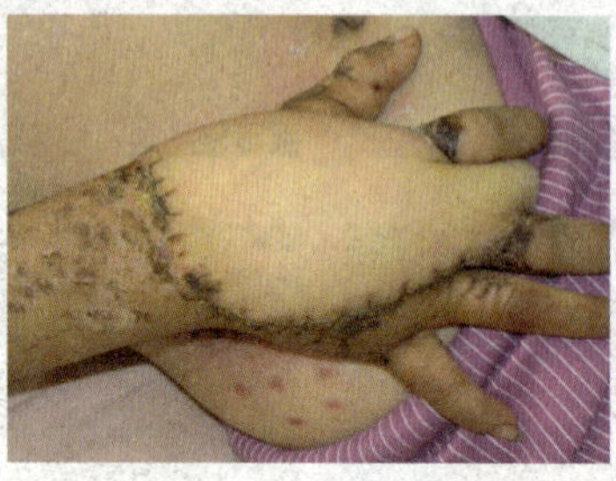 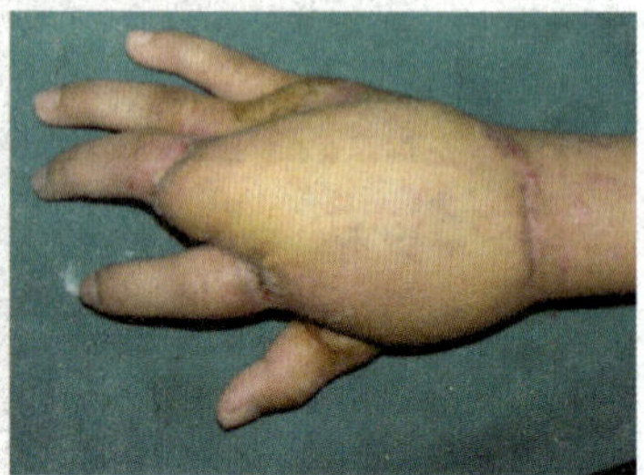

病例 101- 例 9　髂腹股沟皮瓣修复手背创面（韩清銮 供图）

例 10：内踝上动脉皮穿支皮瓣修复术

患者男，46 岁，右踝关节骨折术后皮肤坏死缺损，内踝骨外露，不损伤胫后动脉的连续性，仅以内踝上皮穿支为蒂的长条皮瓣，旋转后修复创面（病例 101- 例 10 图示）。

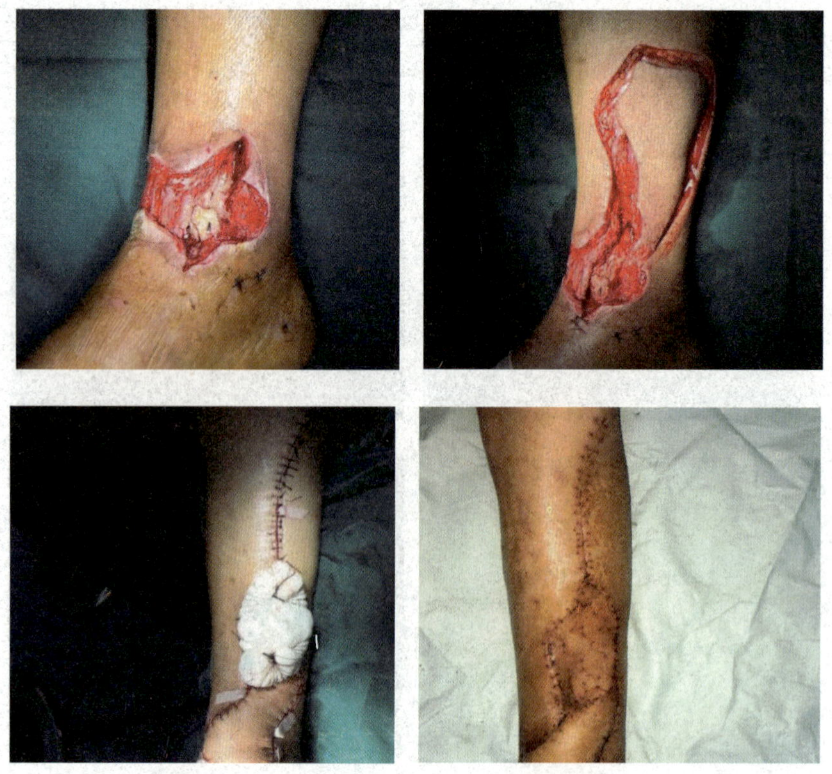

病例 101- 例 10　胫后动脉皮穿支皮瓣旋转修复创面（范洪进 供图）

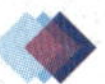

例 11：腓肠神经营养血管蒂皮瓣修复术

腓肠神经皮瓣是以腓肠神经伴行的营养动脉血管链供应的皮瓣，它解剖恒定，易于切取，可切取皮瓣范围较大，对供区影响较小，可以仅保留蒂部 3~5 厘米宽的筋膜组织。向近端顺行转移修复膝关节周围缺损，逆行转移可修复胫前（病例 101- 例 11-1 图示）、踝关节周围（病例 101- 例 11-2 图示）、足跟部（病例 101- 例 11-3 图示）、足背部（病例 101- 例 11-4 图示）等，是临床上常用的骨科医生应该熟练掌握的基础皮瓣。

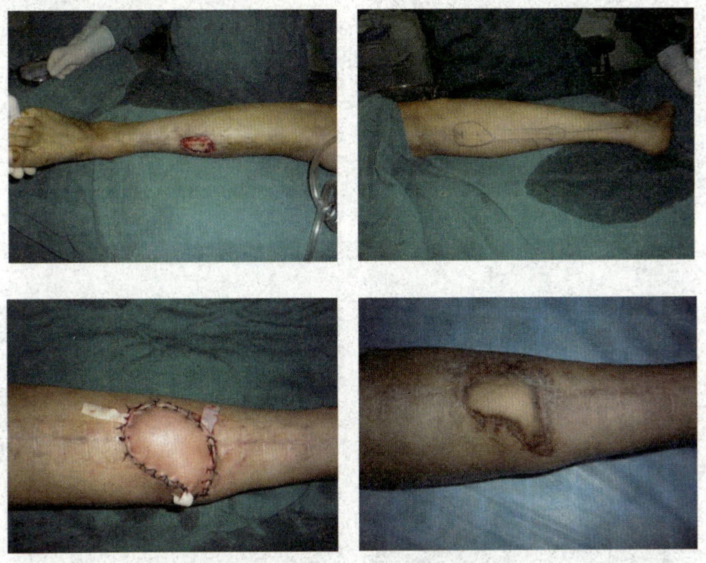

病例 101- 例 11-1　腓肠神经皮瓣旋转修复胫骨骨外露创面（韩清銮 供图）

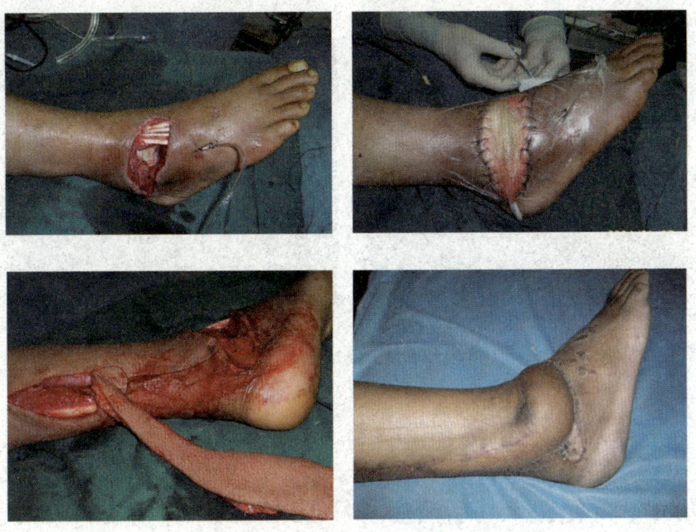

病例 101- 例 11-2　腓肠神经皮瓣修复外踝周围创面（范洪进 供图）

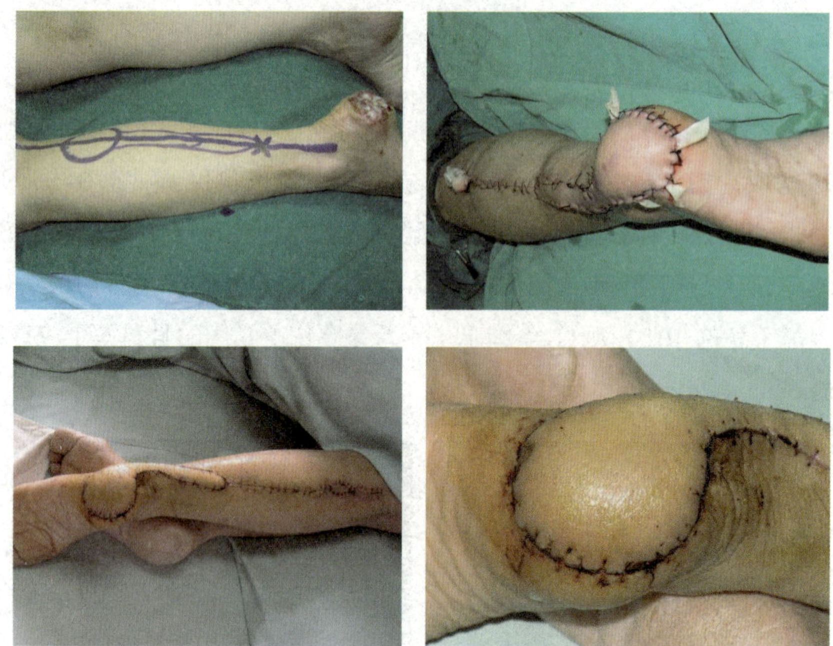

病例 101- 例 11-3　腓肠神经皮瓣修复足跟高分化鳞癌切除术后创面（韩清銮 供图）

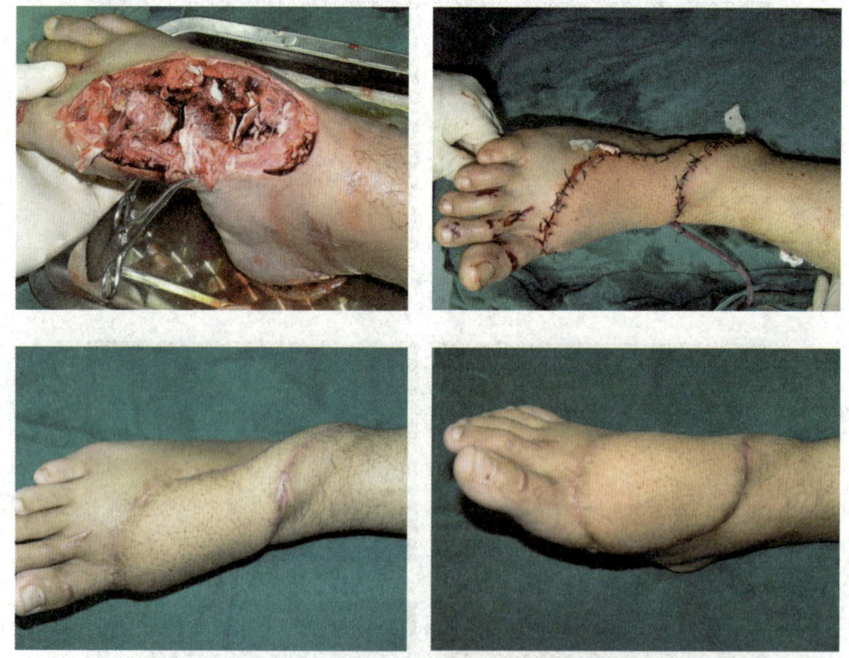

病例 101- 例 11-4　腓肠神经皮瓣修复足背严重创伤缺损创面（范洪进 供图）

例 12：足底内侧皮瓣修复术

患者男，76 岁，左足跟砸伤后溃疡 8 月余，清创后设计足底内侧皮瓣修复创面，术后恢复良好（病例 101- 例 12 图示）。

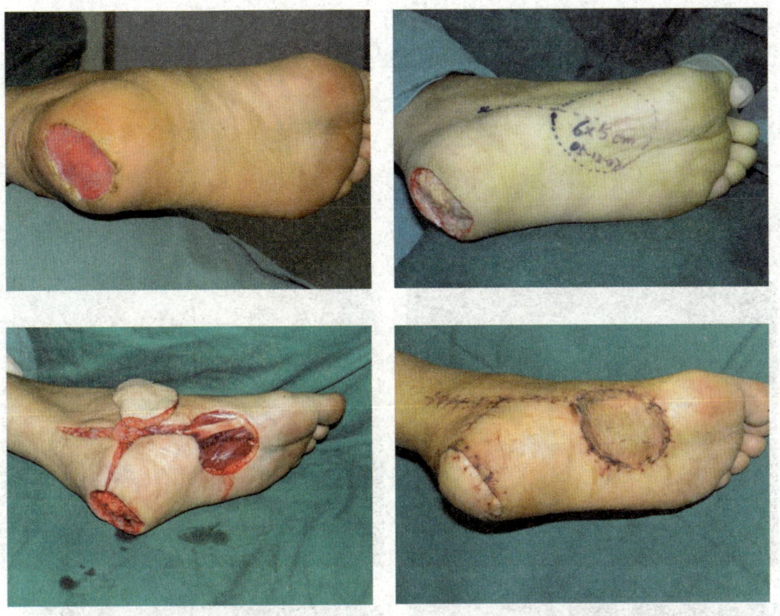

病例 101- 例 12　足底内侧皮瓣修复足跟负重区创面（韩清銮 供图）

例 13：交腿皮瓣修复术

患者男，62 岁，既往有糖尿病 15 年，下肢动脉硬化。多发外伤致右下肢多发骨折，踝关节周围植皮瘢痕，胫后动脉大段损伤，足跟大面积皮肤软组织缺损，跟骨外露坏死，设计交腿皮瓣修复创面，术后 6 周断蒂，恢复良好（病例 101- 例 13 图示）。

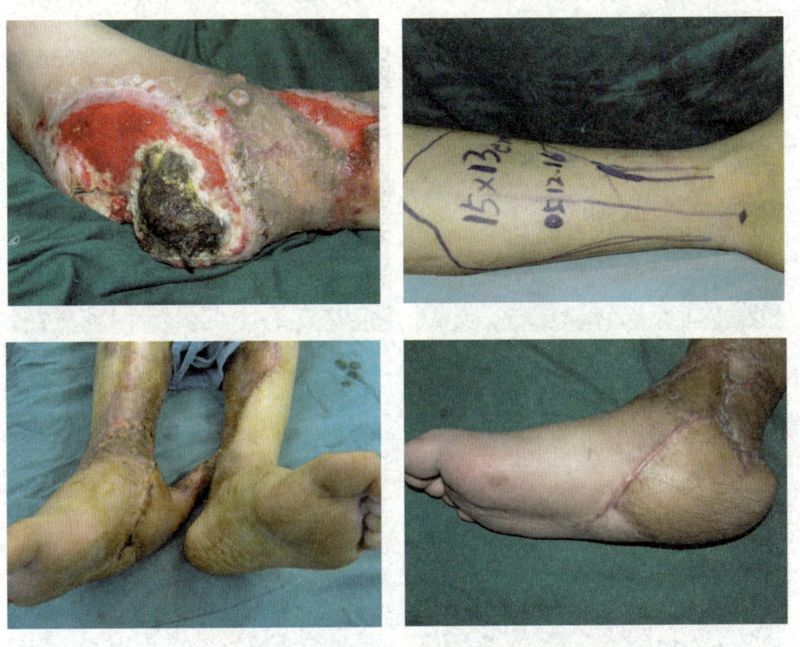

病例 101- 例 13　交腿皮瓣修复足跟足底区创面（韩清銮 供图）

例 14：游离腕横纹掌侧皮瓣修复术

患者男，55 岁，左拇指指端缺损，设计腕横纹掌侧皮瓣修复创面，术后外形、功能良好（病例 101- 例 14 图示）。拇指指腹创面也可以行游离的小皮瓣修复（病例 101- 例 14 图示）。

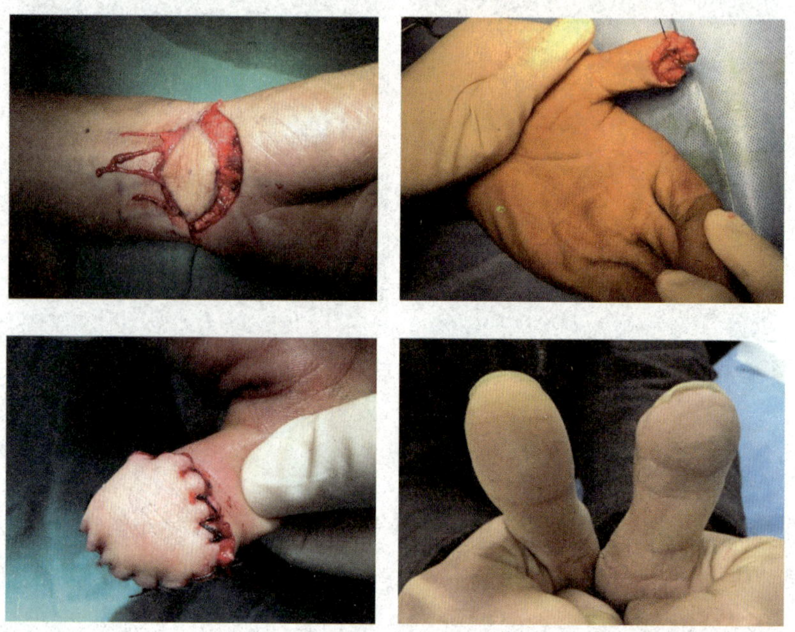

病例 101- 例 14　腕横纹掌侧游离皮瓣修复拇指指端缺损（荣存敏 供图）

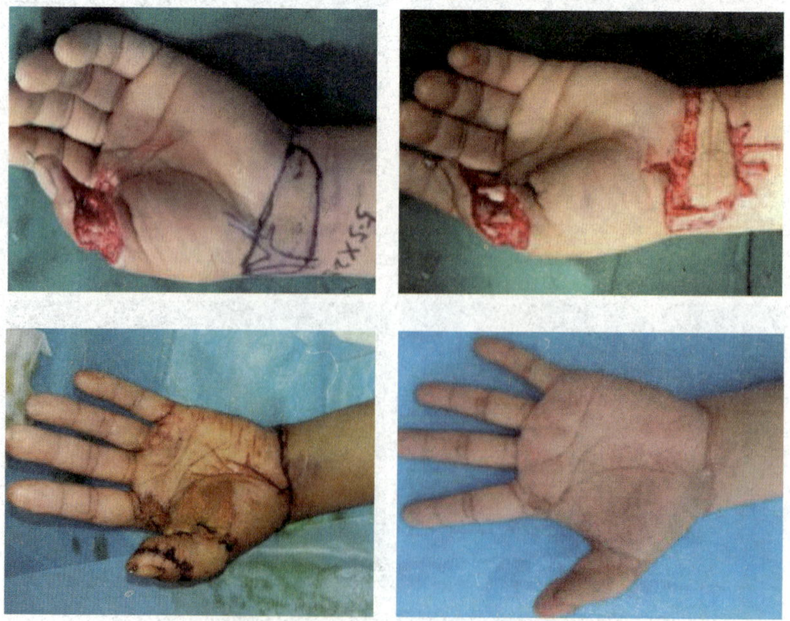

病例 101- 例 14　腕横纹掌侧游离皮瓣修复拇指指腹缺损（张清林 供图）

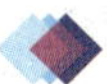

例 15：游离第一趾蹼皮瓣修复术

患者男，46 岁，外伤致虎口处瘢痕挛缩，手术开大虎口，设计第一趾蹼皮瓣修复虎口创面，术后皮瓣顺利成活，虎口恢复良好（病例 101- 例 15 图示）。

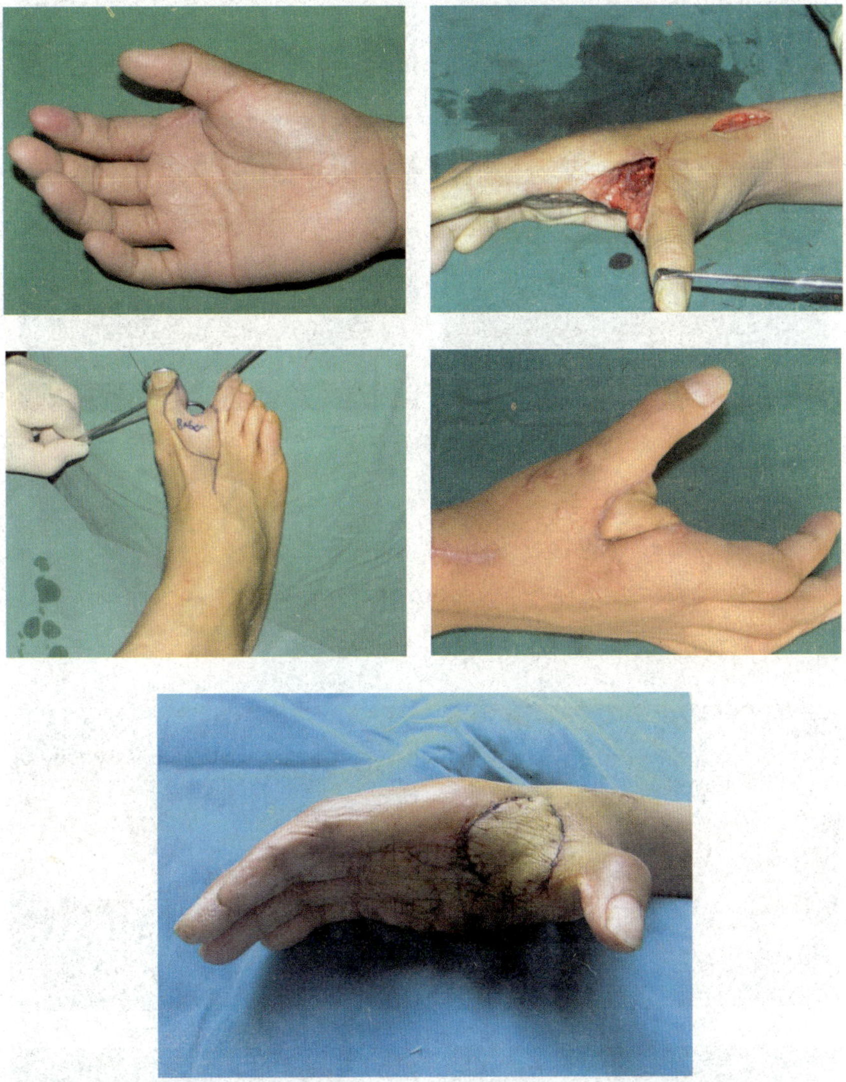

病例 101- 例 15　游离第一趾蹼皮瓣修复虎口创面（韩清銮 供图）

例 16：游离踇趾腓侧皮瓣修复术

患者女，58 岁，外伤致左拇指掌侧指腹皮肤缺损，设计踇趾腓侧游离皮瓣修复，术后恢复良好（病例 101- 例 16 图示）。

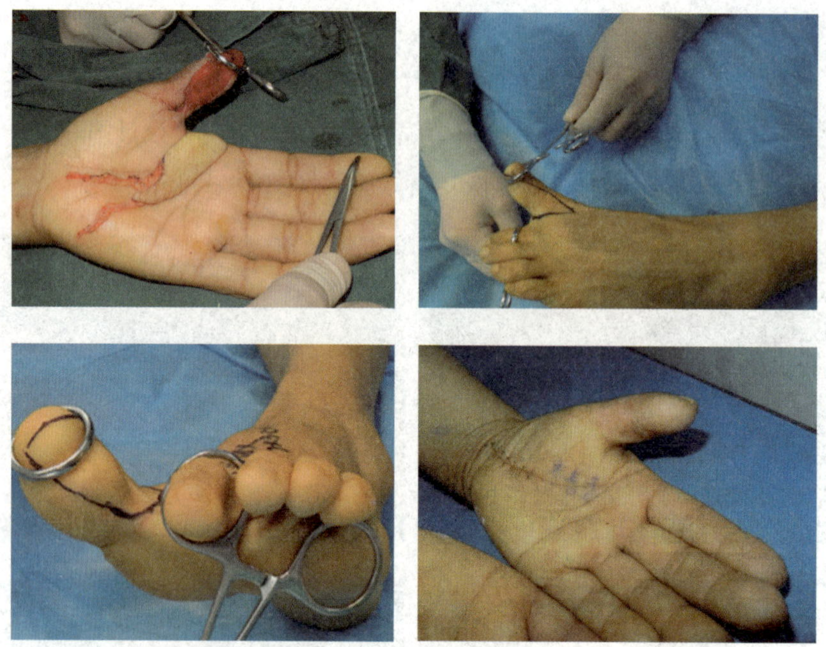

病例 101- 例 16　游离踇趾腓侧皮瓣修复拇指指腹缺损（韩清銮 供图）

例 17：游离足背动脉皮瓣修复术

患者女，62 岁，右手背挤挫伤，皮肤软组织坏死缺损，伸指肌腱外露，设计右足背动脉皮瓣，游离移植修复（病例 101- 例 17 图示）。

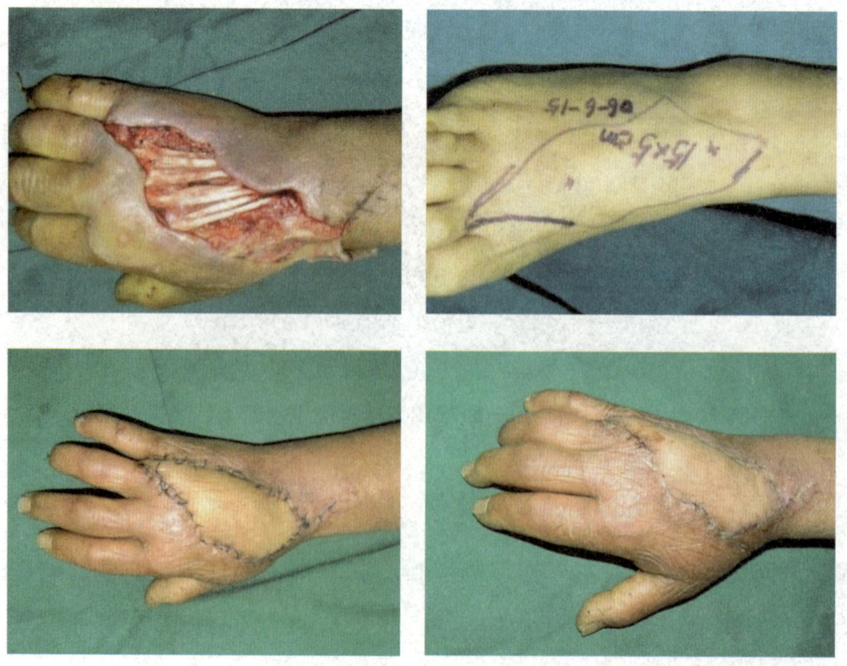

病例 101- 例 17　游离足背动脉皮瓣修复手背缺损（韩清銮 供图）

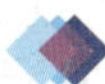

例 18：游离腓动脉皮瓣修复术

患者男，35 岁，右跟腱断裂缝合术后跟腱后侧皮肤感染坏死，行清创 VSD 治疗后，移植对侧跖肌腱加强修复跟腱，设计同侧小腿腓动脉皮瓣游离移植修复，术后外形好，跟腱提踵试验正常，踝关节功能好，供区瘢痕不明显（病例 101- 例 18 图示）。

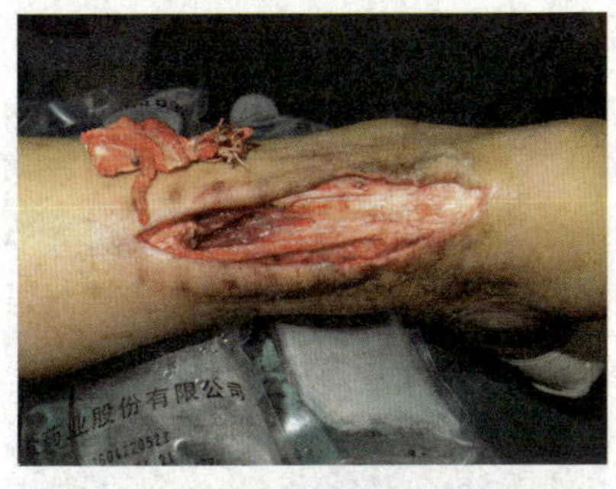

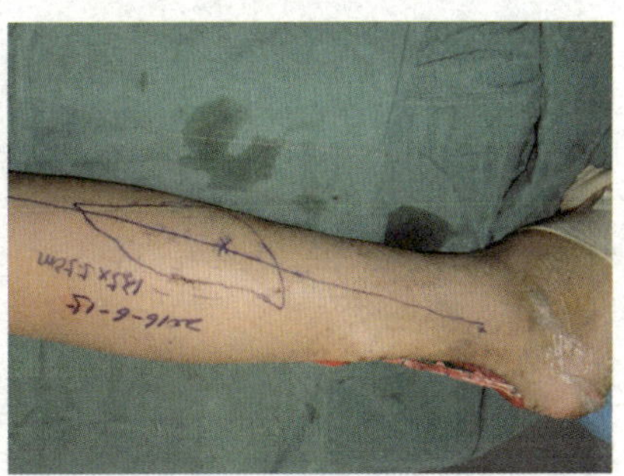

病例 101- 例 18　右小腿跟腱后侧皮肤坏死，设计同侧小腿腓动脉皮瓣（韩清銮 供图）

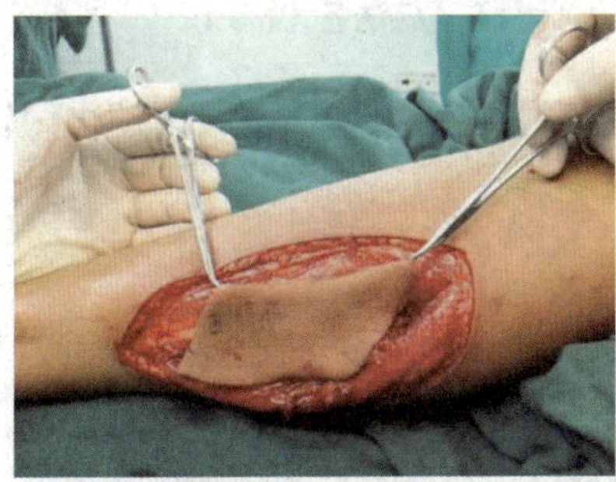

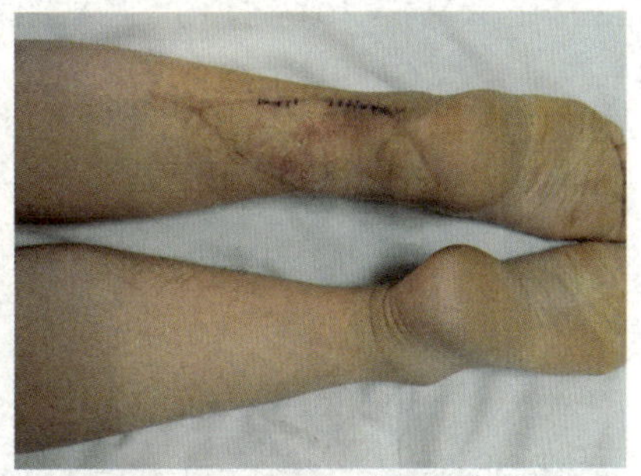

病例 101- 例 18　腓动脉皮瓣游离移植后（韩清銮 供图）

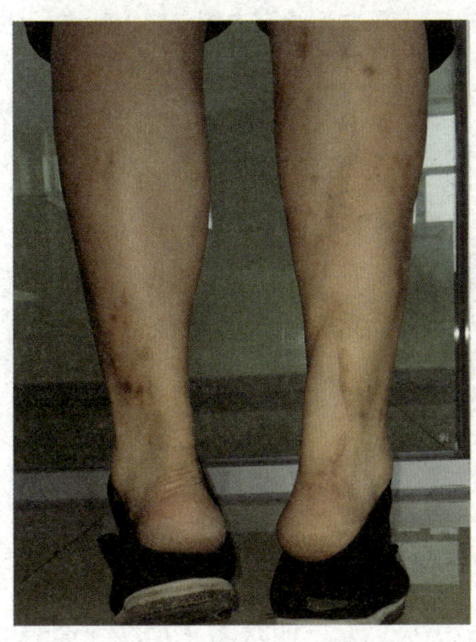

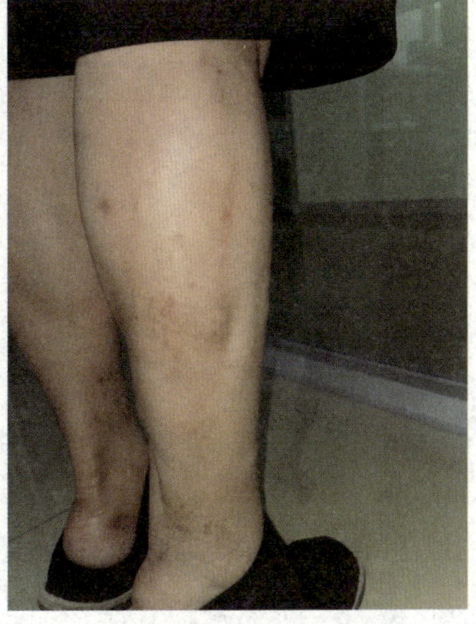

病例 101- 例 18　术后 2 年随访，提踵试验正常，供区瘢痕不明显（韩清銮 供图）

例 19：游离小腿内侧皮瓣修复术

患者男，39 岁，左踝关节在矿井下被绞车绞伤致不全离断，急症行踝关节离断再植术，踝前内侧半环形皮肤缺损，骨骼、肌腱、内固定装置外露，应用对侧小腿内侧皮瓣游离移植修复，同时桥接胫后动脉和伴行静脉，成功保住了濒临截肢的肢体（病例 101– 例 19 图示）。

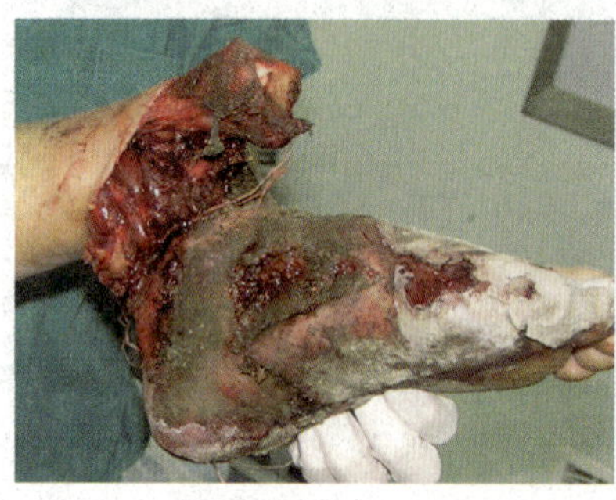
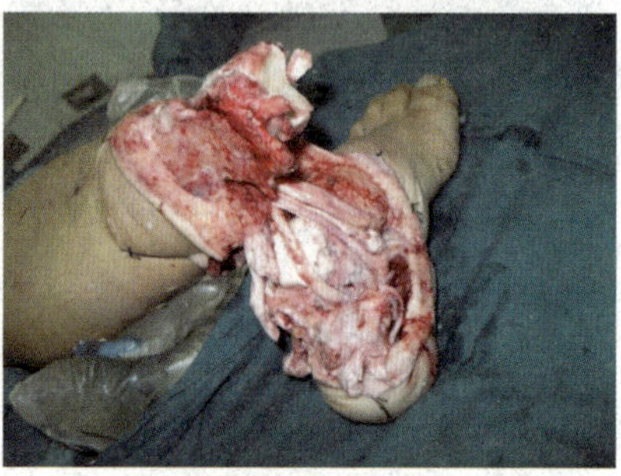

病例 101– 例 19　踝部离断清创再植（韩清銮 供图）

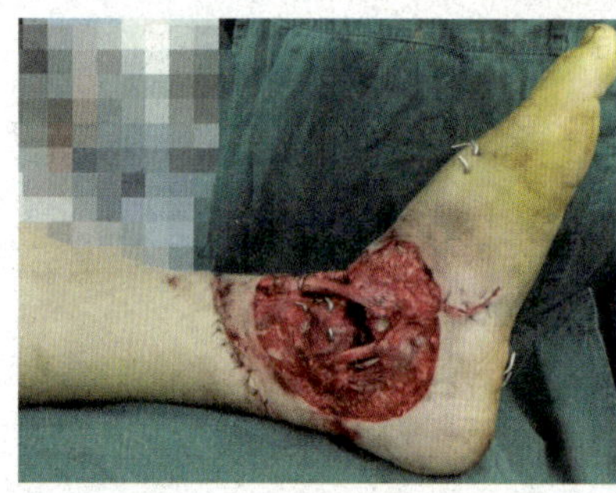
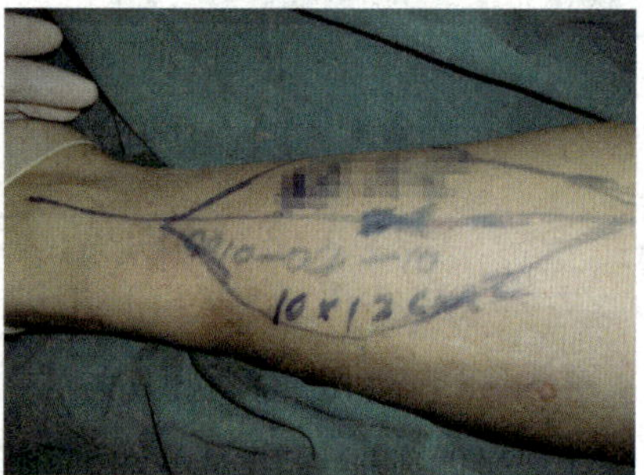

病例 101– 例 19　踝前及其内侧大块软组织缺损，游离对侧小腿内侧皮瓣（韩清銮 供图）

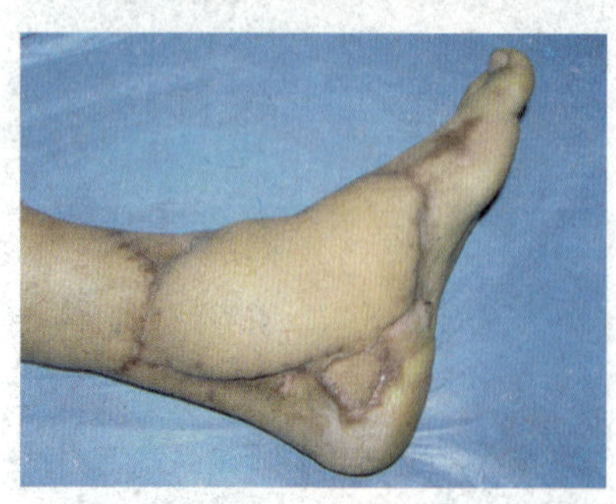
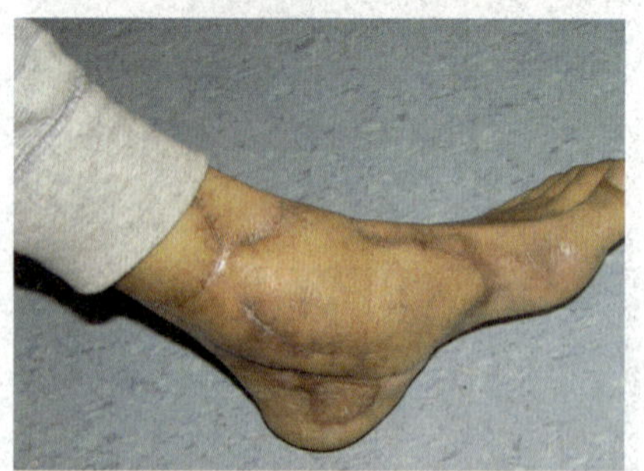

病例 101– 例 19　皮瓣修复后成功挽救濒临截肢的肢体（韩清銮 供图）

例 20：游离髂腹股沟皮瓣修复术

患者男，52 岁，外伤致右手拇指、示指毁损伤，二期行右手拇指掌骨取髂骨移植

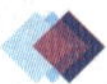

加长，设计髂腹股沟游离皮瓣修复手部创面（病例 101- 例 20 图示）。

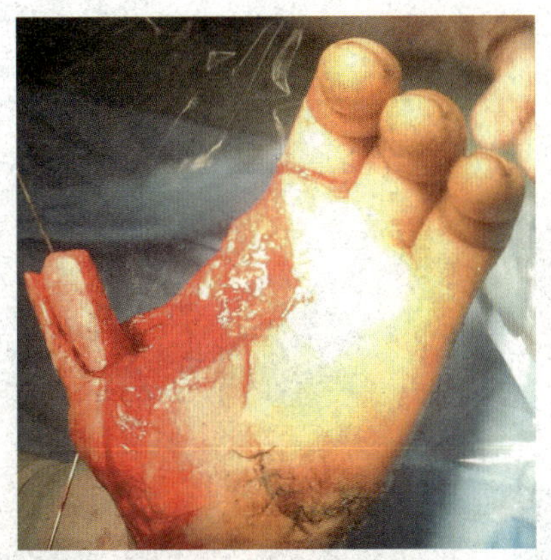
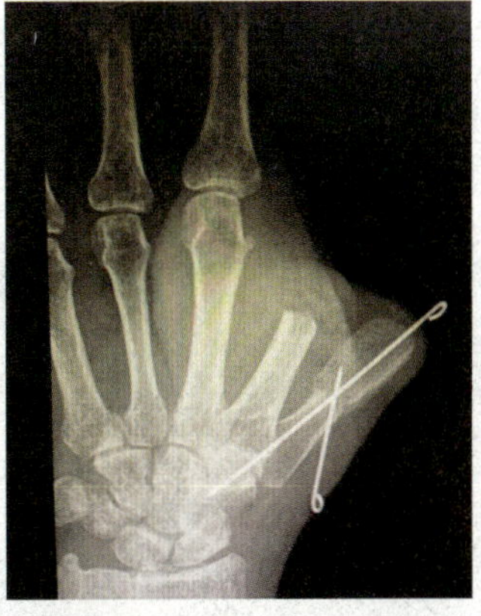

病例 101- 例 20　拇指掌骨取髂骨移植，加深虎口（张磊 供图）

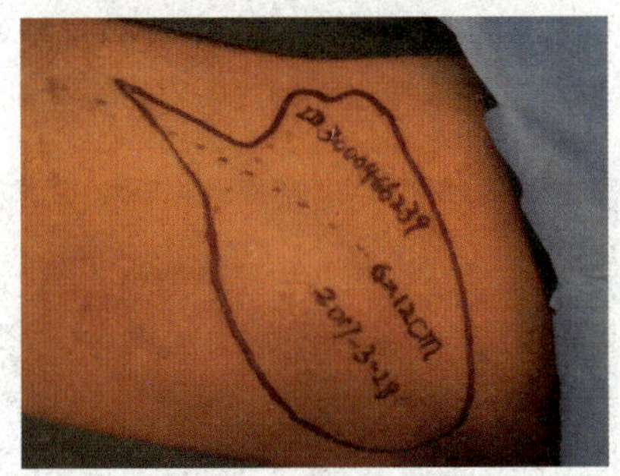
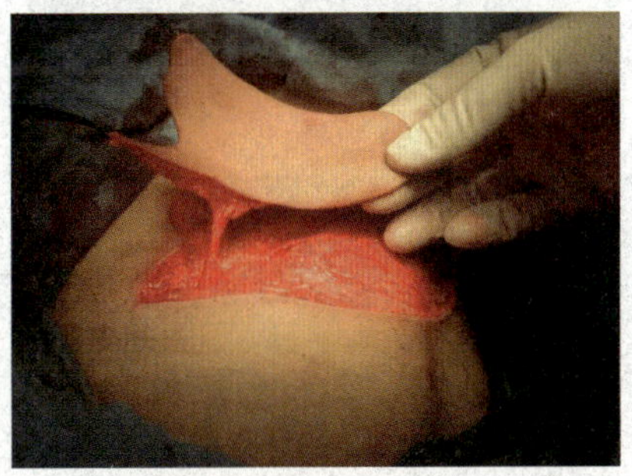

病例 101- 例 20　设计并切取髂腹股沟皮瓣（张磊 供图）

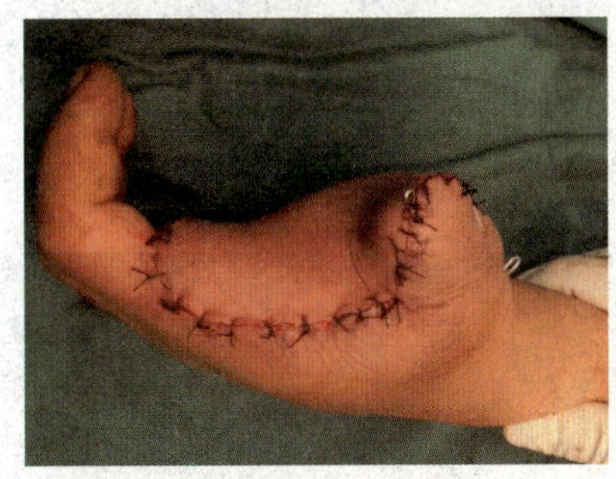
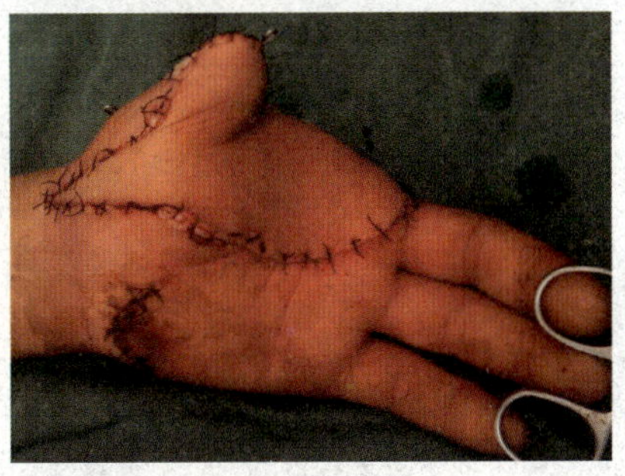

病例 101- 例 20　皮瓣移植成活（张磊 供图）

例 21：游离股前外侧皮瓣修复术

患者男，13 岁，摔伤致左踝关节骨折并踝关节周围大部分皮肤软组织缺损、坏死。在当地医院治疗一月余，因“骨外露、钢板外露、胫神经、胫后动静脉、跟腱、胫后肌腱及屈踇、屈趾肌腱缺损”拟行截肢术，于 2007.4.7 日转来我院。先行扩创 VSD 控制感染，再行游离股前外侧皮瓣修复创面，同时行阔筋膜编织修复跟腱、对侧跖肌腱移植修复屈踇、屈趾肌腱，对侧腓肠神经大段移植折叠后修复胫神经，皮瓣的动脉（旋股外侧动脉）主干桥接修复胫后动脉及其伴行静脉，手术一次完成，皮瓣顺利成活。术后 8 个月行一次手术松解屈踇、屈趾肌腱，术后恢复好。术后随访 16 年，患者生长发育不受影响，双下肢基本等长，行走、负重、劳动不受影响（病例 101-例 21 图示）。

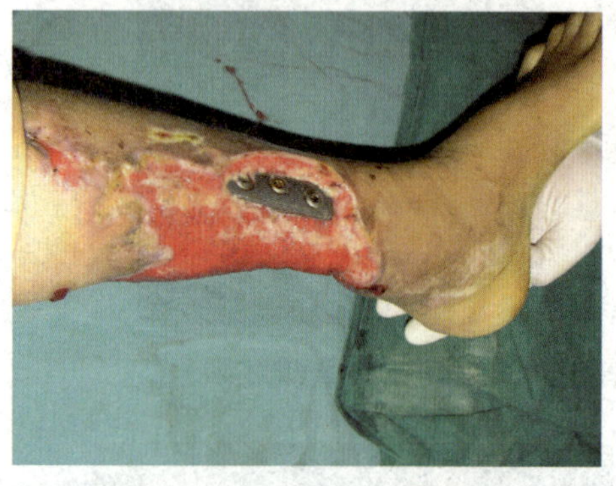
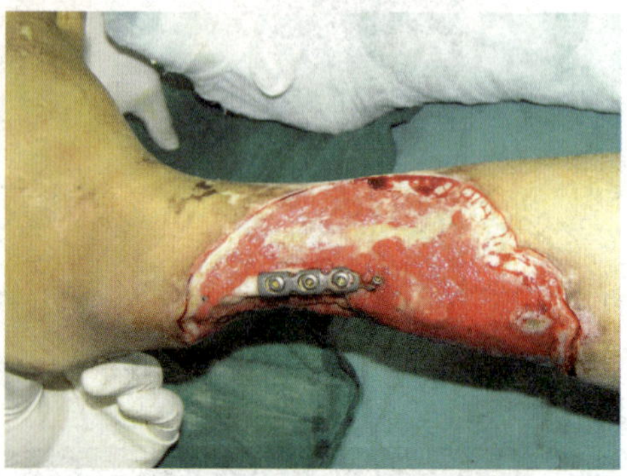

病例 101-例 21　左踝上后侧大部组织缺损，仅胫前约 3 厘米宽的皮条（韩清銮 供图）

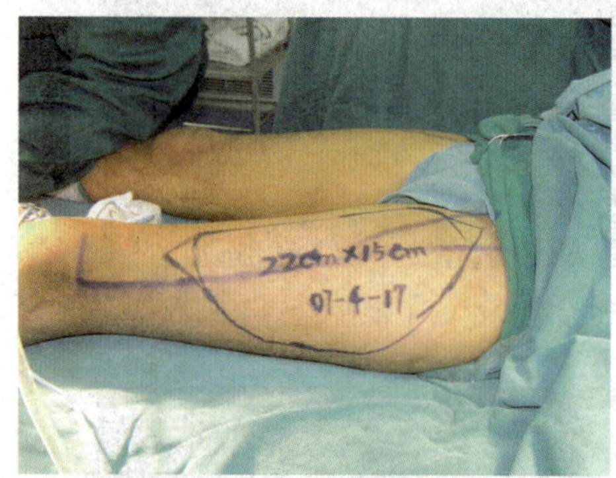

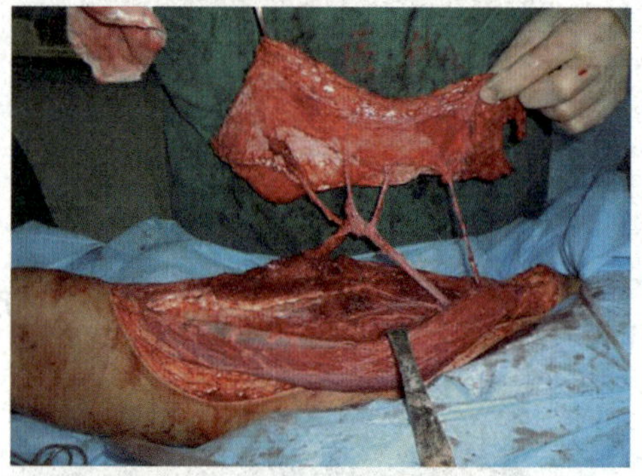

病例 101-例 21　设计切取股前外侧皮瓣（韩清銮 供图）

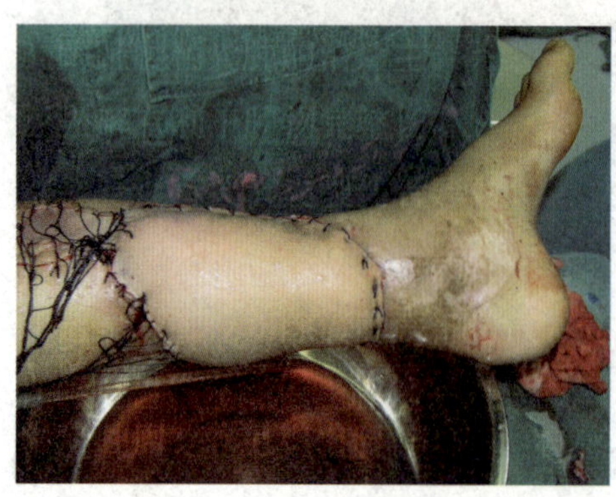
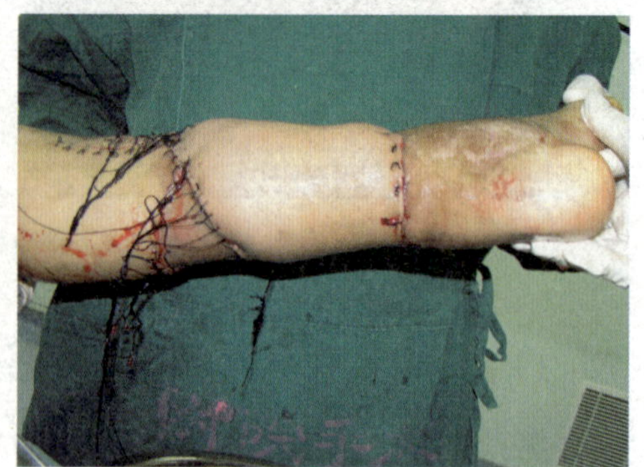

病例 101-例 21　先行修复胫后神经、跟腱、屈趾肌腱，再吻合皮瓣（韩清銮 供图）

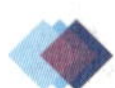

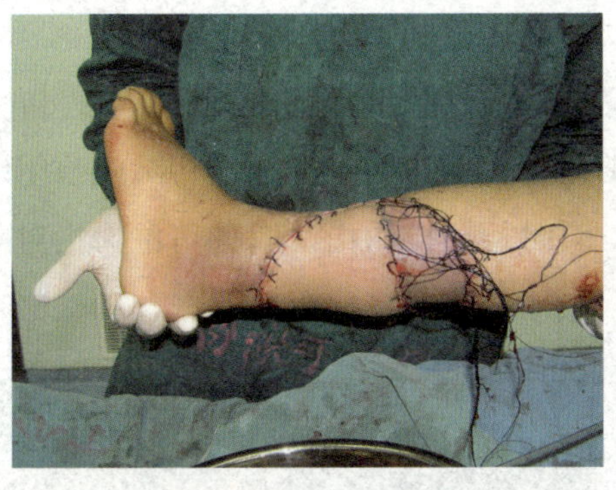
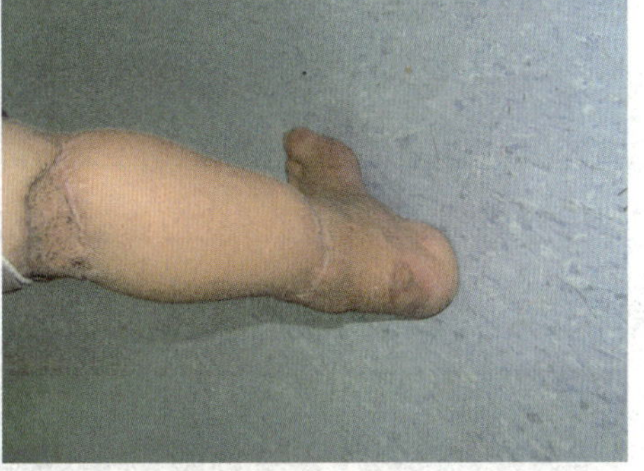

病例 101- 例 21　术后皮瓣和植皮区均顺利成活（韩清銮 供图）

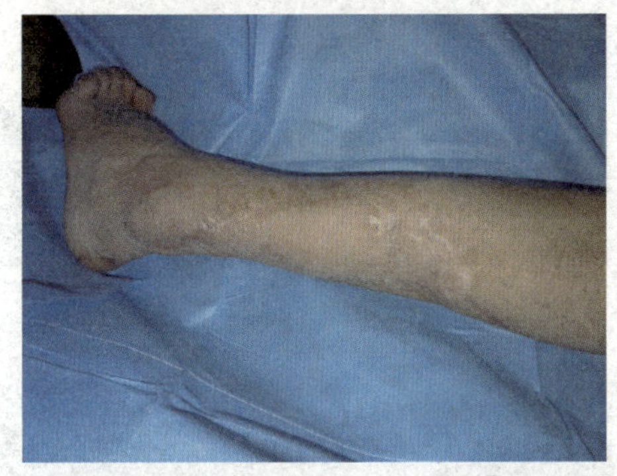
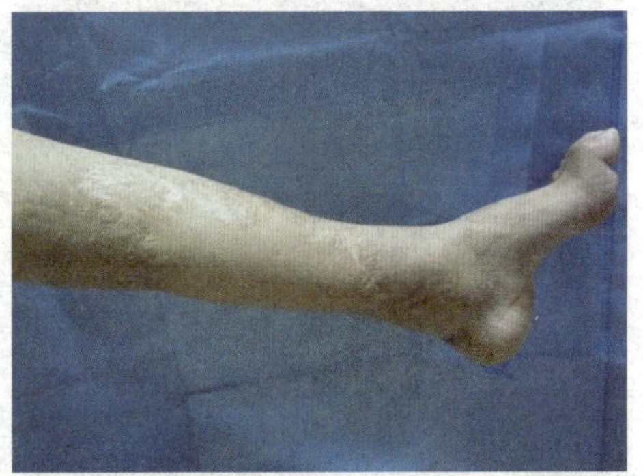

病例 101- 例 21　术后 6 年 随访，生长发育、身高无明显影响（韩清銮 供图）

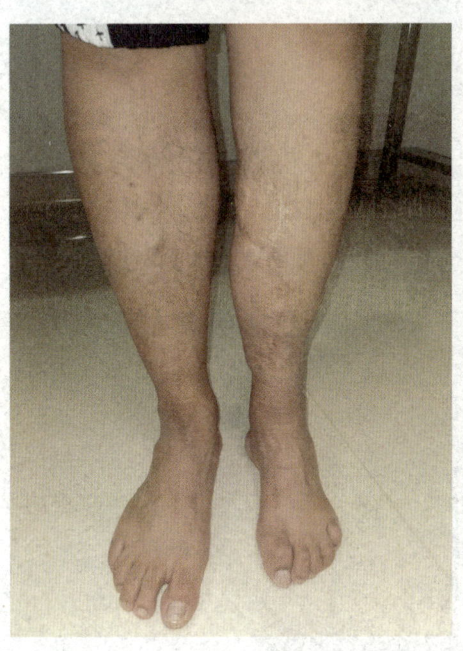
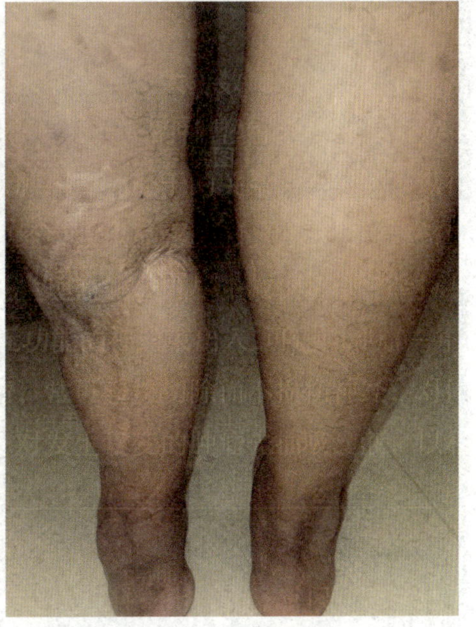

病例 101- 例 21　术后 16 年 随访，小腿外形及功能良好（韩清銮 供图）

例 22：游离胸脐皮瓣修复术

患者男，11 岁，右手掌外伤后大鱼际肌缺损、虎口瘢痕挛缩，切除瘢痕组织松解虎口和屈指肌腱，设计胸脐皮瓣修复创面，同时行环指屈指浅肌腱转位拇指对掌功能重建，术后右手外形好，拇指对掌功能好（病例 101- 例 22 图示）。

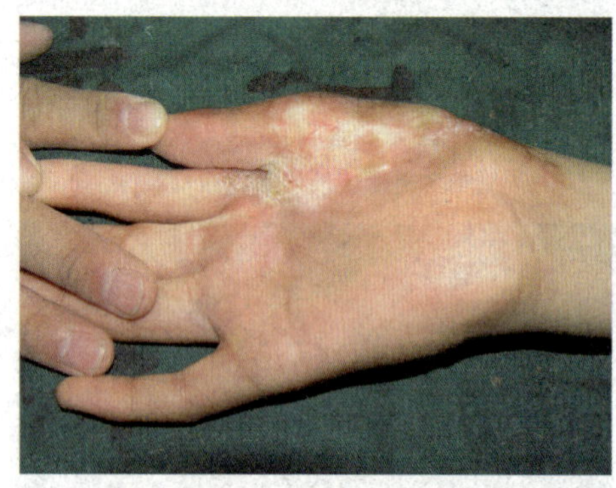
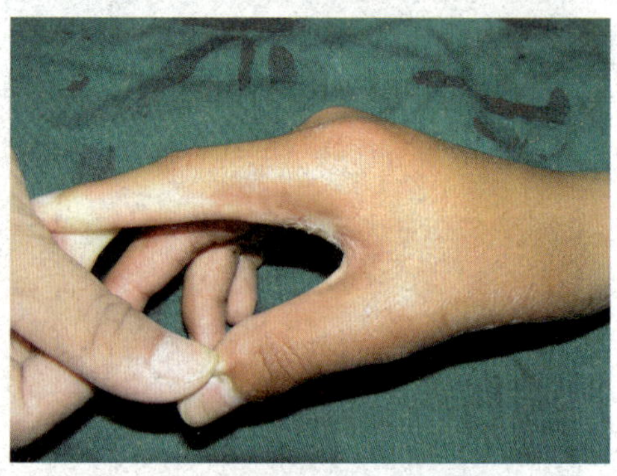

病例 101- 例 22　右手大鱼际肌缺损，手掌及虎口瘢痕挛缩（韩清銮 供图）

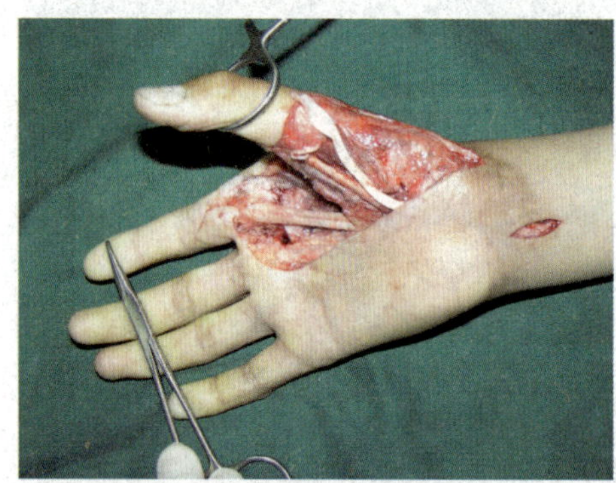
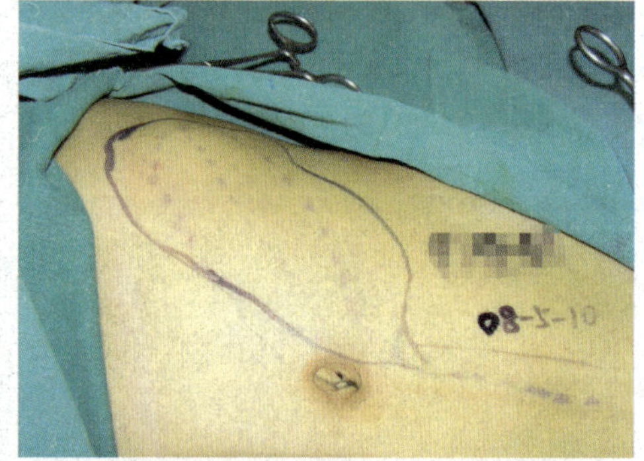

病例 101- 例 22　右手大鱼际肌缺损，手掌及虎口瘢痕挛缩（韩清銮 供图）

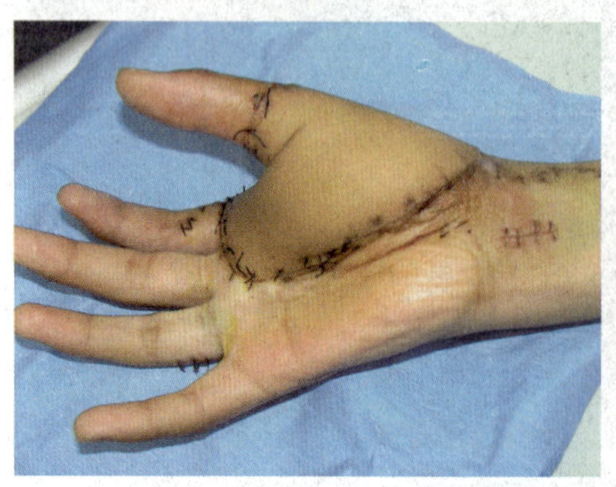
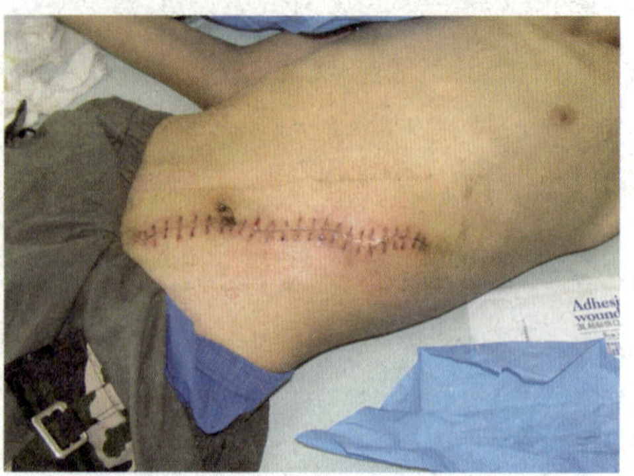

病例 101- 例 22　游离胸脐皮瓣修复，供区直接缝合 （韩清銮 供图）

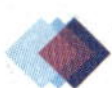

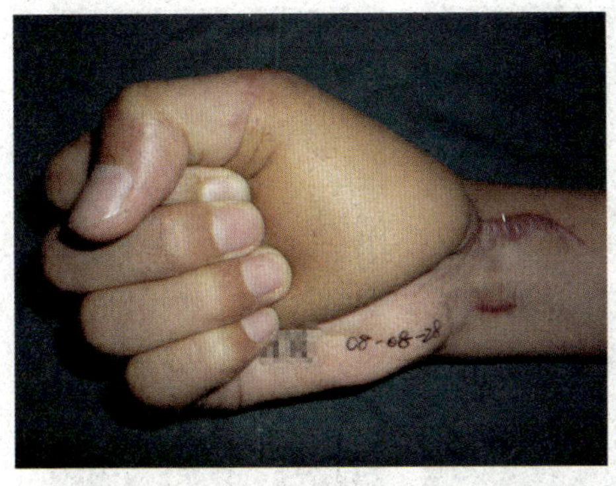
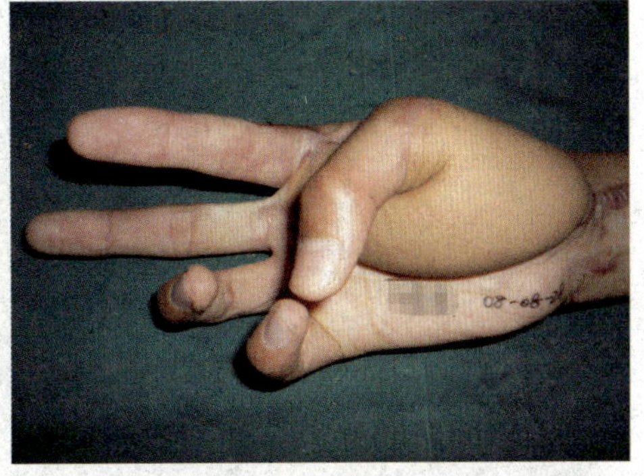

病例 101- 例 22　术后右手握拳自如，拇指对掌功能好（韩清銮 供图）

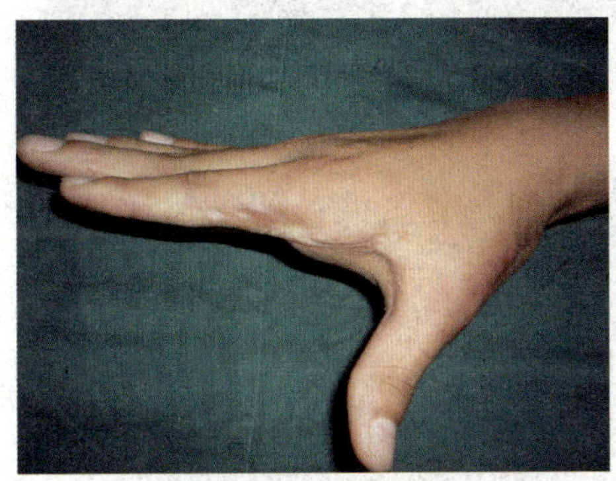
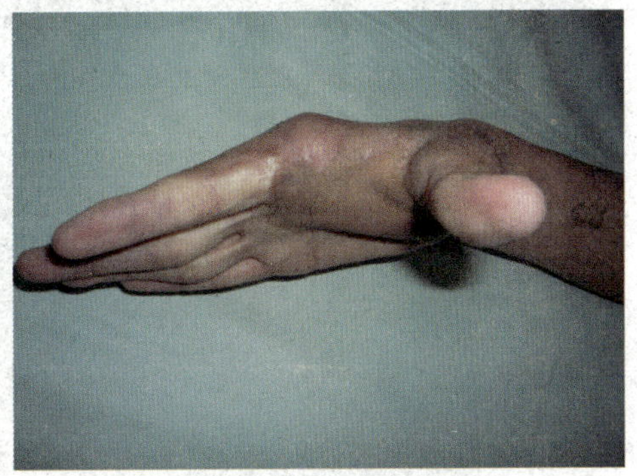

病例 101- 例 22　术后右手虎口开大正常，握持功能正常（韩清銮 供图）

例 23：复合组织游离移植内踝重建

患者男，23 岁，骑三轮车摔伤致左踝关节皮肤软组织缺损并内踝磨损缺损、外踝骨折、踝关节开放损伤于 2014.12.4 日入我院。先后两次扩创 +VSD 治疗，于 2014.12.18 日行左踝部清创游离髂骨瓣、游离股前外侧皮瓣、踝关节韧带修复重建术。（1）术中切取 6.5cm × 3cm 髂骨瓣，并携带部分髂前上棘韧带备重建内踝周围韧带用，保留部分髂前上棘，同时保护骨瓣血管穿支。再切取 23cm × 12cm 的股前外侧皮瓣。将髂骨瓣断蒂后移植内踝缺损处，髂骨外板作为内踝关节面，踝穴下 2.5cm，踝穴上 4cm，三枚空心加压螺钉、2 枚骨片钉、1 枚克氏针固定髂骨瓣，术中透视见内固定位置好，内踝重建位置佳。同时利用骨瓣携带的部分髂前上棘的韧带及部分阔筋膜，修复内踝周围的三角韧带、胫距前后韧带、胫跟韧带，并用 2 枚肌腱锚钉固定。（2）髂骨瓣＋皮瓣串联、血运重建：皮瓣动脉与胫后动脉端侧吻合，皮瓣两条伴行静脉分别与胫后动脉伴行静脉、大隐静脉端端吻合，髂骨瓣动静脉与旋股外侧动脉降支的分支吻合，皮瓣、髂骨瓣血运好。术后随访，髂骨瓣重建内踝愈合好，踝关节稳定性好，有创伤性关节炎的表现（病例 101- 例 23 图示）。

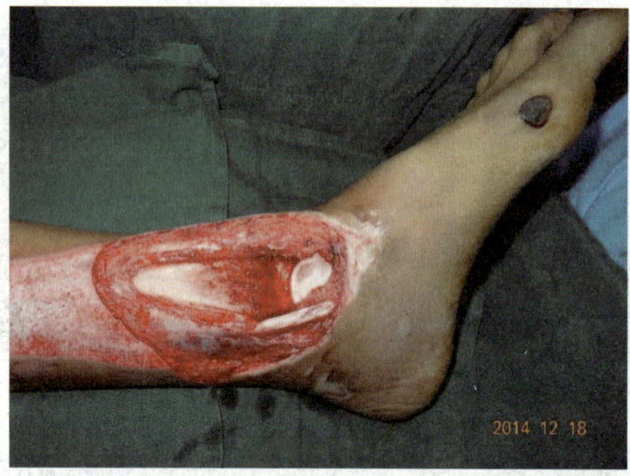

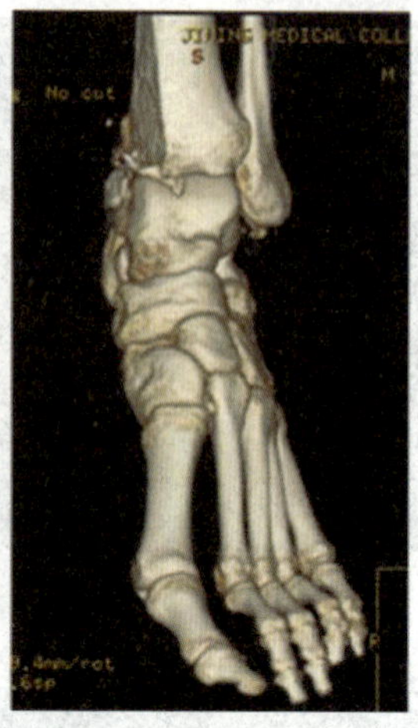

病例 101- 例 23　左胫骨远端及其内踝缺损，皮肤软组织缺损（韩清銮 供图）

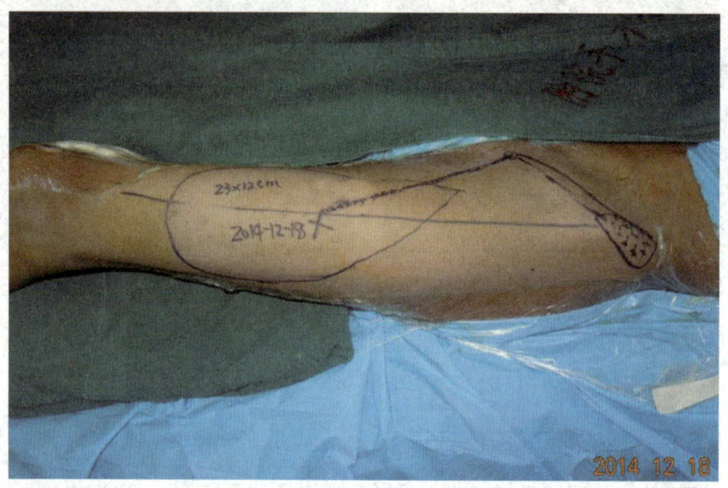

病例 101- 例 23　设计左侧髂骨瓣、股前外侧皮瓣（韩清銮 供图）

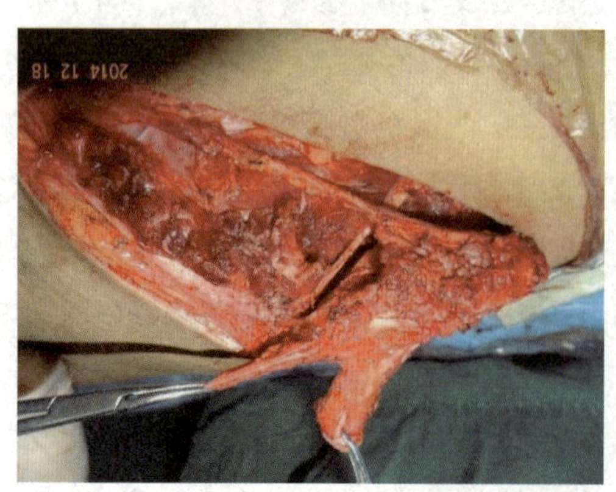

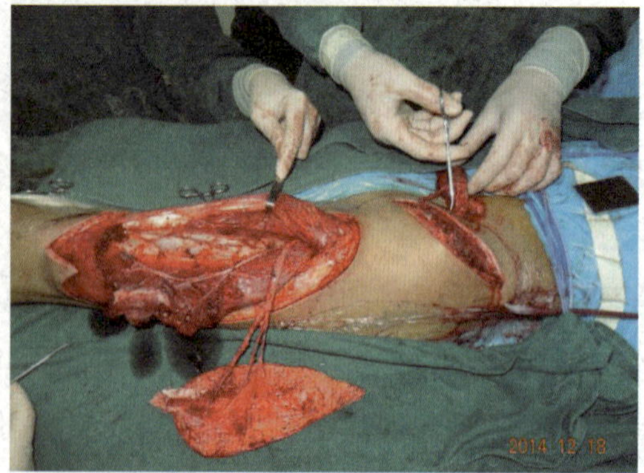

病例 101- 例 23　切取左侧髂骨瓣、股前外侧皮瓣（韩清銮 供图）

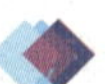

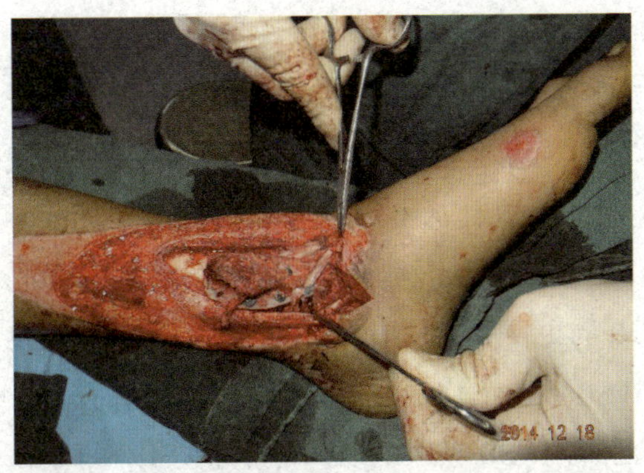

病例 101- 例 23　利用骨瓣携带的部分髂前上棘的韧带及部分阔筋膜，修复内踝周围的三角韧带、胫距前后韧带、胫跟韧带（韩清銮 供图）

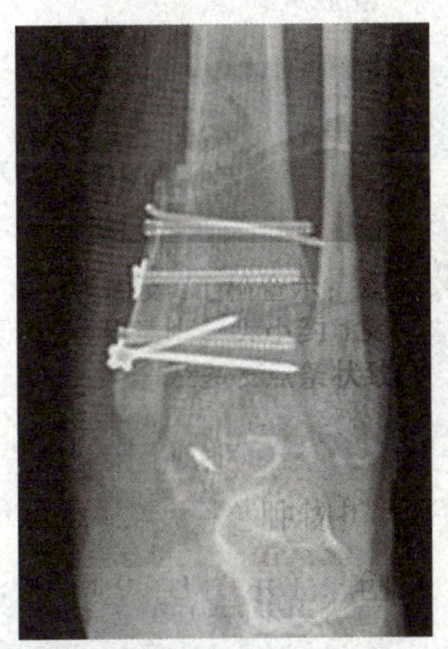

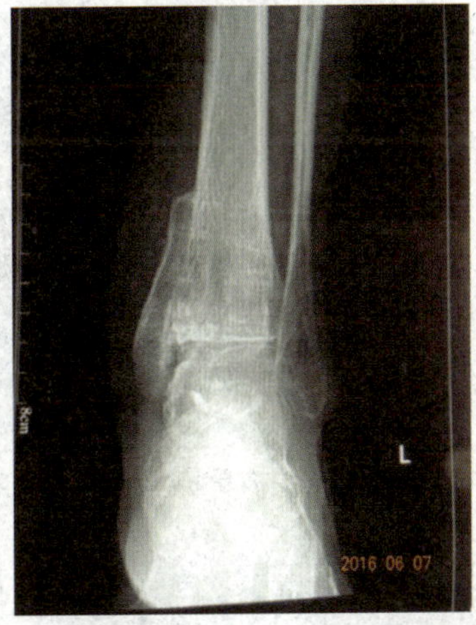

病例 101- 例 23　术后内踝愈合好，踝关节稳定性好（韩清銮 供图）

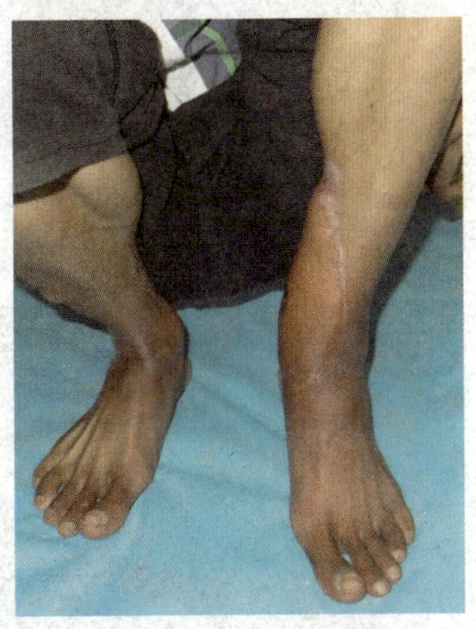

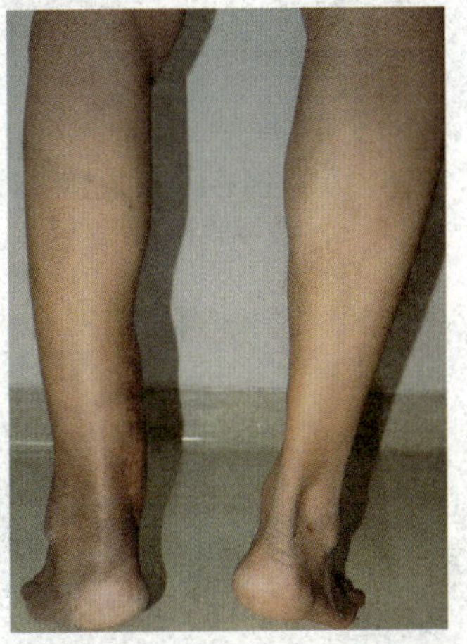

病例 101- 例 23　术后 2 年随访，踝关节稳定性好，伸屈活动有受限（韩清銮 供图）

例 24：人工真皮联合 Masquelet 技术修复足踝部皮肤软组织缺损

患者男，74 岁，左踝关节骨折术后皮肤软组织感染坏死，约 9cm × 6cm 皮肤缺损，创面见脓性分泌物，外踝钢板及腓骨肌腱外露。行左踝部清创，骨水泥串珠填塞后 VSD 吸引一周，第 2 周更换一次，第 3 周取出外踝钢板并更换克氏针固定，应用骨水泥筛孔板覆盖创面 VSD 吸引治疗；第 4 周去除骨水泥筛孔板，见创面形成诱导膜，行人工真皮移植覆盖创面并 VSD 吸引，第 5 周拆除 VSD，每 2~3 日换药一次，人工真皮血管化成功后行全厚皮片修复，术后 7 天拆除加压植皮打包，移植皮片完全成活。术后随访一年，创面愈合良好（病例 101- 例 24 图示）。

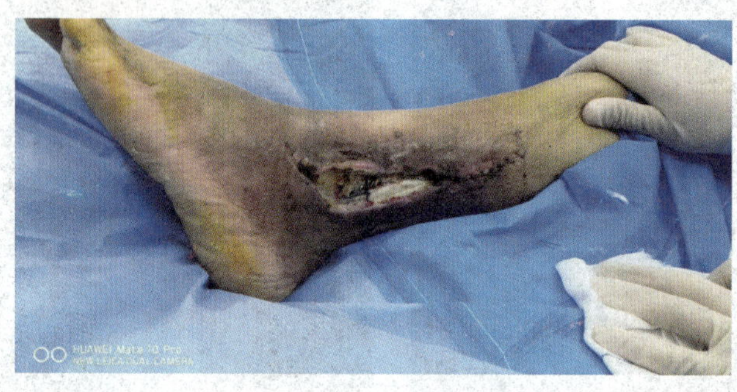

病例 101- 例 24 左踝关节骨折术后刀口感染并皮肤坏死，钢板外露（张清林 供图）

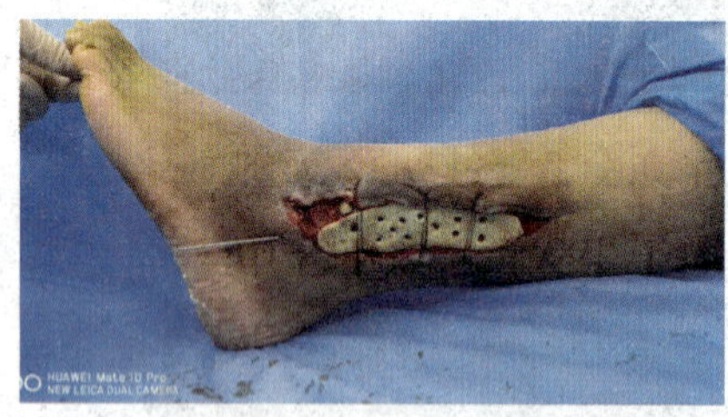

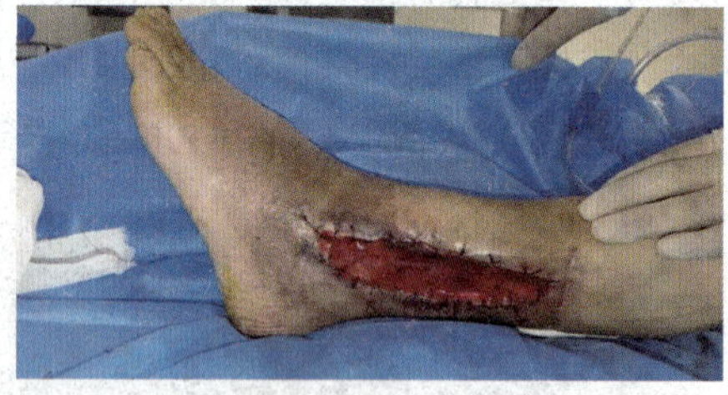

病例 101- 例 24 创面应用骨水泥串珠和骨水泥筛孔板抗感染，诱导膜形成后贴敷人工真皮（张清林 供图）

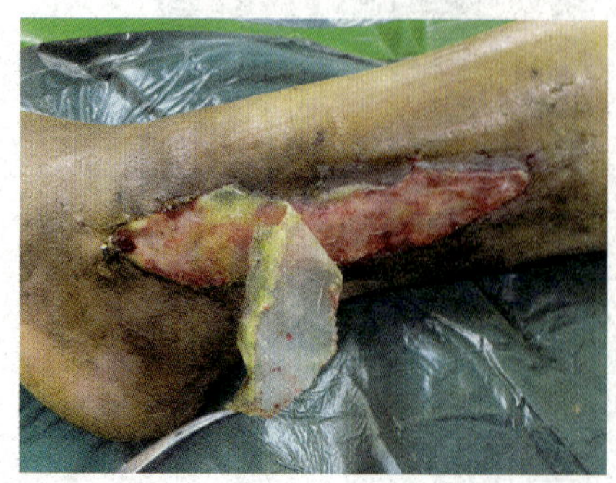

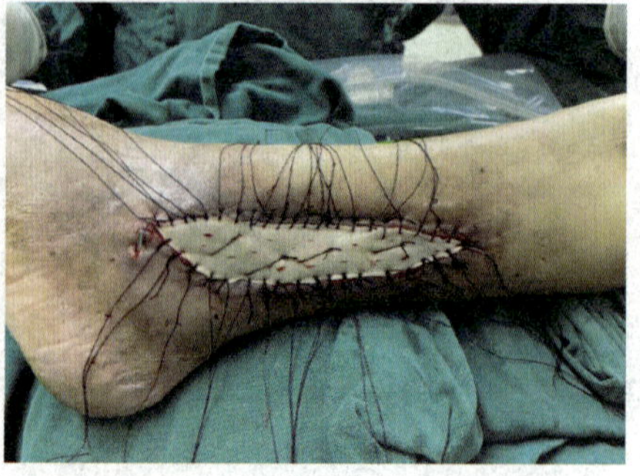

病例 101- 例 24 人工真皮血管化成功后行全厚皮片修复（张清林 供图）

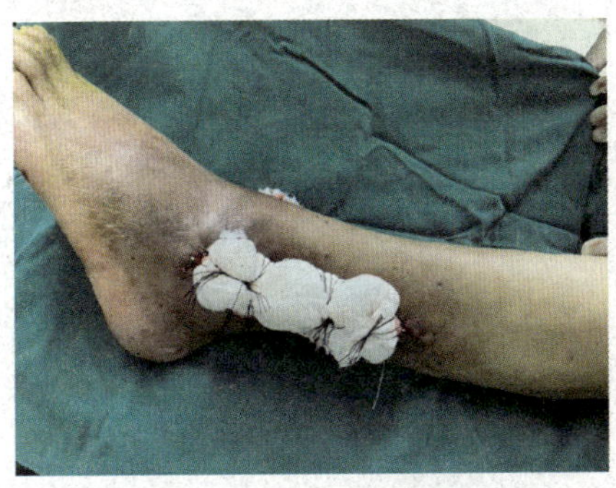

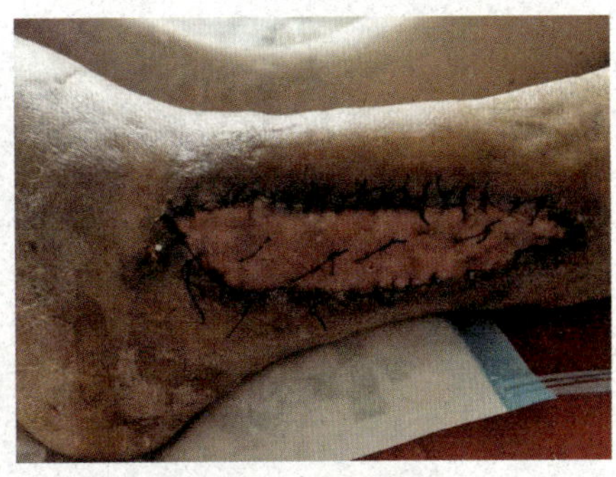

病例 101- 例 24 常规荷包加压包扎，植皮全部成活（张清林 供图）

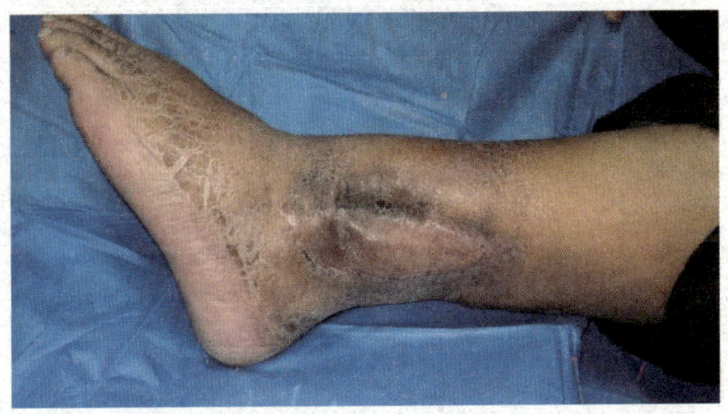

病例 101- 例 24 术后 1 年随访植皮区域皮肤成活良好（张清林 供图）

（本章编辑：韩明通、张清林　审阅：韩清銮）